Guia

Completo de

Fitoterapia

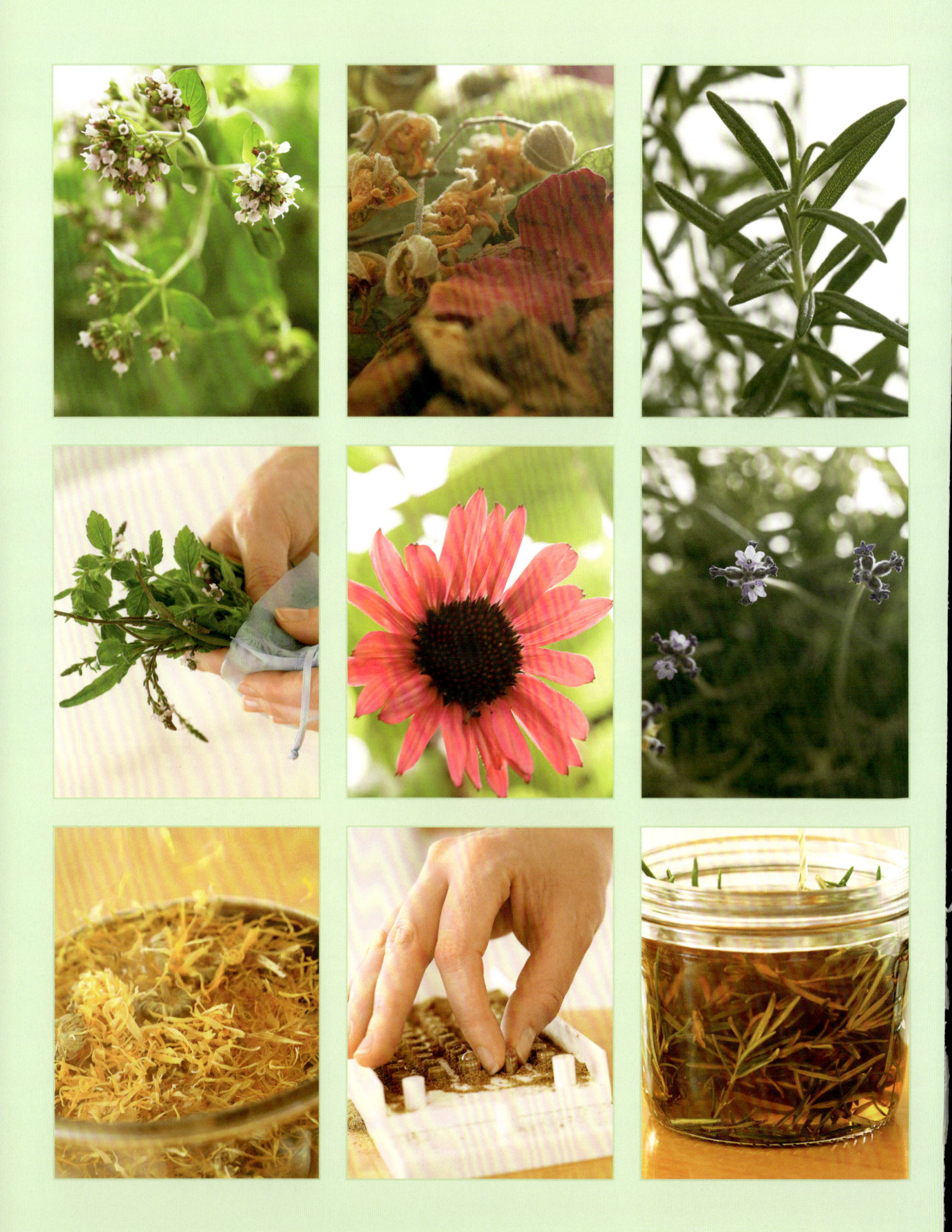

Anne McIntyre

Guia
Completo de
Fitoterapia

Um Curso Estruturado para Alcançar
a Excelência Profissional

Tradução:
EIDI BALTRUSIS. C. GOMES

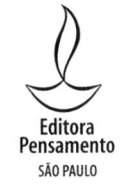

Editora
Pensamento
SÃO PAULO

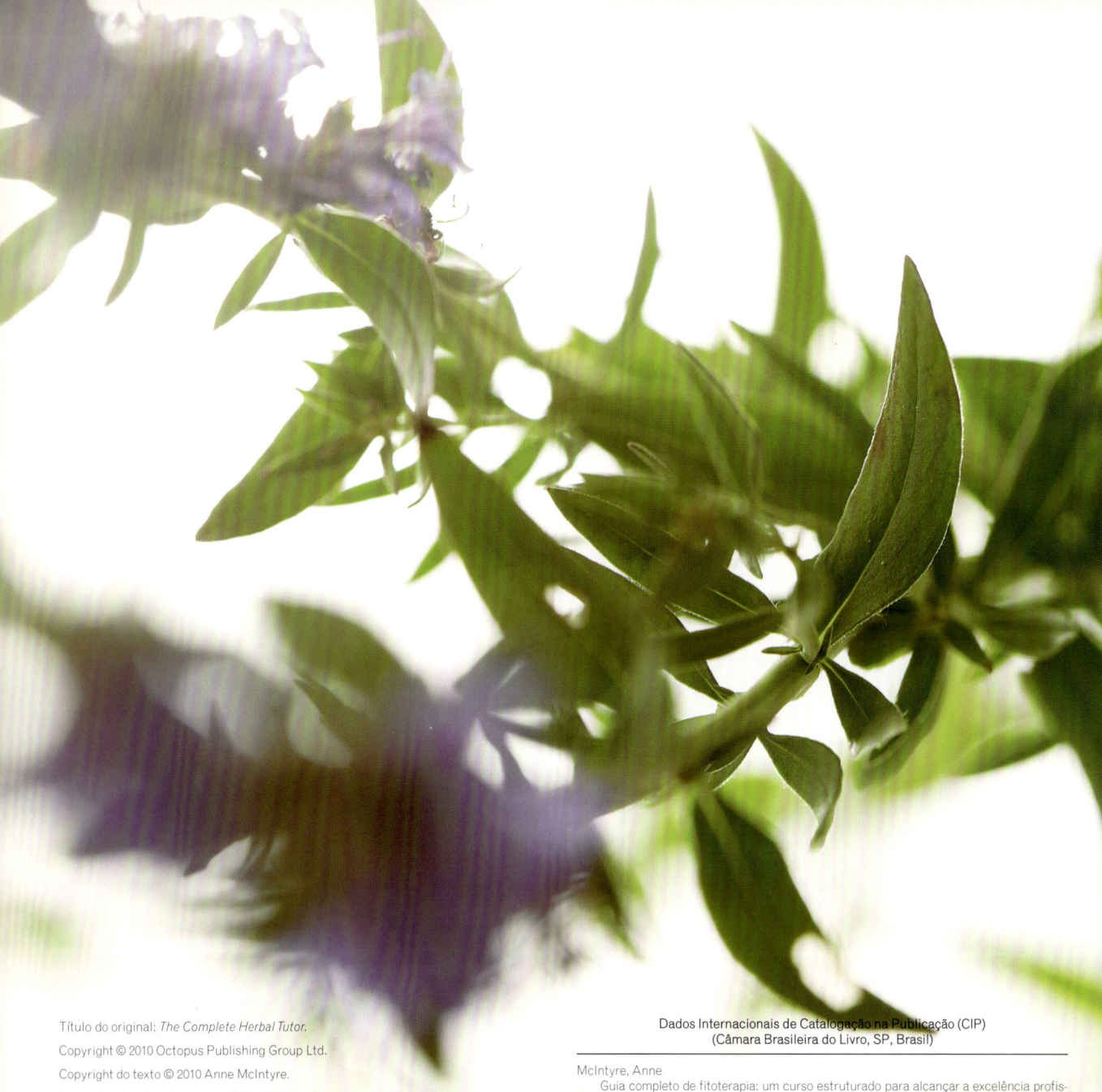

Título do original: *The Complete Herbal Tutor*.

Copyright © 2010 Octopus Publishing Group Ltd.

Copyright do texto © 2010 Anne McIntyre.

Copyright da edição brasileira © 2012 Editora Pensamento-Cultrix Ltda.

1ª edição 2012.

1ª reimpressão 2019.

A Editora Pensamento não se responsabiliza por eventuais mudanças ocorridas nos endereços convencionais ou eletrônicos citados neste livro.

Todos os cuidados exigidos pela sensatez e prudência foram tomados na preparação deste livro; contudo, as informações que ele contém não têm por objetivo substituir cuidados médicos sob a supervisão direta de um médico. Antes de realizar quaisquer mudanças em seu regime de saúde, sempre consulte um médico. Se, por um lado, todos os tratamentos descritos com detalhes neste livro são completamente seguros quando feitos corretamente, você deverá procurar conselhos profissionais em caso de dúvida a respeito de qualquer doença ou problema de saúde. Qualquer aplicação das idéias e informações contidas neste livro é de responsabilidade exclusiva do leitor.

Coordenação editorial: Denise de C. Rocha Delela e Roseli de S. Ferraz
Preparação de originais: Maria Sylvia Correa
Revisão: Maria Aparecida A. Salmeron
Diagramação: Macquete Produções Gráficas

Dados Internacionais de Catalogação na Publicação (CIP)
(Câmara Brasileira do Livro, SP, Brasil)

McIntyre, Anne
 Guia completo de fitoterapia: um curso estruturado para alcançar a excelência profissional / Anne McIntyre; tradução Eidi Baltrusis C. Gomes. – São Paulo: Pensamento, 2011.

 Título original: The complete herbal tutor
 ISBN 978-85-315-1755-6

1. Ervas 2. Ervas – Uso terapêutico 3. Fitoterapia 4. Matéria médica I. Título.

11-09974   CDD-615.321

Índices para catálogo sistemático:
 1. Ervas : Uso terapêutico : Fitoterapia 615.321

Direitos de tradução para o Brasil
adquiridos com exclusividade pela
EDITORA PENSAMENTO-CULTRIX LTDA.
Rua Dr. Mário Vicente, 368 — 04270-000 — São Paulo, SP
Fone: (11) 2066-9000
E-mail: atendimento@editorapensamento.com.br
http://www.editorapensamento.com.br
que se reserva a propriedade literária desta tradução.
Foi feito o depósito legal.

Sumário

Introdução

As ervas são plantas extraordinárias. Sua incrível capacidade de curar em todos os níveis do nosso ser nunca deixa de me surpreender e de me inspirar. Já me perguntaram inúmeras vezes, ao longo dos meus anos de prática como herbalista, como aconteceu de eu me envolver com essa profissão. A história, na verdade, começa em minha infância.

Minhas raízes herbalistas

Sempre amei as ervas, desde criança. Eu ficava intrigada com os deliciosos perfumes – todos tão singulares – e a aparência e formas lindas. Fui criada no interior e gostava de estar cercada da beleza natural; nunca consegui viver na cidade – pequena ou grande. Quando eu era bem pequena, minha mãe reservou uma parte de seu jardim para que eu pudesse plantar minhas próprias ervas e flores. Era a minha ocupação favorita.

Esta gravura alemã do século XVIII retrata uma herbalista em seu trabalho.

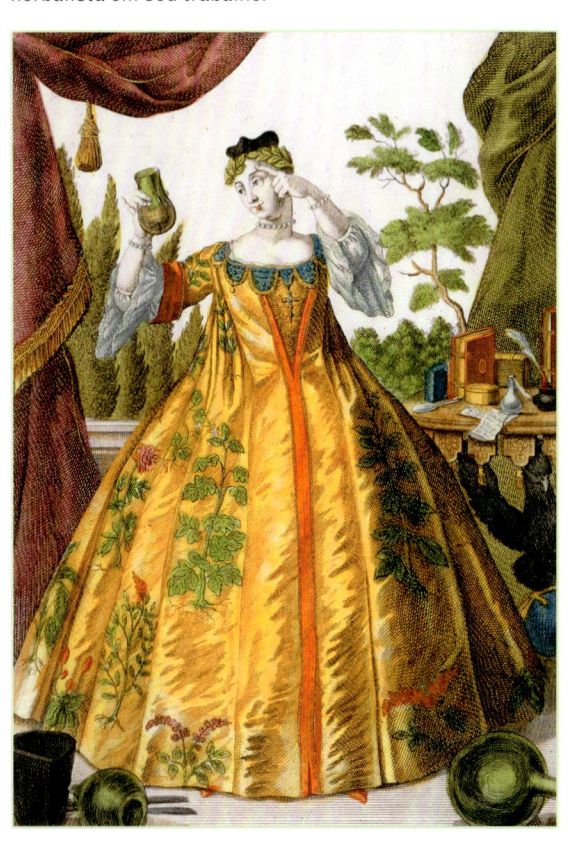

O estudo das ervas

Quando tinha pouco mais de 20 anos eu morava num chalé, numa ilhota na costa leste da Inglaterra, e plantava os meus alimentos, colhendo tudo que pudesse da natureza. Naquela época, comecei a aprender sobre as ervas silvestres que cresciam à minha volta. Compreendi que a terra oferece todos os ingredientes naturais para a nossa saúde e bem-estar, e que as ervas têm a capacidade de nos manter em equilíbrio – físico, mental, emocional e espiritual – se conseguirmos compreender os dons que nos oferecem em sua total extensão. Depois de viajar por muitos lugares do mundo, à procura de um significado para a existência, que iria me guiar na direção correta em minha vida, resolvi encontrar um local para estudar medicina herbalista. Depois de quatro anos de estudos, eu me tornei membro do National Institute of Medical Herbalists, um corpo de herbalistas profissionais que existe desde 1864.

Já no exercício da profissão, continuei a estudar, buscando constantemente mais indicações, no sentido de compreender o organismo humano e as chaves da saúde e da harmonia, de maneira que eu pudesse servir melhor aos meus pacientes e também à minha família e a mim mesma. Nos anos seguintes, estudei homeopatia, aromaterapia, massagem terapêutica e aconselhamento, até, finalmente, encontrar o Ayurveda, o sistema de cura que encontrou ressonância em mim, mais do que qualquer outro até hoje. O Ayurveda é um conjunto de conhecimentos e de sabedoria da Índia, que incorpora um complexo sistema de medicina, bem como de diretrizes para um modo de viver, cujo objetivo é não somente libertar as pessoas do sofrimento mental e corporal, mas também levá-las à iluminação. Desde então continuei a estudar a medicina herbalista e ayurvédica, e a incorporar a sabedoria de tudo que aprendo em minha prática profissional e em meus trabalhos escritos.

Uma abordagem holística

A elaboração do *Guia Completo de Fitoterapia* foi motivada pelo crescente interesse pelo uso da medicina herbalista, de uma forma prática, porém baseada em conhecimentos sólidos, demonstrado tanto por terapeutas quanto por leigos. Há uma grande necessidade de informações atualizadas, que englobem uma visão holística e reconheçam a ligação íntima entre mente e corpo, promovendo a saúde e a educação em saúde, sem se dedicarem somente às doenças e ao tratamento dos sintomas que resultam delas. O livro oferece um guia de referência, prático e acessível, para o uso das 150 ervas mais comuns na prática moderna da medicina herbalista ocidental. Ao fazê-lo, destaca a grande contribuição que as ervas podem proporcionar à prática médica atual. Enfatizo como as ervas podem ser usadas de forma efetiva, ao serem prescritas após a anotação da história completa do caso em análise, visando dar apoio aos mecanismos homeostáticos inatos, enquanto se aborda os problemas subjacentes, que resultam nos distúrbios de saúde, incluindo alimentação e estilo de vida.

Recomendações quanto ao tratamento

Ao descrever o tratamento fitoterápico para mais de cem doenças comuns, este livro não tem como objetivo substituir cuidados médicos, que podem exigir conhecimentos e um domínio maior da área médica por parte de profissionais médicos, herbalistas ou pertencentes à corrente principal da medicina. A seção dos problemas de saúde segue uma abordagem baseada nos sistemas corporais, incluindo os principais sistemas afetados pelas doenças mais comuns; os problemas de saúde incluídos foram os encontrados com frequência em minha experiência de quase trinta anos e aqueles que considero serem os mais suscetíveis de resposta ao tratamento com ervas.

A nossa herança de conhecimento das ervas medicinais

Uma visão médica convencional poderia se deixar afetar negativamente por aspectos da filosofia e da abordagem herbalista para tratamentos que seguem algumas linhas claramente não ortodoxas. Talvez não haja muita justificativa científica para o uso de ervas "alternativas" ou purificadoras, para limpar o organismo de toxinas, ou de ervas refrescantes, que eliminam "calor acumulado", mas esse emprego é parte integrante das filosofias de sistemas antigos e respeitados, como a medicina chinesa, tibetana e ayurvédica, as quais sobreviveram, quase intactas, durante pelo menos 5 mil anos e proporcionaram uma estrutura para o tratamento de milhões de pessoas. Nos beneficiamos muito de sua profunda sabedoria e discernimento, os quais nos oferecem o fundamento e o contexto para compreender como as ervas são usadas; por essa razão, incluí um capítulo sobre "Tradições herbalistas no mundo" (ver pp. 8-35).

Orientação prática

As cercas-vivas, nossos jardins e as prateleiras das casas de produtos naturais, bem como as farmácias especializadas, apresentam uma fascinante coleção de ervas, uma situação inquietante para muitas pessoas que percebem não dispor do conhecimento necessário para escolher com confiança as

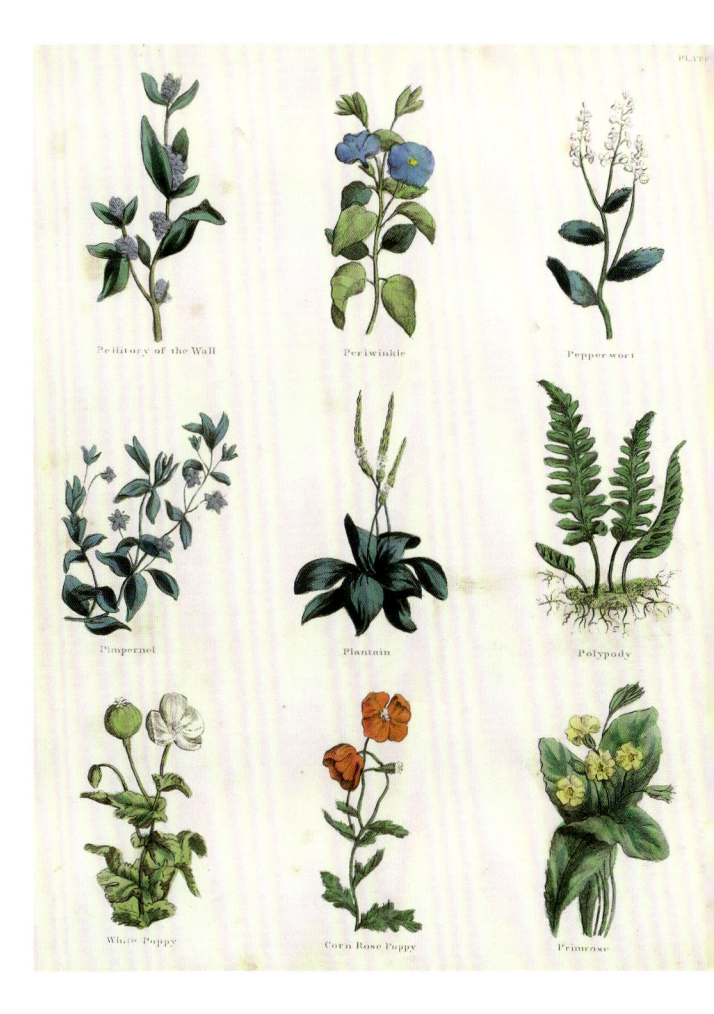

As plantas e ervas cujo perfil está no livro de Nicholas Culpeper, *Complete Herbal*, de 1652, ainda são usadas.

apropriadas às suas necessidades. A abordagem dos meios de comunicação a respeito das ervas mudou, passando da exaltação de suas virtudes e das "curas milagrosas" – e da declaração de que remédios naturais teriam que ser seguros e livres dos efeitos colaterais próprios aos fármacos modernos – para o oposto. Este representa uma leitura mais estimulante porque alarma o público, afirmando que as ervas têm efeitos colaterais potenciais e podem ser até perigosas. Sem suficientes provas reais, é fácil para pessoas leigas, e para profissionais, se mostrarem vulneráveis a tal publicidade, contudo, com base em informações detalhadas, é possível desenvolver uma concepção mais realista do assunto. Espero que este livro sirva a todos que usam ervas – para si mesmos, seus amigos e família, ou para os seus pacientes – e que desejam se aprofundar no uso efetivo e seguro de plantas medicinais, navegando por questões referentes à dosagem, interações e contraindicações. Dessa maneira, poderão usar ervas com a confiança que merecem ter.

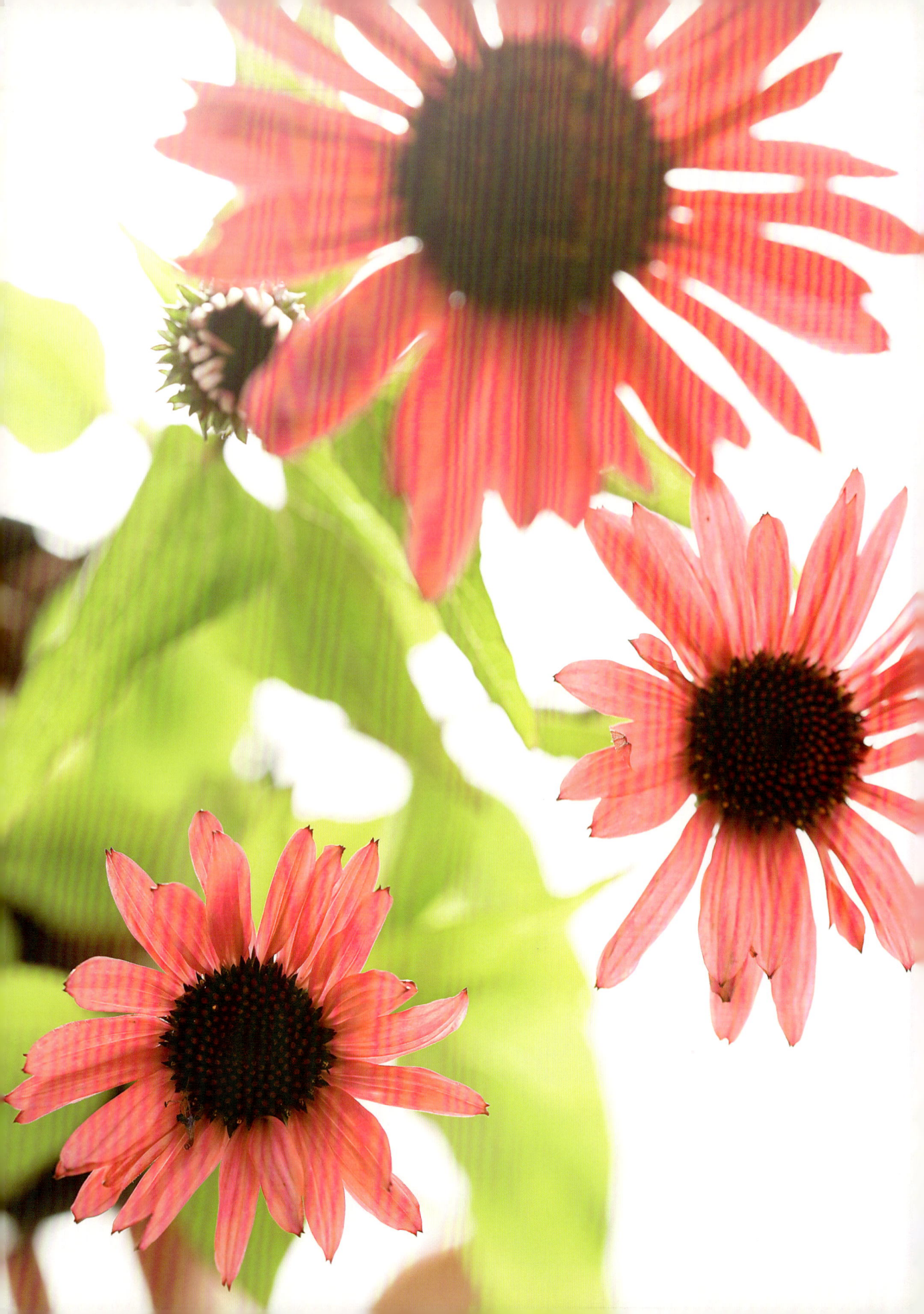

Tradições herbalistas no mundo

Os herbalistas de hoje utilizam informações e conhecimentos de várias tradições de cura, desde rituais xamânicos até remédios aprovados por pesquisas científicas. Muitos dos sistemas tradicionais de cura no planeta têm uma tese em comum: a de que todas as coisas do universo, incluindo plantas e seres humanos, são compostas de energia e matéria, manifestada como os cinco elementos; o equilíbrio desses elementos ajuda a garantir a saúde e o bem-estar. Esta é a base da medicina humoral dos médicos da antiga Grécia, dos sistemas de tratamento da Índia, ayurvédico, da medicina tradicional chinesa, tibetana e da unani tibb islâmica. As ervas desempenham o papel central em todos esses sistemas, prevenindo doenças e tratando delas.

As raízes da nossa medicina

O uso de ervas como medicamentos, em nível físico e nos níveis mais sutis, é comum a todas as culturas, até onde podemos saber. Conseguimos descobrir um elo de ligação entre a vida humana e as ervas medicinais que remonta ao homem de Neandertal, de 60 mil anos atrás, quando eram usadas ervas como cavalinha, milefólio e éfedra.

Medicina antiga e medicina moderna

Com a vasta rede de comunicações que se desenvolveu nas últimas décadas, tivemos acesso a uma profusão de informações e conhecimentos de todas as partes do mundo, o que deu origem a um considerável amálgama entre tradições herbalistas. Isto significa que os herbalistas de hoje têm a vantagem de conhecer vários sistemas e filosofias terapêuticas, assim como de obter as próprias ervas em quase todos os cantos do globo.

Algumas tradições terapêuticas – como a chinesa, a ayur-védica, unani tibb e medicina tibetana – são baseadas em sistemas de cura que permaneceram quase intactos durante milhares de anos e continuam, atualmente, a constituir a forma principal de assistência médica para uma proporção significativa da população dos países onde são adotadas. Muitos herbalistas ocidentais estudam agora essas tradições, incorporando as antigas práticas aos seus próprios diagnósticos e tratamentos.

Outros antigos sistemas de cura pelas ervas, particularmente no mundo ocidental, deixaram de existir, tendo sido substituídos pelas drogas modernas e pela alopatia, isto é, pela medicina convencional. No presente, a popularidade da medicina herbalista inspirou uma reavaliação das raízes médicas globais, com suas ricas fontes de remédios eficazes, os quais certamente encontram lugar na prática médica moderna. Ervas como alho, ginkgo, ginseng, equinácea e erva-de-são-joão já provaram sua eficácia ao mundo e se tornaram nomes quase domésticos nesse processo, sendo até mesmo recomendadas por alguns médicos.

Nas últimas décadas, o mundo científico identificou componentes específicos de ervas, além de suas propriedades e interações. Estudos atuais sobre a eficácia de ervas e ensaios randomizados e controlados comprovaram que as ervas podem ser medicamentos eficazes. Essas pesquisas justificam o uso antigo dessas plantas, que remonta a milhares de anos.

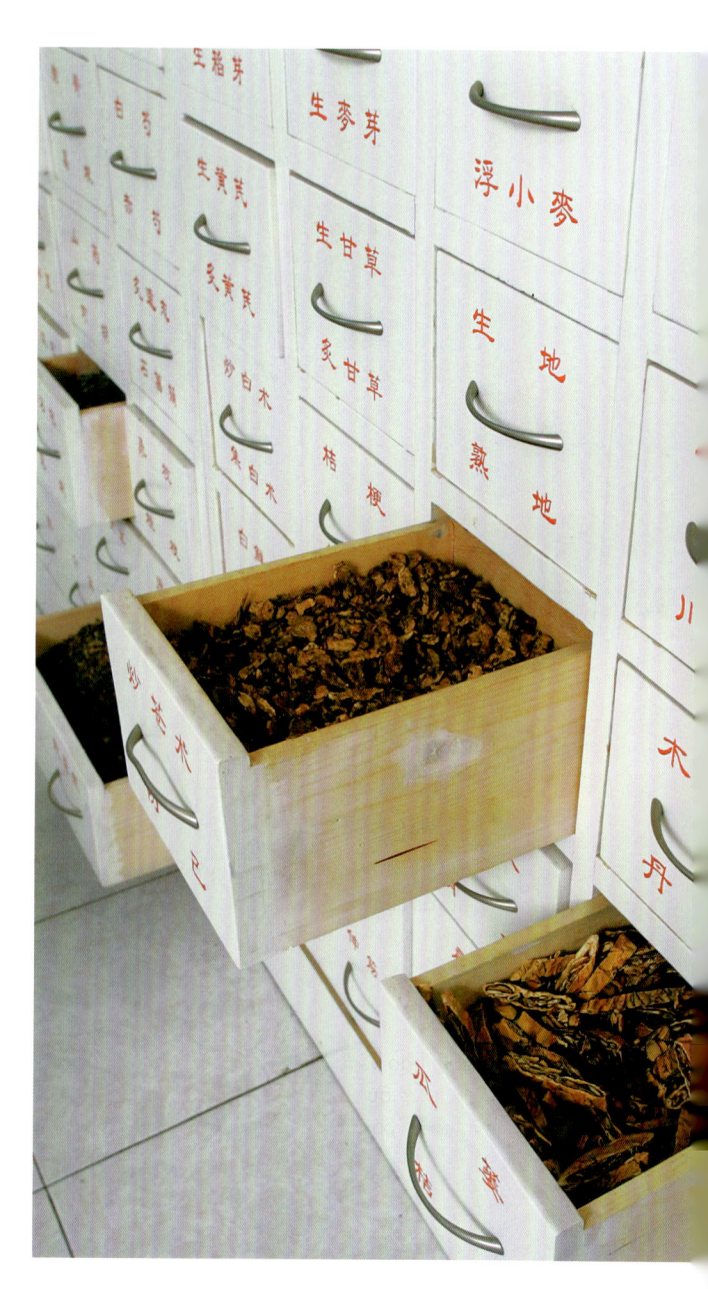

O tratamento tradicional chinês com ervas mostrou ser eficaz na cura do eczema, de acordo com um ensaio clínico randomizado e controlado.

Cura xamânica

Os mais antigos herbalistas conhecidos de todas as culturas eram xamãs – homens ou mulheres importantes, cujos instintos eram elevados a um nível profundamente intuitivo, através de anos de treinamento para desenvolverem sua visão interior. Essa percepção mais profunda os tornava aptos a se comunicarem diretamente com as plantas e com o mundo espiritual, além de visitarem outras realidades com o auxílio de seus aliados espirituais.

Origens

Considera-se que as práticas xamânicas são anteriores a todas as religiões organizadas, remontando aos períodos paleolítico e neolítico. Muitas tradições xamânicas, incluindo a europeia, tibetana, mongólica, coreana, japonesa e nativa, tanto da América do Norte quanto da América do Sul são originárias da Sibéria e foram se metamorfoseando à medida que se deslocavam para outras partes do mundo. Escravos africanos levaram suas tradições xamânicas para as Américas, onde combinaram as artes divinatórias e diferentes rituais com práticas cristãs para produzir, por exemplo, o vodu (vodou) haitiano, a santeria cubana e o candomblé brasileiro. Em outros lugares, o xamanismo foi absorvido pela religião local, como claramente ocorreu no budismo tibetano. Em algumas culturas os primeiros xamãs eram conhecidos como sacerdotes médicos. Eles atuavam, ao mesmo tempo, como feiticeiros, mágicos, adivinhos e intermediários entre o mundo dos mortais e o mundo espiritual.

Xamanismo contemporâneo

Atualmente, o xamanismo continua vivo e saudável, sob moldes diferentes, principalmente entre povos nativos de áreas rurais, em especial da Sibéria, onde ele é a forma mais importante de tratamento médico disponível. Mesmo em cidades, nos conjuntos habitacionais populares, com poucos recursos, e em áreas com acesso à medicina mais moderna, o xamanismo representa uma parte importante da cultura, particularmente na África e nas Américas Central e do Sul, onde ele é usado paralelamente à medicina moderna ou como alternativa a ela.

A crença em feitiçaria e magia, conhecida na América do Sul como bruxaria, prevalece em muitas culturas xamânicas. Algumas sociedades, incluindo várias da África, distinguem xamãs que curam dos feiticeiros que causam danos, outras acreditam que todos os xamãs têm o poder de curar e de matar. O xamanismo é praticado na Coreia do Sul, no Japão, no Vietnã, nas culturas inuit e esquimó, em Papua Nova Guiné, na Austrália e no Tibete; em cada uma das regiões o xamã irá se comunicar com a flora local, com o objetivo de ser guiado para a cura.

A jornada xamânica

Algumas culturas acreditam que os poderes do xamã são herdados, enquanto para outras o xamã obedece a um "chamado", algumas vezes em sonhos, e tem que passar por um rigoroso treinamento. A iniciação em geral ocorre por meio de uma experiência de transformação, que poderia ser uma doença séria ou ser atingido por um raio. Na América do Norte, os nativos poderão buscar a comunhão com o mundo, dedicando-se à "busca da visão", enquanto os aspirantes na América do Sul poderão se tornar aprendizes de um xamã respeitado.

Os xamãs entram em estados alterados de consciência, com frequência estados de transe extático, e realizam uma viagem interior ao som de um tambor ou chocalho, ou usando cânticos, música, cabanas de purificação, a busca da visão e jejum para se comunicarem com outros planos da realidade: um instrutor, um espírito-guia do mundo animal ou vegetal, ou um totem, com o propósito de pedir sabedoria e orientação. É dessa forma que eles obtêm seu conhecimento e poder. O voo da alma do xamã tem por objetivo ajudar o paciente ou a comunidade a redescobrir sua ligação com a natureza e com o espírito. Nas florestas tropicais do Equador e do Peru os xamãs são conhecidos como

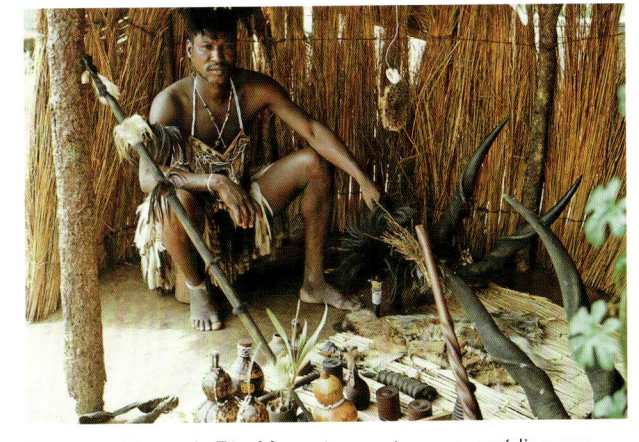

Um xamã Tonga de Zâmbia senta-se entre seus remédios, que incluem cabaças e chifres de animais.

curandeiros. Alguns baseiam seu trabalho de cura no uso da *ayahuasca*, uma planta alucinógena que pode induzir a revelação divina e evocar a cura mental e emocional, assim como a física. Visitas a um *ayahuasquero* tornaram-se populares entre ocidentais que buscam pelo espiritual, participando de excursões na selva apenas com esse propósito.

Outros xamãs nativos norte-americanos modificam sua consciência pelo uso de plantas que alteram a mente, como cogumelos psicodélicos, maconha, cacto São Pedro, peiote, *datura*, agário-das-moscas e *Salvia divinorum*. Ao fazê-lo, eles podem se colocar em perigo e, por isso, se protegem, por meio de rituais, de inimigos e rivais do mundo espiritual e humano. Muitas das plantas empregadas são venenosas em grandes doses; deixar de voltar de experiências fora do corpo pode ser fatal. Essas plantas são utilizadas mais efetivamente sob a orientação de um xamã autêntico.

Abordagens de cura

Houve um aumento de interesse pela cura xamânica nos últimos anos; um grande número de terapeutas contemporâneos tem incorporado essas práticas tradicionais ao seu trabalho. Alguns são atraídos pelas práticas de cura do Oriente ou das tradições dos nativos norte-americanos, enquanto outros acessam as raízes do xamanismo europeu, suas crenças e práticas místicas, que foram suprimidas pela Igreja cristã.

A doença no xamanismo é geralmente atribuída a causas espirituais, que poderiam ser os maus sentimentos de outras pessoas em relação ao paciente, a ação de espíritos maus, feitiçaria ou intervenção divina. Tanto métodos espirituais quanto físicos são usados para curar, dependendo do que for recomendado pelo mundo espiritual. Nos rituais de cura o xamã irá "entrar no corpo" do paciente para confrontar e banir o espírito responsável. Incenso e plantas aromáticas são com frequência queimados, como ferramentas de transformação, para ajudar a transportar as mentes dos participantes para outra dimensão – as origens da moderna aromaterapia (ver pp. 32-3). Feitiços, encantamentos, amuletos são usados ou danças rituais são executadas para dispersar ou aplacar os espíritos que se considera serem responsáveis pela doença do paciente.

Em seu trabalho de cura, o xamã, homem ou mulher, pode efetuar a transformação da energia e da experiência do paciente. A perda de energia vital causada pelo stress, por traumas, doenças ou acidentes pode dar origem ao que é conhecido como "perda da alma"; isto é remediado pela "recuperação da alma", processo pelo qual a energia e a parte da vida do paciente que foi traumatizada lhe são devolvidas e curadas. A perda de poder resultante do stress, da opressão, de relacionamentos abusivos e da falta de amor e apoio, e a consequente baixa autoestima, podem ser curadas através da conexão do xamã como o animal de poder do paciente, reabilitando o poder do paciente pelo relacionamento deste com seu animal de poder, permitindo-lhe fazer

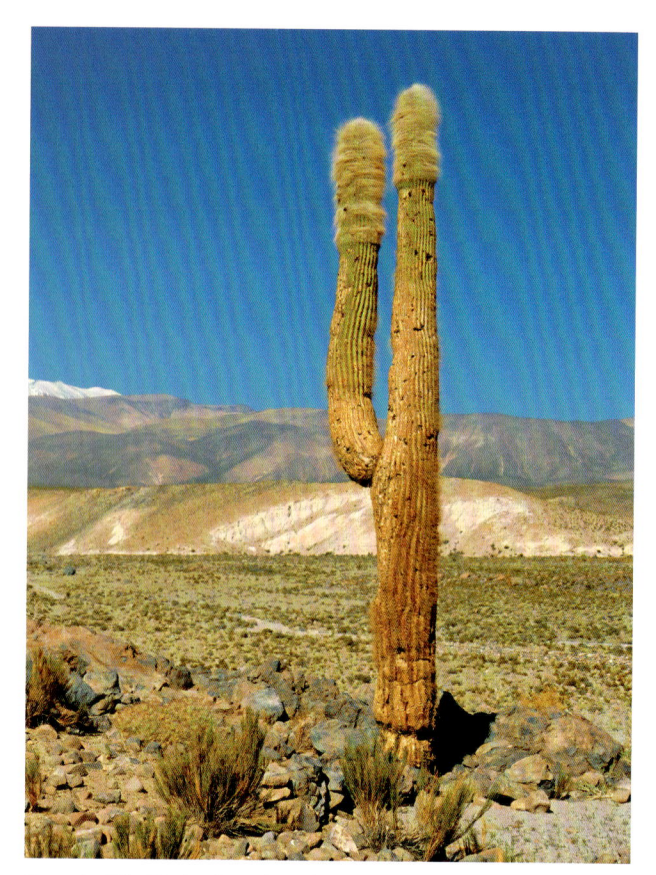

O cacto São Pedro é usado pelos xamãs nativos norte-americanos para libertar sua mente da consciência comum.

mudanças em sua vida. A medicina voltada para o espírito das plantas, na qual o xamã invoca o espírito de cura de uma planta para ajudar o paciente, geralmente faz parte da abordagem de cura. Os espíritos das plantas podem ser convocados por meio de cânticos. Objetos de totens, como rochas com poderes especiais, também são utilizados.

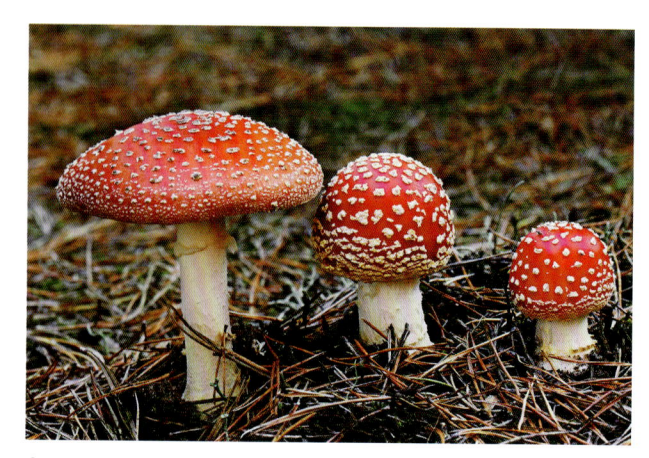

O agário-das-moscas, um fungo psicotrópico, é consumido em rituais xamânicos na Sibéria para provocar um estado de transe.

A teoria humoral na medicina

Aproximadamente na época do estabelecimento do Império Grego antigo, houve uma transição, durante a qual caçadores-coletores passaram a integrar tribos nômades e depois comunidades; estas se fixaram na terra, o que significou a emergência do comércio e da agricultura. Durante esse período, ocorreram enormes avanços no desenvolvimento da medicina.

Os centros de comércio densamente povoados que se desenvolveram passaram a incubar epidemias de doenças, incluindo malária, tuberculose, sarampo e infecções do aparelho digestivo e respiratório, causadas por condições de vida insalubres. Isso representava um desafio para os xamãs, em sua abordagem ritualística da cura. Gradualmente, as práticas e o controle xamânico deram lugar a sistemas filosóficos mais complexos de teoria e prática médica, o que foi possibilitado pelo aumento do comércio e das viagens, pela educação e pelo intercâmbio de ideias entre as culturas do Egito, da Síria, da Pérsia, da China e da Índia.

O pai da medicina

A clientela dos médicos, cada vez mais sofisticada e educada, esperava bons resultados e uma base lógica por trás de suas prescrições, o que estimulou o início da medicina racional, na qual foram desenvolvidas teorias para explicar padrões de doenças. Os médicos passaram a estudar anatomia, fisiologia e cirurgia nas grandes escolas de medicina, como as de Alexandria, no Egito. Um dos maiores legados desse período de aprendizado foi o desenvolvimento da medicina holística, fundamentalmente inspirada por Hipócrates, o grande filósofo e médico do século V a.C. Ele observou que o corpo estava sujeito a leis naturais e que a suscetibilidade às doenças dependia da constituição de uma pessoa, de tendências hereditárias, e também da influência de fatores ambientais, como alimentação, água, higiene, clima e sociedade.

Hipócrates foi chamado de "o pai da medicina". Ele formulou muitos dos princípios médicos usados até hoje e seu trabalho formou a base da teoria e prática médica, que se desenvolveu a partir daquela época. Hipócrates enfatizou o valor da medicina ética, do trabalho em benefício dos enfermos e não somente do bolso do médico; isto foi incorporado ao Juramento de Hipócrates, ainda adotado, atualmente, nas faculdades de medicina modernas. Ele ensinou a cuidadosa observação dos pacientes através dos sentidos – do tato, do olfato, do paladar e da audição; além disso, o médico deveria conservar a história do caso por escrito, baseando o tratamento nos resultados. Também defendeu a ideia de tratar as pessoas como um todo, e não a supressão de sintomas, procurando estimular a capacidade que o corpo pos-

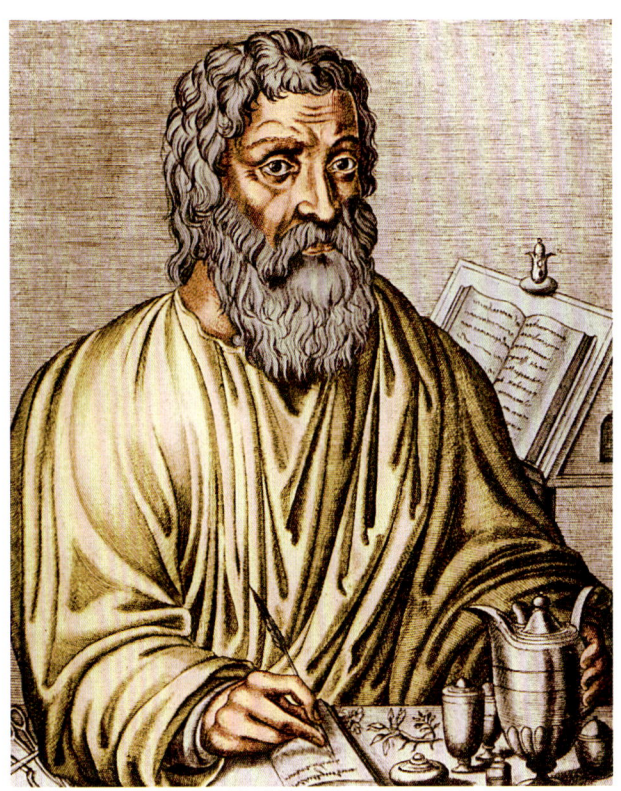

Hipócrates, o antigo médico e filósofo grego, é considerado em muitas partes do mundo como o pai da medicina.

sui de curar a si mesmo, por meio de ervas, ar fresco, exercícios, banhos e alimentação. Segundo registros, ele utilizou cerca de quatrocentas ervas.

Os cinco elementos

O sistema humoral da medicina, de Hipócrates, com sua teoria dos cinco elementos, se assemelhava a outros grandes sistemas tradicionais que existiam na Índia e na China naquela época. Ele acreditava que toda a matéria poderia ser explicada pelos cinco elementos básicos – éter, ar, fogo, água e terra – e a individualidade das pessoas, pelos quatro humores, que se originavam desses elementos – sangue, fleuma, cólera ou bile amarela e melancolia. As proporções desses humores em cada pessoa iriam determinar sua personalidade e tipo de organismo, além da suscetibilidade a desequilíbrios em particular e a doenças. Hipócrates percebeu, assim, que a doença não era uma punição dos deuses, como seus ancestrais acreditavam, mas uma consequência de desequilíbrios dos quatro elementos que compunham todas as coisas na natureza.

O elemento terra correspondia ao humor ou temperamento melancólico, à bile negra e ao outono. Ele possuía uma natureza fria e seca, dando origem a sintomas como constipação, artrite, depressão ou ansiedade. Ervas como gengibre e sene seriam usadas para eliminar a bile negra e restaurar o equilíbrio. A água correspondia à fleuma e ao temperamento fleumático. A fleuma tinha uma natureza fria e úmida, exemplificada pelo inverno e gerava doenças como catarro, infecções respiratórias, excesso de peso e retenção de líquido. Ervas quentes e que secam a água, como tomilho, hissopo e gengibre, eram usadas para eliminar os sintomas do frio e da umidade, restabelecendo, assim, o equilíbrio dos humores. O fogo correspondia à cólera ou bile amarela e se relacionava com o verão. Um tipo colérico seria facilmente irritável e sujeito a problemas hepáticos e digestivos. Ervas que esfriam e umedecem, por exemplo, dente-de-leão, violeta e alfa-

O **sene** é famoso como laxante, com o objetivo de eliminar toxinas; seu uso medicinal foi documentado pela primeira vez por médicos árabes do século IX.

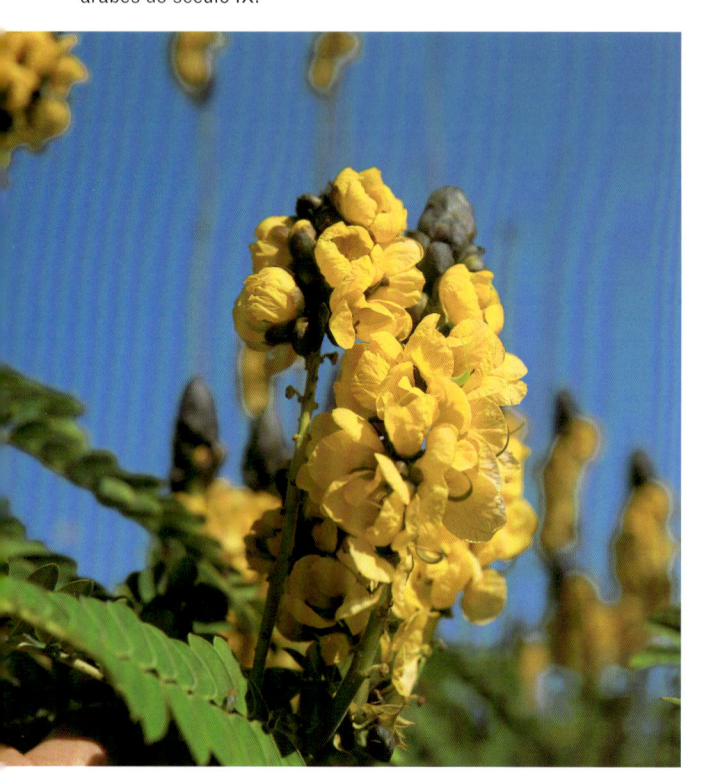

ce, iriam ajudar a equilibrar o excesso de calor e de secura do temperamento colérico. O ar correspondia ao sangue e ao temperamento sanguíneo, caracterizado pela primavera. Um tipo sanguíneo seria tranquilo e bem-humorado, mas com tendência para os excessos e para a autoindulgência, o que ocasionaria problemas como gota e diarreia. Ervas frias e secas, como bardana ou escrofulária eram usadas para equilibrar esse humor.

Grandes herbários gregos

Outro famoso médico grego foi Teofrasto (372-286 a.C.); amigo e discípulo de Aristóteles, ele herdou seu jardim e biblioteca, tendo escrito o primeiro herbário importante, intitulado *Investigações sobre as Plantas*, que sobrevive até hoje. Teofrasto relacionou quinhentas plantas medicinais e descreveu as propriedades de óleos e especiarias, baseando grande parte de seu trabalho nos escritos de Aristóteles a respeito de botânica, os quais expandiram uma parte significativa do trabalho de Hipócrates. A escola alexandrina também foi uma grande fonte de conhecimento sobre as plantas naquela época, que permitiu à medicina grega florescer, inspirando-se nas tradições de cura egípcias, sumérias e assírias, assim como nas gregas, além de incluir conhecimentos trazidos de campanhas na Ásia. Essas fortes tradições sobreviveram até a Europa medieval, através de escritores e sábios do mundo árabe.

Galeno (c. 131-200 d.C.), outro notável médico grego, estudou na escola de Alexandria e mais tarde se tornou conhecido como cirurgião de gladiadores em Roma e, também, como médico pessoal do imperador Marco Aurélio (121-180 d.C.). Em seu herbário *De Simplicibus*, ele desenvolveu a filosofia de Hipócrates e sua classificação das ervas, de acordo com os quatro humores; seus trabalhos se transformaram nos textos médicos-padrão de Roma e, mais tarde, dos médicos árabes e monges medievais. Suas teorias aparecem ainda hoje bem nítidas na medicina tradicional árabe ou unani tibb (ver pp. 16-9).

Pedanius Dioscorides foi um médico grego que serviu no exército romano durante o reinado do imperador Nero, o que lhe permitiu percorrer a Ásia Menor. Por volta de 60 d.C. ele assumiu a enorme tarefa de reunir e organizar o conhecimento da época, em relação a plantas medicinais e substâncias curativas, num único trabalho: *De Materia Medica*. Esta incluía uma discussão sobre os componentes de perfumes e suas propriedades medicinais; entre as ervas aromáticas usadas para a preparação desses perfumes constavam melissa, manjericão, coentro, funcho, alho, hissopo, manjerona, menta, murta, alecrim e violeta. Seu famoso herbário forneceu a fonte mais importante de conhecimento das ervas para todos os herbários que se seguiram, durante um período de 1.500 anos, e ele tem sido copiado e citado nos dia de hoje.

A continuação do legado

Sob o domínio do Império Romano, o papado católico adquiriu mais poder, e os cristãos primitivos, por considerarem que a Igreja, e não os médicos, é que deveria ser responsável pela saúde da mente e da alma, começaram a reprimir o uso de muitas das ervas "pagãs". Em 529 d.C. o papa Gregório, o Grande, proibiu o estudo do que não estivesse de acordo com as ambições políticas do papado. Assim, durante a Idade das Trevas (*c.* 200-800 d.C.) o conhecimento das ervas e a utilização dos grandes herbários tornou-se ilegal e as pesquisas científicas, além da elaboração de textos escritos, foram interrompidas em toda a Europa.

Entretanto, a sofisticadíssima cultura árabe da época conservou e desenvolveu o legado de cura dos gregos; combinou-o com sua medicina tradicional, sobrevivendo à tradição egípcia. Por volta de 900 d.C. todos os textos gregos sobre ervas e botânica sobreviventes tinham sido traduzidos para o árabe nos centros culturais do Cairo, de Damasco e de Bagdá. Quando os exércitos árabes invadiram o Norte da África e a Espanha, levavam consigo seu conhecimento de plantas medicinais e de medicina. Na Espanha, particularmente em Córdoba, foram fundadas escolas médicas, que mantiveram vivas as tradições médicas gregas e árabes durante o período medieval, disseminando os ensinamentos pelo continente europeu. Na verdade, mais recentemente, até o século XVIII, o livro-texto padrão em uso nas escolas médicas na Europa — *Avicenna Canon Medicinae*, ou *O Cânon da Medicina* – era uma fusão dos sistemas antigos grego, árabe e indiano de medicina e de cura por meio das ervas.

O conhecimento preservado pelas escolas árabes continua presente até hoje na prática da cura. Pode-se observar a influência da teoria dos humores, por exemplo, em várias filosofias modernas. O filósofo austríaco Rudolf Steiner (1861-1925) obteve muitas de suas ideias sobre medicina antroposófica das tradições de cura greco-árabes. Ele introduziu a concepção da existência de quatro temperamentos, relacionados com a dominância de um ou outro dos quatro níveis do ser: colérico com o ego; sanguíneo com o corpo astral; fleumático com o corpo etérico e melancólico com o corpo físico. Os tipos de personalidade descritos pelo psicólogo Hans Eysenck (1916-1997) – basicamente o extrovertido e o introvertido – também estão divididos em quatro diferentes tipos, que se assemelham com os influenciados pelos humores. De acordo com a teoria de Eysenck, os tipos introvertidos tendem a ser melancólicos e fleumáticos; os extrovertidos, coléricos e sanguíneos. Os modernos herbalistas profissionais podem recorrer aos quatro temperamentos ou à análise de um tipo de personalidade quando avaliam um paciente e optam por uma conduta terapêutica.

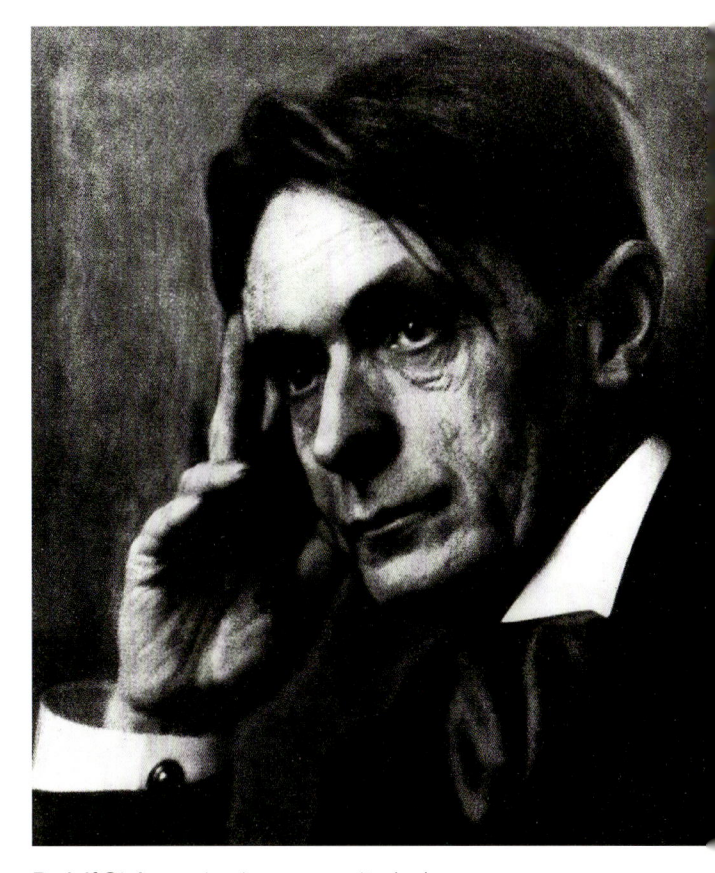

Rudolf Steiner se inspirou no conceito dos humores ao desenvolver sua filosofia, conhecida como Antroposofia.

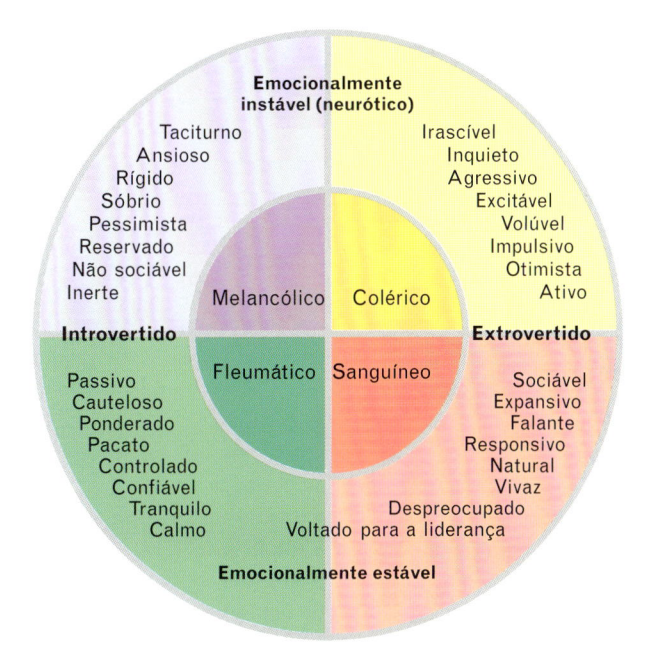

A teoria dos temperamentos de Steiner divide as personalidades em quatro tipos e explica como cada um se relaciona com os outros.

Unani Tibb

Entre os séculos IX e XIII, a medicina greco-romana, de Hipócrates e Galeno, foi assimilada pelos árabes; dela se desenvolveu uma tradição médica árabe, conhecida como unani tibb. A palavra *unani*, cujo significado é "jônico", reflete a forte influência grega nessa tradição, enquanto *tibb* tem o sentido de "conhecimento dos estados do corpo humano na saúde e na doença" – medicina.

Uma sucessão de renomados médicos árabes, incluindo Albucasis, Razis e Ibn Sina (conhecido como Avicena), foi particularmente responsável pelo desenvolvimento da medicina nessa época; eles acrescentaram suas próprias invenções e descobertas à soma do conhecimento herbalista e botânico. Avicena (980-1037 d.C.) reuniu todas as informações disponíveis a respeito da natureza das doenças, remédios de plantas, teorias aromáticas e médicas, além dos ensinamentos de Susruta e Charaka, da tradição ayurvédica (ver pp. 22-5) em seu trabalho *Canon Medicinae*. Ele aprofundou o processo de destilação, criado na escola de Alexandria, aproximadamente no século III d.C., inventando o aparelho e método de destilação em alambique, para extrair óleos essenciais de plantas aromáticas – um grande marco na história da aromaterapia (ver pp. 32-3). Óleos fragrantes eram usados nesse período, principalmente por suas propriedades purificadoras e restauradoras; considerava-se que eles reduziam o impacto de emoções destrutivas, como tristeza e medo, na saúde do corpo.

A prática na Índia e além

Quando os mongóis invadiram a Pérsia e a Ásia Central, muitos sábios e médicos da unani tibb procuraram refúgio na Índia. Uma vez estabelecida ali, a tradição unani sofreu revezes sob o domínio britânico, embora continuasse a florescer não oficialmente. Na luta que se seguiu contra o colonialismo britânico, um amigo do Mahatma Gandhi, Muhammad Ajmal Khan, fundou a faculdade Unani Tibb and Ayurvedic College, em Nova Délhi, no ano de 1916. A unani é atualmente praticada em Bangladesh, no Paquistão, Sri Lanka, Irã, China, Afeganistão e outras partes do Oriente Médio. Na Índia existem numerosas faculdades de medicina unani, onde, depois de cinco anos e meio de curso, os formandos recebem o grau BUMS (Bachelor of Unani Medicine and Surgery), podendo exercer a profissão como médicos reconhecidos pelo governo. Cerca de dez faculdades de medicina unani oferecem cursos de pós-graduação; há escolas na Austrália e nos Estados Unidos. O American Institute of Unani Medicine foi fundado em 1986.

Os sete componentes

De acordo com a unani, o corpo humano é composto de sete elementos, chamados *umoor* e *tabaiyah*, que são responsáveis pela manutenção da saúde. Mudanças em qualquer um desses elementos podem predispor ao desequilíbrio e à doença; cada um deles precisa ser levado em consideração para o diagnóstico e a avaliação do tratamento correto. Eles são:

- *arkan* (elementos)
- *mizaj* (temperamento)
- *akhlaat* (humores)
- *aaza* (órgãos)
- *arwah* (forças vitais)
- *quwa* (faculdades)
- *afaal* (funções)

O equilíbrio da constituição de uma pessoa pode ser prejudicado por fatores emocionais, psicológicos, sociais, ambientais ou espirituais, ou pela alimentação. Os fatores ambientais e os relacionados com o estilo de vida, vitais para a boa saúde, segundo a unani tibb, estão divididos em cinco categorias: ar fresco, alimentos e bebidas, movimento e repouso, sono e emoções. Um desequilíbrio em qualquer uma dessas cinco categorias leva à perturbação dos humores, causando doenças.

Os quatro humores

Os quatro elementos, conhecidos como *Anasir-e-Arba* são terra (*hava*), água (*pani*), fogo (*mitti*) e ar (*dhup*). Em combinações variadas esses quatro elementos constituem os quatro humores corporais (*akhlaat*):

- sangue (*dam*)
- fleuma (*kafa*)
- bile (*safra*)
- bile negra (*souda*)

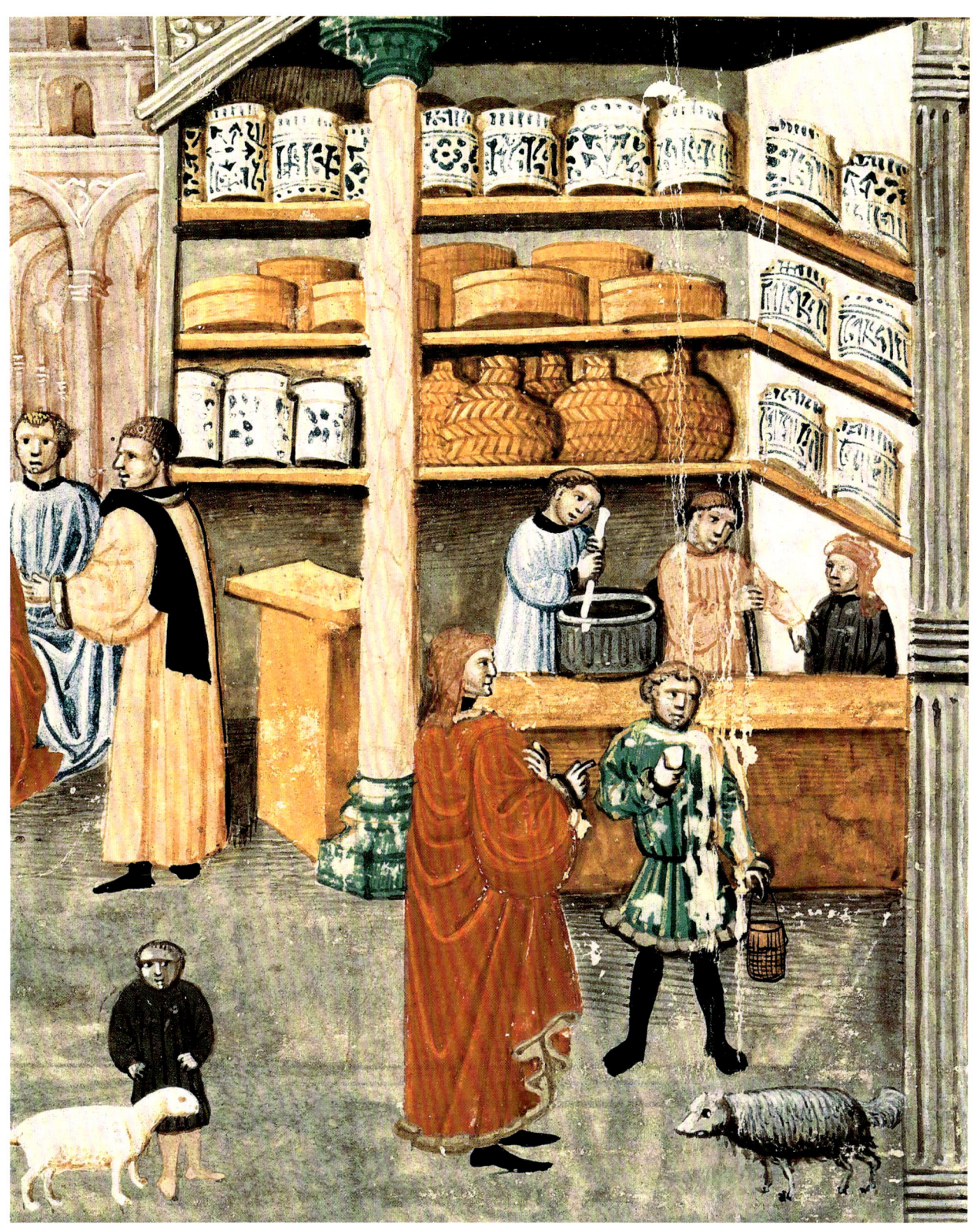

Uma farmácia, das páginas do *Canon Medicinae*. Concluídos em
1025, os 14 volumes foram publicados em latim, hebraico e árabe.

Os humores se originam no fígado, a partir de nutrientes digeridos, e são levados ao corpo todo pelo sangue. O equilíbrio particular dessas substâncias em cada pessoa determina seu temperamento ou *mizaj* (constituição metabólica individual). Uma predominância de sangue gera um temperamento sanguíneo; a predominância de fleuma torna a pessoa fleumática; a de bile amarela, um temperamento bilioso (ou colérico); e a de bile negra, o melancólico. Enquanto esses humores permanecerem em equilíbrio, o sistema humano estará saudável; é o desequilíbrio dos humores que provoca a má saúde e a doença. Todo ser humano tem mecanismos internos de cura próprios, semelhantes a *ojas* (a substância que conserva a vida) no Ayurveda, e conhecidos na unani como Tabiyat-e-Muddabare Badan, que é considerado o melhor médico; isto é o que mantém o equilíbrio dos quatro humores, ou *akhlaat*, e ajuda a assegurar a saúde e um estado mental de felicidade, os quais nos pertencem por direito.

Disciplinas e diagnóstico

Existem dez ramos na medicina unani, que se assemelham aos do sistema ayurvédico:

- medicina interna (*moalijat*)
- ginecologia, incluindo obstetrícia e pediatria
- doenças da cabeça e pescoço
- toxicologia
- psiquiatria
- terapia de rejuvenescimento, incluindo geriatria
- sexologia
- regimes terapêuticos
- dietoterapia
- hidroterapia

As técnicas de diagnóstico dos praticantes da medicina unani, conhecidos como *hakims*, incluem observação, tomada do pulso, perguntas, palpação e exame de urina. O diagnóstico baseado no pulso exige que os *hakims* estejam num claro estado de consciência espiritual, o que lhes permite analisar as qualidades sutis do pulso. Práticas que incluem respiração e exercícios vocais, além de visualizações são recomendadas para ajudar a acalmar e a limpar a mente. Na consulta inicial, o agente de cura irá anotar a história detalhada do caso, fazendo perguntas ao paciente, e observar sua pele, língua, olhos, mãos e unhas. O praticante da unani também irá examinar o pulso do paciente, uma vez que uma enorme quantidade de informações pode ser obtida com esse método em apenas alguns minutos. A medicina unani classifica a saúde em três diferentes estágios: saúde, doença e neutro. O estado neutro existe entre a saúde e a doença, quando os sintomas ainda não se manifestaram. A doença ocorre quando as funções relacionadas com as forças vitais, naturais e psíquicas do organismo se encontram obstruídas ou em desequilíbrio, devido a algum tipo de desvio.

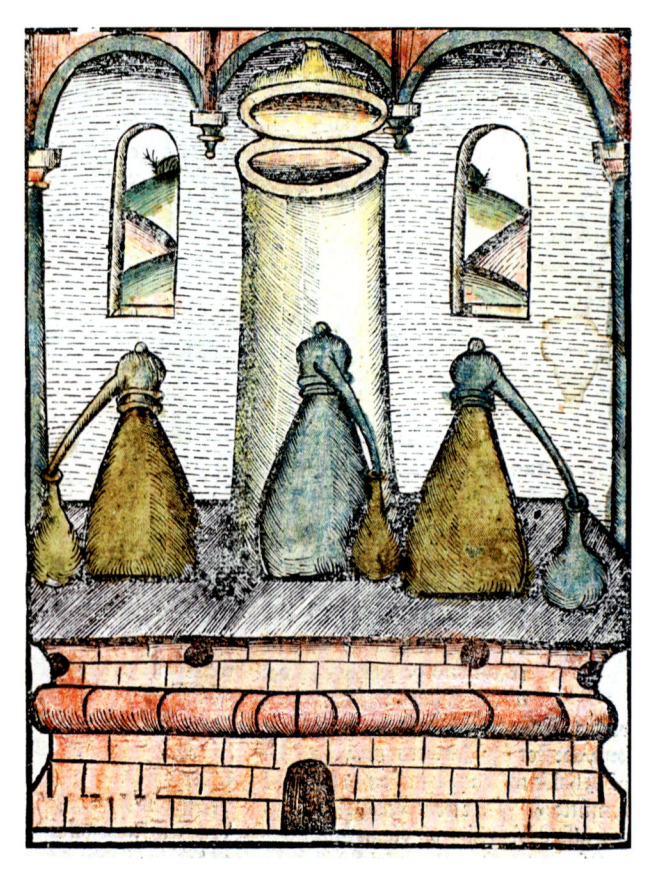

A destilação em alambique foi aperfeiçoada por médicos árabes, com o objetivo de se extrair óleo das plantas.

Os sintomas de uma doença são vistos sob um prisma positivo, como uma oportunidade para nos purificar e equilibrar nos níveis físico, emocional e mental, assim como no nível espiritual. A experiência da dor, por exemplo, é vista como uma mensagem de que alguma coisa está errada, e suas causas subjacentes precisam ser abordadas, de modo que a saúde de uma pessoa possa ser melhor no futuro. Uma "crise de cura" é simplesmente *"tabiyat"*, ou os mecanismos homeostáticos do corpo tentando eliminar toxinas através de vômitos, diarreia, febre, transpiração e aumento da micção, para restabelecer o equilíbrio dos humores e, assim, restaurar a saúde e o bem-estar geral.

Tratamento

Os agentes de cura da tradição unani tibb seguem estritamente códigos éticos de conduta e prática, baseados no islamismo. Isto inclui conquistar o respeito de seus pacientes, rotinas de limpeza apropriadas, moderação da ingestão de alimentos e bebidas e técnicas de purificação espiritual. Como nas medicinas ayurvédica e tibetana, a prevenção e o tratamento de problemas de saúde se baseiam no tipo de organismo de cada pessoa, em sua personalidade e na *mizaj* ou constituição metabólica individual. O tratamento visa reequilibrar o paciente física, emocional,

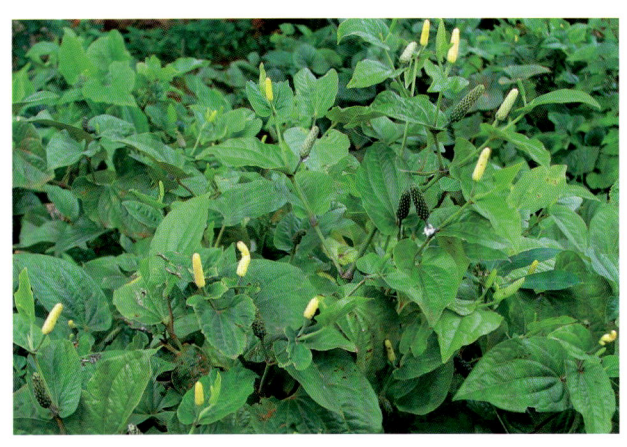

A pimenta-longa poderá ser incluída por agentes de cura unani em remédios de ervas para tratar problemas gástricos e fortalecer a digestão.

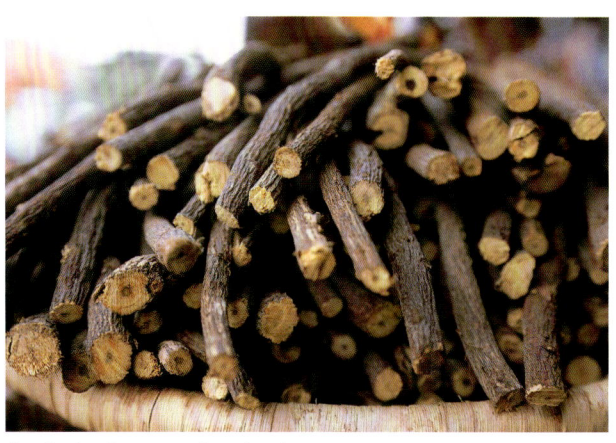

A **raiz de alcaçuz** é classificada como seca em primeiro grau (muito brando) e quente em segundo grau (relativamente brando).

mental e espiritualmente, e está fundamentado principalmente em orientações quanto ao estilo de vida, incluindo banhos para proteção, ar puro, alimentos frescos e códigos de conduta no sentido de promover e conservar a saúde. Os *hakims* também prescrevem ervas, metais e pedras preciosas (ouro, prata, pedras e pérolas), desintoxicação e regimes dietéticos, minerais e aromaterapia. Óleos ou essências aromáticas extraídas de ervas são receitadas isoladamente ou em combinações, de acordo com as necessidades do paciente, com o propósito de afetar o corpo, a mente e as emoções. Algumas das ervas, como açafrão, funcho, alcarávia, *Terminalia chebula*, *Terminalia bellerica* e *amalaki*/groselha indiana também são usadas nas tradições médicas ayurvédica e tibetana. Outras ervas, empregadas na tradição unani, incluem *guggulu*, *ashwagandha*, coentro, bacopa, violeta-de-cheiro, alcaçuz, pimenta-longa e *guduchi*. Massagem ou ventosas frias/quentes podem ser usadas, assim como perfurações de certos pontos reflexos para a liberação de algumas gotas de sangue, em doenças agudas.

Alimentos e sabores

Alimentos e ervas são categorizadas de acordo com seu próprio *mizaj*, ou equilíbrio dos humores e elementos. Tratamentos apropriados são prescritos para se adaptarem a desequilíbrios na constituição de um paciente; esses tratamentos variam de uma pessoa para outra. As substâncias presentes nos alimentos e ervas também são classificadas de acordo com seus efeitos terapêuticos: brandos (elas podem ser usadas por qualquer pessoa), moderados ou muito fortes (que incluem venenos em potencial e só podem ser usadas pelos *hakims*). As qualidades de quente e frio, molhado e seco são igualmente atribuídas a condições físicas, alimentos e ervas. Em comum com os sistemas médicos chinês, tibetano e ayurvédico, a unani tibb enfatiza a importância dos sabores, assim como da maneira como os alimentos são preparados, com o objetivo de corrigir os desequilíbrios que contri-

buem para a má saúde. Há cinco sabores: salgado, doce, amargo, picante e azedo, cada um dos quais afeta os humores de uma maneira que lhe é própria. Além disso, especiarias e ervas adequadas, que aquecem ou esfriam, são adicionadas durante o cozimento, para ajudar a tratar os desequilíbrios subjacentes dos humores. Até mesmo os aromas presentes na preparação, cozimento, ingestão e digestão dos alimentos contribuem para o benefício de cura e são levados em consideração no planejamento das refeições. Cozinhar e comer são vistos como rituais; se contiverem alimentos e ervas corretas e forem praticados com um coração puro, boa intenção e um foco claro, poderão ajudar a transformar a energia da refeição, colaborando com o processo de cura.

ERVAS COMUMENTE USADAS NA UNANI TIBB

Alteia *(ver p. 105)*
Sene *(ver p. 118)*
Canela *(ver p. 120)*
Coentro *(ver p. 123)*
Cardamomo *(ver p. 127)*
Amalaki *(ver p. 128)*
Funcho *(ver p. 131)*
Alcaçuz *(ver p. 135)*
Hortelã-pimenta *(ver p. 144)*
Pimenta-longa *(ver p. 150)*
Violeta-de-cheiro *(ver p. 171)*
Gengibre *(ver p. 175)*

Medicina tibetana

A medicina tibetana é um sistema muito evoluído, que se desenvolveu como uma síntese do conhecimento médico e da sabedoria do Ayurveda indiano, da medicina tradicional chinesa, da medicina grega e da unani tibb, cujas origens remontam pelo menos ao século VII. Ela tem raízes profundas na filosofia budista, que foi introduzida há mais de 2 mil anos e considera a doença física como inextricavelmente ligada à doença mental, social e espiritual.

Sangye Menla, o Buda da Medicina, é respeitado como fonte de ensinamentos médicos e a inspiração para a correta prática por parte do médico. A medicina tibetana se desenvolveu, tornando-se uma ciência médica sofisticada e complexa, com intricadas teorias a respeito das causas das doenças, diagnóstico e terapêutica; ela existe, em sua forma atual, há mais de mil anos. Os aspectos essenciais desses ensinamentos estão resumidos no *rGyud-Bzhi* (pronuncia-se *guiu shi*) ou os *Quatro Tantras da Medicina*, um texto do século XII, em quatro volumes, ensinado ainda hoje. O sistema tibetano de cura, conhecido como Sowa Rigpa, ou Conhecimento da Cura, é praticado no Tibete, na Índia, Nepal, Butão, em Sikkim, Ladakh, na Sibéria, China, Rússia e Mongólia, além da Europa e Estados Unidos.

Os três humores

Como outros sistemas médicos asiáticos, a medicina tibetana se baseia no princípio de que todas as coisas do cosmo, incluindo os seres humanos, são compostas de cinco elementos: terra, água, fogo, vento/ar e espaço. Estes são símbolos de matéria, energia, coesão, movimento e espaço, que afetam a mente, assim como o corpo. O universo e o corpo resultam da interação desses cinco elementos, que se manifestam, sob a forma de energia, em três diferentes humores ou energias, cada um dos quais é ainda dividido em cinco subcategorias, com diferentes localizações e funções:

O **vento (ar)** (*rLung*, pronuncia-se *long*), vital para o movimento, que é responsável pela respiração, circulação dos fluidos corporais, incluindo sangue e linfa, e pela atividade mental, como pensamento, fala, energia e transferência de impulsos nervosos.

A **bile** (*mKhrispa*, pronuncia-se *tripa*) é energia de aquecimento, que regula a digestão, o metabolismo e a função hepática, conserva a temperatura do corpo e o discernimento mental.

A **fleuma** (*Badkan*, pronuncia-se *beken*) governa a estrutura do corpo físico – ossos, músculos e membranas mucosas. Ela é responsável por alguns aspectos da digestão, pela manutenção de nossa estrutura física, pela saúde das articulações e pela estabilidade mental.

A saúde depende do equilíbrio dos humores e, por isso, uma doença irá provavelmente se desenvolver se eles estiverem fora de equilíbrio. As três energias estão presentes em diferentes proporções em cada pessoa e determinam sua constituição, incluindo a forma do corpo, o temperamento e a suscetibilidade a problemas de saúde específicos.

O reequilíbrio dos humores

Outro importante conceito na medicina tibetana é a dicotomia entre quente e frio. As doenças, bem como os remédios e os alimentos, são separados em quentes e frios ou que aquecem e esfriam, respectivamente; *mKhrispa* é quente, e *Badkan* é fria. *rLung* é um caso especial, sendo basicamente neutro; ele pode agravar o calor e o frio, de forma semelhante ao vento, que é capaz de excitar o fogo, assim como de refrescar o corpo. Um desequilíbrio de *rLung* está na raiz da maioria das doenças.

Uma interpretação da fisiologia é determinada pela interação dinâmica dos três humores (*rLung*, *mKhrispa* e *Badkan*). A saúde é o equilíbrio dinâmico, sendo, portanto, relativa, porque os três humores devem estar num equilíbrio correspondente a cada pessoa.

Diagnóstico e tratamento

Como na medicina ayurveda e unani, o equilíbrio dos humores determina a constituição individual; esta é influenciada pelo ambiente externo e interno de uma pessoa, incluindo alimentação, estilo de vida, relacionamentos e seu estado interno emocional, mental e espiritual. O equilíbrio dinâmico dos humores também muda com o clima, as estações do ano e a idade. No pensamento budista, todo o sofrimento físico e mental, e consequentemen-

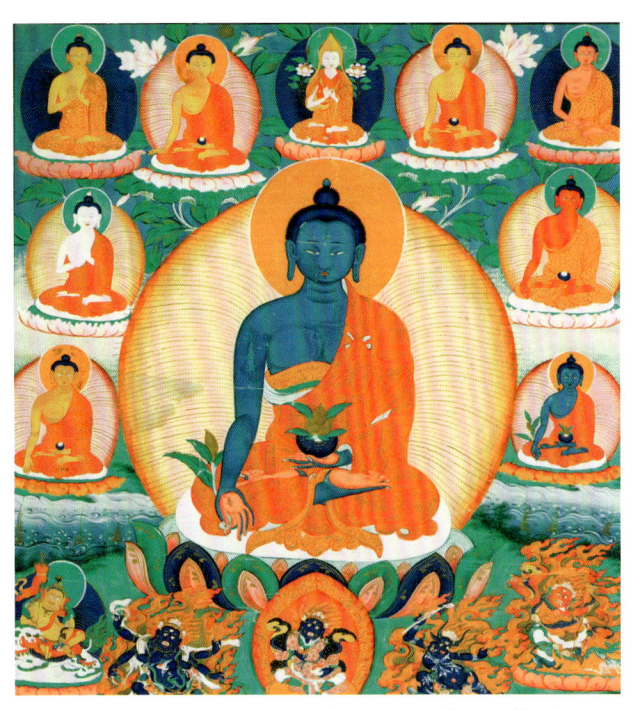

Esta pintura thangka (c. 1780-1880) representa Sangye Menla com nove outros Budas da Medicina.

adstringente) e potência (pesada/leve, melíflua/áspera, fria/quente e branda/pronunciada) e com o efeito destas sobre os humores. Os medicamentos tibetanos são geralmente compostos de vinte ou mais ingredientes diferentes, incluindo um grupo mais importante de ingredientes e dois secundários, que têm por objetivo dar apoio ao grupo principal e evitar efeitos colaterais indesejáveis. As ervas usadas na tradição tibetana incluem *amalaki*/groselha indiana, rosa, calêndula, urtiga, coentro, canela, cardamomo, gengibre, alho, raiz-de-ouro, genciana, alcaçuz e noz-moscada. Os remédios são encarados como oferendas ao Buda da Medicina e a outras deidades médicas, por isso, sua preparação obedece a rituais espirituais, sendo usados métodos tradicionais para secar, moer, misturar e prensar as plantas com o propósito de se obter pílulas, pós ou decocções.

te todas as doenças, é causado pelos três venenos mentais: apego, raiva e ignorância, além do efeito do karma passado. A importância da compaixão na cura é enfatizada.

O diagnóstico do desequilíbrio e da doença envolve observar e entrevistar o paciente em profundidade, tomar seu pulso, examinar a língua, assim como a urina e as fezes. Uma vez que o desequilíbrio dos humores tenha sido determinado, um tratamento específico e individual é delineado para o restabelecimento da harmonia mental e do equilíbrio dos três humores. Isto pode incluir orientações quanto ao estilo de vida, exercícios, conduta e comportamento, quanto à cura da mente através de mantras e meditação, além de yoga, moxibustão (queimando-se artemísia), ervas, suplementos vegetais e minerais, massagem e inalações com óleos de ervas especialmente formulados, banhos, ventosas e, ocasionalmente, acupuntura. Os alimentos e as ervas compreendem seu próprio equilíbrio individual dos cinco elementos e dos três humores e, por isso, dietas apropriadas a cada paciente e ao equilíbrio dos humores são sugeridas.

Remédios de ervas

Se as mudanças na alimentação e no comportamento não forem suficientes para corrigir a desordem, ervas são prescritas. A matéria médica tibetana consiste principalmente de ervas medicinais, incluindo também substâncias minerais e, numa escala menor, substâncias de origem animal. Como no Ayurveda, as substâncias medicinais são agrupadas de acordo com suas propriedades, seu sabor (doce, azedo, salgado, amargo, picante e

ERVAS COMUMENTE USADAS NA MEDICINA TIBETANA

Alho *(ver p. 104)*
Calêndula *(ver p. 116)*
Canela *(ver p. 120)*
Coentro *(ver p. 123)*
Cardamomo *(ver p. 127)*
Amalaki *(ver p. 128)*
Genciana *(ver p. 134)*
Alcaçuz *(ver p. 135)*
Noz-moscada *(ver p. 145)*
Raiz-de-ouro *(ver p. 152)*
Rosa *(ver p. 153)*
Urtiga *(ver p. 167)*
Gengibre *(ver p. 175)*

Medicina ayurvédica

O nome "Ayurveda" deriva de duas palavras em sânscrito: ayur, que significa "vida" e *veda*, cujo significado é "conhecimento" ou "ciência". Ayurveda é mais do que simplesmente um sistema de medicina; ele constitui um modo de vida que engloba ciência, religião e filosofia, e que estimula o bem-estar, aumenta a longevidade e, em última análise, permite a realização pessoal. Ele busca criar a união entre saúde física, emocional e espiritual, ou swasthya, que é um pré-requisito para se alcançar moksha, ou libertação.

O Ayurveda é considerado o sistema de tratamento de saúde mais antigo do mundo; suas raízes se estendem a um passado de 5 mil anos, chegando à Era Védica. Ele se desenvolveu nos confins do Himalaia e teve como fundamento a profunda sabedoria de profetas espiritualmente iluminados, ou *rishis*. Essa sabedoria era transmitida oralmente, de mestre para discípulo, até finalmente ser documentada em livros de poesia sânscrita, conhecidos como Vedas. Esses escritos, que datam de *c.* 1.500 a.C., destilaram o conhecimento histórico, religioso, filosófico e médico que preponderava na época e formam a base da cultura indiana. Os mais importantes desses textos são o *Rig-Veda* e o *Atharva-Veda*. O Ayurveda sobreviveu até os dias de hoje principalmente como uma tradição oral, e um de seus maiores valores é a intemporalidade. Ele tem tanto para nos ensinar agora, a respeito de cada faceta da vida cotidiana contemporânea, como em seus primórdios, séculos atrás.

O Ayurveda exerceu uma forte influência em muitos sistemas médicos, desde a antiga medicina grega no Ocidente, até a medicina tradicional chinesa no Oriente. Os sistemas médicos chinês, tibetano e islâmico (unani tibb) são vistos como tendo suas raízes no Ayurveda. Buda, que nasceu em *c.* 550 a.C., era um seguidor do Ayurveda e a difusão do budismo no Tibete durante os séculos seguintes foi acompanhada pelo aumento da prática do Ayurveda. As civilizações antigas estavam ligadas entre si por meio de rotas comerciais, campanhas e guerras. Os mercadores árabes divulgaram o conhecimento de plantas indianas em suas matérias médicas e este conhecimento foi transmitido aos antigos gregos e romanos, cujas práticas iriam eventualmente formar a base da medicina europeia, como a ensinada nas escolas médicas da Europa medieval.

A primeira escola médica ayurvédica foi fundada em *c.* 800 a.C. por Punarvasu Atreya. Ele e seus discípulos registraram o conhecimento médico em tratados, que iriam, por sua vez, influenciar Charaka, um sábio que viveu e ensinou em *c.* 700 a.C. Seus escritos, no *Charaka Samhita*, descrevem 1.500 plantas, identificando 350 como remédios valiosos. Este importante trabalho é considerado a principal autoridade em Ayurveda até os nossos dias; o texto é citado constantemente, tanto nos ensinamentos quanto na prática do Ayurveda contemporâneo. O segundo mais importante trabalho de Charaka foi o *Susruta Samhita*, escrito um século mais tarde, e que forma a base da moderna cirurgia, sendo consultado ainda hoje. Ele apresenta as propriedades medicinais de setecentas plantas que curam.

Dhanwantari era conhecido nos Vedas como o médico dos deuses e o santo patrono do Ayurveda.

Os cinco elementos

Segundo o Ayurveda, a origem de todos os aspectos da existência é o campo do intelecto puro ou consciência, conhecida como *purusha*; isto interessa àqueles que são influenciados pelas teorias da moderna física quântica, que localiza a base do universo físico num campo unificado, que dirige e orquestra o fluxo contínuo da matéria. Energia e matéria são uma coisa só. O Ayurveda não separa o mundo exterior do mundo interior. Tudo que existe no macrocosmo tem sua contraparte no microcosmo do universo interior do ser humano. A energia cósmica se manifesta nos cinco elementos, os quais são a base de toda a matéria: éter, ar, fogo, água e terra. No corpo, o éter está presente em espaços como boca, abdômen, tórax, capilares e células. O movimento do espaço é o ar, manifestado nos movimentos, por exemplo, dos músculos, das batidas do coração, do peristaltismo do trato digestório e dos impulsos nervosos. O fogo está presente no sistema digestório, governando os sistema de enzimas e o metabolismo, assim como a temperatura corporal, a visão e a luz da mente – a inteligência. A água está presente nas secreções, como sucos digestivos, saliva, muco, plasma e citoplasma. A terra é responsável pelas estruturas sólidas, mantendo o corpo coeso: ossos, cartilagens, músculos e tendões, bem como pele, cabelo e unhas.

Os cinco elementos se expressam no funcionamento dos cinco sentidos; estes, por sua vez, nos permitem perceber e interagir com o ambiente no qual vivemos. Éter, ar, fogo, água e terra correspondem à audição, tato, visão, paladar e olfato, respectivamente.

Os três doshas

Dos cinco elementos derivam três forças básicas, os *tridoshas*, que existem em todas as coisas e influenciam todos os processos mentais e físicos. *Vata*, o princípio ar, é criado a partir do éter e do ar; *pitta*, o princípio fogo, do fogo e da água; e *kapha*, o princípio água, é criado da terra e da água. Acredita-se que o equilíbrio dos *doshas* em cada pessoa promove a saúde e o bem-estar, enquanto que o desequilíbrio leva à má saúde e à doença. De acordo com o Ayurveda, todos nascem com um determinado equilíbrio de *doshas*, criado principalmente pelo equilíbrio dos *doshas* dos pais no momento da concepção. Isso corresponde à constituição básica de uma pessoa (*prakruti*), que permanece inalterada por toda a vida. O *dosha* dominante fundamentalmente determina o tipo de corpo, o temperamento e doenças às quais uma pessoa pode ser suscetível. O *vikruti* de uma pessoa, ou presente equilíbrio de *doshas*, reflete o efeito que o estilo de vida tem sobre o *prakruti*, podendo causar desequilíbrios que a predispõem à má saúde.

Diagnóstico e tratamento

O primeiro requisito para haver saúde, no Ayurveda, é o adequado equilíbrio dos *doshas*, de acordo com a *prakruti* de uma pessoa. Se o equilíbrio for perturbado pela alimentação, estilo de vida ou estado da mente, por exemplo, a doença (*vyadhi*), de um tipo ou de outro, irá eventualmente ocorrer como resultado. A perturbação pode ser sentida como desconforto físico e dor, ou como sofrimento mental e emocional: no medo, na ansiedade, raiva ou ciúme. O estado corrente de desequilíbrio, que causa a manifestação desses sintomas, é conhecido como *vikruti*.

Ambos, a *prakruti* e o *vikruti*, podem ser averiguados por um cuidadoso diagnóstico, que envolve uma anamnese detalhada e o exame do corpo, dando-se atenção à compleição, pele e tipo de cabelo, temperatura, digestão e à função intestinal; todos esses elementos apontam para aspectos mais profundos da condição do paciente. Os diagnósticos do pulso e da língua são ferramentas excepcionalmente valiosas para a análise confirmatória da saúde e da constituição. Nesse sentido, o Ayurveda tem muito em comum com as medicinas chinesa e tibetana, para as quais esses dois indicadores do estado de saúde também são de grande importância. Uma técnica altamente complexa para tomar o pulso do paciente foi desenvolvida por médicos ayurvédicos, e exige muitos anos de prática para ser aperfeiçoada.

Uma vez que o equilíbrio dos *doshas* tenha sido diagnosticado e as causas do desequilíbrio estabelecidas, são dados o tratamento e os conselhos sobre estilo de vida. O primeiro passo para a recuperação da saúde é a eliminação de toxinas e o estímulo da digestão ou elevação do fogo digestivo – *agni*. Os tratamentos pertencem a três categorias principais: remédios naturais, regi-

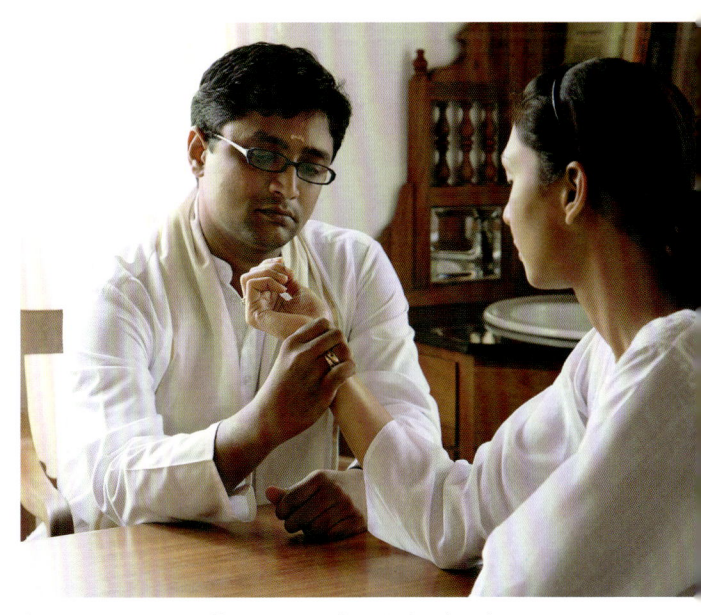

Os médicos ayurvédicos usam o diagnóstico do pulso para determinar a constituição de um paciente e seu presente estado de saúde.

mes dietéticos e mudanças no estilo de vida. Estes são classificados de acordo com seu efeito nos três *doshas*. Para ilustrar, um problema de saúde relacionado com excesso de *kapha* poderia ser caracterizado por catarro, letargia, obesidade e retenção de líquido. Uma dieta, consistindo de alimentos quentes, secos, leves, seria recomendável, uma vez que *kapha* é frio e úmido. A abstinência de alimentos com uma qualidade fria e úmida, como trigo e derivados do leite, além de açúcar, que tendem a aumentar *kapha*, também seria aconselhável. Remédios de ervas incluiriam especiarias que aquecem, como gengibre, canela, cravo-da-índia e pimenta, com o objetivo de estimular o fogo digestivo e eliminar toxinas do organismo. Ervas amargas, por exemplo, cúrcuma e aloe vera poderiam igualmente ser prescritas. A escolha específica do remédio de ervas depende de sua "qualidade" ou "energia", que o Ayurveda determina de acordo com vinte atributos ou *vimshati gunas*, como quente, frio, úmido, seco, pesado ou leve. O Ayurveda também classifica os remé-

dios segundo seus seis sabores: doce, azedo, salgado, picante, amargo e adstringente. As substâncias doces, azedas e salgadas aumentam *kapha* e reduzem *vata*; os sabores picante, amargo e adstringente diminuem *kapha* e aumentam *vata*; os sabores doce, amargo e adstringente reduzem *pitta*; e os sabores picante, salgado e azedo aumentam *pitta*. As ervas da tradição ayurvédica incluem *amalaki, shatavari, ashwagandha, bacopa, guduchi, brahmi,* pimenta-longa, manjericão-sagrado, gengibre, cominho, feno-grego, *gymnema, bhringaraj, guggulu,* canela, coentro, *kalmeg,* aloe vera, *neem,* franquincenso e cúrcuma.

Os remédios de ervas são preparados, usando-se diversos veículos, de acordo com o *dosha* predominante que estiver sendo tratado. As ervas usadas para equilibrar *vata* em geral são administradas com leite morno; as que visam reduzir *pitta*, com *ghee*, e as que têm por objetivo reduzir *kapha* são preparadas com mel ou água quente. Algumas vezes, diminutas doses de minerais, como sal, também são misturadas às ervas. Outras fór-

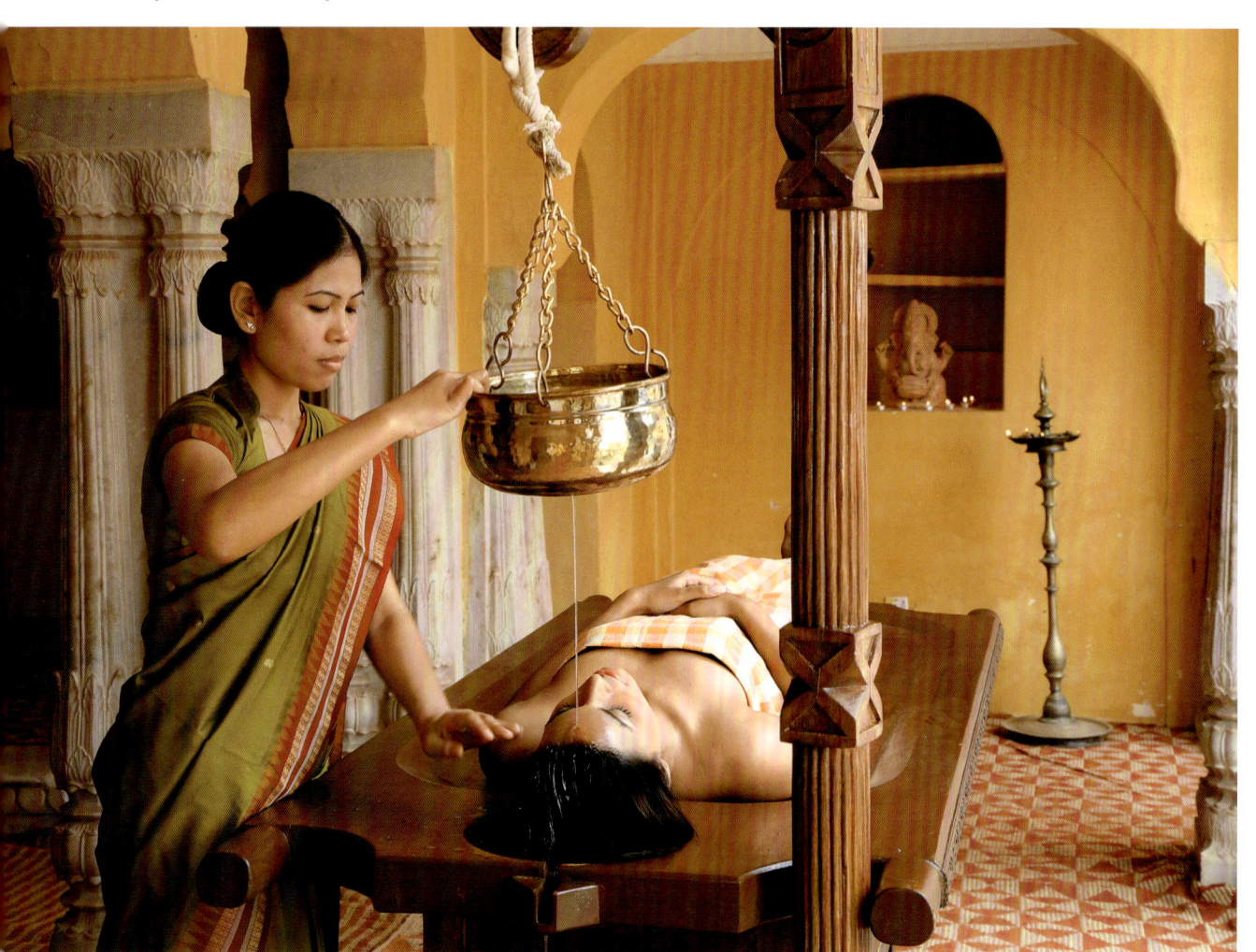

O tratamento panchakarma inclui a *shirodhara*, ou fluxo contínuo de óleo morno infundido com ervas na cabeça.

mulas assumem a forma de pílulas, pós, decocções e extratos, usando-se álcool; a maioria dessas fórmulas contém vários ingredientes, todos cuidadosamente selecionados para atender a necessidades individuais.

O *panchakarma*, um programa completo de purificação e rejuvenescimento, se encontra disponível em centros de tratamento, particularmente do Sul da Índia e do Sri Lanka, e também da Europa e Estados Unidos. Ele abrange o uso de massagem com óleo, transpiração, vômitos terapêuticos, purgação, enemas, administração nasal de medicamentos e purificação do sangue.

O Ayurveda hoje

O valor do Ayurveda está provado, em parte por sua intemporalidade, uma vez que ele já existe, como uma tradição que não foi rompida, há milhares de anos, apesar de alguns reveses. Após a ascensão do Império Mongol no século XVI, a predominância da medicina unani tibb gerou uma repressão parcial do Ayurveda na Índia. No século XIX, os britânicos o rejeitaram como sendo nada mais do que superstição nativa e, em 1833 fecharam todas as escolas de medicina ayurvédica, banindo totalmente a prática do Ayurveda. Assim, grandes centros de erudição indiana se desintegraram e o conhecimento ayurvédico encontrou refúgio em vilarejos e templos. Na passagem do século, contudo, alguns esclarecidos médicos indianos e ingleses começaram a reavaliar o Ayurveda; quando a Índia se tornou independente, em 1947, ele havia recuperado sua reputação como sistema de cura válido. Atualmente, na Índia, o Ayurveda prospera, ao lado da unani tibb e da medicina alopática ocidental, sendo ativamente encorajado pelo governo indiano como uma alternativa não dispendiosa às drogas ocidentais.

Nos últimos anos o Ayurveda vem atraindo, de forma crescente, a atenção de cientistas médicos do Japão e do Ocidente; a Organização Mundial da Saúde decidiu incentivar sua prática em países em desenvolvimento. No Ocidente, a popularidade do Ayurveda aumenta a cada dia, à medida que um número sempre maior de pessoas reconhece seu valor. Os ocidentais não são atraídos pelo Ayurveda simplesmente como uma forma de tratamento para uma doença específica. Muitas pessoas entram em contato com esse sistema de cura pela primeira vez em um dos numerosos spas mundo afora que adotaram a desintoxicação ayurvédica ou suas técnicas de rejuvenescimento. Outros poderão começar a investigar seus princípios após um período de prática de yoga ou estudos espirituais. Médicos e pacientes no mundo todo compreendem que o Ayurveda proporciona imensos benefícios não apenas quanto à prevenção e tratamento de doenças, mas também com sua receita abrangente para um modo de vida melhor e mais saudável, que aborda todas as facetas de nossa existência – mente, corpo e espírito.

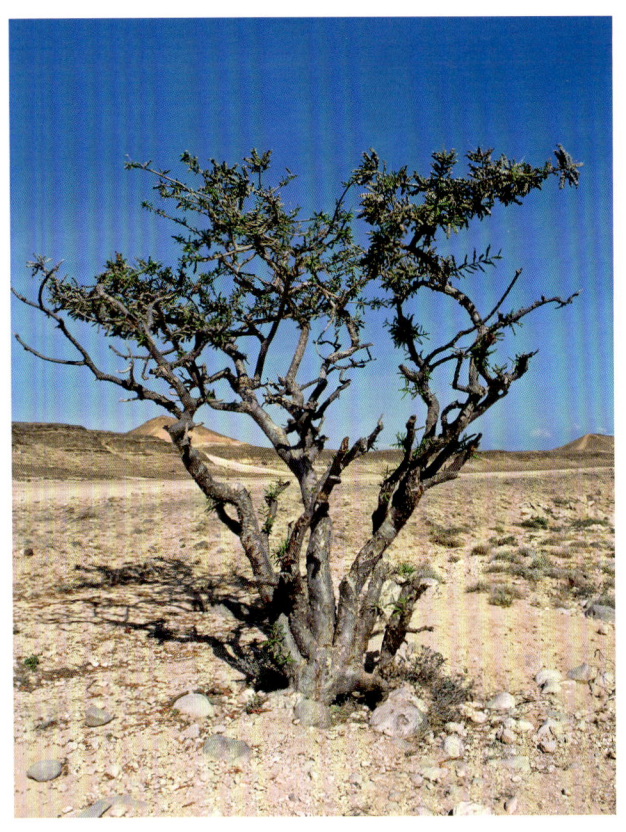

Franquincenso A resina da goma dessa árvore é utilizada na medicina ayurvédica para purificar o coração e o sangue, e para nutrir os nervos.

ERVAS COMUMENTE USADAS NO AYURVEDA

Kalmeg *(ver p. 105)*
Endro *(ver p. 106)*
Shatavari *(ver p. 111)*
Neem *(ver p. 113)*
Bacopa *(ver p. 113)*
Franquincenso *(ver p. 116)*
Forskohlii *(ver p. 121)*
Mirra *(ver p. 122)*
Guggulu *(ver p. 122)*
Bhringaraj *(ver p. 126)*
Amalaki *(ver p. 128)*
Gymnema *(ver p. 136)*
Manjericão-sagrado *(ver p. 146)*
Pimenta-longa *(ver p. 150)*
Feno-grego *(ver p. 164)*
Ashwagandha *(ver p. 174)*

Medicina tradicional chinesa

A medicina tradicional chinesa é um sistema de cura tão antigo quanto o Ayurveda e seu passado pode ser traçado até *c*. 2500 a.C. Ela inclui tradições orientais do Sudeste da Ásia, as quais vieram originalmente da China. O primeiro, e talvez mítico, herbalista chinês foi Shennong, que transmitiu seu conhecimento sobre centenas de plantas medicinais e venenosas a agricultores.

O primeiro texto importante, o *Shen Nong Bencao Jing* (*Clássico da Matéria Médica do Imperador da Agricultura*), datado de *c*. 100 a.C., e escrito durante a dinastia Han, descreve 365 remédios, mais de 250 dos quais são ervas, suas ações físicas e aplicações. Adições posteriores ao conhecimento das ervas seguiram o estilo e o formato do *Shen Nong*, enfatizando o sabor da erva, sua natureza quente ou fria, os principais órgãos e meridianos que ela afeta, variações de dosagens, grau de toxicidade e efeitos gerais da erva em padrões de sintomas específicos. O *Shen Nong* dividia os medicamentos em três categorias: ervas superiores, que são os remédios principais para fazer o corpo e a mente voltarem ao estado de saúde; ervas tônicas de nível médio, as quais estimulam a energia e a imunidade; e ervas de baixo nível, mais potentes, que deveriam ser tomadas somente em pequenas doses e para sintomas específicos. O *Bencao Gangmu* (*Compêndio de Matéria Médica*) foi compilado no século XVI, durante a dinastia Ming, por Li Shizhen e relaciona todas as plantas, animais e minerais usados na medicina chinesa da época. Ele inclui ervas

que continuam a ser usadas no presente, como ópio, efedrina, ruibarbo e ferro, constituindo ainda hoje um livro de referência da maior importância.

A medicina tradicional chinesa da atualidade

Assim como na medicina ayurvédica, esses textos antigos são ainda estudados e seus preceitos adotados pelos modernos praticantes da medicina tradicional chinesa. Ao mesmo tempo, esta foi sendo continuamente desenvolvida e aprimorada, em resposta a avanços culturais e clínicos, além de constantes pesquisas. Ela sobreviveu à ascensão e à queda de várias dinastias e continua a existir auspiciosamente na China, ao lado da medicina alopática ocidental, proporcionando cuidados médicos à maioria da população chinesa. Ela continua a crescer em popularidade no Ocidente, apesar de críticas ocasionais por parte da imprensa, relacionadas com os efeitos adversos de certas ervas chinesas.

A força de vida

Os chineses, como os indianos, consideram o corpo humano e todas as suas funções como um microcosmo do macrocosmo. Todas as formas de vida são vistas como sendo animadas pela mesma força essencial de vida, chamada *chi* ou *qi*. Através da respiração nós absorvemos o *qi* do ar e o levamos aos pulmões; pela digestão, extraímos *qi* dos alimentos e das bebidas e o transferimos para o corpo. Quando esses dois *qi* se encontram na corrente sanguínea eles passam a ser conhecidos como *qi* humano, que circula pelo corpo todo como energia vital. A qualidade, a quantidade e equilíbrio do *qi* em cada pessoa influenciam seu estado de saúde e tempo de vida; estes, por sua vez, são afetados por fatores, como estação do ano, clima, estilo de vida, alimentação e o ar que ela respira. O vento, a umidade, a secura, o calor e o frio podem perturbar o equilíbrio interno do organismo, obstruindo o movimento do *qi* nos órgãos. A perturbação do vento interno causa vertigem, movimentos instáveis e tremor; a umidade provoca catarro e edema; a secura é responsável pelo res-

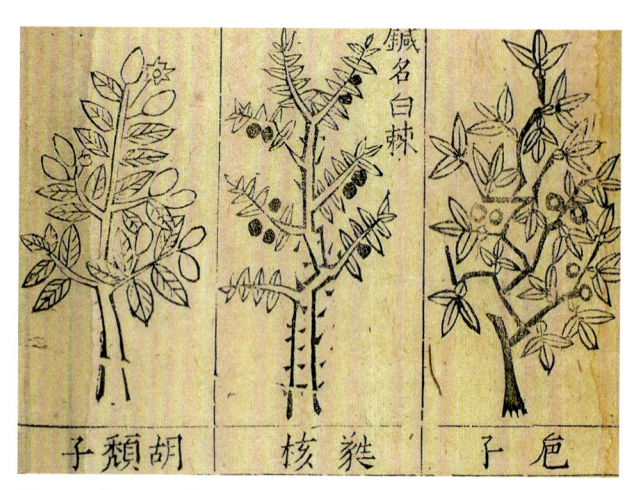

Bencao Gangmu Esta enciclopédia farmacêutica do século XVI reúne 1.892 substâncias medicinais.

secamento das membranas mucosas; o frio diminui a circulação e torna o metabolismo mais lento; e o excesso de calor leva à inflamação.

O *qi* flui através de uma rede de canais ou meridianos por todo o corpo e pode ser estimulado e equilibrado, usando-se acupuntura, acupressura, dieta e remédios de ervas. O corpo também é composto de umidade, ou líquido do organismo, que protege, nutre e lubrifica os tecidos e o sangue – o material básico, do qual ossos, músculos, nervos, órgãos e pele são feitos. Para que o corpo fique saudável, um *qi* adequado, umidade e sangue precisam circular no interior de uma rede de canais, que conecta todas as partes do organismo. As formas de doenças são encaradas como resultado de depleção ou congestão de *qi*, líquido e sangue. Isto pode ser resultado de uma alimentação e estilo de vida nocivo, stress, tensão, excesso de trabalho, falta de exercício, e assim por diante; todos esses fatores impedem que as redes de órgãos funcionem de maneira apropriada.

Yin e yang

Os princípios da medicina tradicional chinesa se originam da filosofia tradicional taoísta, a escola de pensamento mais antiga da China. No âmago dessa filosofia se encontra a ideia da flutuação e mutabilidade, explicando os fenômenos naturais em termos de um constante fluxo e refluxo das forças cósmicas. *Yin* e *yang*, as duas forças cósmicas primordiais são conceitos familiares a muitas pessoas. *Yin* simboliza uma força passiva, complacente, que é fria, escura, negativa, contrátil, e feminina, representada pela água. *Yang* é ativa, positiva, quente, leve, expansiva e masculina, simbolizada pelo fogo. A constante interação dessas duas forças opostas e mutuamente dependentes produz todas as mudanças e movimentos no universo. Diferentes partes do corpo são descritas como predominantemente *yin* ou *yang*. O *yin* é encontrado na parte interna, inferior e frontal do corpo, nos fluidos corporais e no sangue, governando instintos inatos, enquanto o *yang* rege o *qi*, a energia vital, habilidades aprendidas, e regula as partes superior, externa e posterior do corpo. Para se conservar a saúde, *yin* e *yang* precisam estar em equilíbrio.

Os cinco elementos

Como no Ayurveda, a teoria dos cinco elementos é vital na medicina tradicional chinesa em relação ao conceito de vida, em toda a sua variedade. Madeira, fogo, terra, metal e água são os elementos que compõem e se relacionam com todos os aspectos da vida, incluindo partes do corpo, órgãos vitais, emoções, estações do ano, cores e sabores. Por exemplo, a madeira se relaciona com a primavera, a cor verde, o fígado e a vesícula biliar, a raiva e o sabor azedo, enquanto o fogo corresponde ao verão, ao coração e ao intestino delgado, à alegria e ao sabor amargo.

A constante interação dos cinco elementos, juntamente com

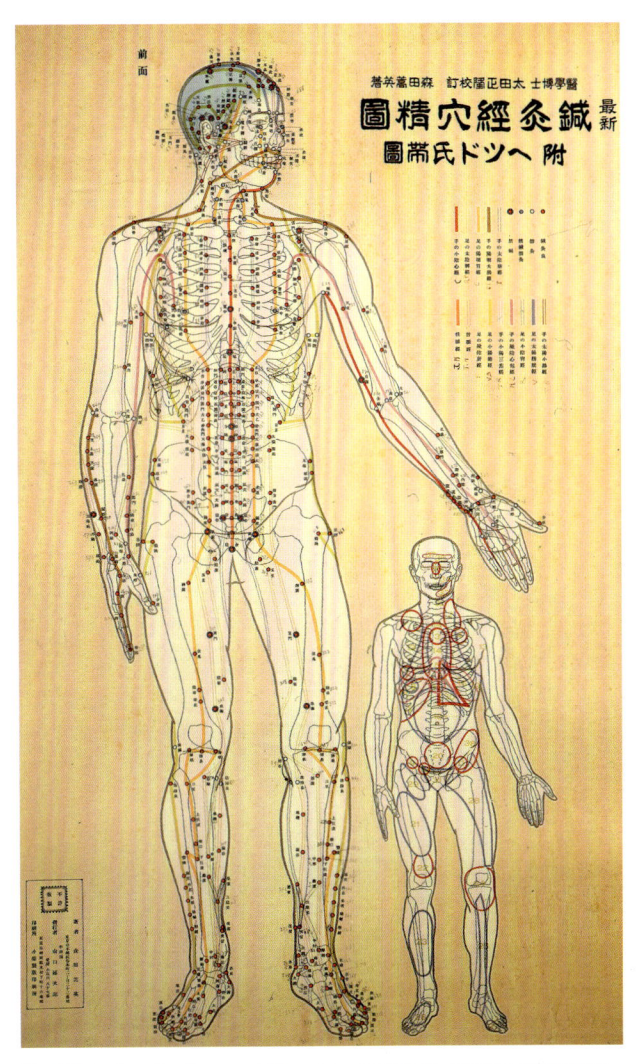

O *qi* flui através dos meridianos ou canais de energia existentes no corpo; a estimulação dos acupontos ao longo desses meridianos reequilibra o fluxo energético.

a interação do *yin* e *yang*, origina todas as mudanças e a atividade na natureza. As relações fundamentais entre os cinco elementos são a chave para a compreensão de como os nossos corpos e o meio ambiente interagem e influenciam um ao outro. Para a conservação de uma boa saúde, os elementos têm que estar em harmonia; se um deles se tornar excessivamente dominante, o desequilíbrio e a doença poderão ocorrer. Embora enfatize as causas internas de uma doença, a medicina tradicional chinesa reconhece que fatores externos também têm seu papel. Um médico do segundo século da Era Cristã, chamado Zhang Zhongjing, escreveu o *Tratado de Desordens por Danos Causados pelo Frio*, que descreve o diagnóstico e o tratamento de doenças causadas por fatores externos do frio; na verdade, isto se referia às doenças infecciosas.

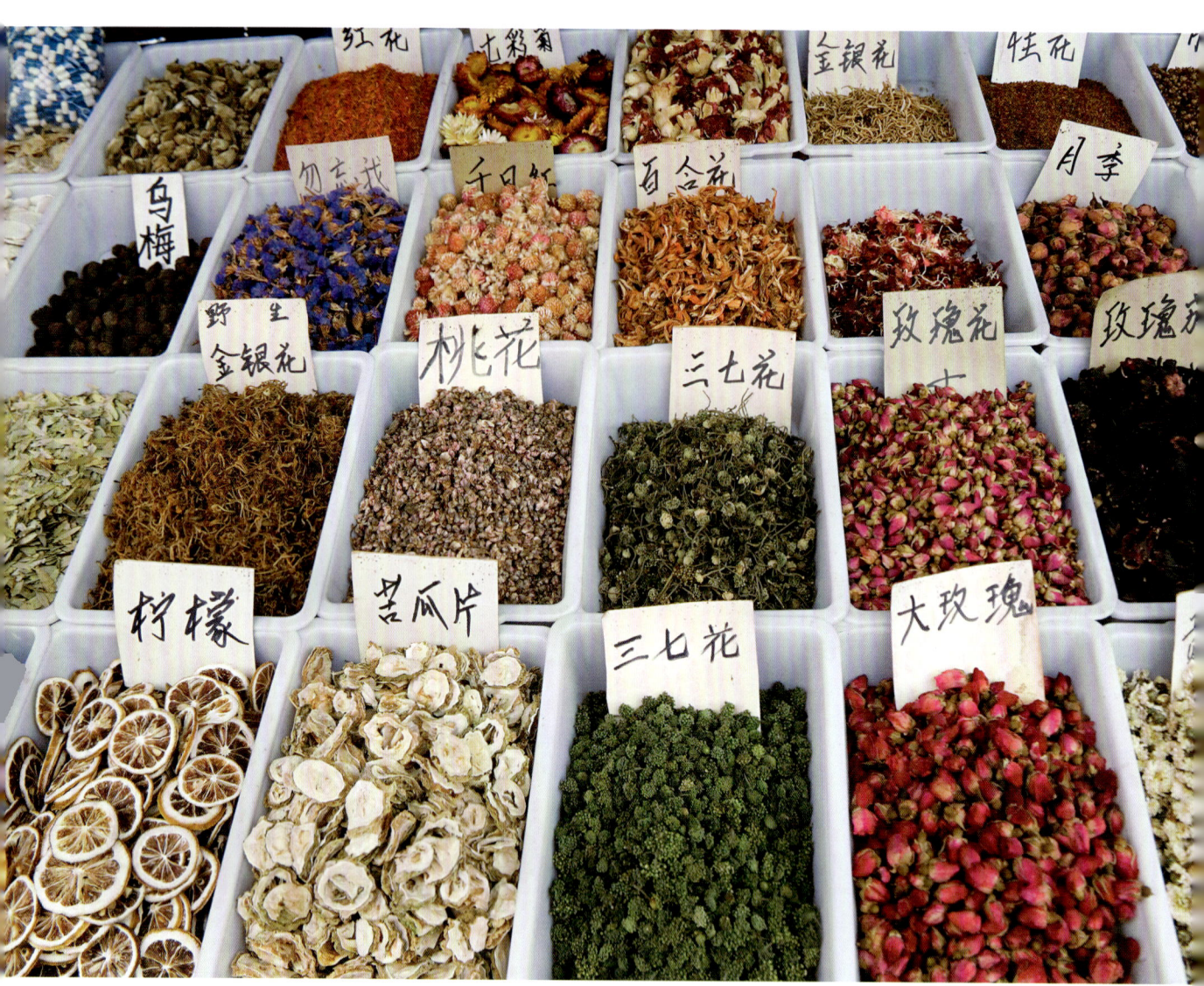

As **ervas chinesas** em geral são combinadas em fórmulas; a sinergia aumenta seus benefícios terapêuticos.

As redes de órgãos

O corpo também é dividido em cinco sistemas funcionais, chamados rede de órgãos, que governam certos tecidos e atividades mentais e físicas, ao regularem e preservarem o *qi*, a umidade, o sangue, o espírito ou *shen* e a essência ou *jing*. A rede dos rins é responsável pelo equilíbrio de líquidos no corpo, além de conter a essência, ou *jing*, que responde pela fertilidade, crescimento e regeneração. Sua área de atuação são os dentes, ossos, medula, cérebro, ouvido interno, pupila do olho e a parte inferior das costas; a emoção do medo; a vontade e a capacidade de pensar e ver as coisas com clareza. A rede do coração faz o sangue circular; ela é o lar do espírito, ou *shen*, e governa a mente. A rede do baço rege a digestão e a assimilação de alimentos e líquidos, assim como a digestão de informações e ideias. A rede hepática controla o armazenamento do sangue, o fluxo do *qi* e a estabilidade do humor e do temperamento. A rede dos pulmões rege a respiração, a circulação e a distribuição de umidade.

Diagnóstico e tratamento

O diagnóstico envolve a anotação da história de caso, incluindo as queixas presentes e passadas do paciente, seu estilo de vida, ambiente físico, história da saúde de sua família, seu trabalho, casa e vida emocional. Ele inclui, ainda, a observação dos indicadores básicos de saúde e doença, como o aspecto da pele, brilho dos olhos e do cabelo, cor e textura da língua, além da saburra. Os diagnósticos do pulso e da língua são as principais ferramentas de diagnóstico do praticante da medicina tradicional chinesa, permitindo-lhe detectar desequilíbrios e má saúde antes que estes possam ficar patentes através de outros procedimentos diagnósticos modernos, como exames de sangue e raios X.

O tratamento visa à harmonização de *yin* e *yang*, molhado e seco, frio e calor, interior e exterior, corpo e mente, pela regulação do *qi*, da umidade e do sangue nas redes de órgãos. Ele pode combinar ervas, alimentação, exercícios e massagem. As ervas chinesas são classificadas de acordo com as quatro naturezas, os cinco sabores e os meridianos. As quatro naturezas se relacionam como os graus de *yin* e *yang*: frio (extremo *yin*), fresco, morno e quente (extremo *yang*). Como nas medicinas tibetana e unani, as ervas e os alimentos são compostos de cinco sabores: picante, doce, azedo, amargo e salgado, cada um dos quais tem qualidades diferentes e age de modo distinto sobre o organismo. As ervas picantes aumentam a produção de suor, direcionam e aumentam o *qi* e o sangue. Ervas doces são nutritivas e tonificantes; algumas atuam como diuréticos, secando a umidade. As ervas azedas são adstringentes, enquanto as ervas amargas limpam o calor e a umidade; as ervas salgadas são utilizadas para estimular o intestino e reduzir massas rígidas. As ervas que nutrem o *qi* têm um efeito energético, ervas que enriquecem o sangue favorecem o sono, a visão e o humor, enquanto ervas que se destinam a reabastecer a umidade suavizam a pele e aliviam a sede. Os meridianos se relacionam com as redes de órgãos que podem ser apoiadas pelas ervas na realização de suas funções.

As ervas geralmente são combinadas em fórmulas para intensificar sua ação; a apresentação pode ser de ervas secas, para decocções, ervas moídas e transformadas em pílulas e pós, ou extratos líquidos. Alguns herbalistas usam fórmulas patenteadas, sob a forma de pílulas, as quais certamente são mais fáceis de usar e mais convenientes para o paciente, que não precisa ele mesmo fervê-las para preparar decocções. Essas fórmulas, contudo, não permitem a elaboração de remédios individualizados, que os herbalistas poderiam formular pessoalmente, em resposta a necessidades específicas de cada paciente. As ervas empregadas na medicina tradicional chinesa incluem codonopsis, astrágalo, alcaçuz, gengibre, angélica chinesa, artemísia, coentro, madressilva, peônia, *ho shou wu*, dedaleira chinesa, esquisandra, solidéu-de-baical e prunela.

Os resultados de pesquisas feitas sobre as propriedades medicinais dos remédios de ervas chineses fizeram com que alguns desses remédios fossem adotados pela medicina ocidental. Por exemplo, a droga artemisinina, usada no tratamento da malária resistente a medicamentos, deriva da erva qing-hao chinesa. Na China, ervas tradicionais também foram misturadas a drogas ocidentais com sucesso – por exemplo, a aspirina foi combinada com *Gypsum fibrosum* para tratar um tipo de artrite.

ERVAS COMUMENTE USADAS NA MEDICINA TRADICIONAL CHINESA

Angélica chinesa *(ver p. 107)*
Artemísia *(ver p. 110)*
Astrágalo *(ver p. 112)*
Codonopsis *(ver p. 121)*
Madressilva *(ver p. 143)*
Peônia *(ver p. 148)*
Ho Shou Wu *(ver p. 151)*
Prunela *(ver p. 151)*
Dedaleira chinesa *(ver p. 152)*
Esquisandra *(ver p. 156)*
Solidéu-de-baical *(ver p. 157)*

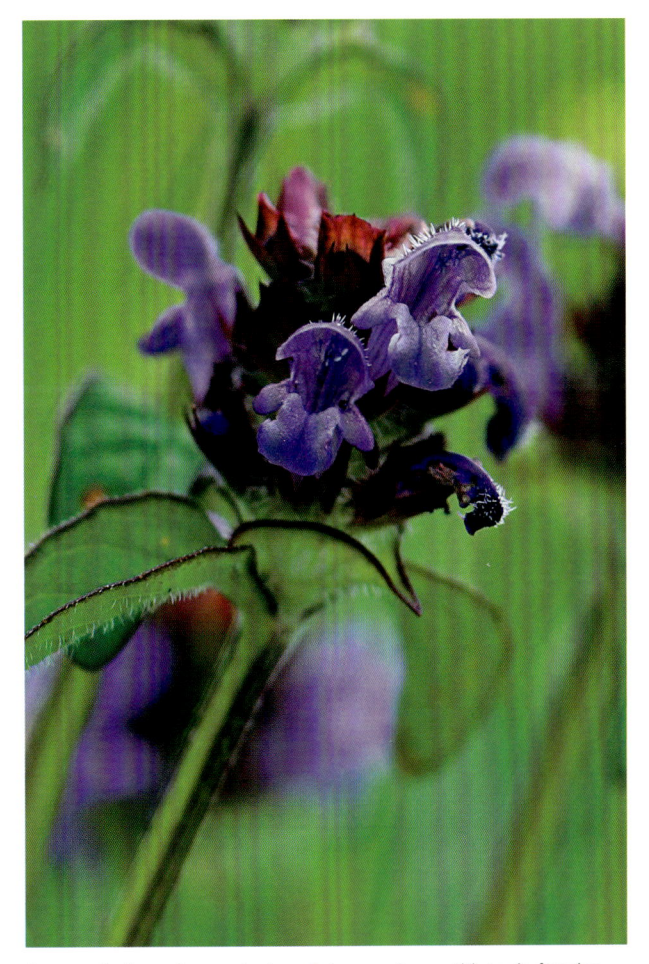

A prunela é usada para tratar a febre e o desequilíbrio do fígado; também é valorizada por acelerar a cicatrização de feridas.

A tradição de cura da América do Norte

O herbalismo dos nativos norte-americanos, assim como o herbalismo da América do Sul, esteve ligado a uma tradição xamânica (ver pp. 11-2) – danças ritualísticas, batida de tambores e chocalhos, e o uso de plantas que alteram o estado da consciência, como o peiote e a datura, permitiam ao xamã ou curandeiro entrar num estado visionário, semelhante a um transe, com a finalidade de se comunicar com o mundo espiritual – que incluía o Grande Espírito (chamado Wakan Tanka na língua dos lakota sioux), que tudo permeia, como a noção de Deus – e com a alma da pessoa doente para que a cura se manifestasse.

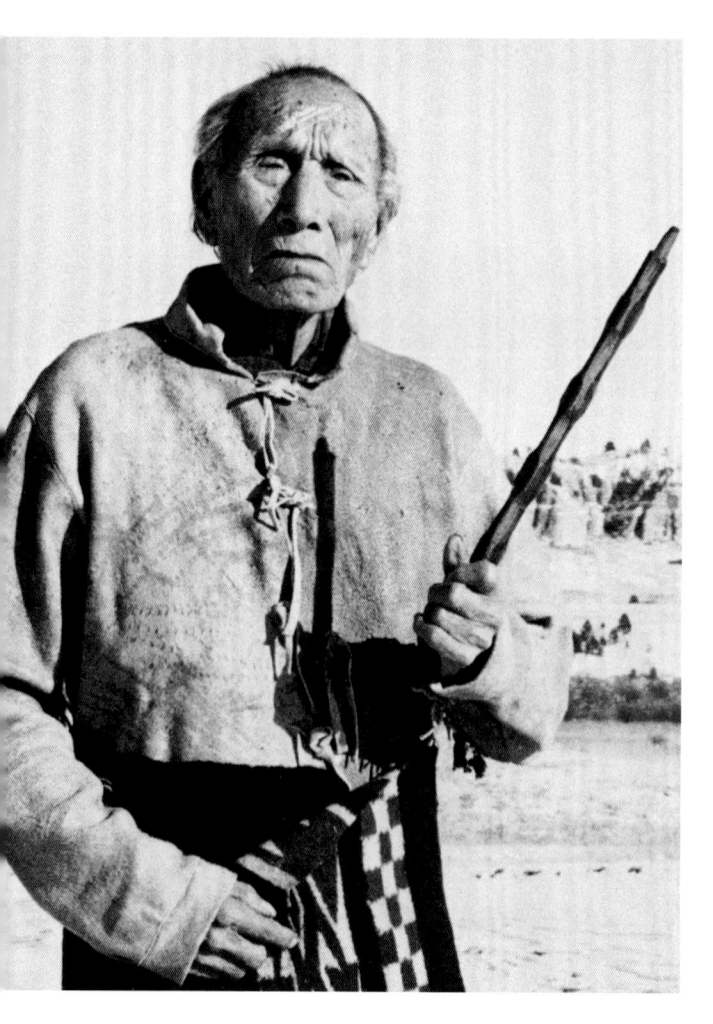

O curandeiro, homem ou mulher, buscava ajuda do Grande Espírito para curar as doenças físicas e perturbações psíquicas, e para gerar harmonia nas comunidades ou entre pessoas. As plantas eram reverenciadas por sua capacidade de curar, não somente as doenças do corpo, mas também desequilíbrios da mente, das emoções e do espírito. Constituíam um elemento vital da tradição xamânica, sendo usadas em cerimônias e rituais. Os nativos consideravam que as doenças tinham causas humanas, sobrenaturais ou naturais e o curandeiro, homem ou mulher, era convocado para administrar ervas para qualquer desordem, desde ferimentos até fraturas de ossos, sonhos não realizados, intrusão espiritual e perda da alma. O círculo era um aspecto importante da cerimônia para as tribos norte-americanas; segundo o Alce Negro dos teton dakota, o "Poder do Mundo" sempre operava em círculos. "Todo o nosso poder nos foi dado pelo anel sagrado da nação", ele relatou; seu povo floresceu enquanto o círculo não foi rompido. "A árvore florida era o centro vivo do anel e o círculo dos quatro quadrantes a alimentava. O leste trazia paz e luz, o sul lhe dava calor, o oeste, chuva, e o norte, com seu vento frio e vigoroso vento, oferecia força e resistência."

Fisiomedicalismo

Um grupo de herbalistas dos Estados Unidos, conhecido como fisiomedicalistas, reuniu no século XIX as tradições do herbalismo europeu, trazidas para a América do Norte pelos Pais Peregrinos, e o conhecimento sobre ervas dos nativos norte-americanos. As

Alce Negro, dos teton dakota, é um dos mais respeitados visionários ou curandeiros da tradição de cura espiritual dos nativos norte-americanos.

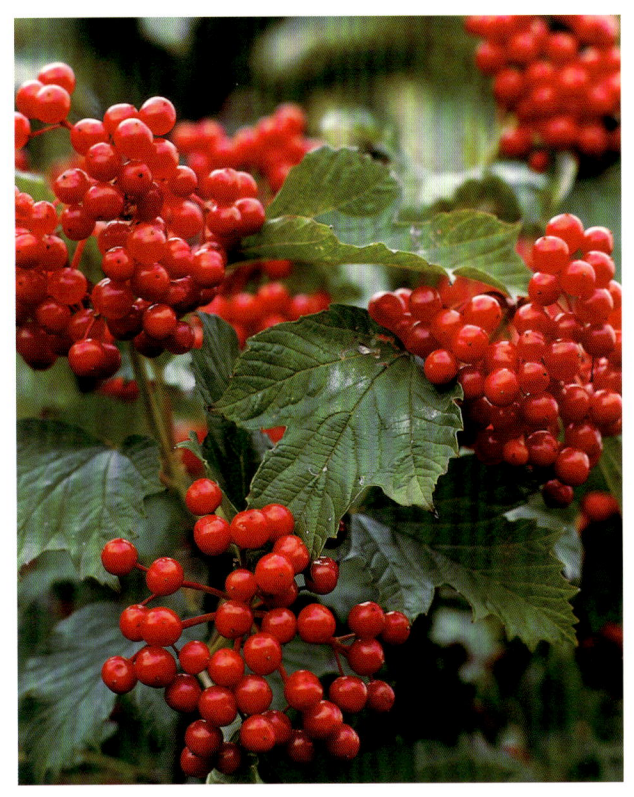

Viburno-bola-de-neve é usado pelos herbalistas nativos norte-americanos para tratar problemas nervosos e cãibras.

ervas que usavam incluíam erva daninha de borboleta, árvore-de-cera, erva-de-são-cristóvão, raiz de cascalho/erva daninha Joe Pye, eupatório, hidraste, hamamélis, fitolaca, viburno-bola-de-neve e viburno. O renomado fundador do fisiomedicalismo, dr. Samuel Thomson (1769-1843), foi o primeiro a levar a lobélia, remédio nativo norte-americano, ao conhecimento do mundo médico. Manteve vivos os conceitos tradicionais de deixar que o corpo curasse a si mesmo e de ajudar a criar as condições ideais para que isso ocorresse com o uso de ervas. Combinou essas ideias com o conhecimento obtido pela observação do trabalho dos curandeiros nativos, por exemplo, o do valor da transpiração na eliminação de toxinas do organismo.

Thomson, assim como herbalistas antigos e modernos, reconhecia a presença da força vital – a energia que permeia a natureza e anima tudo que existe. O princípio, descrito pelos gregos antigos e pelas culturas americanas como o espírito das plantas; como *"qi"* pela medicina e filosofia tradicional chinesa, e como *"prana"* pelo Ayurveda, corresponde à nossa energia inata de cura, que se manifesta diariamente nas surpreendentes proezas do corpo: a tosse para limpar o catarro das vias respiratórias; o espirro, para afastar substâncias irritantes do nariz; o vômito, para eliminar a infecção do estômago e a diarreia, para remover toxinas do intestino. Esse mecanismo de autocura é chamado homeostase pela ciência de hoje.

Thomson também afirmava que todos os corpos eram compostos de quatro elementos – terra, ar, fogo e água – e que a boa saúde derivava de sua interação harmoniosa. As ervas eram usadas fundamentalmente para conservar ou para corrigir esse equilíbrio e as prescrições eram elaboradas no sentido de terem um dos quatro efeitos: adstringir (tonificar) ou relaxar; estimular ou sedar. As ervas tonificantes incluem bolsa-de-pastor, agrimônia ou lírio-do-bosque; ervas relaxantes incluem viburno-bola-de-neve e melissa; gengibre e pimenta-caiena são estimulantes, e camomila e jasmim amarelo são sedativas.

O modelo de Thomson de fisiomedicalismo foi seguido nos Estados Unidos por outras escolas botânicas, em especial a dos ecléticos, fundada pelo dr. Wooster Beech na década de 1830, que também combinava tradições nativas norte-americanas com o conhecimento europeu e com práticas ortodoxas. O fisiomedicalismo foi levado à Inglaterra em 1838 pelo dr. Albert Coffin; o dr. Wooster Beech chegou ao país na década de 1850 para levar a medicina eclética à Europa. Embora as ideias do dr. Samuel Thomson encontrassem uma enorme oposição por parte dos médicos alopatas dos Estados Unidos, e também fossem rejeitadas na Europa até uma época mais recente, elas são as mesmas ideias que formaram a base da medicina humoral de Hipócrates, e dos amplos sistemas das medicinas chinesa, indiana e também da tibetana.

ERVAS COMUMENTE USADAS NA MEDICINA NATIVA NORTE-AMERICANA

Erva daninha de borboleta *(ver p. 111)*
Índigo-selvagem *(ver p. 114)*
Raiz de uva-do-óregon *(ver p. 114)*
Uva-espim *(ver p. 115)*
Alcachofra *(ver p. 124)*
Yam mexicano *(ver p. 125)*
Equinácea *(ver p. 126)*
Eupatório *(ver p. 129)*
Raiz de cascalho *(ver p. 130)*
Hamamélis *(ver p. 136)*
Hidraste *(ver p. 138)*
Árvore-de-cera *(ver p. 145)*
Fitolaca *(ver p. 149)*
Salsaparrilha *(ver p. 158)*
Lírio-do-bosque *(ver p. 165)*
Olmo-americano *(ver p. 166)*
Viburno-bola-de-neve *(ver p. 170)*
Viburno *(ver p. 170)*
Freixo-espinhento *(ver p. 174)*

Aromaterapia

O uso de óleos essenciais, destilados de plantas intensamente perfumadas, é enormemente difundido – um fato perfeitamente natural, já que os seres humanos têm apreciado os perfumes das plantas desde épocas remotas. A maioria das civilizações antigas usou óleos e plantas fragrantes. Ervas, flores e madeiras aromáticas eram queimadas em templos para purificar a atmosfera e para agradar aos deuses. Esses povos acreditavam que seus aromas se elevavam acima dos telhados dos templos e subiam aos céus, onde perfumavam o reino do Paraíso.

Nos tempos bíblicos, óleos aromáticos eram usados para unções e como incenso nos templos; uma menção é feita na Bíblia ao aroma do espicanardo, à fumaça perfumada com mirra e franquincenso, cânfora e canela para perfumar ambientes. A mirra e o franquincenso eram evidentemente tão valorizados que os Reis Magos os consideraram como presentes dignos do Menino Jesus. Os egípcios antigos empregavam óleos aromáticos com perícia em seus unguentos medicinais e no processo de mumificação, além de usarem perfumes exatamente como usamos hoje para cortejar alguém. A embarcação real da rainha Cleópatra aparentemente exalava os aromas bem exóticos ao descer o Nilo para o encontro da rainha com Marco Antônio. Afirma-se que Cleópatra se banhava várias vezes por dia com essência de rosas e botões de laranjeira. Os romanos apreciavam os óleos aromáticos, preferindo a rosa às outras plantas, para a fabricação de vinhos, perfumes e para seus famosos banhos.

Quando o costume de tomar banho caiu em desuso ou quando o suprimento de água se tornava escasso, óleos aromáticos eram aplicados na pele e nas roupas para mascarar odores mais desagradáveis; o uso dos óleos foi particularmente difundido durante a dinastia Tudor e na era elizabetana. No reinado da rainha Elizabeth I, luvas perfumadas eram o auge da moda; na verdade a própria rainha possuía um alambique particular para a destilação de óleos, que se destinavam à elaboração dos perfumes florais reais. Tão poderoso era o efeito dos aromas, com suas propriedades de estimular os sentidos e, com frequência, de criar estados alterados da mente, que quando os Cruzados voltaram à Europa, deixando a Terra Santa carregada de perfumes do Oriente, o clero medieval ficou bastante alarmado, associando esses perfumes com as forças do mal. Mais tarde, no século XVIII, a Câmara dos Comuns considerou a aplicação de leis referentes à feitiçaria contra mulheres que tentassem seduzir qualquer súdito de Sua Majestade, levando-o ao casamento com a

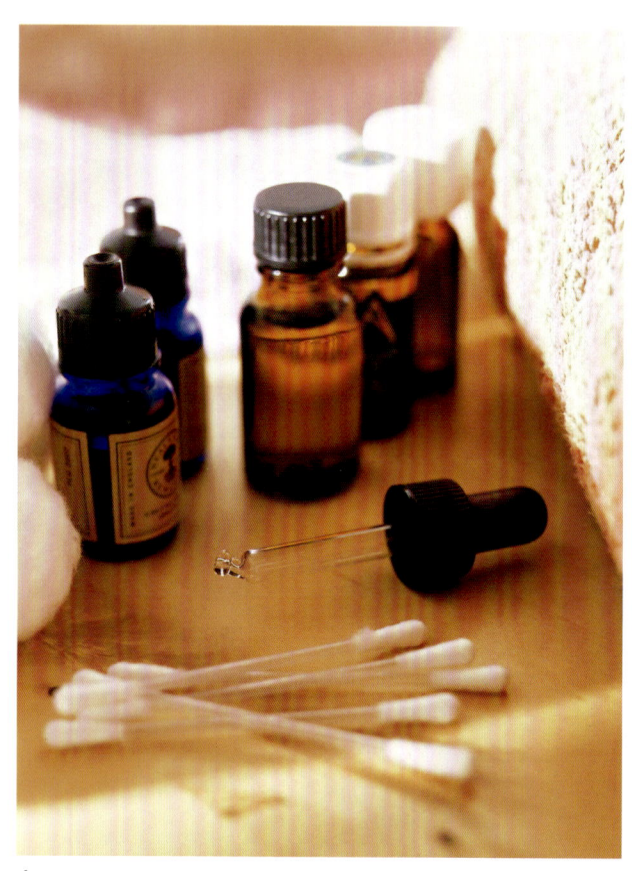

Óleos essenciais guardados em vidros escuros, para preservar os ingredientes ativos e não serem destruídos pela luz e pelo calor.

ajuda de perfumes! Certamente, as fragrâncias das plantas sempre estiveram relacionadas com o sobrenatural, tendo sido usadas na magia ou em cerimônias religiosas para aumentar a percepção e para adivinhações e poções do amor.

Herança de cura

Óleos aromáticos também têm sido há muito relacionados com a cura. Do tempo de Hipócrates em diante, sabemos que banhos aromáticos, massagens e inalações eram empregados no tratamento de todos os tipos de problemas de saúde. Ervas como alecrim, pinheiro e junípero eram queimadas e caixinhas de perfumes usadas para afastar o contágio durante epidemias. Com o desenvolvimento da análise científica das plantas e de seus componentes químicos, aumentou o conhecimento da surpreendente gama de elementos bioquímicos que compõem os óleos voláteis. Na década de 1920, um químico francês, René Gattefossé, chamou a atenção do mundo científico ortodoxo para os benefícios medicinais dos óleos; naquela época, a ciência desprezava grande parte dos benefícios que se poderia obter do mundo vegetal, preferindo desenvolver a síntese de drogas mais poderosas em laboratórios. A família de Gattefossé possuía uma empresa de cosméticos; enquanto fazia experiências em seu laboratório, ele queimou seriamente o braço; imediatamente, o mergulhou num recipiente contendo óleo de lavanda, o líquido mais próximo de onde se encontrava. Para sua grande satisfação, o braço se regenerou rapidamente sem que restasse nenhuma cicatriz. Em consequência, Gattefossé se sentiu inspirado a devotar bastante tempo à pesquisa de óleos essenciais e à sua aplicação médica. Em 1937, ele publicou seu livro *Aromathérapie*, criando a palavra para descrever os benefícios medicinais dos óleos essenciais usados até hoje.

Os artigos de Gattefossé, com os resultados de pesquisas, foram lidos por um médico do exército francês, Jean Valnet, que se interessou bastante pelo assunto e iniciou as próprias pesquisas clínicas. Valnet aplicou óleos, como antissépticos e cicatrizantes de feridas, em soldados, ficando muito impressionado com sua eficácia. Mais tarde, começou a fazer experiências com o tratamento de problemas emocionais ou psicológicos apresentados por veteranos de guerra, e a escrever a respeito da aromaterapia. Seu livro *Aromathérapie* (traduzido para o inglês como *Practice of Aromatherapy*), publicado em 1964, é um texto padrão para todos os aromaterapeutas profissionais da atualidade.

A moderna aromaterapia

A moderna prática da aromaterapia, usando-se óleos essenciais, juntamente com massagem, para a saúde e bem-estar, foi popularizada por uma bioquímica austríaca chamada Marguerite Maury (1895-1968). Ela estava particularmente interessada nas propriedades de cura e rejuvenescimento dos óleos essenciais e realizou um amplo programa de pesquisas sobre a eficácia dos óleos quando absorvidos pela pele. Em seguida, Maury escreveu a respeito de óleos essenciais, publicando o livro *La Capital 'Jeunesse'*, em 1961, que foi reimpresso e traduzido para o inglês como *The Secret of Life and Youth*. A dra. Maury abriu várias clínicas de aromaterapia, assim como o fizeram muitos outros aromaterapeutas profissionais desde então, oferecendo massagens com óleos essenciais para tratar uma extensa gama de pro-

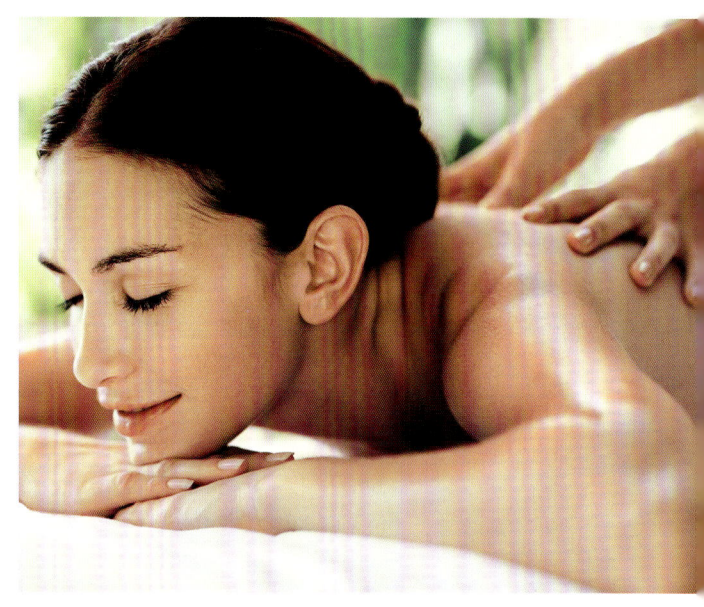

Para massagem, os óleos essenciais são diluídos num óleo carreador, como de amêndoas doces ou gergelim, assegurando sua aplicação segura na pele.

blemas físicos e também com o intuito de abordar problemas emocionais e mentais subjacentes. Ao lado da grande versatilidade dos efeitos dos óleos essenciais, a massagem proporciona a oportunidade de as pessoas se beneficiarem com o conforto do toque e com o grande valor terapêutico que este encerra.

Os óleos voláteis podem ser assimilados pelo corpo de diferentes maneiras: através de ervas aromáticas utilizadas no preparo de alimentos, de bebidas e medicamentos; óleos diluídos são inalados através do nariz, e friccionados na pele. Quando os óleos são inalados, as células olfativas receptoras são estimuladas e levam impulsos nervosos até o cérebro, especialmente para o sistema límbico; assim, potencialmente, eles afetam respostas, emoções e lembranças instintivas. À medida que os óleos são inalados, suas moléculas também são levadas, através dos pulmões, para a corrente sanguínea e circulação sistêmica. Suas ações são sentidas em todo o trato digestório, urinário e sistema respiratório, além de afetarem as secreções, como suor, saliva, secreções vaginais e lacrimais. É provável que os óleos sejam transferidos, em algum grau, para o leite materno. Chás de funcho, endro e camomila têm sido tomados há séculos por mulheres lactantes para aliviar as cólicas dos bebês e induzir ao sono.

Quando os óleos são absorvidos pela pele por meio da massagem ou banhos, eles estimulam as terminações nervosas presentes na superfície cutânea e mensagens são transmitidas para tecidos, músculos, sangue e vasos linfáticos subjacentes e também, via sistema nervoso, para a glândula pituitária; dessa forma, eles têm a capacidade de regular a ação de outras glândulas endócrinas, incluindo as adrenais. Isto pode ser útil para a correção de problemas hormonais e de sintomas relacionados com o stress.

Remédios florais

Os remédios florais foram descritos já no século XVI, por Paracelso, que os preparava a partir de orvalho que colhia das flores. Ele os usava para tratar os problemas emocionais de seus pacientes. Atualmente os remédios florais estão mais fortemente ligados ao nome do dr. Edward Bach (1886-1936), cuja profunda compaixão por pessoas afetadas pela dor ou pela angústia o levou a estudar medicina e a se tornar um respeitado imunologista, patologista e bacteriologista.

Contudo, foi a insatisfação do dr. Bach com o efeito paliativo e não de cura das doenças, proporcionado pela medicina, que o impulsionou a continuar estudando, apoiando-se na crença de que a verdadeira saúde e bem-estar se originam no interior e dependem da harmonia do corpo, da mente, das emoções e do espírito. Suas pesquisas como bacteriologista o conduziram à descoberta da relação entre bactérias do intestino e doenças crônicas e ao uso de vacinas procedentes dessas bactérias.

Em 1919, quando trabalhava no Hospital Homeopático de Londres, o dr. Bach percebeu que o trabalho e a filosofia do dr. Samuel Hahnemann (1755-1843) ecoavam grande parte de sua própria abordagem da medicina — o foco dirigido para o tratamento da pessoa e não da doença. Ele começou a preparar vacinas homeopaticamente, usando-as com grande sucesso. Entretanto, ainda acreditava estar trabalhando com a doença física em vez de se dirigir às suas causas subjacentes. Seu conceito era de que a doença resultava da desarmonia interna e de pensamentos e sentimentos negativos, os quais geralmente se manifestavam no nível físico. Ele percebeu que o stress – medo, ansiedade, pânico, raiva, intolerância, impaciência – causavam tensão numa pessoa, minando sua vitalidade e resistência às doenças.

As descobertas do dr. Bach

O dr. Bach tinha um grande amor pela natureza e compreendeu, intuitivamente, que remédios para a dor e o sofrimento emocional poderiam ser encontrados entre flores, ervas e árvores. No auge da carreira médica ele se afastou para passar o resto de sua vida viajando pelo País de Gales e Sul da Inglaterra, em busca desses remédios, que iriam restaurar a paz mental e a felicidade, as quais, ele acreditava, eram a natureza essencial de nosso ser. Ao longo desse período, ele descobriu 38 plantas que ofereciam respostas aos numerosos sofrimentos humanos, derivadas (com exceção de uma) de árvores e plantas floríferas. O orvalho do início da manhã, que cobria as plantas expostas à luz do sol, constatou Bach, absorvia as propriedades da planta muito melhor do que o orvalho caído naquelas que cresciam à sombra. Assim, usou o método solar de extração das propriedades das plantas, que envolve deixar flores colhidas flutuarem numa vasilha de vidro com água de nascente. A vasilha é colocada no chão perto da planta-mãe e exposta à luz do sol durante umas poucas horas; depois desse tempo, as flores são cuidadosamente removidas com um galho fino ou folha. A essência é a seguir despejada em vidros, cheios até a metade de conhaque, com o objetivo de preservá-la. Pelo método de fervura coloca-se a planta numa panela esmaltada, cobrindo-a com água de nascente e deixa-se ferver durante 30 minutos. Depois de fria, a essência é filtrada e preservada em partes iguais de conhaque. O dr. Bach publicou suas descobertas nos principais periódicos ligados à medicina homeopática da época e produziu várias obras para pessoas leigas,

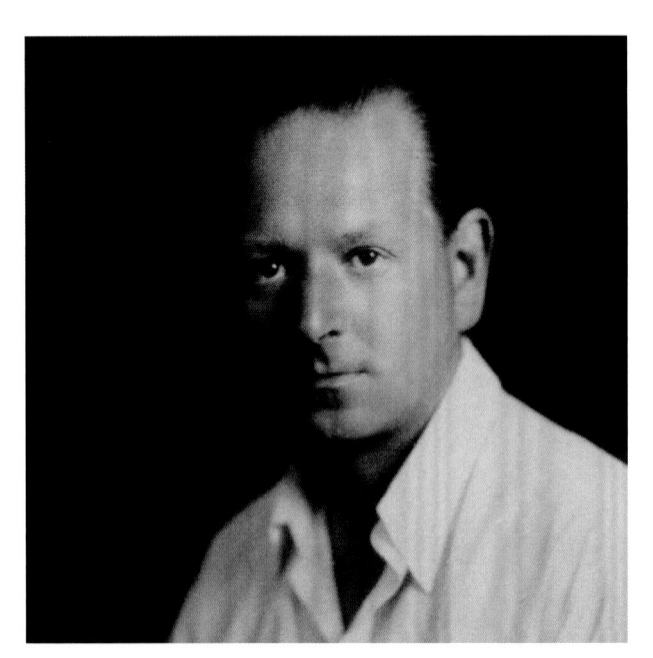

O dr. Edward Bach afirmava que as essências florais poderiam "nos trazer paz e aliviar o nosso sofrimento".

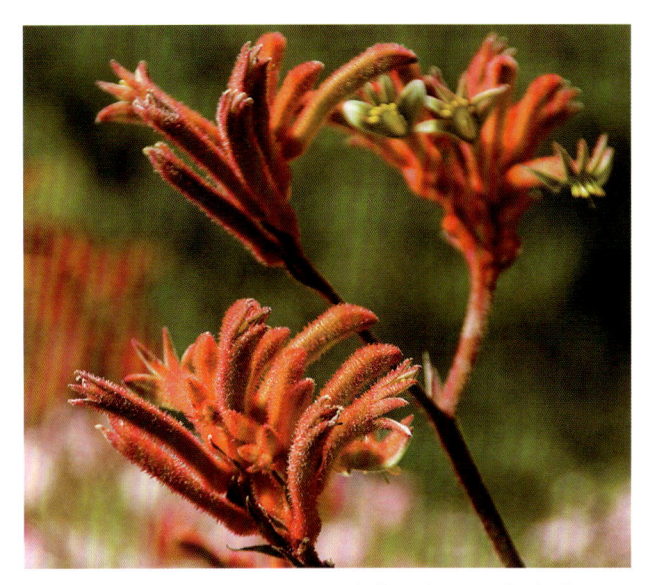

A pata de canguru é uma essência de flor silvestre, obtida da planta nativa australiana; ela ajuda a promover a interação social.

de maneira que seus remédios se tornassem acessíveis a todos. Esses textos incluíam *Cura-te a Ti Mesmo*, *Liberte-se* e *Os Dozes que Curam*.

A Sociedade de Essências Florais (SEF)

No início dos anos 1970, o "poder das flores" era a mensagem nos lábios de um grande número de pessoas, particularmente na Califórnia, da mesma forma que as "boas vibrações", a sabedoria do Oriente e a força do amor e da meditação. As flores estavam em voga e pessoas de múltiplas orientações, envolvidas com o mundo da cura e dos fenômenos paranormais, começaram a descobrir intuitivamente todo um conjunto de novas essências florais. Num contexto de substâncias que alteram a consciência e de conceitos populares da Nova Era, a profusão de remédios florais causou certa confusão e dúvidas quanto às afirmações a respeito de suas notáveis propriedades curativas serem, na realidade, válidas ou não.

Richard Katz e Patricia Kaminski faziam parte do grupo de pessoas dedicadas ao desenvolvimento de essências florais. Eles haviam trabalhado com os remédios florais de Bach por muitos anos, mas se preocupavam com a possibilidade de que charlatães de sua área de atuação pudessem destruir a reputação da cura pelas flores. Em 1979, eles criaram a Sociedade de Essências Florais (SEF) com a intenção de separar o joio do trigo, reunir estudos de casos de terapeutas do mundo todo, confirmar os efeitos genuínos das essências florais e oferecer cursos para estudantes e seminários para terapeutas. Após extensos testes de seus remédios nos profissionais envolvidos com tratamentos florais, a Sociedade de Essências Florais (SEF) produziu um gama de essências florais, chamadas *FES Quintessentials*, elaboradas a partir de flores cultivadas organicamente na região de Serra Nevada na Califórnia.

Enquanto os remédios do dr. Bach refletiam o espírito de sua época – o período da Depressão – e continham flores para emoções negativas, como medo, raiva, ressentimento, depressão e falta de esperança, as essências florais californianas eram influenciadas pelo cenário da Califórnia da década de 1970. Seus remédios incluíam aqueles destinados a estimular o desenvolvimento espiritual, a ajudar a superar inibições sexuais, bloqueios à criatividade e problemas nos relacionamentos. Daquele período em diante, o mundo das essências florais continuou a crescer, com séries de essências florais originadas nos quatro cantos do mundo, incluindo Nova Zelândia, Havaí, Alasca, Escócia, o Himalaia, África, Amazônia e Austrália.

Essências de flores silvestres australianas

Estas essências foram desenvolvidas pelo naturopata Ian White, que tinha usado os remédios florais de Bach e pretendia explorar o potencial de cura das flores mais próximas da região onde vivia. Ele tinha sido criado numa área agreste da Austrália e ali aprendera a apreciar e a respeitar a natureza, enquanto acompanhava sua avó herbalista na procura de ervas medicinais. Quando se tornou adulto, informações sobre essências silvestres, uma imagem da flor, o local onde esta poderia ser encontrada e, com frequência, seu nome, foram canalizadas para Ian White durante a meditação. Num trabalho conjunto com outros terapeutas, entusiasmados com essa nova descoberta, ele se propôs a verificar os efeitos dos remédios silvestres, não somente ao tratar pacientes, mas também testando-os através da fotografia Kirlian, da cinesiologia e máquinas vega, e com outros médiuns. Seu livro *Bush Flower Essences* descreve cinquenta dessas essências australianas e suas aplicações; desde então, mais 12 remédios foram descobertos e pesquisados.

Natureza que cura

Os remédios florais são altamente diluídos de uma perspectiva física ou química. Eles são eficazes não devido aos seus componentes químicos, mas pela força de vida derivada da flor e contida no líquido com base aquosa. Como ocorre com os remédios homeopáticos, sua presença é mais sutil do que física. Eles abordam questões profundas de bem-estar espiritual, harmonia emocional e mental, e ajudam a curar dificuldades emocionais e mentais que criam bloqueios ao desenvolvimento espiritual e à realização do potencial pleno de uma pessoa. Eles podem atuar como catalisadores, contribuindo para que as pessoas curem a si mesmas, compreendam seu propósito e direção na vida, além de se libertarem do sofrimento mental ou emocional que cria obstáculos em seu caminho na vida. O dr. Bach afirmava que as essências florais, "...elevam as nossas vibrações e abrem os nossos canais para o recebimento de nosso eu espiritual".

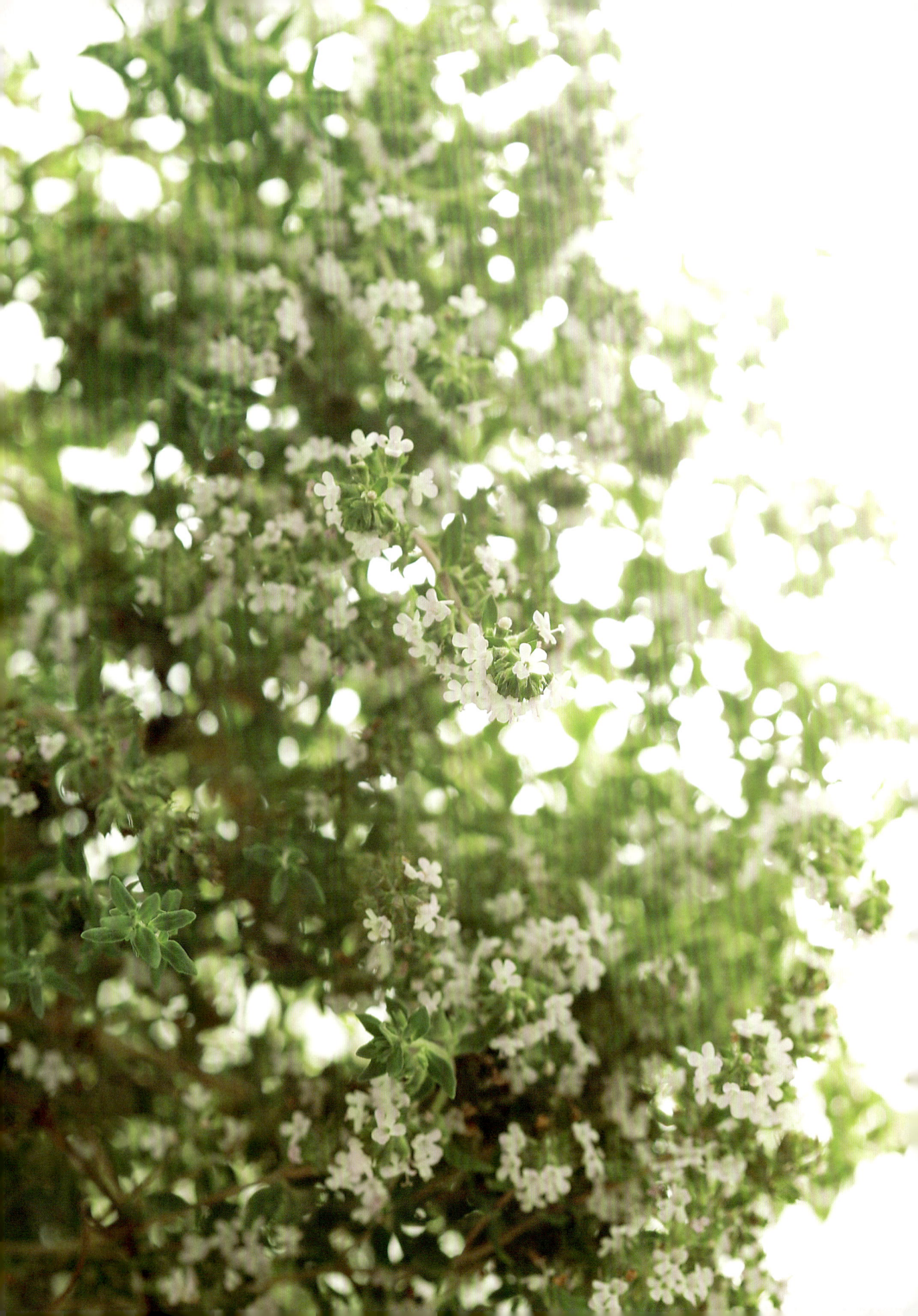

A química das ervas

Como as ervas atuam no organismo humano? Grande parte de sua ação medicinal pode ser classificada de acordo com os componentes terapêuticos de uma planta. Estes são medidos com ferramentas como a bioquímica e a farmacologia. Entretanto, as plantas têm uma atuação sinérgica – o ser total e não a soma das partes – e isto tem sido menos bem estudado. Como resultado, muitos herbalistas se limitam a avaliar o potencial de cura das plantas, de acordo com achados científicos modernos e com filosofias mais holísticas da medicina energética.

Reavaliação dos remédios de ervas

A moderna avaliação dos remédios de ervas está dividida entre os pontos de vista "racionalista/científico" e "energético". Com a emergência da medicina científica moderna ocidental, as ervas passaram a ser consideradas como antiquadas e obsoletas ou como fonte de componentes farmacológicos, isto é, matéria-prima para a produção de drogas farmacêuticas.

Por milhares de anos, até os últimos duzentos anos, aproximadamente, as plantas forneciam a única fonte de remédios; muitos medicamentos potentes e conhecidos do século XXI derivam, direta ou indiretamente, de ervas. Apesar disso, há ainda aqueles que persistem na opinião de que o valor das ervas não está provado cientificamente. A casca da cinchona, por exemplo, é a fonte da quinina, a droga antimalárica. A congorsa é fonte da vincristina, a droga antitumoral, e a papoula de ópio é a fonte da morfina e da codeína. Atropina, aspirina, digoxina e efedrina são medicamentos de origem vegetal, encontrados nos modernos textos de farmacologia e em dispensários. Ao mesmo tempo, contudo, o valor inquestionável e a popularidade das ervas como remédios, nos últimos vinte, trinta anos, motivou um crescente número de pesquisas sobre a ação dos componentes das plantas, o que é não apenas fascinante, mas também muito útil para o herbalista moderno.

Ao lado dessa investigação a respeito do mundo das plantas, houve um ressurgimento, quanto à popularidade, de sistemas médicos mais antigos, com sua filosofia "energética" ou "holística", assim como de sistemas mais modernos de cura pelas plantas, como a aromaterapia e as essências florais. Isso ocorreu em meio a um ambiente de cura natural, que desafiou a moderna medicina alopática, a ponto de, atualmente, muitas pessoas terem consciência de que escolhas válidas existem para o paciente antes que este adote um método de tratamento convencional, particularmente para problemas crônicos.

Remédios preparados com a planta inteira

Para enfrentar o escrutínio do mundo científico moderno, os herbalistas de hoje têm que oferecer provas da eficácia e da segurança de ervas terapêuticas que normalmente usam, além de aplicar as ferramentas do mundo científico – bioquímica e farmacologia – na realização dessa tarefa. Se, por um lado, os herbalistas advogam o uso de remédios preparados a partir da planta toda, suas investigações exigem que, para o propósito de estudo e avaliação, os ingredientes sejam isolados e suas ações, determinadas. Essas pesquisas possibilitam testes de qualidade e a criação de métodos eficientes de extração, fornecendo indicações quanto a efeitos colaterais em potencial e interações erva-fármaco. Depois de todo esse processo ser concluído, entretanto, ele não conta a história toda e o conhecimento obtido com esses estudos ainda precisa ser incorporado a uma visão mais integral da planta toda. Há muito tempo se afirma que uma erva é mais do que a soma de suas partes; a despeito de

A casca da árvore cinchona, nativa da América do Sul, é a fonte da quinina em fármacos antimaláricos.

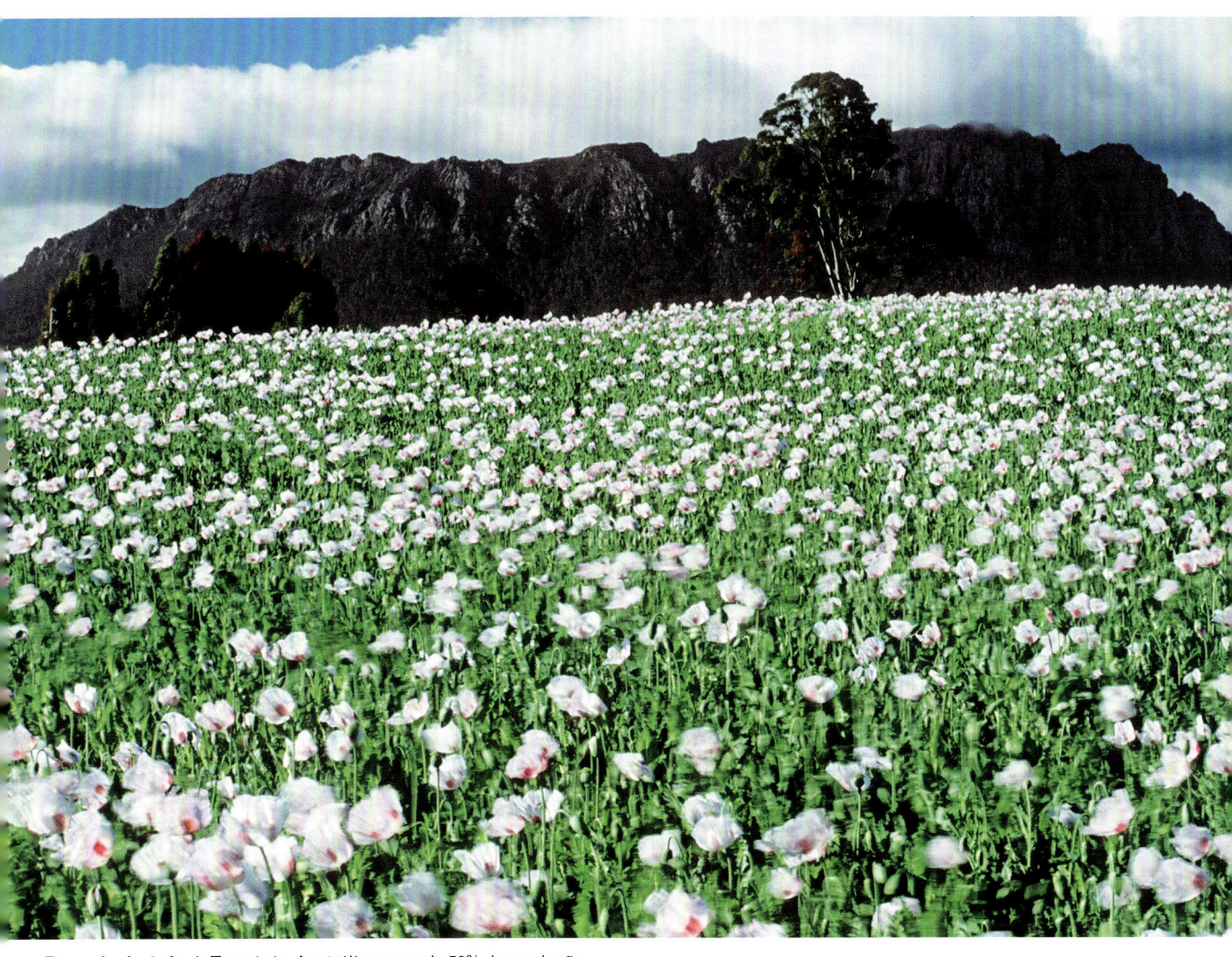

Papoula de ópio da Tasmânia, Austrália; cerca de 50% da produção mundial usada na medicina são plantados ali.

pesquisas relacionadas com aquilo que é visto como os ingredientes ativos de uma determinada planta, existem outros componentes "menores", que desempenham um papel igualmente importante no aspecto terapêutico. Eles são essenciais para a determinação do grau de eficácia dos agentes primários de cura, uma vez que tornam o corpo mais ou menos receptivo aos poderes desses agentes principais. Algumas dessas substâncias "sinérgicas" irão fazer com que os componentes ativos sejam assimilados com mais facilidade, ficando prontamente disponíveis no organismo, enquanto outras irão bloquear a ação de diferentes e potentes substâncias químicas da planta, prevenindo, dessa forma, o risco de efeitos colaterais. É a combinação natural de ambos os tipos de substâncias que determina a força de cura e a segurança de qualquer remédio de ervas.

Antes do desenvolvimento de métodos científicos modernos para isolar componentes ativos, eram usados remédios preparados com a planta toda. Depois, com o progresso da ciência, muitos desses componentes puderam ser sintetizados em laboratório, talvez por se presumir que compostos sintéticos seriam semelhantes aos derivados do mundo das plantas e, portanto, seriam assimilados de forma igualmente natural pelo corpo; assim, as ervas se tornaram num certo sentido redundantes. Contudo, a análise química de plantas medicinais demonstrou que existe uma semelhança entre a estrutura molecular dos componentes de plantas e o corpo humano que torna os alimentos que comemos e as ervas que usamos como medicamentos facilmente assimiláveis. O fato de se isolar e sintetizar ingredientes ativos potentes pode produzir uma série de efeitos colaterais. Drogas derivadas de plantas, como morfina, digoxina, efedrina e atropina precisam ser utilizadas com grande cautela. Até mesmo a aspirina tem seus riscos; desde 1986 todos os fármacos baseados em aspirina foram retirados do mercado devido à sua implicação e relação com a síndrome de Reye, como sequela de outras doenças infantis; essa síndrome pode causar lesões nos rins e no cérebro.

Princípios ativos dos remédios de ervas

Por intermédio da fotossíntese, as plantas produzem carboidratos e desprendem oxigênio. Nesse processo, criam caminhos metabólicos que fornecem os elementos essenciais para a criação de uma ampla série de compostos. Nas plantas medicinais, estes incluem minerais, vitaminas e oligoelementos, além de uma grande variedade de substâncias que, como se sabe, têm ações terapêuticas específicas no organismo. Entre essas substâncias, as mais bem conhecidas são apresentadas detalhadamente abaixo.

Fenóis

Os fenóis, algumas vezes chamados de compostos fenólicos, são uma classe significativa de compostos vegetais secundários. Eles são alcoóis aromáticos, os elementos fundamentais de muitos componentes vegetais. Em geral, apresentam ações antissépticas, antibacterianas e anti-helmínticas.

O mais simples representante dessa classe é o fenol antimicrobiano (CHOH65). Outro composto fenólico simples é o ácido salicílico, que forma os glicosídeos do ácido salicílico encontrados no salgueiro, no viburno-bola-de-neve e na filipêndula. Ele tem propriedades antisséptica, analgésica e anti-inflamatória e constitui a base da aspirina. Entre outros compostos são encontrados os ácidos hidroxicinâmicos, incluindo os ácidos cafeico, ferúlico e sinápico. Estes formam a base dos ésteres fenólicos, das cumarinas, dos glicosídeos e das lignanas, assim como da cinarina, o principal componente da alcachofra, que tem ação protetora do fígado e redutora do colesterol, além da curcumina, o principal componente da cúrcuma, conhecida como agente anti-inflamatório, que também faz baixar a pressão sanguínea e protege o fígado.[1]

Outros compostos fenólicos incluem os estilbenos, que ocorrem nas cascas de uva e no vinho tinto, e possuem propriedades antioxidante, anti-inflamatória, anticoagulante e antialérgica, e as quinonas, incluindo as antraquinonas (ver abaixo) e as naftoquinonas. Estas últimas têm propriedades antimicrobianas e antitumorais, como é o caso da juglona, presente na casca da nogueira, e do lapachol, componente do pau-d'arco.

Cumarinas

Estas ocorrem em larga escala nas plantas, incluindo a erva-de-são-cristóvão, aveia-selvagem, angélica e castanha-da-índia, e com frequência são antimicrobianas e antifúngicas. O aroma evocativo do feno se deve às cumarinas, que são lactonas de ácidos hidroxicinâmicos. Elas em geral ocorrem como glicosídeos, por exemplo, escina na castanha-da-índia. O dicumarol, originalmente derivado do trevo-amarelo (*Melilotus officinalis*), é usado como um forte agente anticoagulante, sob a forma de warfarina na medicina alopática.

As furanocumarinas incluem angelicina e archangelicina, da raiz da angélica, que são antiespasmódicas. Elas devem ser usadas com cautela porque podem causar fotossensibilidade, aumentando o efeito do sol na pele; por outro lado, poderiam ter um efeito terapêutico no tratamento do vitiligo e da psoríase.[2]

Antraquinonas

Estas ocorrem como glicosídeos e apresentam uma cor amarelo-castanha, tendo sido usadas com frequência na produção de corantes comerciais. Elas são encontradas no sene, na pele do aloe vera, na azeda e na cáscara e passam inalteradas pelo estômago e intestino delgado, sendo convertidas em sua forma ativa por microrganismos. De 8 a 12 horas após sua ingestão elas estimulam o peristaltismo e inibem a absorção de água no intes-

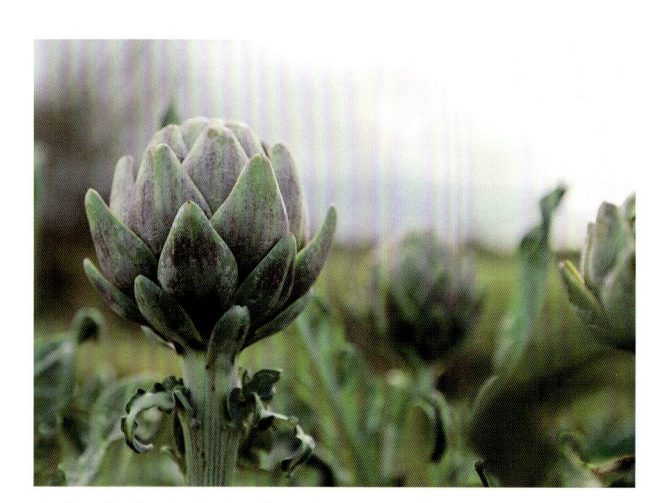

A alcachofra é uma rica fonte de cinarina, um composto fenólico que atua como auxiliar da função hepática e pode reduzir o colesterol.

tino grosso, produzindo um efeito laxante. Sua ação peristáltica algumas vezes pode causar cólicas intestinais e, por isso, é melhor combiná-las com ervas como hortelã-pimenta, gengibre ou funcho; elas são contraindicadas em casos de intestino espástico e na gravidez. As antraquinonas não devem ser usadas durante longos períodos pelo fato de poderem reduzir os reflexos normais do intestino e criar dependência.

Taninos

Estes têm ampla ocorrência na natureza, geralmente como glicosídeos, e representam o maior grupo de polifenóis. Os taninos são os principais componentes terapêuticos das ervas hamamélis, agrimônia, folha de framboeseira e da filipêndula. Sua ação terapêutica mais importante é a adstringente, produzida por sua capacidade de ligar a albumina, uma proteína presente na pele e nas membranas mucosas, para formar uma camada protetora, firme e insolúvel, que é resistente às infecções. Na pele ou nos delicados revestimentos da boca e dos sistemas respiratório, digestivo, urinário e reprodutor, os taninos conseguem separar bactérias que representam ameaça de invasão, a partir da fonte de nutrição deles mesmos.

Eles ocorrem como taninos hidrolisáveis ou condensados. Os primeiros protegem a pele e a mucosa da irritação, reduzindo o edema e a inflamação. Eles têm o efeito de secar, o que é útil em casos de secreção excessiva de muco, nos sangramentos e na diarreia. Ervas ricas em taninos produzem desinfetantes bucais benéficos para infecção e sangramento das gengivas, líquidos para gargarejos, usados no tratamento da inflamação da garganta, líquidos para banhar os olhos, além de remédios para catarro, inflamação do trato gastrintestinal, diarreia e menstruação excessiva. Eles podem ser usados em compressas para tratar queimaduras, abrasões e cortes, ou como loções para aplicar em hemorroidas e suavizar a pele inflamada.

Os taninos condensados incluem procianidinas oligoméricas, muito conhecidas por suas propriedades antioxidantes e cardiovasculares. Eles são encontrados no chá verde e preto, na uva preta e nas sementes de uva. Foi demonstrado que o extrato de sementes de uva possui uma forte atividade antioxidante, protegendo de danos causados pelos radicais livres e das doenças cardiovasculares, além de prevenir a degeneração do tecido conjuntivo.

Flavonoides

Os flavonoides e os glicosídeos flavonoides ocorrem em grande escala na natureza e fornecem as cores amarela, laranja e vermelha às frutas e às flores. Sua ação antioxidante os torna uma parte importante de nossa alimentação, por terem um efeito benéfico sobre o coração e a circulação, fortalecendo e restaurando a parede dos vasos sanguíneos, além de aumentar a resistência ao stress. Eles agem de forma sinérgica com o ácido ascórbico e ajudam o organismo a metabolizá-lo. São anti-inflamatórios (como na quercetina), hepatoprotetores (silimarina e quercetrina), antitumorais, antivirais e hipotensores. As ervas ri-

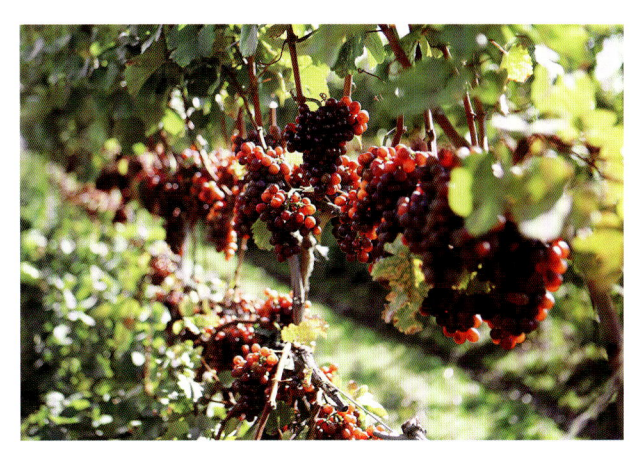

As sementes de uva são boas para a saúde cardiovascular e a casca vermelha oferece fenóis e flavonoides.

cas em flavonoides, como kaempferol, miricitina e quercitrina, protegem contra doenças cardiovasculares e tratam problemas vasculares, por exemplo, insuficiência venosa, contusões, hemorroidas e hemorragias nasais.

As isoflavonas, como a genisteína da soja, têm estrutura semelhante ao do estrogênio. Fitoestrógenos desse tipo, presentes no aspargo-selvagem/shatavari, no índigo-selvagem, no alcaçuz, trevo-vermelho e erva-de-são-cristóvão se ligam aos receptores de estrogênio e, segundo se descobriu, ajudam a prevenir tumores e câncer de mama, além de atenuarem sintomas da menopausa.

As antocianinas e as antocianidinas estão nas frutas vermelhas, azuis e pretas; aparecem em alta concentração na casca da uva preta, nos frutos do sabugueiro e no mirtilo. Também ocorrem no ginkgo, na unha-de-gato e nos estigmas de milho. São antioxidantes e protegem os olhos e o tecido conjuntivo.

Terpenos

Os terpenos ou terpenoides ocorrem amplamente sob formas variadas, incluindo monoterpenos, sesquiterpenos e triterpenos.

Monoterpenos

Estes são os principais componentes dos óleos voláteis (ver p. 42) e incluem os iridoides amargos, como nos valepotriatos da valeriana, os asperulosídeos hipotensores, como no aparine e a peoniflorina, como na peônia, os quais têm ações anti-inflamatória, febrífuga e sedativa.[3]

Sesquiterpenos

Estes também são encontrados em óleos voláteis ou como lactonas e têm um gosto amargo, além de ações anti-inflamatória e antimicrobiana. Os sesquiterpenos ocorrem na mirra, no lúpulo, na camomila e no agnocasto, enquanto as lactonas sesquiterpênicas são componentes do eupatório, do tanaceto, do milefólio, da losna, da alcachofra e da ínula.

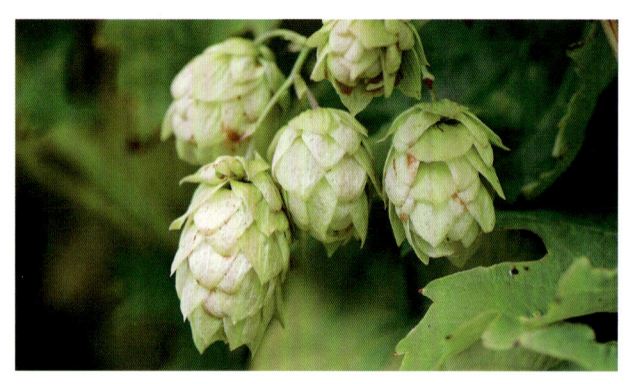

O lúpulo é amargo, promovendo a secreção de enzimas digestivas, bile e certos hormônios; ele também possui propriedades de natureza altamente sedativa.

Triterpenos

Estas substâncias têm estrutura muito semelhante à dos esteroides (ver abaixo).

Princípios amargos

"Princípios amargos" é uma expressão usada para um grupo de substâncias químicas que possuem um sabor muito amargo e o efeito de refrescar. Eles diferem em estrutura, mas têm certas ações terapêuticas em comum e incluem principalmente terpenos, flavonoides e alguns alcaloides. Através de seu efeito nos receptores do sabor amargo da língua, eles fazem com que o estômago e o intestino secretem enzimas digestivas, promovem o fluxo de bile do fígado e a liberação de hormônios. Os princípios amargos são prescritos para falta de apetite, má digestão, gastrite, azia, para regular o açúcar do sangue, aliviar alergias e inflamações, e como auxiliares na convalescença. Muitas ervas amargas apresentam outras ações: algumas são relaxantes ou sedativas, como o lúpulo e a valeriana, outras são anti-inflamatórias, como a garra-do-diabo; algumas, ainda, por exemplo, a calêndula, têm um efeito benéfico no sistema imunológico, atuando como antibióticos e antineoplásicos naturais. "Tônicos amargos" bem conhecidos incluem dente-de-leão, aparine, cardo-santo, losna, azeda e genciana.

Triterpenoides e saponinas

Os triterpenoides representam um grupo grande e diversificado; eles incluem fitosteróis, saponinas triterpenoides, saponinas esteroidais e glicosídeos cardíacos.

Fitosteróis

Fitosteróis, como o sitosterol e o estigmasterol são vitais para a formação das membranas de células, ajudando a regular o colesterol. As guggulsteronas, que ocorrem na erva guggulu, baixam o mau colesterol e os triglicérides, devido ao seu efeito regulador da glândula tireoide. Os fitosteróis têm sido usados como elementos fundamentais na produção de drogas esteroides e podem ter a capacidade de inibir a formação de tumores. Por exemplo, os vitanolídeos, presentes na ashwagandha, apresentam propriedades antitumorais e hepatoprotetoras.[4]

Saponinas

Estas são glicosídeos que formam uma espuma semelhante a do sabão quando misturadas com água, precipitando colesterol. Ervas que contêm saponinas são amargas e possuem atividade hemolítica.[5] Elas conseguem dissolver a parede dos glóbulos vermelhos do sangue e, por isso, nunca devem ser injetadas na corrente sanguínea. Tomadas por via oral, entretanto, dificilmente são absorvidas pelo intestino saudável e ajudam a promover a digestão e a absorção de nutrientes, como cálcio e silício. Algumas apresentam uma ação benéfica para as paredes dos vasos sanguíneos, como a castanha-da-índia, enquanto outras diminuem a coagulação do sangue, o açúcar e os níveis de colesterol prejudicial.[6] Algumas são diuréticas, incluindo a varadourada e a cavalinha. Outras têm ação expectorante, como o verbasco, e várias possuem efeito hepatoprotetor e imunomodulador, por exemplo, o ginseng coreano e o alcaçuz.

Saponinas triterpenoides

Estas ajudam a regular a atividade dos hormônios esteroides e combatem os efeitos do stress; com frequência, apresentam propriedades antifúngicas. Ervas contendo essas propriedades reguladoras de hormônios são conhecidas como adaptógenos; a mais famosa delas é o ginseng coreano. Outras incluem alcaçuz, yam mexicano e feno-grego. Algumas, como o yam mexicano e o alcaçuz, atuam como ervas anti-inflamatórias.

Saponinas esteroidais

Estas, como a diosgenina, que ocorre no yam mexicano, são usadas pelo organismo como elementos essenciais para a produção de hormônios secretados pelos testículos, ovários e glândulas adrenais, além de vitamina D.

Glicosídeos cardíacos

Sua existência foi descoberta em 1785 na erva dedaleira chinesa; os glicosídeos cardíacos têm sido amplamente pesquisados por sua capacidade de aumentar o débito cardíaco, uma vez que afetam a força e a velocidade das contrações do coração; esta ação é benéfica em quadros de insuficiência cardíaca. Ervas que contêm essas substâncias em geral são usadas somente quando prescritas pelos herbalistas.

Óleos voláteis

Os perfumes exóticos e os sabores deliciosos das ervas aromáticas derivam dos óleos voláteis, os quais são complexas combinações de compostos. Suas composições variadas produzem uma ampla diversidade de aromas e efeitos terapêuticos. Até sessenta diferentes componentes químicos foram identificados em alguns óleos. As categorias de óleos voláteis incluem terpenoides e fenilpropanoides.

Todos os óleos voláteis são antissépticos; eles estimulam a produção de glóbulos brancos do sangue e elevam a imunidade. Muitos óleos têm ação antibacteriana, antifúngica e antiviral, e também propriedades anti-inflamatórias e antiespasmódicas, particularmente os que contêm sesquiterpenos, como o azuleno, que ocorre na camomila, com aplicação especial no alívio de inflamações e irritações do trato digestório; os óleos presentes no endro relaxam o espasmo e a cólica intestinal. Alguns óleos têm ação expectorante, como os do tomilho e do hissopo; outros são diuréticos e úteis no tratamento da retenção de líquido e das infecções urinárias. Se por um lado seus efeitos são benéficos para o corpo, os óleos também atingem o cérebro e o sistema nervoso e têm uma ampla gama de aplicações mentais e emocionais.

Óleos fixos

Estes são lipídios encontrados em todas as plantas, especialmente nas sementes; eles contêm ácidos graxos que podem ser saturados, monoinsaturados ou poli-insaturados. São vitais para o crescimento e a saúde, para a formação das membranas das células e para o funcionamento saudável dos sistemas imunológico e cardiovascular. Dois desses óleos, existentes em cada célula, particularmente do sistema nervoso, e conhecidos como ácidos graxos essenciais, são o ácido linoleico (encontrado no óleo de prímula-da-noite, no óleo da semente da borragem e nos frutos do saw palmetto) e o ácido linolênico (encontrado na linhaça), que não são sintetizados pelo organismo e precisam ser ingeridos através dos alimentos. No corpo, o ácido linoleico é convertido no ácido gama-linolênico (GLA). Alergias atópicas, como eczema e asma, além de outros problemas imunológicos estão relacionados com a falta da enzima responsável por essa conversão em algumas pessoas. O óleo de semente de borragem e o óleo de prímula-da-noite contêm GLA e são muito úteis para o tratamento de tais desordens.

Polissacarídeos

Estas grandes moléculas de açúcar são amplamente encontradas no mundo vegetal: frutose, glicose e celulose, para citar alguns; eles consistem de cadeias de açúcares ligadas a outras moléculas. Incluem mucilagem, gomas e frutanos. Alguns polissacarídeos, particularmente os beta-glucanos, encontrados, por exemplo, nos cogumelos reishi e shiitake, têm propriedades imunoestimulantes. Eles ativam as citocinas, as quais elevam a produção de leucócitos e de anticorpos, além de apresentarem ação anti-inflamatória e antitumoral. Alcaçuz, dedaleira chinesa e canela também contêm polissacarídeos imunoestimulantes.

Mucilagem

Esta substância açucarada, semelhante a um gel, atrai água para si, formando um líquido viscoso. Quando tomada por via oral, a mucilagem reveste as membranas mucosas dos tratos digestivo, respiratório e geniturinário, protegendo-as da irritação e da inflamação. Ervas ricas em mucilagem, como olmo-americano, alteia, tanchagem e tussilagem são prescritas por suas propriedades refrescantes e calmantes. Elas aliviam a diarreia por reduzir o peristaltismo causado pela irritação do revestimento do intestino, mas podem ser usadas como laxantes, absorvendo água no intestino e aumentando o volume das fezes, como ocorre com as sementes de psyllium.

Gomas

Estas são produtos de exsudação dos monossacarídeos, com ação protetora e cicatrizante, as quais são liberadas quando uma planta é danificada. As gomas presentes na erva guggulu estimulam o metabolismo do colesterol pelo fígado, promovendo a absorção da lipoproteína de baixa densidade (LDL) ou mau colesterol. A calêndula é rica em gomas e tem efeito antimicrobiano, antifúngico e anti-inflamatório.

Frutanos

Estes são compostos de frutose e ocorrem em ervas da família das Compositae, sob a forma de inulina: na ínula, na alcachofra, vara-dourada, genciana, codonopsis e bardana. A inulina regula o açúcar do sangue e estimula o sistema imunológico.

Alcaloides

As substâncias químicas que formam esse grupo diversificado possuem uma molécula com um átomo de nitrogênio e são farmacologicamente muito potentes. Muitas das plantas mais tóxicas contêm alcaloides, como atropina, componente da beladona, e morfina, componente da papoula de ópio, e o primeiro alcaloide a ser isolado em 1806.[7] Cafeína, efedrina, quinina, estricnina, piperina, nicotina e codeína são alcaloides com variadas ações, desde estimulantes, broncodilatadoras, antimicrobianas e anti-inflamatórias até narcóticas e analgésicas.

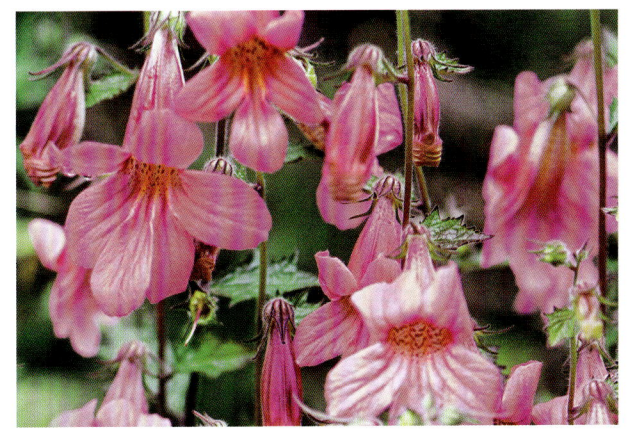

A dedaleira chinesa é prescrita por ter em sua composição glicosídeos cardíacos, um tipo de saponina que melhora o débito cardíaco.

Ações medicinais das ervas

O guia abaixo classifica as ervas de acordo com sua ação medicinal
(ver Lista de ervas, pp. 100-75).

Adstringentes
Agrimônia, Alecrim, Árvore-de-cera, Eufrásia, Filipêndula,
Framboeseira, folha de Hamamélis, Hera-terrestre, Ínula,
Lírio-do-bosque, Mirra, Sálvia, Uva-ursi, Vara-dourada,
Verbasco, Verbena, Viburno-bola-de-neve.

Alterativas
Alcaçuz, Alho, Alteia, Aparine, Bardana, Bodelha Brahmi,
Cardo-santo, Confrei, Dente-de-leão, Equinácea, Erva-de-
são-joão, Eufrásia, Fitolaca, Garra-do-diabo, Hidraste, Íris,
flor de Sabugueiro, Salsaparrilha, Trevo-vermelho, Urtiga,
Uva-espim, raiz de Uva-do-óregon, Uva-ursi.

Amargas
Alcachofra, Artemísia, Betônica, raiz de Dente-de-leão,
Garra-do-diabo, Hidraste, Ho shou wu, Losna, Lúpulo,
Marroio-branco, Milefólio, Uva-espim.

Analgésicas/Anódinas
Alface-brava, Camomila, Erva-de-são-joão, Flor-da-paixão,
Lúpulo, Papoula-da-califórnia, Solidéu, Valeriana.

Antibiliosas
Dente-de-leão, Hidraste, Losna, Uva-espim, Verbena, Yam
mexicano.

Anticatarrais
Alho, Alteia, Eufrásia, Eupatório, Hidraste, Hissopo, Ínula,
Milefólio, Pimenta-caiena, Sabugueiro, Sálvia, Tomilho,
Tussilagem, Uva-ursi, Vara-dourada, Verbasco.

Antieméticas
Endro, Filipêndula, Funcho, Lavanda, Melissa, Pimenta-
caiena.

Antiespasmódicas
Agripalma, Anêmona, Camomila, Erva-de-são-cristóvão,
Solidéu, Tília, Tomilho, Valeriana, Verbena, Viburno, Viburno-
bola-de-neve, Visco-branco.

Anti-helmínticas
Alho, Aloe vera, Losna, Nogueira, Sene, Tomilho.

Anti-inflamatórias
Alcaçuz, Calêndula, Camomila, Cúrcuma, Erva-de-são-
joão, Franquincenso, Garra-do-diabo, Gengibre,
Hamamélis.

Antilíticas
Estigmas de milho, Grama-de-ponta, Raiz de cascalho,
Uva-ursi.

Antimicrobianas
Alcaçuz, Alecrim, Alho, Calêndula, Coentro, Cravo-da-
índia, Equinácea, Erva-de-são-joão, Hortelã-pimenta,
Ínula, Losna, Mirra, Pimenta-caiena, Sálvia, Tomilho, Uva-
ursi.

Aromáticas
Alecrim, Angélica chinesa, Betônica, Camomila, Canela,
Cardamomo, Coentro, Endro, Filipêndula, Forskohlii,
Funcho, Gengibre, Hissopo, Hortelã-pimenta, Salsão-
selvagem, Valeriana.

Cardiotônicas
Agripalma, Astrágalo, Crataegos, Forskohlii.

Carminativas
Alecrim, raiz de Angélica, Camomila, Canela, Endro,
Funcho, Gengibre, Hissopo, Hortelã-pimenta, Lavanda,
Melissa, Pimenta-caiena.

Colagogas
Alcachofra, Azeda, Genciana, Hortelã-pimenta, Íris, Uva-
espim.

Demulcentes
Alcaçuz, Alteia, Confrei, Feno-grego, Morugem, Olmo-
americano, Tanchagem, Verbasco.

Diaforéticas
Raiz de Angélica, Árvore-de-cera, Camomila, Erva
daninha de borboleta, Eupatório, Freixo-espinhento,
Gengibre, Hortelã-pimenta, Hissopo, Ínula, Melissa,
Milefólio, Pimenta-caiena, flor de Sabugueiro, Tília, Vara-
dourada, Verbena.

Diuréticas
Alcachofra, Astrágalo, Buchu, Cavalinha, folha e raiz de
Dente-de-leão, Estigmas de milho, Grama-de-ponta, Raiz
de cascalho, semente de Salsão-selvagem, Shatavari,
Vara-dourada.

Emenagogas
Agnocasto, Agripalma, Alecrim, Anêmona, Calêndula,
Camomila, Cardo-santo, Erva-de-são-cristóvão, Erva-de-

são-joão, Feno-grego, Framboeseira, Genciana, Gengibre, Hidraste, Hortelã-pimenta, Lírio-do-bosque, Losna, Milefólio, Tomilho, Valeriana, Verbena, Viburno, Viburno-bola-de-neve.

Eméticas
Eupatório, Melissa, flor de Sabugueiro.

Emolientes
Alcaçuz, Alteia, Borragem, Confrei, Feno-grego, Ínula, Morugem, Olmo-americano, pétalas de Rosa, Tanchagem, Tussilagem, Verbasco.

Estimulantes
Alecrim, Alho, Angélica chinesa, Árvore-de-cera, Bodelha, Calêndula, Canela, Cardamomo, Dente-de-leão, Freixo-espinhento, Genciana, Ginseng, Hera-terrestre, Hortelã-pimenta, Losna, Marroio-branco, Milefólio, Pimenta-caiena, Raiz de cascalho, Yam mexicano.

Estípticas
Calêndula, Cavalinha, folha de Hamamélis, Milefólio, Urtiga.

Expectorantes
Alcaçuz, Alteia, raiz de Angélica, Erva daninha de borboleta, Funcho, Hera-terrestre, Hissopo, Ínula, Marroio-branco, Tomilho, Verbasco, Verbena.

Febrífugas
Borragem, Calêndula, Cardo-santo, Erva daninha de borboleta, Eupatório, Framboeseira, Freixo-espinhento, Hissopo, Hortelã-pimenta, Melissa, Pimenta-caiena, flor de Sabugueiro, Tanchagem, Tomilho, Verbena.

Galactagogas
Agnocasto, Feno-grego, Funcho, Galega, Shatavari, Verbena.

Hepáticas
Agrimônia, Agripalma, Alcachofra, Alecrim, Aloe vera, Aparine, Azeda, Dente-de-leão, Esquisandra, Freixo-espinhento, Funcho, Genciana, Hidraste, Hissopo, Ínula, Íris, Kalmeg, Losna, Melissa, Milefólio, Salsão-selvagem, Uva-espim, Yam mexicano.

Hipnóticas
Flor-da-paixão, Lúpulo, Papoula-da-califórnia, Solidéu, Valeriana, Visco-branco.

Laxantes
Alcaçuz, resina de Aloe vera, Angélica chinesa, Aparine, Azeda, Bardana, folha e raiz de Dente-de-leão, Íris, Olmo-americano, Sene, Uva-espim.

Mucilaginosas
Alteia, Confrei, Feno-grego, Olmo-americano.

Nervinas
Agripalma, Alecrim, Anêmona, Aveia-selvagem, Bacopa, Brahmi, Camomila, Erva-de-são-cristóvão, Erva-de-são-joão, Esquisandra, Flor-da-paixão, Ginseng, Ho shou wu, Hortelã-pimenta, Lavanda, Losna, Lúpulo, Melissa, Solidéu, Tomilho, Trevo-vermelho, Valeriana, Verbena, Viburno-bola-de-neve, Visco-branco.

Oxitócicas
Esquisandra, Hidraste, Lírio-do-bosque.

Peitorais
Alcaçuz, Alho, Alteia, Angélica chinesa, Confrei, Erva daninha de borboleta, Hidraste, Hissopo, Ínula, Marroio-branco, Sabugueiro, Tussilagem, Verbasco, Verbena.

Rubefacientes
Alecrim, Alho, Gengibre, Hortelã-pimenta, Pimenta-caiena, Urtiga.

Sedativas
Agripalma, Anêmona, Bodelha, Camomila, Erva-de-são-cristóvão, Erva-de-são-joão, Flor-da-paixão, Lúpulo, Saw palmetto, Solidéu, Trevo-vermelho, Valeriana, Viburno, Viburno-bola-de-neve, Yam mexicano.

Sialagogas
Freixo-espinhento, Genciana, Gengibre, Íris, Pimenta-caiena.

Tônicas
Agrimônia, Agripalma, Alcaçuz, Alho, Angélica chinesa, Aparine, Árvore-de-cera, Aveia-selvagem, Bardana, Betônica, Buchu, Calêndula, Camomila, Castanha-da-índia, Confrei, Crataegos, Dente-de-leão, Equinácea, Eufrásia, Eupatório, Fitolaca, Framboeseira, Genciana, Ginseng, Grama-de-ponta, Hera-terrestre, Hidraste, Hissopo, Ínula, Lírio-do-bosque, Melissa, Milefólio, Mirra, Pimenta-caiena, Raiz de cascalho, Salsaparrilha, Solidéu, Tomilho, Trevo-vermelho, Tussilagem, Urtiga, Uva-ursi, Verbena, Visco-branco, Yam mexicano.

Vulnerárias
Alho, Aloe vera, Alteia, Aparine, Bardana, Betônica, Calêndula, Cavalinha, Confrei, Erva-de-são-joão, Feno-grego, Fitolaca, Hamamélis, Hidraste, Hissopo, Ínula, Milefólio, Mirra, Olmo-americano, Sabugueiro, Tanchagem, Tomilho, Verbasco.

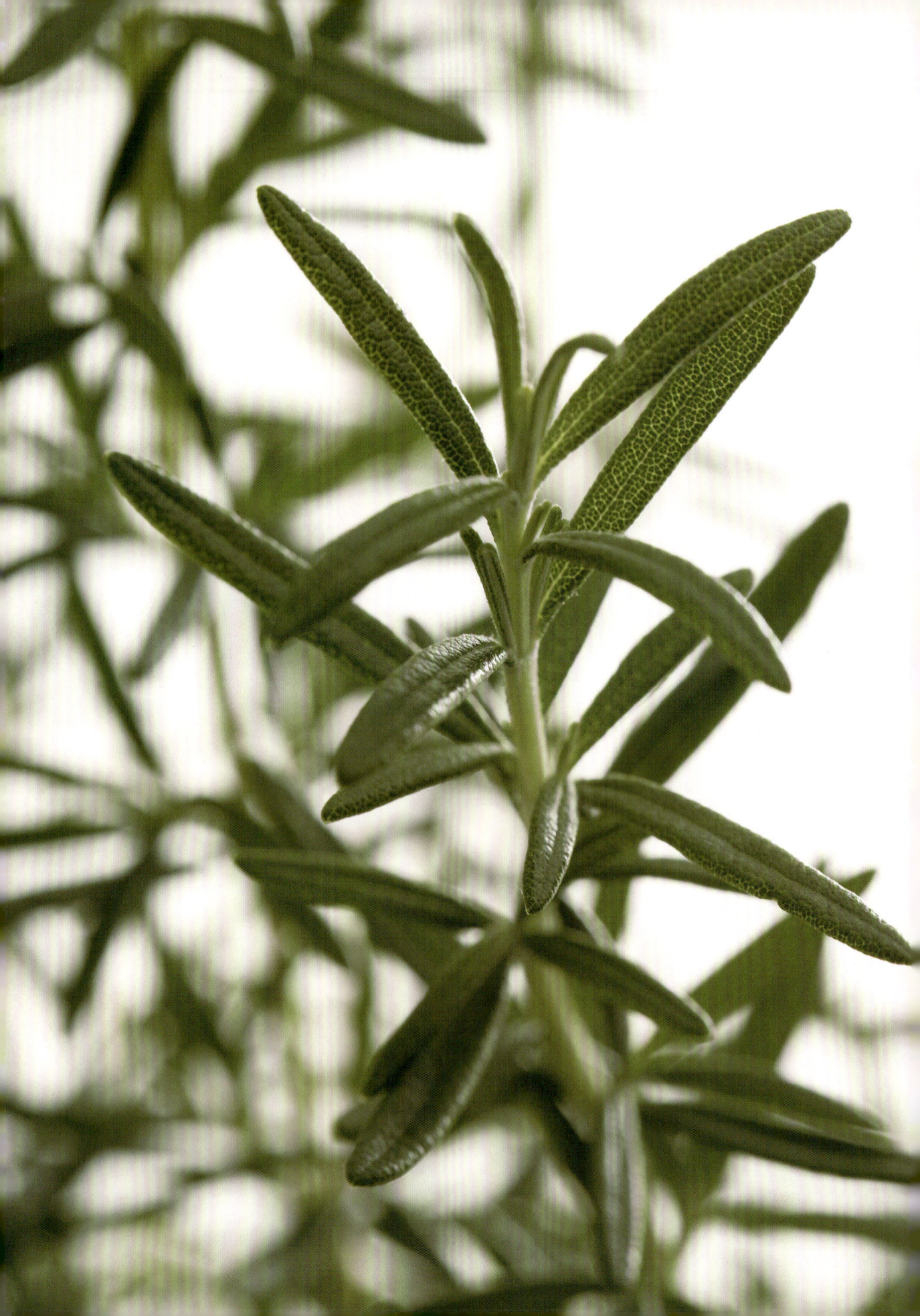

Consulta com o herbalista

Antes de fazer um diagnóstico, prescrever medicamentos e preparar remédios de ervas, é essencial que você compreenda os conceitos de holismo e de homeostase, além de como as plantas podem estimular os processos de cura inatos ao corpo. O tratamento de causas subjacentes, e não simplesmente a abordagem de sintomas, forma a base da prática profissional de um herbalista; cada consulta, plano de tratamento e prescrição de ervas são específicos e elaborados para um paciente em particular, com o objetivo de produzir resultados positivos e duradouros.

Cura holística

O herbalismo médico moderno representa uma síntese de teorias e práticas antigas e modernas; a filosofia por trás dele é a de que a saúde está intimamente relacionada com a harmonia entre corpo, mente e espírito, o que permite um equilíbrio das forças naturais dentro do organismo. Num contexto clínico, o herbalista irá interpretar sintomas de doenças como uma perturbação desse equilíbrio, analisando-os em relação ao paciente como um todo e à vida desse paciente, tanto interior quanto exterior.

O dr. Edward Bach, renomado por seus remédios de flores, afirmava: "...a doença do corpo em si mesma nada mais é do que o resultado da desarmonia entre a alma e a mente" e "...a saúde, portanto, constitui a verdadeira compreensão daquilo que somos; somos perfeitos; somos filhos de Deus".

A definição de saúde da Organização Mundial da Saúde, atualmente bem conhecida, como: "O estado de completo bem-estar físico, espiritual e social, e não simplesmente a ausência de doença ou enfermidade" é uma meta elevada, mas, certamente, uma meta à qual o herbalista profissional aspira. Não estamos aqui somente para aliviar sintomas. Visando esse propósito, além de corrigir desequilíbrios específicos, os herbalistas deveriam, idealmente, prescrever remédios de plantas, visando chegar às causas mais profundas desses desequilíbrios, e estabelecer seus tratamentos dentro de uma estrutura de estilos de vida e hábitos alimentares que afirmam a vida.

Em sua abordagem "holística" o herbalista reconhece o nosso corpo como sendo formado por uma complexa organização de tecidos e células que operam em nível molecular; por outro lado, ele também admite o fato de que o organismo humano é muito mais do que isso. Por trás da manifestação física, que é o corpo, existe uma energia sutil, que é reconhecida pela mitologia e pela religião, mas basicamente negada pela ciência moderna. Essa energia é familiar ao homem no mundo todo, embora receba nomes diferentes: força de vida, força vital, "qi" e "prana". Nós não podemos vê-la ou defini-la, mas ela está ali e nós somos animados por essa força viva em cada nível da existência – físico, emocional, mental e espiritual. Através dessa energia, temos a capacidade inerente de regular as funções do corpo e nos curar, o que é conhecido no Ocidente como homeostase. Quando essa força de vida é perturbada em qualquer nível, a saúde de uma pessoa como um todo é afetada; consequentemente, uma doença se desenvolve. Corpo, emoções, mente e espírito constituem um sistema inter-relacionado; o desequilíbrio de um desses elementos cria desarmonia em outro. Sintomas físi-

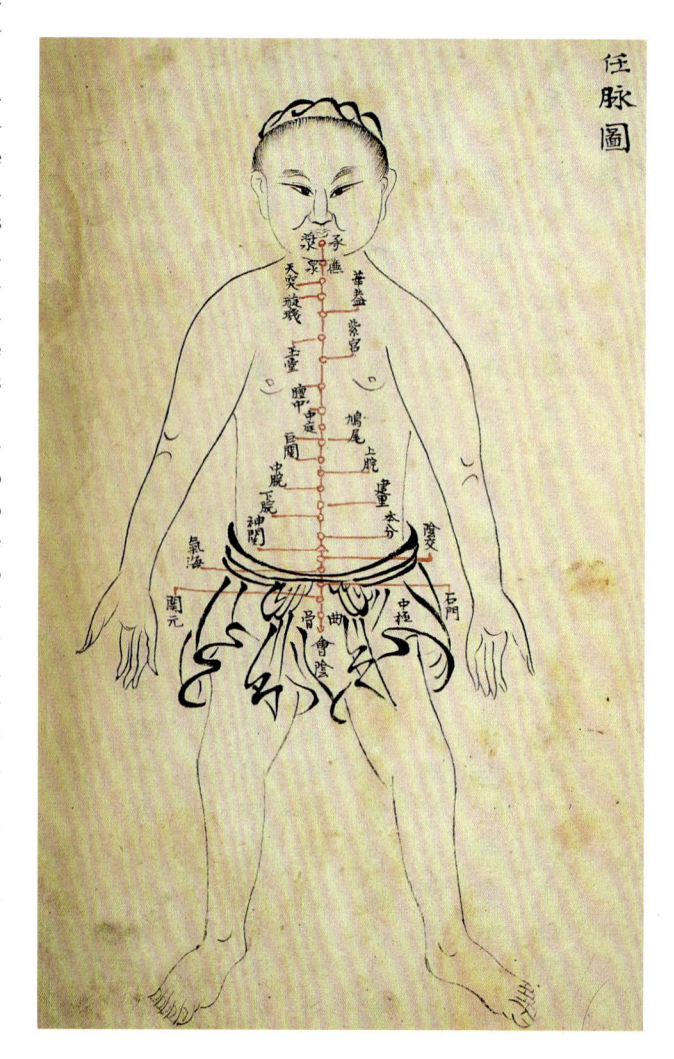

O *qi*, ou força de vida, flui ao longo dos canais de energia, chamados "meridianos". Esse manuscrito mostra o meridiano do Vaso da Concepção.

cos de má saúde representam uma tentativa, por parte do organismo, de corrigir o desequilíbrio e curar a si mesmo. Se esses sintomas forem suprimidos, como ocorre com o uso de drogas modernas, a energia da força vital é exaurida, a nossa capacidade de cura decresce e, finalmente, uma doença crônica se instala. O corpo precisa que lhe seja permitido expressar seus sintomas, tanto quanto possível; qualquer tratamento deveria ser dirigido no sentido de aumentar os esforços da força vital, tendo como objetivo estimular sua energia de cura e não agir contra ela. A tarefa do herbalista é analisar a manifestação dos sintomas de um paciente nesse contexto e apoiar os mecanismos homeostáticos do corpo por meio de aconselhamento, do uso de ervas e alimentos, além de orientação quanto ao estilo de vida. Um axioma da terapia natural é que o medicamento não pode mudar os processos do corpo; ele pode apenas apoiá-los. Um dos mais antigos ensinamentos médicos diz *Medicus curat, natura sanat"* — "O médico trata, a natureza cura".

O uso de ervas como remédios

Os herbalistas utilizam folhas, flores, casca, frutos, raízes ou sementes de plantas medicinais como suas ferramentas terapêuticas. Por definição, uma erva é qualquer planta que tenha ação medicinal no organismo; isto inclui a maior parte das frutas e dos vegetais. Na realidade, as ervas atuam, em muitos aspectos, como os alimentos; um grande número de alimentos comuns é usado por seus efeitos medicinais: cenouras são benéficas para a pele e para problemas urinários; a aveia é um grande tônico para o sistema nervoso; o alho age contra as infecções, regula a pressão sanguínea e o colesterol; e o mirtilo combate os radicais livres, fortalece os vasos sanguíneos e ajuda a prevenir infecções do trato urinário.

As plantas absorvem nutrientes vitais do solo, os processam e os armazenam, fornecendo matérias-primas – semelhantes em sua composição química às que compõem o corpo humano, para o crescimento e a regeneração dos tecidos corporais — que são facilmente digeridas e assimiladas. As vitaminas, minerais e elementos-traço presentes nas plantas são vitais para a saúde e para a sua recuperação, enquanto outras substâncias medicinais que elas contêm, como taninos, óleos voláteis, fenóis e saponinas, possuem afinidade com tecidos e sistemas em particular, e atuam mais especificamente para promover a homeostase e a cura. Fica evidente que as ervas operam em nível de reações bioquímicas no corpo, mas elas são capazes de uma ação muito mais profunda. Certamente nos proporcionam substâncias químicas maravilhosas em grande quantidade, porém seu poder de cura vai muito além do corpo físico, alcançando os domínios da força vital. Ao agirem no organismo, elas estimulam a ação de cura da força vital; além disso, também podem curar o nosso coração e a nossa mente, por ajudarem a restaurar a harmonia, transformando-a num todo integrado.

Uma farmacêutica chinesa explica como uma paciente deve usar as ervas que lhe foram prescritas.

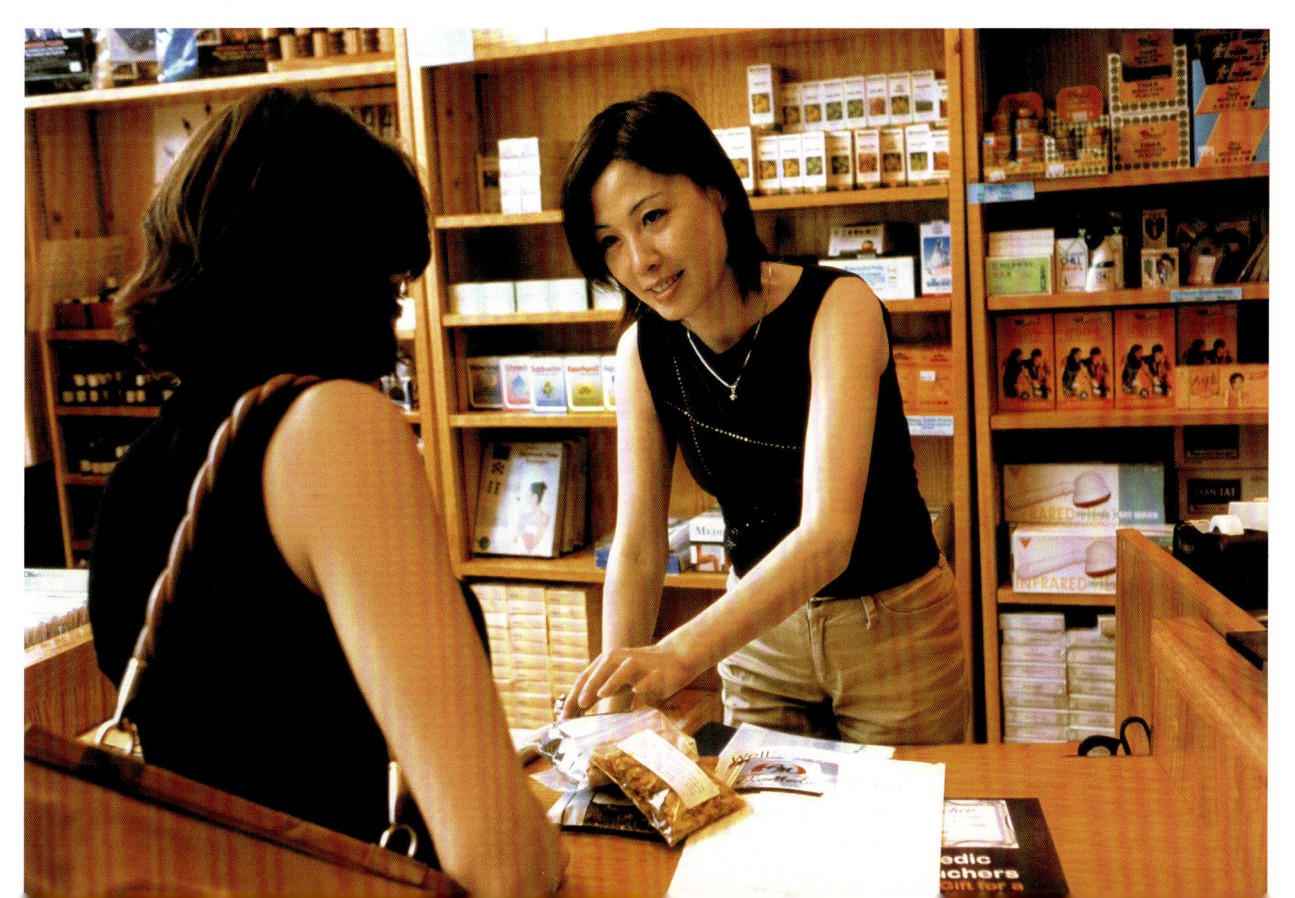

A primeira consulta

É útil recomendar aos pacientes que se preparem para a sua primeira consulta, elaborando listas dos sintomas atuais, de sua história passada, médica e quanto ao uso de medicamentos, de doenças e cirurgias desde a infância. Sua família imediata poderá fornecer informações complementares que foram esquecidas, por exemplo, dados sobre a amamentação e doenças na primeira infância.

Relatórios médicos de outros profissionais da saúde, assim como perfis hematológicos, exames de urina, testes de alergia e radiografias ou relatórios de tomografias, podem oferecer importantes informações. Um diário, onde o cliente relacionará os alimentos ingeridos nas semanas anteriores, também será útil ao terapeuta quando este analisar o aspecto alimentação. Um herbalista irá sempre indagar a respeito do domínio mental-emocional do paciente; algumas pessoas acharão proveitoso se preparar para isso, uma vez que falar de experiências penosas talvez represente um desafio para elas ou talvez não estejam acostumadas a falar de si mesmas.

Avaliação pessoal

A consulta se inicia no momento em que o paciente conhece o herbalista. Consciente ou inconscientemente, o terapeuta irá avaliar o paciente. O colorido e o tônus da pele, o brilho dos olhos e do cabelo, a cor dos lábios, a expressão facial, o tom da voz, a aparência geral e a maneira de vestir começam a contar sua história. A linguagem corporal também é observada: a expressividade do rosto, o nível de tensão dos músculos, o modo de andar e a postura transmitem importantes mensagens. Durante a consulta, serão dados ao paciente tempo e oportunidade de descrever com pormenores suas preocupações. Cada pessoa é avaliada individualmente pelo herbalista; este registra e analisa os sintomas correntes, em relação à história médica completa da pessoa, com o objetivo de compreender as causas subjacentes e os fatores agravantes, que fizeram o paciente buscar ajuda.

Uma história de caso inclui:
- principais sintomas presentes
- outros sintomas que ocorrem de forma intermitente
- história médica passada, relatada detalhadamente
- estilo de vida, incluindo alimentação diária, sono, exercícios e relaxamento
- temperamento, níveis de stress e preocupações mentais-emocionais

- revisão dos sistemas corporais
- apetite, digestão e eliminação
- sede e transpiração
- temperatura do corpo; intolerância ao calor ou ao frio
- sono
- energia
- outros medicamentos sendo tomados
- precauções necessárias, como na gravidez e amamentação

Ao fazer perguntas, o terapeuta irá percorrer os sistemas corporais; o estado de seu funcionamento contribuirá para a análise do quadro completo da saúde do paciente. A isso se seguirá um exame físico, necessário e relevante, que poderá incluir diagnósticos da língua, da urina e do pulso, pressão sanguínea, ausculação do coração ou tórax, palpação do abdômen, avaliação das unhas, olhos e pele.

ESTUDO DE CASO

"Consultei uma herbalista que combinava a medicina herbalista ocidental com técnicas ayurvédicas. Ela registrou detalhadamente, por escrito, dados sobre a minha alimentação e rotina diária; em poucos minutos comecei a compreender por que não tinha energia, sentia vontade de chorar e estava sensível, e por que a minha digestão precisava de cuidados. A seguir, a herbalista tomou nota do estado de minha pele, de meu cabelo, olhos e unhas. Eu já me sentia melhor antes mesmo que quaisquer ervas tivessem sido receitadas. Percebi que a consulta de uma hora fora descontraída, embora eu tivesse conseguido obter uma profunda e abrangente compreensão de mim mesma como ser humano."

Nome	Date de nascimento
	Profissão
Endereço	
Telefone E-mail	Data
Principais sintomas	Outros sintomas
História médica pregressa	Medicação ortodoxa
	Suplementos
Histórico familiar	

Funcionamento do intestino/	Apetite/se	Transpiração	Respiração
Digestão			
	Menstruação	Sono	Calor/frio
Trato genitourinário			
			Nível de energia
Circulação			

Temperamento	Prakruti
	Vikruti
	Pulso
	Língua

Dieta e estilo de vida

Objetivo do tratamento

Tratamento

O tratamento da maioria das doenças começa em casa. Muitas pessoas usam, de uma forma quase inconsciente, a medicina herbalista em remédios caseiros comuns, como gargarejos com sal para dor de garganta, bebidas quentes de limão e mel para resfriados e catarro, chá de camomila para dormir, hortelã-pimenta para acalmar o estômago, vinagre para picadas de marimbondos e folhas de azeda para queimaduras causadas pela urtiga.

Quanto mais aprendermos a respeito de remédios simples, que poderiam estar guardados em uma despensa ou crescendo no jardim ou, ainda, ser encontrados como plantas que ocorrem espontaneamente na natureza, maior será a oportunidade de tratar os primeiros sinais de infecções agudas ou pequenas indisposições, evitando a necessidade de medicamentos como antibióticos; assim, poderemos ajudar a prevenir o desenvolvimento de desordens mais graves. Ervas usadas dessa maneira constituem excelentes medicamentos preventivos e podem aumentar o bem-estar geral, se tomadas em conjunto com uma alimentação adequada e um estilo de vida saudável. Para desordens crônicas ou mais graves, é aconselhável consultar um herbalista profissional, que irá utilizar as ervas no contexto de uma abordagem holística da saúde, em que os sintomas físicos são considerados em relação a outros fatores, incluindo temperamento, stress, ambiente social, doméstico e de trabalho, relacionamentos, alimentação, relaxamento e exercícios. Todos esses fatores desempenham um papel na emergência de um padrão individual de sintomas.

Tipos de pacientes

A maior parte das pessoas consulta um herbalista devido a desordens crônicas; isto ocorre porque essas pessoas foram tratadas sem sucesso em algum outro lugar, procuram uma alternativa mais natural ou um complemento para drogas farmacêuticas prescritas por seu médico. Frequentemente, são pessoas cujos sintomas não se amoldam a um quadro clássico de "doença" ou que apresentam sintomas para os quais pouco pode ser feito, em termos alopáticos, para remediar sua situação. Alergias, como eczema, urticária e conjuntivite, além de problemas hormonais, nervosos ou imunológicos, constituem bons exemplos. Em geral, as pessoas procuram o herbalista após conviverem durante anos com problemas de saúde; neste caso, poderá levar algum tempo para que sua saúde seja restabelecida. Em muitos casos, os remédios de ervas podem ser tomados juntamente com os alopáticos; o herbalista irá investigar quaisquer possíveis interações ervas-fármacos antes de receitar.

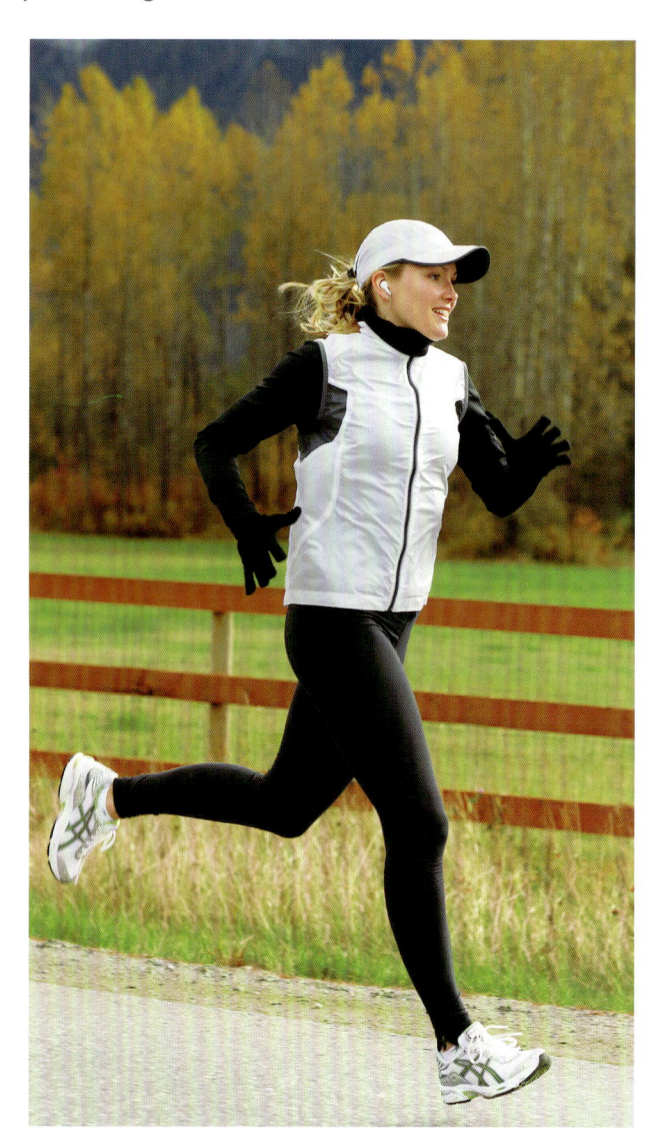

Muito exercício, descanso e uma boa alimentação aumentam o bem-estar e tornam os remédios de ervas preventivos mais eficazes.

Para quem luta com problemas de longa duração, como doenças cardíacas e autoimunes, o tratamento com um herbalista irá ajudar a melhorar a saúde geral, a energia e a alegria de viver, de forma que o paciente possa ser mais capaz de lidar com seus problemas.

À medida que as pessoas se tornam mais conscientes da saúde, num sentido holístico, elas passam a procurar modelos de saúde alternativos ou complementares como primeira linha de tratamento. Talvez estejam simplesmente se sentindo desprotegidas, cansadas ou esgotadas e apresentar sintomas vagos que gostariam de compreender e resolver antes de prosseguir. Em muitos casos, talvez precisem apenas de tempo para falar, ser ouvidas e compreendidas, e ativar os próprios mecanismos de cura, com o apoio de um terapeuta especialista em ervas. O papel do herbalista é, com frequência, o de um conselheiro.

Marcação de consultas e honorários

Em geral, os herbalistas médicos não mantêm consultórios abertos, com atendimento por ordem de chegada, uma vez que as consultas tendem a ser longas e precisam ser marcadas com antecedência. As primeiras consultas irão provavelmente ter a duração de uma hora e as consultas de acompanhamento, de 30 a 45 minutos. Muitos herbalistas adotam uma escala flexível de preços das consultas e dos medicamentos de ervas prescritos; para estudantes, aposentados, desempregados ou para quem está em dificuldades financeiras, poderá haver um desconto em relação à tabela.

Exemplo de um paciente

Para ilustrar, um paciente que se apresenta com uma infecção crônica de ouvido poderá não precisar de antibióticos para conseguir uma cura efetiva e duradoura. A análise de sua história médica passada talvez indique problemas digestivos, eczema, asma ou febre do feno, com várias sequências de antibióticos prescritas. Perguntas a respeito da dieta do paciente poderão revelar que seu intestino permanece cronicamente preso, há uma tendência de ele sentir o estômago intumescido e desconforto abdominal; ele ingere em grande quantidade derivados de leite, pão branco e alimentos e bebidas doces e não come frutas e vegetais em quantidade suficiente. É provável que o problema subjacente nesse caso se encontre no intestino. A má digestão e a má eliminação, sugerida pelo intestino preguiçoso e por gases, mostra que os alimentos não estão sendo digeridos adequadamente, o que resulta em má absorção, num perfil nutricional baixo e num certo grau de disbiose, responsável por intolerância a alimentos e toxicidade. As intolerâncias aos alimentos, mais provavelmente ao trigo ou glúten e aos laticínios, assim como o alto consumo de carboidratos e açúcar refinado, tendem a baixar a imunidade e causar acúmulo de muco e congestão crônica da trompa de Eustáquio, canal que liga a garganta ao ouvido, predispondo à infecção de ouvido. Tratamentos com antibióticos agravam ainda mais a disbiose e a baixa imunidade, fazendo com que o ciclo se repita.

Conselhos sobre alimentação e estilo de vida

O herbalista dedicará algum tempo para sugerir mudanças alimentares detalhadas, recomendando que o paciente evite laticínios e trigo ou glúten, açúcar e carboidratos refinados e coma mais frutas frescas e vegetais (orgânicos sempre que possível), combinados com ervas e especiarias culinárias, que ajudam a combater a disbiose intestinal, como orégano, tomilho, alecrim, alho, gengibre, cúrcuma e pimenta-longa. O herbalista iria discutir a importância de exercícios aeróbicos regulares e o correto equilíbrio entre atividade e descanso. Pressões mentais e dificuldades emocionais também seriam delicadamente abordadas, uma vez que estas desempenham um papel significativo no sistema digestório e na imunidade. Depois, viria a prescrição de ervas. Essa prescrição poderia consistir de ervas sob a forma de tinturas, chás, comprimidos, cápsulas, ou ainda pós, para uso interno, e cremes, loções ou óleos para aplicação externa. Uma consulta de acompanhamento seria marcada para a avaliação do progresso do paciente; o tratamento poderia então ser modificado se fosse necessário. É sempre preferível que um paciente continue o tratamento até se sentir melhor ou que o terapeuta lhe tenha ensinado como continuar com os cuidados médicos em casa. O papel do herbalista é definitivamente o de um educador.

Chás de ervas podem ser prescritos como parte das mudanças na alimentação, em substituição a bebidas cafeinadas, que podem agravar problemas de saúde.

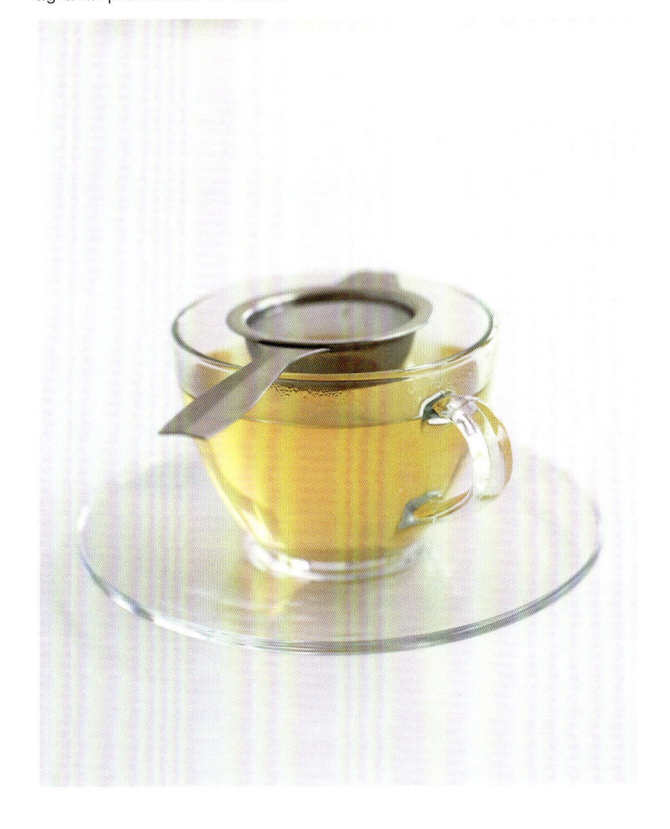

A formulação de uma receita de ervas

As prescrições de ervas em geral são elaboradas individualmente para cada paciente, dependendo de suas necessidades específicas. Essas prescrições abordam várias questões diferentes. A digestão e a eliminação são absolutamente primordiais para a boa saúde; a má digestão, a disbiose e a toxicidade são fatores subjacentes em toda uma gama de diferentes doenças, incluindo problemas intestinais, baixa imunidade, alergias, doenças autoimunes, obesidade e câncer.

Ervas que melhoram a digestão e eliminam a toxicidade do intestino são, portanto, a primeira consideração. A seguir, há ervas que precisam ser acrescentadas para o tratamento do desequilíbrio constitucional do sistema corporal afetado, seja ele o sistema nervoso, no caso de ansiedade e insônia, ou o sistema respiratório, em quadros de bronquite. Finalmente, é necessário incluir ervas que abordam especificamente os sintomas ou a doença efetiva, como franquincenso para artrite e uva-ursi para infecções do trato urinário.

Em resumo, os fatores seguintes devem ser levados em consideração quando se prescreve uma fórmula:

- digestão
- toxicidade
- constituição
- sistema envolvido
- doença

Exemplo de uma prescrição

No exemplo mencionado na p. 53, de infecção crônica de ouvido, um herbalista poderia prescrever ervas antimicrobianas, como alho, cúrcuma, gengibre, hidraste, neem e canela para combater a infecção e a disbiose. As ervas escolhidas poderiam ser combinadas com outras, estimulantes do sistema imunológico, como kalmeg, tomilho, equinácea e pau-d'arco. Ervas descongestionantes, por exemplo, hortelã-pimenta, flor de sabugueiro, milefólio e gengibre podem ser receitadas como chás (infusões quentes atuam melhor do que tinturas nesse caso) para eliminar o excesso de muco. Óleos essenciais diluídos de lavanda, camomila ou tomilho podem ser usados para pingar no ouvido ou para massagem ao redor das orelhas e da garganta, com o objetivo de aliviar a congestão da tuba auditiva ou trompa de Eustáquio.

Muitas pessoas perguntam quanto tempo levará para elas se recuperarem; isto, evidentemente, irá depender muito da natureza de sua doença e de quando os sintomas apareceram, assim como da idade, constituição e força do paciente. Uma pessoa tra-

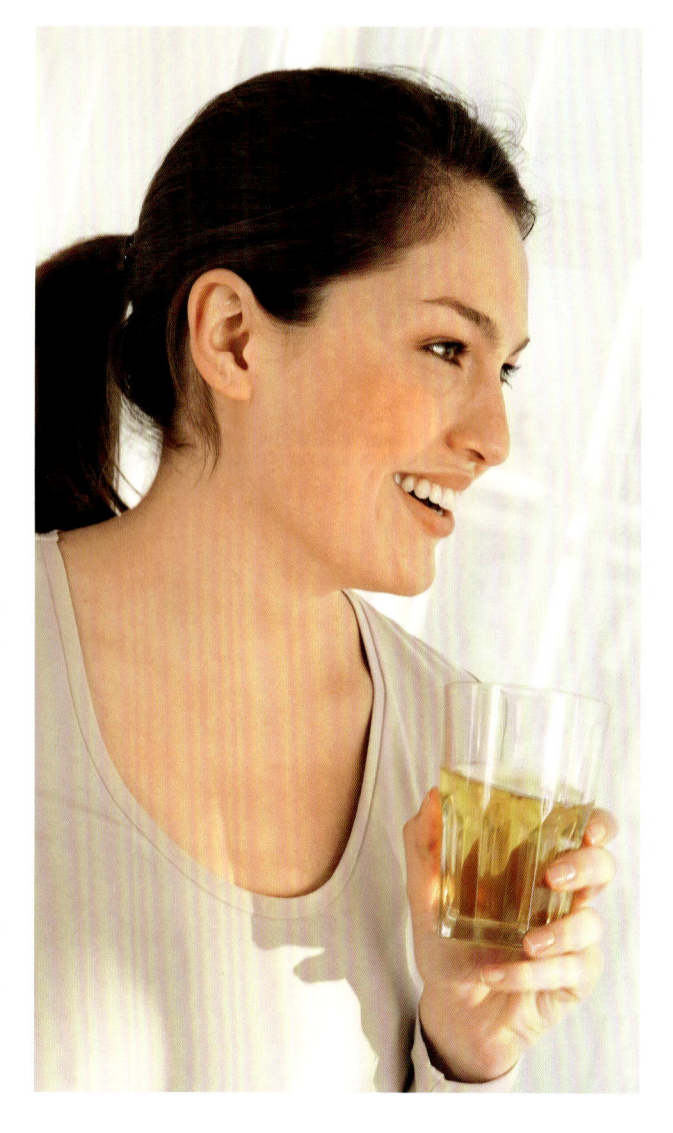

Infusões quentes são mais eficazes do que as tinturas no tratamento de distúrbios relacionados com a pele, febres, resfriados e catarro.

tada com ervas não necessariamente se "restabelecerá" com a mesma rapidez que outra, cujo tratamento foi feito com fármacos alopáticos convencionais. Contudo, ao melhorar, o paciente irá geralmente se sentir mais forte do que após ter tomado medicamentos ortodoxos. Ao reforçar a saúde total do paciente e a eficiência de órgãos ou sistemas corporais enfraquecidos, a medicina herbalista ajuda a elevar a resistência a outras doenças e a prevenir as doenças crônicas.

O método de administração de ervas e a duração do tratamento de que um paciente precisa, irão variar consideravelmente, de acordo com a desordem que está sendo tratada, as ervas usadas, a idade do paciente, sua compleição e constituição, e até mesmo com a época do ano. A dose, as ervas escolhidas para a prescrição e o ritmo de administração têm que ser determinados. Uma pessoa com uma compleição robusta, ossos e músculos grandes e um metabolismo comparativamente lento, de forma geral irá exigir que as ervas sejam receitadas em doses mais elevadas, e durante um período de tempo mas longo, do que uma pessoa de compleição delicada, com pouco peso, um corpo mais sensível e metabolismo mais rápido.

As doses para pacientes adultos também podem variar, de acordo com o terapeuta e com o tipo de medicina herbalista que ele adota. Uma dose padrão de tintura pode variar entre algumas gotas até 5 ml (1 colher de chá). Normalmente, toma-se uma xícara de chá de cada vez; pós são tomados em doses de ¼ a 1 colher de chá; quanto aos xaropes, o paciente poderá precisar tomar uma colher de sobremesa ou de sopa de cada vez. As instruções quanto a doses para crianças são encontradas no quadro ao lado.

Doenças crônicas e agudas

No tratamento de doenças crônicas, em geral remédios de ervas brandos são tomados 3 vezes ao dia, durante meses, se necessário. Pode ocorrer que a primeira prescrição e os conselhos sobre a alimentação tenham como finalidade melhorar a digestão e a absorção, além da eliminação de toxinas do organismo, indispensável em numerosos casos. Essa prescrição será seguida por remédios tônicos mais nutritivos, até o paciente se sentir melhor. Doenças agudas podem requerer ervas mais fortes, administradas a cada 2 horas no máximo. Por exemplo, a ashwagandha é nutritiva e fortalecedora, e deve ser tomada 2 a 3 vezes por dia, durante algumas semanas ou meses, para melhorar a energia, a vitalidade e a imunidade e para aumentar a resistência ao stress; a equinácea e o índigo-selvagem, por outro lado, são tomados a cada 2 horas para elevar a imunidade e combater infecções agudas.

Forma adequada de administração

Preparados quentes são necessários em caso de febre, resfriados, catarro e problemas relacionados com o frio, como má circulação e cólicas menstruais, enquanto problemas urinários e desordens associadas com o calor, como ondas de calor e acne, se adaptam melhor a preparados frios. Desordens da pele podem melhorar mais rapidamente com o uso de chás de ervas, em oposição às tinturas; estas, porém, podem ser preferíveis quando medicamentos mais concentrados são exigidos, como em quadros de infecções virulentas.

As ervas escolhidas também podem indicar o melhor método de administração. Ao se prescrever chás, as partes aéreas de uma planta são preparadas como infusões, enquanto raízes, cascas e sementes são mais adequadas para decocções. A eficácia de tônicos nutritivos é maior quando estes são administrados sob a forma de pós e misturados com leite morno ou água; especiarias que aquecem, usadas para eliminar a congestão catarral e tosse, podem ser tomadas em pó e misturadas com mel numa colher.

Em geral, as ervas são tomadas antes, depois ou durante as refeições. Quando se usa ervas para estimular o apetite, a digestão e a absorção, é preferível tomá-las antes das refeições; para problemas relacionados com calor, acidez e inflamação, elas podem ser tomadas com a refeição; em outras situações, devem ser ingeridas imediatamente depois de comer. Tinturas têm que ser diluídas em água, caso contrário podem ter gosto desagradável e irritar um estômago delicado.

NORMAS DE DOSAGEM PARA CRIANÇAS

Quando a questão é a dosagem para crianças, há duas regras que são empregadas por alguns herbalistas:

Método de Young: dose de criança = dose de adulto (geralmente 5 ml/1 colher de chá) x idade dividida pela idade + 12

Método de Cowling: dose de criança = dose de adulto x idade dividida por 24

Como alternativa, a dose pode ser calculada de acordo com o peso: dose de criança = dose de adulto x peso da criança dividido por 68 kg.

Questões de segurança

A questão de possíveis efeitos colaterais e de toxicidade vem sendo levantada mais recentemente, à medida que as ervas passam, de forma crescente, pelo escrutínio da atenção científica. Contudo, reações adversas aos medicamentos de ervas raramente são encontradas na prática e, as que ocorrem, geralmente consistem de leves erupções ou mudanças no funcionamento do intestino. Um herbalista normalmente não esperaria "crises de cura", com a exacerbação de sintomas, antes que estes comecem a regredir.

Existem duas fontes principais de informação a respeito da eficácia e da segurança dos remédios de ervas: o folclore antigo e a ciência moderna. As provas empíricas, coletadas pelos herbalistas durante milhares de anos, e que são cada vez mais justificadas pelas pesquisas científicas, significam que os pacientes podem estar seguros de que suas prescrições herbalistas se baseiam em fundamentos confiáveis. Muitas ervas formam a base de modernos medicamentos ortodoxos; pode ser surpreendente a informação de que a indústria farmacêutica faz a colheita de enormes plantações de ervas para uso na produção de drogas, todos os anos. Ela também cultiva ervas, visando atividades de pesquisa adicionais.

É opinião dos herbalistas que o uso de remédios obtidos da planta inteira, em oposição a ingredientes ativos isolados, ajuda a prevenir efeitos colaterais adversos. Os muitos tipos de substâncias encontradas nas plantas medicinais atuam sinergicamente em conjunto; provavelmente, todas essas substâncias têm importantes papéis a desempenhar no processo de cura. Os agentes terapêuticos primários são os componentes ativos, que foram isolados pelos antigos químicos e se transformaram em drogas modernas, porém a importância dos outros componentes, aparentemente secundários, não deveria ser ignorada, uma vez que eles são vitais na determinação da eficácia dos agentes medicinais principais. Algumas substâncias sinérgicas secundárias fazem com que os componentes ativos sejam assimilados com mais facilidade e se encontrem disponíveis no organismo, enquanto outras irão diminuir o impacto de outras substâncias químicas potentes da planta, evitando possíveis efeitos colaterais. É principalmente a combinação de ambos os tipos de substâncias, presentes na planta toda, que determina a potência e a segurança do medicamento de ervas.

Reações adversas em potencial

Feita essa ressalva, é possível que, devido à imensa gama de componentes bioquímicos das ervas, algumas poderiam potencialmente causar reações alérgicas e respostas idiossincráticas, como acontece com os alimentos, embora elas em geral sejam seguras.

A maioria dessas reações pode ser evitada pelos herbalistas, que em geral estão familiarizados com a química das ervas que prescrevem; eles receitam ervas, formuladas para atender a necessidades específicas do paciente, e em doses adequadas, após terem anotado a história de caso em detalhes. Algumas pessoas são mais propensas a apresentar reações de hipersensibilidade às ervas, em particular as que já têm uma história de alergia a alimentos, intolerância ou sensibilidade em relação a substâncias químicas. Essa probabilidade será maior se sofrerem de problemas digestivos e especificamente de desequilíbrios da flora intestinal, disbiose intestinal ou síndrome do vazamento do intestino, desordens que, na verdade, respondem muito bem ao tratamento com medicamentos à base de plantas.

O risco de adulteração das ervas fornecidas aos herbalistas é uma questão que obviamente preocupa. Efeitos adversos já ocorreram ocasionalmente, devido à falsificação de ervas tóxicas, assim como a rótulos incorretos. Ao se comprar ervas, torna-se vital que a fonte seja bem conceituada e, de preferência, orgânica, uma vez que reações adversas a pesticidas e conservantes são difíceis de quantificar e poderiam ser confundidas com reações à própria planta. As ervas indianas e chinesas são consideradas mais problemáticas em termos de segurança do que as ervas europeias, embora o uso de pesticidas na Europa Oriental também tenha atraído a atenção negativamente.

Interações fármacos-ervas

Esta é, relativamente, uma nova ciência; pouquíssimas interações erva-droga foram documentadas. O número de informações sobre o assunto (muitas das quais podem ser especulativas e não empíricas) cresce a cada momento. Embora as ervas venham sendo empregadas há milhares de anos, somente nos últimos trinta anos, aproximadamente, elas têm sido usadas em combinação

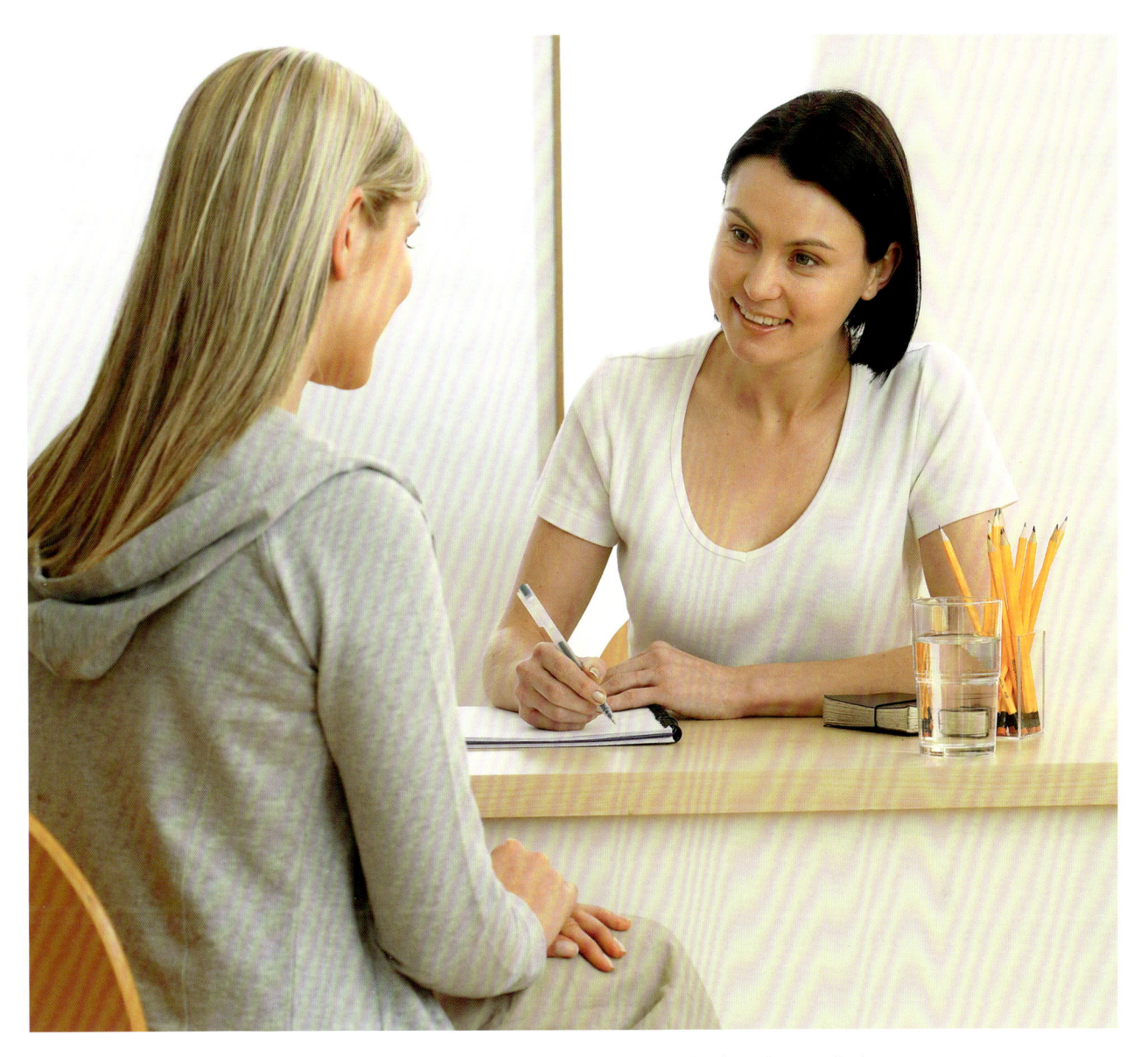

A consulta é a ferramenta do herbalista para determinar o tratamento com ervas mais adequado ao paciente.

com suplementos nutricionais e medicamentos alopáticos, de uma forma ampla. A preocupação não é tanto o fato de a reação entre uma erva e um medicamento poder ser tóxica, mas o potencial que algumas ervas teriam de afetar a biodisponibilidade das drogas e dos nutrientes, causando aumento ou diminuição do nível dos fármacos no sangue. A consideração desse aspecto pelo profissional que prescreve as ervas torna-se especialmente importante se os pacientes estiverem tomando doses específicas de remédios potentes, como medicação cardíaca, agentes anti-coagulantes ou drogas administradas antes de uma cirurgia.

Ervas ricas em mucilagem ou fibra, como olmo-americano ou sementes de psyllium, ou ervas ricas em taninos, que poderiam ligar os fármacos no intestino, têm o potencial de inibir sua ab-sorção. Ervas que aquecem, como pimenta-caiena, pimenta-lon-ga e pimenta-do-reino podem elevar a absorção do fármaco, en-quanto ervas que agem sobre os sistemas enzimáticos do fígado podem afetar a quebra de certas drogas e inibir sua eliminação, aumentando de fato a sua dose no organismo, o que poderia cau-sar efeitos colaterais. É necessário ter cuidado com pessoas que sofrem de diabetes insulino-dependente, uma vez que certas er-vas fazem baixar o açúcar do sangue. Um fato interessante: na China, onde a tradição herbalista não foi interrompida e há me-nos suspeita em relação às ervas do que há no Ocidente, elas são com frequência combinadas com fármacos, visando-se efeitos intencionais, como a redução dos efeitos colaterais desses me-dicamentos, ou o aumento de seus efeitos.

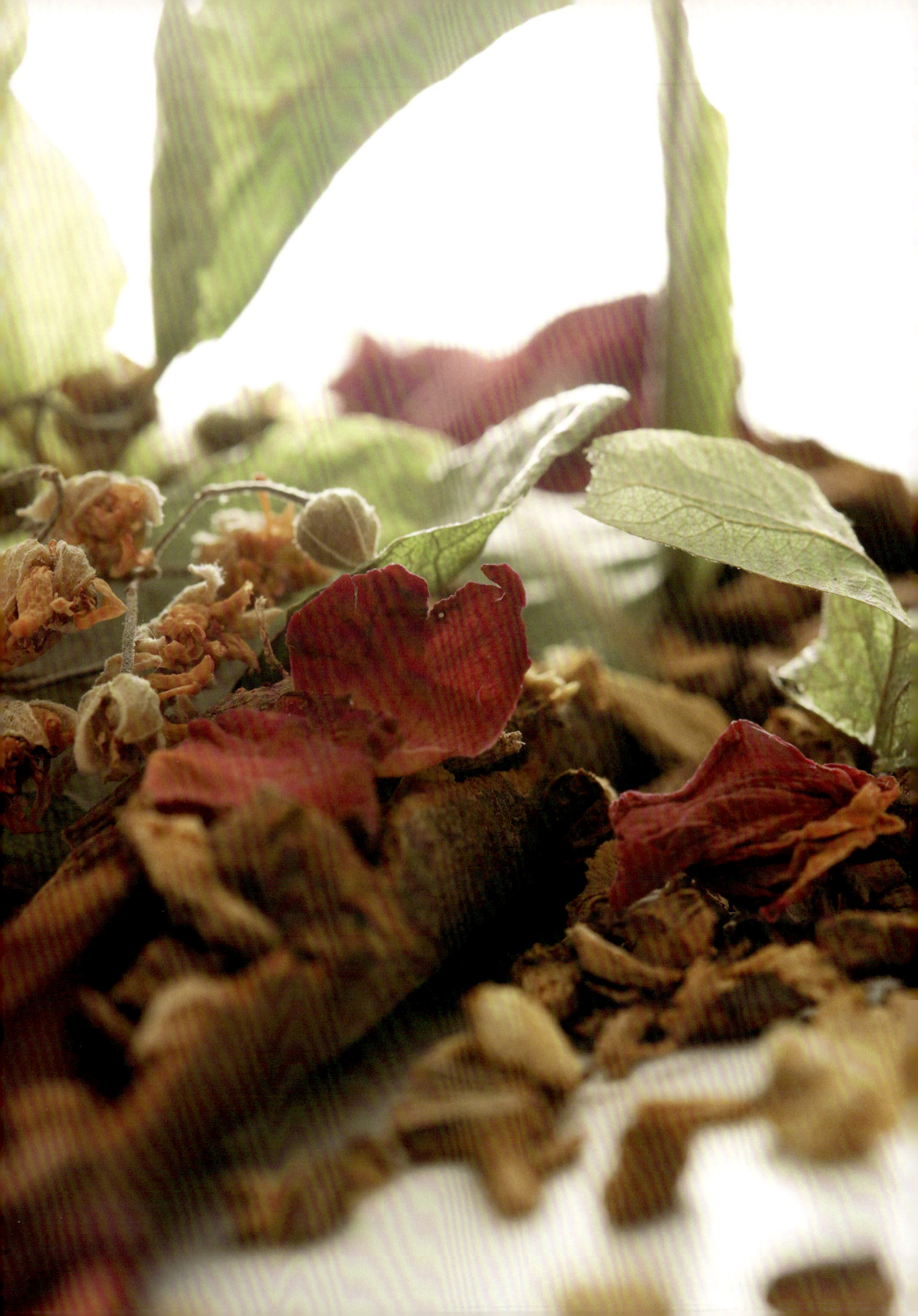

A farmácia de ervas

Há muitas maneiras de se preparar remédios de ervas eficazes, visando à absorção pelo organismo, onde irão exercer seus efeitos. Dependendo da doença a ser tratada, da saúde e da idade do paciente, um herbalista poderá optar pela prescrição de um chá, xarope ou unguento, para aplicação na pele. A seguir, são encontradas instruções, passo a passo, para a preparação desses remédios, assim como de tinturas e decocções, vários tipos de mel, cataplasmas e banhos aromáticos. Orientações sobre dosagem também foram incluídas neste capítulo.

Preparação das ervas

A coleta de ervas silvestres ou seu plantio e colheita no jardim, para a preparação de remédios, podem ser muito gratificantes e enriquecedores. Para quem não tem acesso a plantas frescas, ervas secas estão disponíveis em muitos fornecedores. Devemos tentar utilizar ervas orgânicas, uma vez que os pesticidas podem perturbar o efeito terapêutico ou causar reações adversas.

Métodos de preparação

As ervas podem ser preparadas, como medicamentos, de várias maneiras. O importante é que sejam absorvidas pelo organismo para que possam oferecer o máximo de benefício. Formas de apresentação para uso interno, como infusões, decocções, tinturas, xaropes, vários tipos de mel, comprimidos e cápsulas são ingeridas, passando pelo trato digestório e para a corrente sanguínea. Muitas pessoas inconscientemente adicionam remédios a seus alimentos diariamente; todas as ervas culinárias e especiarias não apenas acrescentam sabor à nossa dieta, mas, ao mesmo tempo, contêm óleos voláteis com ação digestiva e antimicrobiana, entre numerosos outros benefícios. Assim como os alimentos são absorvidos no trato digestório, os componentes terapêuticos das ervas entram na corrente sanguínea e circulam pelo corpo todo.

Quando usadas externamente, as ervas podem ser aplicadas na pele, como ocorre na aromaterapia – ou no caso de se passar uma folha de azeda numa queimadura causada por urtiga – e também empregadas em banhos, compressas e cataplasmas. Ao entrarem em contato com a pele elas são absorvidas por minúsculos capilares sob a superfície, circulando depois pelo corpo. A conjuntiva do olho também absorve preparados de ervas. Um banho de camomila ou uma compressa de calêndula irão aliviar olhos doloridos e inflamados. As inalações constituem outro caminho terapêutico muito bom e um dos principais utilizados pelos aromaterapeutas. Por meio da inalação pelo nariz, que é revestido de terminações nervosas, as mensagens das ervas são levadas diretamente ao cérebro e aos pulmões, onde são absorvidas com o oxigênio pela corrente sanguínea para depois circular pelo corpo.

Infusões

Os chás de ervas, geralmente conhecidos como infusões, são simples preparados em base de água, através dos quais são extraídas as propriedades medicinais das ervas, frescas ou secas. As infusões podem ser tomadas como chá ou usadas externamente para lavar a pele, os olhos, em compressas e duchas, ou adicionadas a banhos e banhos de assento.

Preparo da infusão

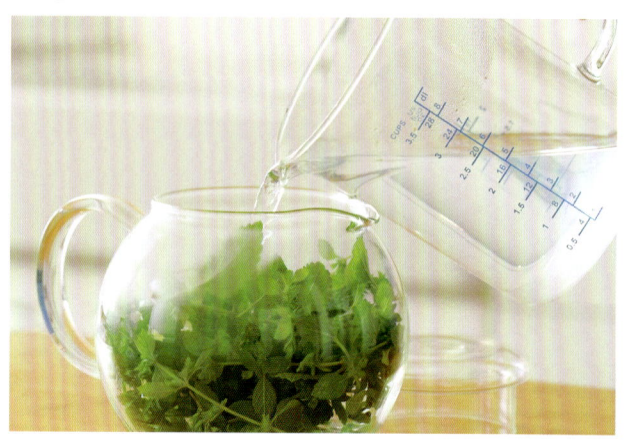

1 Use 50g de erva fresca para 600 ml de água ou 2 colheres de chá de erva para uma xícara cheia de água. Use somente metade da quantidade de ervas se estas estiverem sendo usadas secas. Coloque as ervas numa vasilha previamente aquecida e despeje água fervendo por cima.

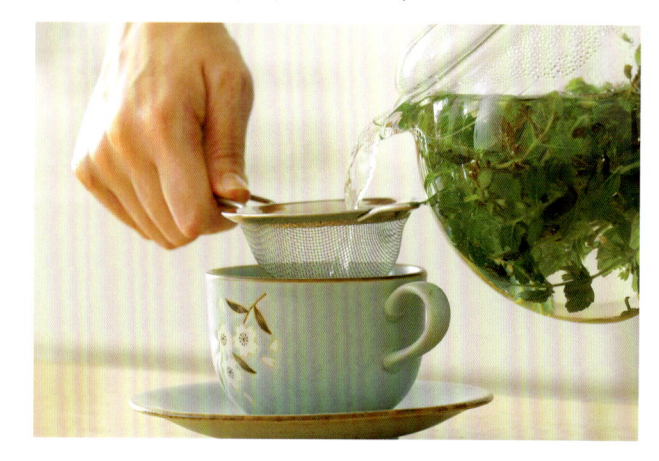

2 Tampe o recipiente usado para impedir que os óleos evaporem. Deixe em infusão durante 1 a 15 minutos, coe e beba.

As infusões são preparadas como uma xícara de chá normal, utilizando-se as partes tenras das plantas, folhas, talos e flores. Em geral, é melhor tomar as infusões enquanto elas ainda estão quentes, especialmente no tratamento da febre, resfriados e catarro, porém elas precisam ser tomadas entre mornas e frias para problemas do trato urinário. Se necessário, podem ser tampadas e guardadas na geladeira por um período de até 2 dias. Algumas ervas precisam ser preparadas como infusões frias, uma vez que seus componentes terapêuticos serão provavelmente destruídos por altas temperaturas. Estas incluem ervas que têm uma alta porcentagem de mucilagem, como alteia e folhas de confrei. O processo de preparação é o mesmo (como foi mostrado na p. 60), mas usa-se água fria e as ervas são deixadas em infusão durante 10 a 12 horas.

Dosagem

Geralmente, as infusões são tomadas – uma xícara de cada vez – 3 a 6 vezes ao dia; isto depende da natureza crônica ou aguda da doença sendo tratada. Pode surpreender algumas pessoas, habituadas ao sabor delicioso das ervas culinárias, como manjericão ou alecrim, que muitas ervas sejam percebidas pelo nosso palato despreparado como tendo um gosto estranho e, com frequência, até mesmo desagradável. Embora os princípios amargos de certas ervas precisem ser sentidos pelo paladar para serem eficazes, o gosto amargo, em geral, não é algo que apreciemos. Entretanto, é possível combinar várias ervas numa infusão, de forma que ervas aromáticas, de sabor agradável, como hortelã-pimenta, funcho, melissa e lavanda possam mascarar ervas menos palatáveis sem, ao mesmo tempo, reduzir seu efeito. Alcaçuz e semente de anis também são excelentes ervas aromatizantes. As infusões podem ser adoçadas com mel, se necessário.

Saquinhos de chás de ervas são vendidos em casas de produtos naturais e supermercados (compremos os orgânicos se possível) e normalmente contêm as ervas mais aromáticas e agradáveis ao paladar, como tília, funcho e hortelã-pimenta.

Decocções

As partes duras e lenhosas das plantas têm paredes celulares resistentes; estas requerem um calor mais intenso para rompê-las, antes de liberarem seus componentes químicos na água. Casca, sementes, raízes, rizomas e nozes precisam ser preparados como decocções.

Use a mesma proporção de ervas e água da infusão (ver p. 60), mas acrescente um pouco mais de água para compensar a perda durante a fervura.

Dosagem

Como a da infusão (ver acima).

Preparo da decocção

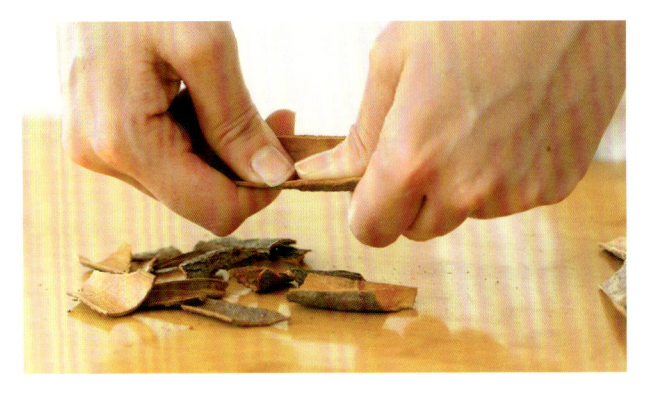

1 Quebre a erva em pequenos pedaços, amasse-a com um pilão, num almofariz, ou com um martelo se for muito dura.

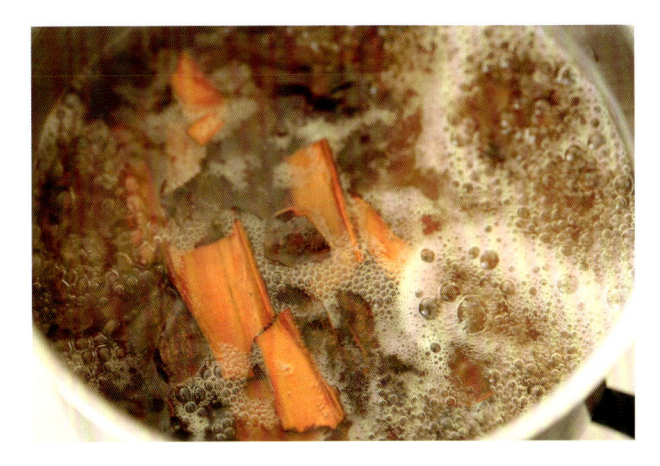

2 Coloque as ervas numa panela de aço inoxidável ou esmaltada e cubra-as com água fria. Deixe ferver, reduza o fogo, tampe e cozinhe em fogo baixo durante 10 a 15 minutos.

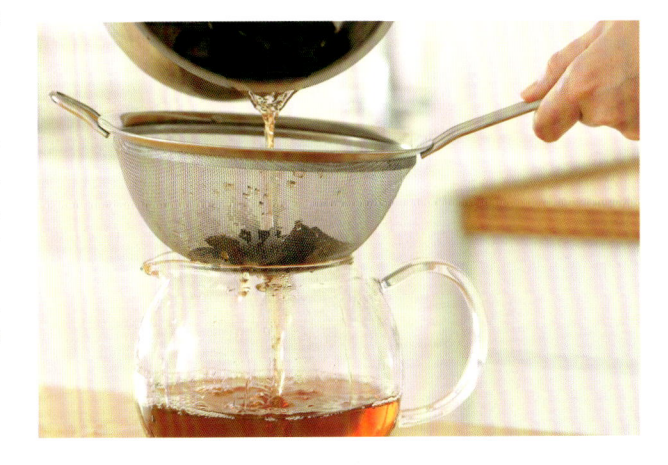

3 Coe e beba da mesma maneira que uma infusão (ver p. 60).

Tinturas

As tinturas são extratos concentrados de ervas, elaboradas com uma mistura de água e álcool; o álcool age no sentido de extrair os componentes das plantas e também como conservante. De acordo com as farmacopeias de ervas, há uma proporção correta entre água e álcool e material vegetal para cada erva, dependendo dos componentes que precisam ser extraídos. Essa proporção pode variar de 25% de álcool, para simples glicosídeos e taninos, até 90%, para resinas e gomas, como as que ocorrem nas flores de calêndula. As ervas podem ser usadas numa proporção de 1 parte de ervas frescas para 2 partes de líquido, ou 1 parte de ervas secas para 5 partes de líquido.

Como exemplo, para preparar 1 litro de tintura de camomila, use 200 g de flores secas e 1 litro de líquido. A camomila exige uma solução de 45% de álcool e, por isso, conhaque puro ou vodca seriam perfeitamente adequados. Se você tiver 100% de álcool, utilize 450 ml de álcool para 550 ml de água.

Tinturas feitas com vinagre e glicerina

As tinturas também podem ser obtidas, usando-se vinagre de cidra puro, pelo fato de o ácido acético atuar como solvente e conservante. O vinagre de framboesa, por exemplo, é um remédio tradicional para tosse e dor de garganta. Tinturas com uma base de glicerina têm um sabor adocicado, como de um xarope, o que as torna um veículo apropriado para a preparação de medicamentos infantis. Despeje 80% de glicerina e 20% de água sobre as ervas, na mesma proporção de erva e líquido usada para as tinturas com álcool (ver acima). As ervas hortelã-pimenta, melissa, lavanda, rosa, manjericão-sagrado, flor de sabugueiro e menta se adaptam bem a esse método.

Dosagem

Pelo fato de serem concentradas, somente pequenas quantidades das tinturas precisam ser tomadas, em intervalos regulares, no correr do dia. A dose irá variar entre 5 a 10 gotas até 1 colher de chá, devendo ser administrada com um pouco de água morna, sucos de frutas ou chás de ervas 3 a 6 vezes por dia, dependendo de a doença ser crônica ou aguda. As tinturas também podem ser adicionadas à água do banho, misturadas com água para compressas, servem para enxaguar a boca e fazer gargarejos; quando combinadas com uma base, entram na composição de unguentos ou cremes. As tinturas exigem um tempo maior de preparação, mas têm várias vantagens. São fáceis de guardar, não deterioram sob condições de frio ou umidade, tomam relativamente pouco espaço de armazenagem, não apresentam dificuldade para serem levadas de um lugar para outro e se mantêm inalteradas quase indefinidamente, embora seja melhor utilizá-las dentro de um período de dois anos a partir de sua preparação.

Preparo da tintura

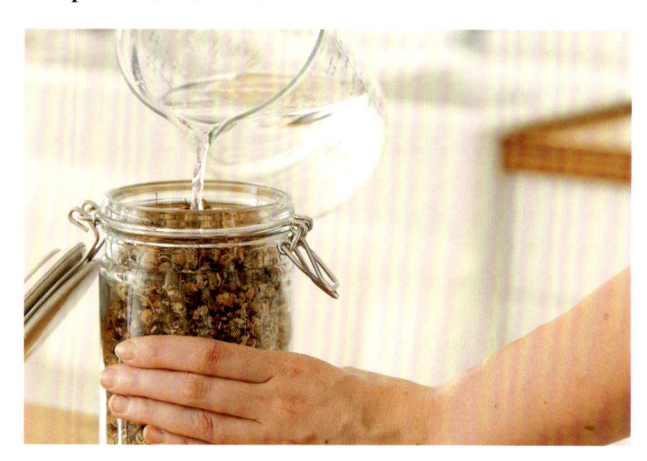

1 Corte a erva, colocando-a num recipiente grande e limpo; a seguir, despeje a mistura de água e álcool sobre ela, de forma que a planta fique imersa. Ponha uma tampa hermética no recipiente e deixe macerar longe da luz solar direta, durante pelo menos duas semanas, agitando o recipiente uma vez por dia.

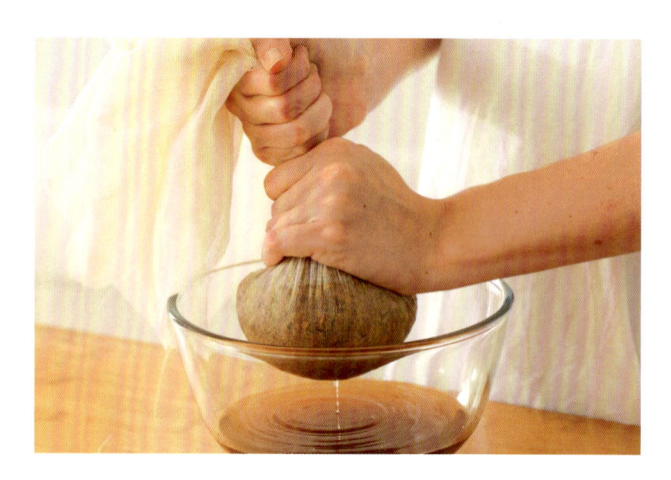

2 Quando a tintura estiver macerada, use uma prensa, como uma prensa de vinho, para extrair a maior quantidade possível de líquido. Uma alternativa será espremê-la através de musselina; este é um processo mais trabalhoso, mas viável. Descarte as ervas e depois transfira a tintura para um vidro limpo, escuro e com tampa; coloque uma etiqueta no frasco com o nome da erva e a data, guardando-o num local fresco e escuro.

Xaropes

Este tipo de remédio tem como finalidade tornar os preparados de ervas mais palatáveis. Ervas amargas, como dente-de-leão, bardana, alecrim, marroio-branco, azeda, verbena e agripalma respondem particularmente bem a esse método quando são prescritas para crianças.

Ervas expectorantes, usadas no tratamento da tosse, asma e infecções das vias respiratórias, entre elas tomilho, hissopo, ínula, marroio-branco, fruto do sabugueiro, tussilagem e verbasco são frequentemente preparadas como xarope, em especial se o mel for incluído entre os ingredientes. Xaropes também podem ser adicionados a outros preparados de ervas para mascarar seu sabor mais desagradável. Esses remédios se manterão inalterados por até dois anos.

Dosagem

Geralmente, deve-se tomar de 1 a 2 colheres de sobremesa cheias, de 3 a 4 vezes ao dia para problemas crônicos e a cada duas horas nos casos agudos.

Preparo do xarope

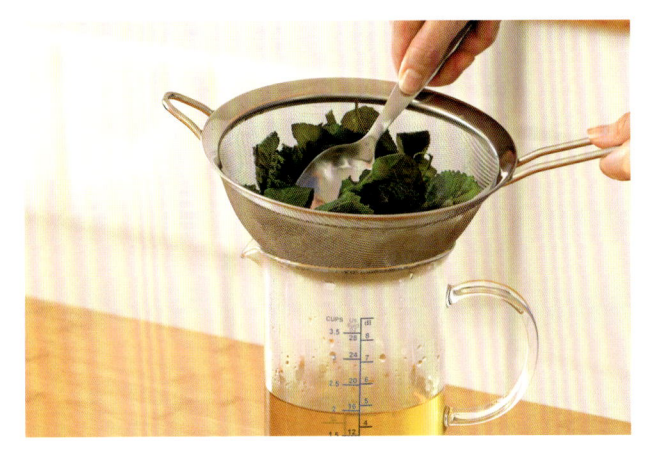

1 Faça uma infusão (ver p. 60), usando 25 g de erva seca para 600 ml de água em ebulição. Dobre a quantidade de ervas se estas estiverem sendo usadas frescas. Deixe macerar em água durante 6 a 8 horas. Coe o líquido, esprema o máximo de água residual possível da erva antes de rejeitá-la e meça a quantidade de líquido que sobrou.

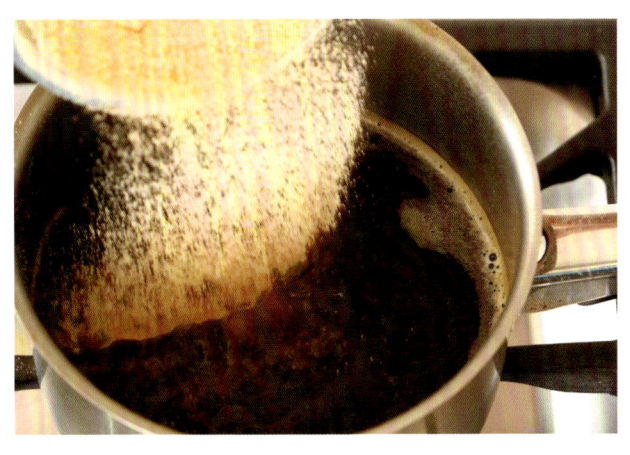

3 Acrescente 400 g de açúcar ou 350 ml de mel (ou alguma outra substância adoçante de sua preferência) e deixe ferver até que o açúcar tenha se dissolvido.

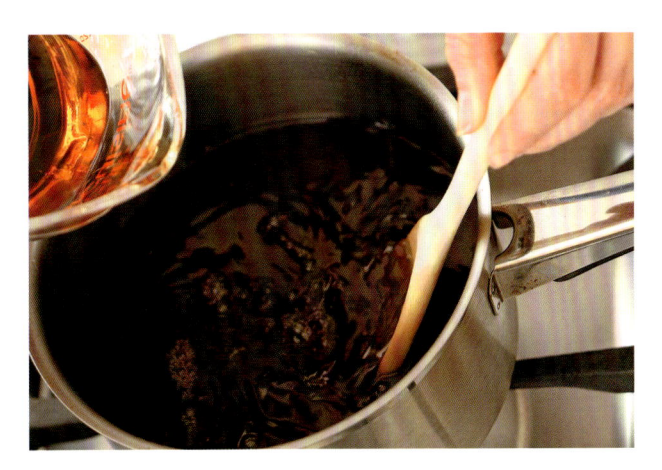

2 Despeje a infusão numa panela e espere levantar fervura. Tampe e cozinhe lentamente, em fogo brando, até que o líquido fique reduzido à metade.

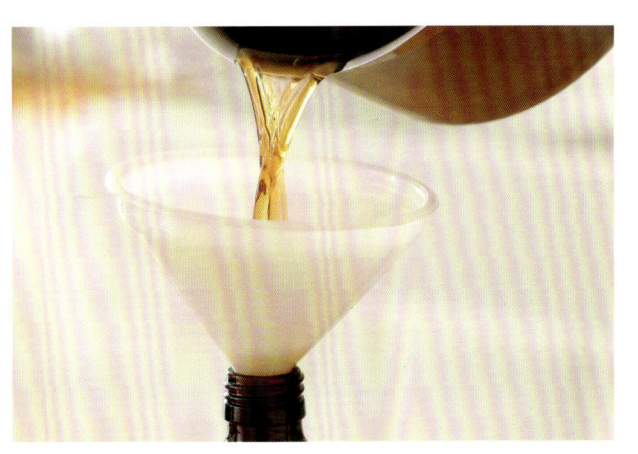

4 Despeje num vidro esterilizado. Se desejar, adicione 5% da mesma tintura para conservar o xarope por mais tempo. Etiquete o vidro e guarde-o num local fresco e escuro.

Mel

O uso medicinal do mel data de milhares de anos. Ele é higroscópico, isto é, absorve componentes solúveis em água e os óleos voláteis da planta. O mel tem propriedades antibacterianas, expectorantes e cicatrizantes; por isso, o mel de ervas pode ser usado para tratar inflamações de garganta, tosse, infecções das vias respiratórias e asma; ele também tem aplicação externa: cicatriza ou acalma problemas cutâneos, como cortes e esfoladuras, queimaduras e úlceras varicosas. O mel constitui um excelente veículo para ervas antimicrobianas, como alho, cebola, tomilho, hissopo, orégano e alecrim.

O mel também é altamente nutritivo, rico em açúcares de fácil digestão e energético; estimulando o sistema imunológico. Ele contém pólen, que possui altas concentrações de proteínas, vitaminas, minerais e ácidos graxos, sendo útil no tratamento de alergias e asma; além disso, contém própolis, um poderoso antimicrobiano. O mel de tomilho, da Grécia, é renomado por suas propriedades terapêuticas, assim como o mel Manuka, da Nova Zelândia, frequentemente utilizado como agente antibacteriano.

Dosagem

Tome 1 colher de sopa de mel de ervas em um pouco de água quente ou puro na colher. Não dê mel para crianças com menos de 1 ano de idade pelo risco de botulismo.

Preparo do mel

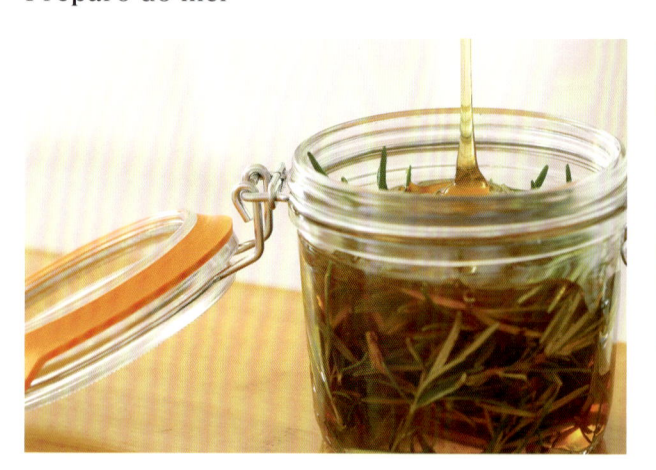

Coloque as ervas de sua escolha, picadas em pedaços grandes ou esmagadas num recipiente limpo e esterilizado, cubra com mel e mexa bem. Tampe hermeticamente, rotule com clareza e deixe macerar durante pelo menos quatro semanas (mas, de preferência, por vários meses). Guarde num local fresco e escuro ou na geladeira.

Outros usos para o mel

Pode-se simplesmente administrar ervas recentemente picadas numa colher de chá de mel. Doces e pastilhas para a garganta são obtidos, misturando-se pó de ervas com mel, até ambos formarem uma pasta; com esta são feitas pequenas bolas, que deverão ser passadas novamente no pó para impedir que fiquem pegajosas; isto as tornará mais fáceis de manusear e armazenar. Devem ser guardadas numa lata bem fechada.

Comprimidos e cápsulas

Muitas ervas se encontram disponíveis em fornecedores especializados, sob a forma de comprimidos ou cápsulas – uma maneira conveniente de se tomar ervas. Contudo, esses dois tipos de apresentação não entram em contato com os botões gustativos da língua, o que poderá reduzir os efeitos terapêuticos das ervas em alguns casos. Entretanto, somente preparados padronizados estarão disponíveis como comprimidos comerciais; se alguém precisar de uma combinação específica de ervas, ela poderá ser aviada sob a forma de cápsulas de gelatina. Estas podem ser preenchidas com misturas das ervas apropriadas, usando-se um aparelho de fazer cápsulas.

Dosagem

Dois tamanhos principais de cápsulas são usados pelos herbalistas médicos: tamanho 0, que pode conter 0,35 g de pó e tamanho 00, que comporta cerca de 0,5 g; 1 a 2 cápsulas tamanho 0 podem ser tomadas uma vez por dia e 1 cápsula tamanho 00, pode ser tomada 3 vezes ao dia.

Preparo de cápsulas

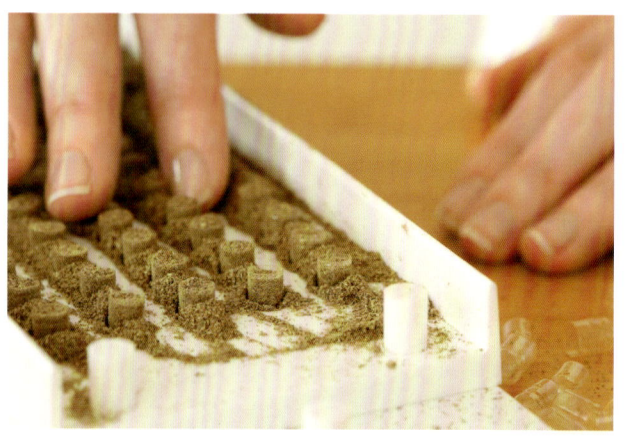

Encha um aparelho de fazer cápsulas com cápsulas abertas, cubra-as com a combinação escolhida de ervas em pó e se assegure de que cada uma delas se encontra cheia e compactada. Coloque as tampas das cápsulas e remova as cápsulas da máquina. Guarde-as num recipiente hermeticamente fechado, num local fresco e escuro, rotulando-o com clareza.

Unguentos e cremes

Unguentos e cremes podem ser aplicados na pele, não somente para o tratamento de problemas cutâneos, mas também de desordens menos superficiais, como inflamação de articulações e dor de cabeça. Qualquer erva fresca ou seca pode ser usada na preparação de unguentos, seguindo-se a receita abaixo.

Cremes são facilmente elaborados, misturando-se tinturas, decocções ou algumas gotas de um óleo essencial a uma base de creme, como um creme aquoso. Por exemplo, muitos tipos de eczema são efetivamente tratados, combinando-se 2 a 3 gotas de óleo de camomila (*Chamomilla recutita*) a 50 g de base de creme, que é vendida pela maioria dos fornecedores de ervas.

Dosagem

Aplique unguentos e cremes nas áreas afetadas 2 a 3 vezes ao dia, para doenças crônicas, ou mais frequentemente, se necessário, se o problema for agudo.

Preparo do unguento

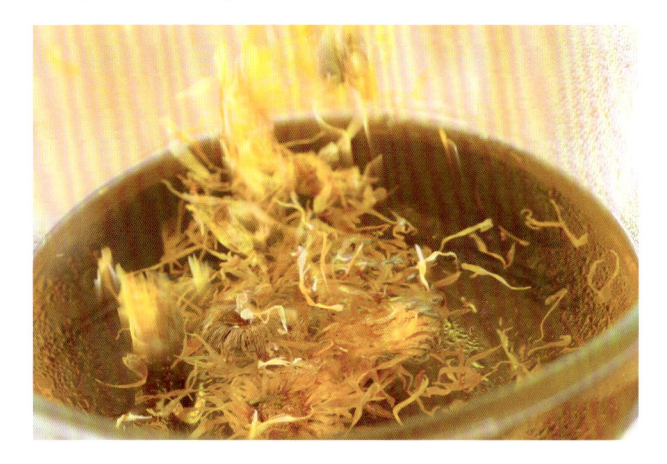

1 Derreta 50 g de cera de abelhas com 450 ml de óleo de oliva num pirex colocado sobre uma panela com água fervendo ou num fervedor duplo. Acrescente a maior quantidade de erva possível. Deixe macerar por algumas horas sobre fogo baixo.

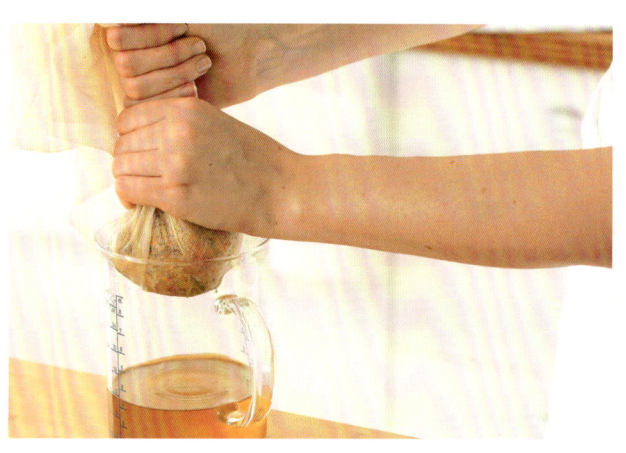

3 Aperte bem a musselina para retirar o máximo possível da mistura e descarte a erva.

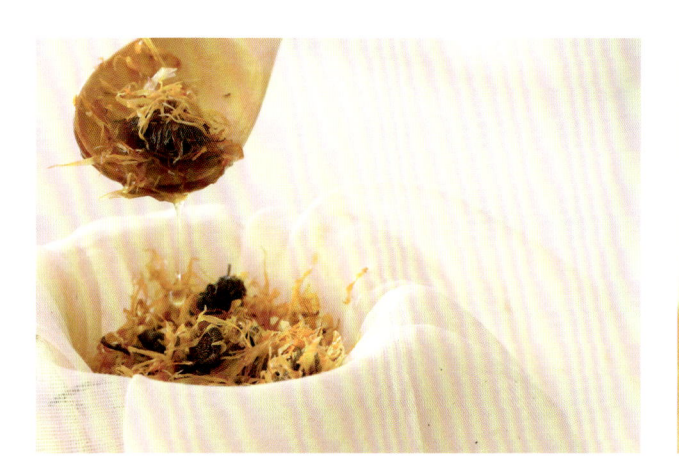

2 Retire a erva macerada com uma colher, colocando-a num pedaço de musselina apoiada sobre um recipiente. Deixe o líquido se escoar pelo tecido.

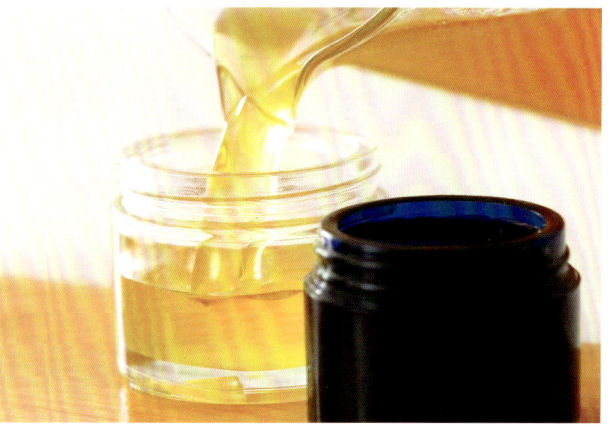

4 Despeje o unguento morno em recipientes apropriados, para que ele se solidifique. Feche-os com tampas herméticas, coloque as etiquetas e guarde-os num local fresco e escuro.

Compressas

Um pano limpo ou flanela poderá ser embebido numa infusão quente ou fria (ver p. 60), numa decocção (ver p. 61), numa tintura diluída (ver p. 62) ou em água com algumas gotas de óleo essencial diluído (ver abaixo), depois torcido e colocado sobre a região afetada. Isto alivia sintomas, como dor de cabeça, cólica abdominal, dor nas costas, furúnculos e dor nas articulações. Faça o tratamento várias vezes para um bom efeito.

Cataplasmas

Estas são semelhantes às compressas, mas envolvem o uso da própria erva e não de um extrato. Algumas ervas podem ser aplicadas diretamente na pele, como o confrei. Antes, elas precisam ser amolecidas, devendo-se remover talos rígidos ou nervuras e mergulhá-las por alguns instantes em água quente, evitando-se desconfortos para a pele. Depois de aplicadas, são mantidas no lugar por bandagem leve e deixadas a noite toda.

Linimentos

Um óleo para fricções ou linimento consiste de extratos de ervas misturados a um óleo ou tintura, ou uma combinação de ambos. Estes poderão ser óleos infundidos ou óleos essenciais diluídos numa base, como o de gergelim (ver abaixo). Os linimentos são usados em massagens, com o propósito de relaxar ou estimular músculos e ligamentos ou para eliminar a dor de inflamações ou lesões. Eles são elaborados com o intuito de penetrar na pele, para chegar à parte afetada; por isso, geralmente contêm um óleo essencial estimulante, como o de gengibre ou de pimenta-do-reino, não sendo adequados para bebês.

Óleos

Os óleos essenciais precisam ser utilizados com cuidado, especialmente em crianças e bebês. Eles podem ser diluídos numa base, como óleo de gengibre (1 a 2 gotas de óleo essencial para 5 ml/1 colher de chá de base de óleo) para massagens e banhos. Os óleos essenciais podem ainda ser usados puros, em queimadores, com a finalidade de permear o ar, ou em inalações, indicadas para resfriados, catarro, tosse, insônia e ansiedade.

Enquanto os óleos essenciais são extraídos de plantas aromáticas profissionalmente, através da destilação a vapor, os óleos infundidos podem ser facilmente preparados em casa. Coloque ervas, de preferência frescas (assegure-se de elas não estarem molhadas), picadas fininho num recipiente, com uma tampa que feche bem, cubra-as com um óleo, como de amêndoas, coco, oliva ou gergelim, enchendo o recipiente até em cima e, a seguir, misture bem. Ponha a tampa e uma etiqueta na vasilha, anotando o nome da erva e a data; deixe o recipiente no parapeito de uma janela ensolarada para macerar durante, aproximadamente, 4 a 8 semanas. Tenha em mente que se houver qualquer umidade na planta ou no recipiente, ou se este não for usado por mais tempo do que o especificado, o óleo poderá embolorar.

Preparo da cataplasma

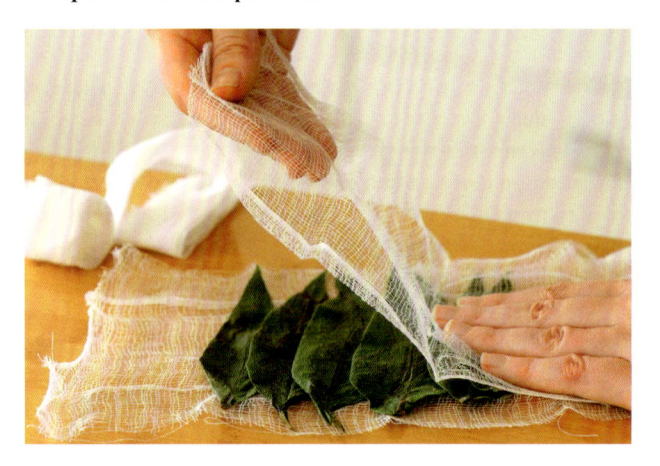

1 Coloque a erva fresca ou seca entre duas tiras de gaze. Se você estiver utilizando folhas secas, talos ou raízes, eles precisarão ser esmagados antes de serem aplicados. No caso de ervas secas, adicione um pouco de água quente às ervas pulverizadas ou finamente picadas, de forma a obter uma pasta.

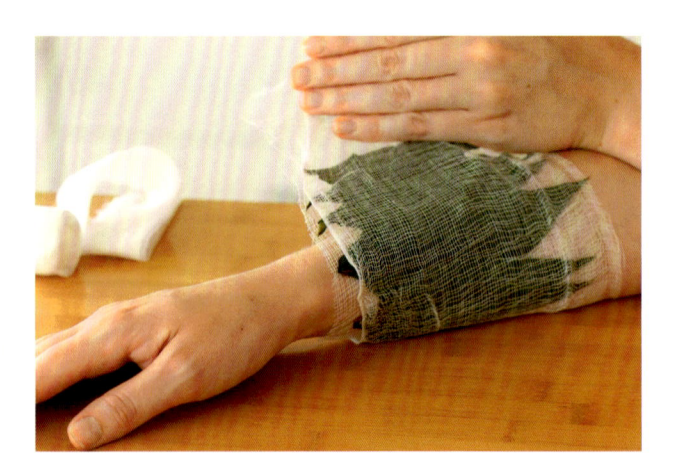

2 Use uma atadura leve de algodão para prender a cataplasma e a gaze na região afetada, mantendo-a aquecida com uma bolsa de água quente. Faça a substituição da cataplasma após 4 horas, repetindo a aplicação cerca de 3 vezes ao dia.

Gradualmente, o óleo irá absorver os componentes da planta; você verá esse processo em ação se macerar erva-de-são-joão em óleo. Em minutos o óleo se tornará vermelho-escuro. Ele é um remédio útil para a cicatrização de cortes e feridas; a massagem com ele na área afetada alivia desordens dolorosas dos nervos, como nevralgia do trigêmeo e herpes-zóster. Depois de 2 semanas, filtre o óleo na musselina, espremendo para extrair todo o óleo. Guarde num vidro limpo, escuro e com tampa hermética; rotule o vidro e armazene-o num local fresco e escuro.

Banhos de ervas

Um banho quente perfumado é uma maneira muito agradável e simples de se absorver os princípios ativos das ervas. Elas podem ser adicionadas à água do banho de diversas formas: você poderá diluir óleos essenciais (1 gota de óleo essencial para 5 ml de base, como óleo de gergelim), misturando-os à água do banho; pendure um saquinho de musselina, contendo ervas aromáticas frescas ou secas sob a torneira de água quente, ao encher a banheira; ou despeje 600 ml de uma infusão forte de ervas (coloque o dobro da dose padrão apresentada na p. 60) na água. Permaneça no banho morno por 10 a 20 minutos.

Nos banhos de ervas, os óleos essenciais das plantas são absorvidos através dos poros da pele, que se abrem pelo calor da água. Os óleos também são carregados pelo vapor, que é simultaneamente inalado pelo nariz e boca; eles entram nos pulmões, passando destes para a corrente sanguínea. Do nariz, as mensagens são levadas dos óleos, por meio dos trajetos nervosos, para o cérebro. Assim, os remédios de ervas são assimilados rápida e diretamente, evitando o processo longo da digestão, necessário quando as ervas são ingeridas pela boca. Os banhos são particularmente úteis para relaxar e aliviar o sistema nervoso e para acalmar a tensão mental e emocional.

Lavanda, melissa, manjericão-sagrado, rosa e camomila são, não apenas maravilhosamente fragrantes, mas também relaxantes; essas ervas acalmam a tensão e a ansiedade, contribuindo para um sono reparador. A camomila é excelente para crianças rebeldes, particularmente quando não estão se sentindo bem, uma vez que, além de possuir propriedades antimicrobianas, ela também ajuda a conciliar o sono – a melhor maneira encontrada pela natureza de combater a infecção e permitir a cura pelo próprio organismo. Os banhos de alecrim são, ao mesmo tempo, relaxantes e têm uma ação estimulante, pelo fato de aumentarem o fluxo sanguíneo para a cabeça; por isso, proporcionam o desenvolvimento de uma maior atenção e concentração.

Banhos de assento podem ser muito úteis para acalmar a dor e a irritação da cistite, de infecções vaginais ou hemorroidas. Simplesmente, encha uma bacia grande e rasa com cerca de 1 litro de uma infusão forte coada, o suficiente para alcançar as áreas que precisam de tratamento; sente-se nessa infusão e relaxe durante 10 a 15 minutos.

Banhos das mãos e dos pés

Escalda-pés com mostarda foram historicamente usados para todas as aflições causadas pelos climas frios e úmidos, desde resfriados e gripe, até má circulação e artrite. A tradição antiga de banhos das mãos e dos pés foi popularizada pelo famoso herbalista francês Maurice Mességué, que escreveu vários livros sobre terapia herbalista, baseados simplesmente nessa forma de tratamento. Ele recomenda escalda-pés de 8 minutos à noite e banhos das mãos durante 8 minutos de manhã. As mãos e os pés são, segundo Mességué, áreas altamente sensíveis da pele, ricas em terminações nervosas; não obstante certo espessamento cutâneo, devido ao uso, os componentes passam facilmente da pele para o interior do corpo. Experimente esse tipo de banho, adicionando 1 colher de sopa de mostarda em pó numa vasilha com água morna e mergulhe os pés durante 8 a 10 minutos.

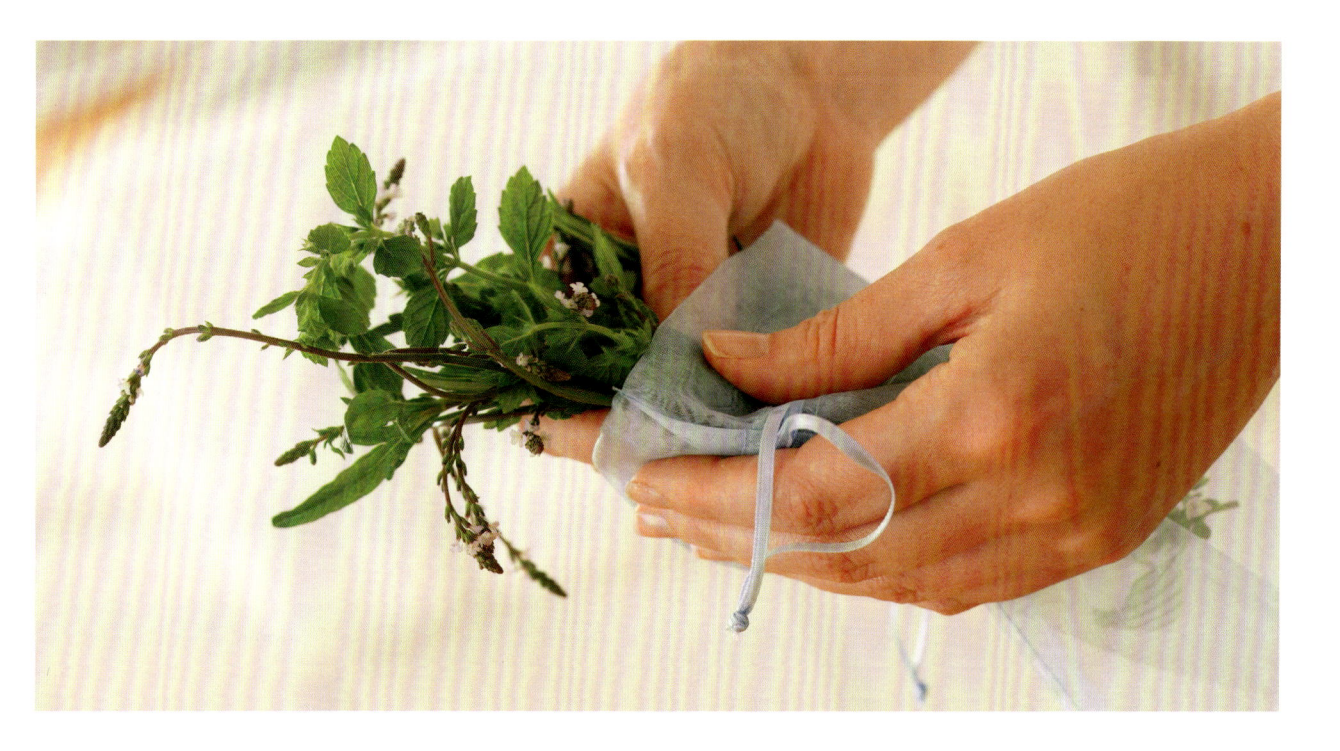

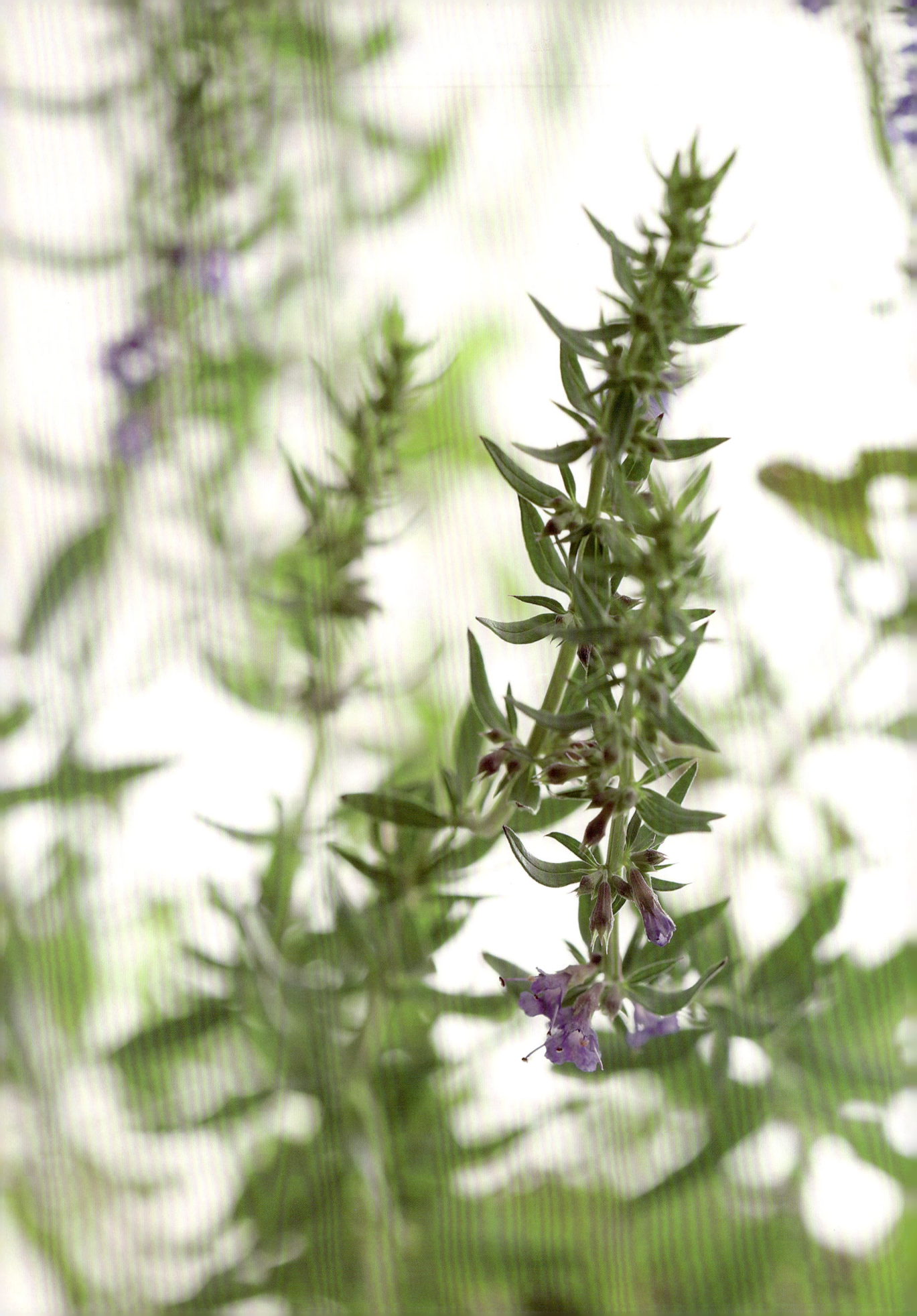

Matéria médica

A matéria médica é um compêndio de ervas medicinais, usadas por seus efeitos terapêuticos. Tradicionalmente, a matéria médica descreve as propriedades farmacológicas e as ações medicinais de cada uma das ervas. A primeira coleção desse tipo, contendo o conhecimento de plantas que curam, apareceu na Índia por volta de 700 a.C. e foi compilada pelo estudioso Charaka; um manual semelhante foi organizado na China, aproximadamente em 1000 d.C. A expressão matéria médica vem do latim *materia medica*, tendo sido usada desde o Império Romano, quando Dioscorides escreveu um livro de cinco volumes em grego, *De Materia Medica*, traduzido depois para o latim ao redor de 60 d.C. O livro de Dioscorides era um comentário sobre cerca de quinhentas plantas medicinais.

Como usar a matéria médica

A matéria médica é o coração deste livro. Ela se compõe de uma lista abrangente das 150 ervas mais comumente usadas pelos herbalistas ocidentais modernos. Todas essas ervas podem ser facilmente encontradas na maioria dos fornecedores. Uma vez que este livro foi escrito para leigos, assim como para estudantes e profissionais da medicina herbalista, nenhuma das ervas pertence à "Tabela 3", ou de plantas medicinais cuja dosagem é restrita por lei, devido à presença de componentes muito potentes, geralmente alcaloides, os quais exigem cuidados em sua aplicação.

A matéria médica foi dividida em duas partes. A primeira parte é um guia de identificação fotográfica. As ervas foram agrupadas de acordo com famílias botânicas; esta é uma maneira útil de classificá-las, não apenas devido às suas semelhanças botânicas, mas também porque, com frequência, as ações de plantas medicinais de uma mesma família apresentam similaridades. Vamos tomar como exemplo a família da rosa, que inclui a rosa, a agrimônia, a alquemila, a filipêndula e o crataegos. Todas essas ervas contêm taninos, com efeito adstringente no organismo; eles retiram o excesso de secreções, protegendo as membranas mucosas da infecção e da inflamação. Muitas plantas da família da menta (*Lamiaceae*) são ricas em óleos essenciais e importantes como ervas de uso culinário, enquanto várias ervas da família da margarida (*Asteraceae*) servem para cicatrizar feridas e estancar sangramentos.

Se sua intenção for usar esta parte da matéria médica para identificar plantas silvestres frescas que colheu, é fundamental ter absoluta certeza de que terá colhido a erva correta antes de usá-la. Para isso, deverá consultar alguém que esteja familiarizado com a planta.

A segunda parte da matéria médica é uma lista detalhada de ervas, organizada alfabeticamente pelos nomes em latim. Cada um dos títulos inclui o nome popular, família, partes usadas, componentes principais e as ações da planta. A seguir, são mencionadas as indicações da erva para determinadas doenças, de acordo com os sistemas corporais, incluindo informações de pesquisas científicas recentes. Isto torna fáceis as referências cruzadas que remetem para o capítulo "Tratamento das doenças mais comuns" (ver pp. 176-231), permitindo que você se mantenha informado a respeito de ervas que escolher.

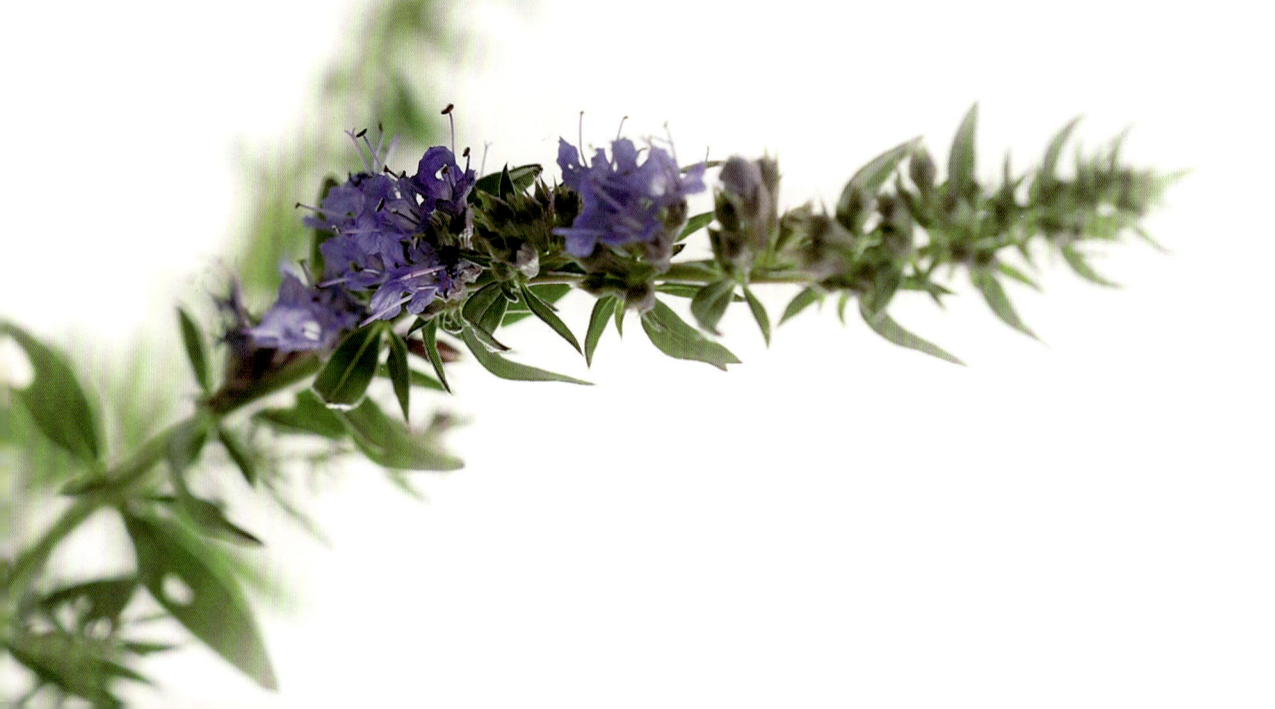

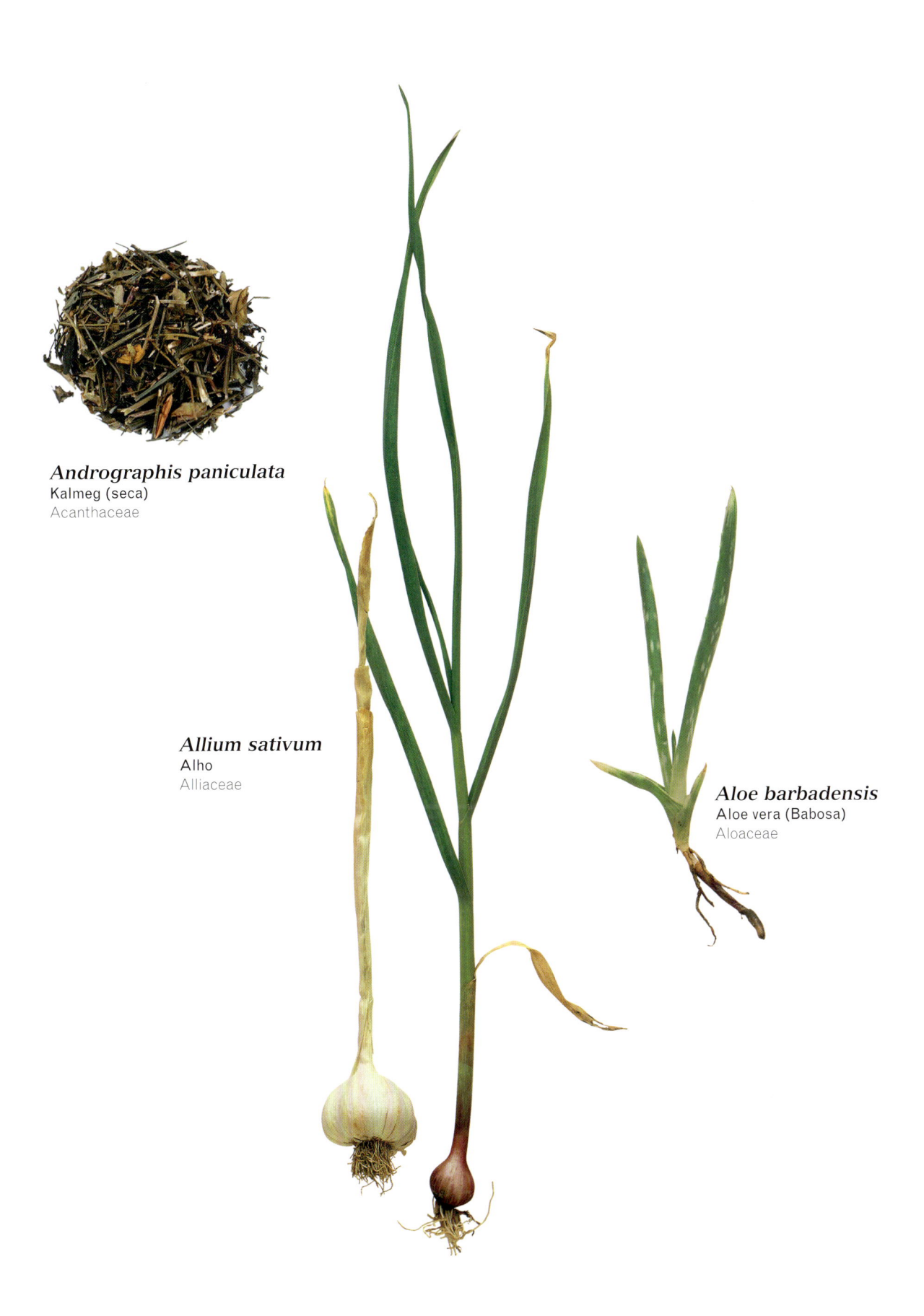

Androgaphis paniculata
Kalmeg (seca)
Acanthaceae

Allium sativum
Alho
Alliaceae

Aloe barbadensis
Aloe vera (Babosa)
Aloaceae

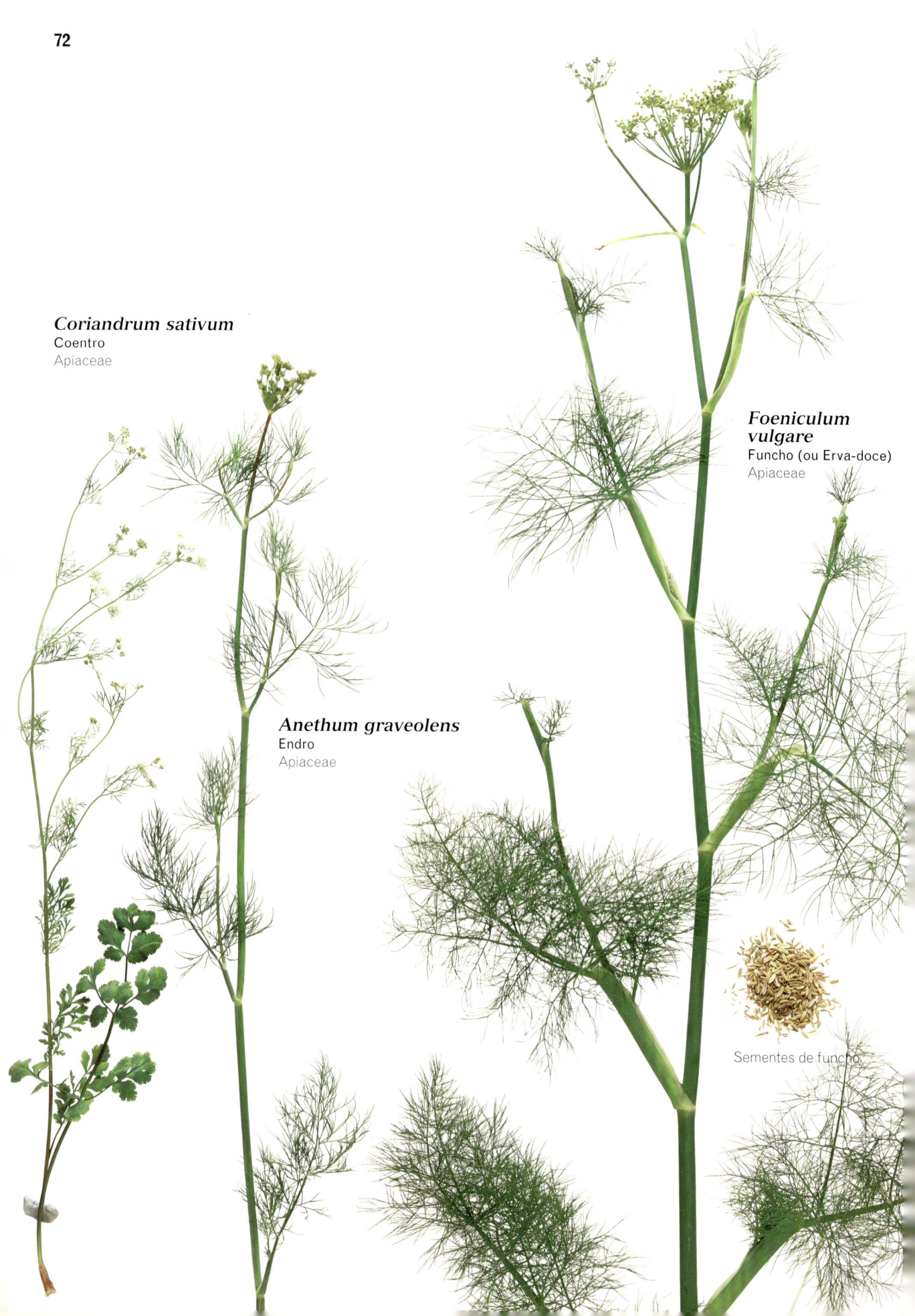

72

Coriandrum sativum
Coentro
Apiaceae

Anethum graveolens
Endro
Apiaceae

Foeniculum vulgare
Funcho (ou Erva-doce)
Apiaceae

Sementes de funcho

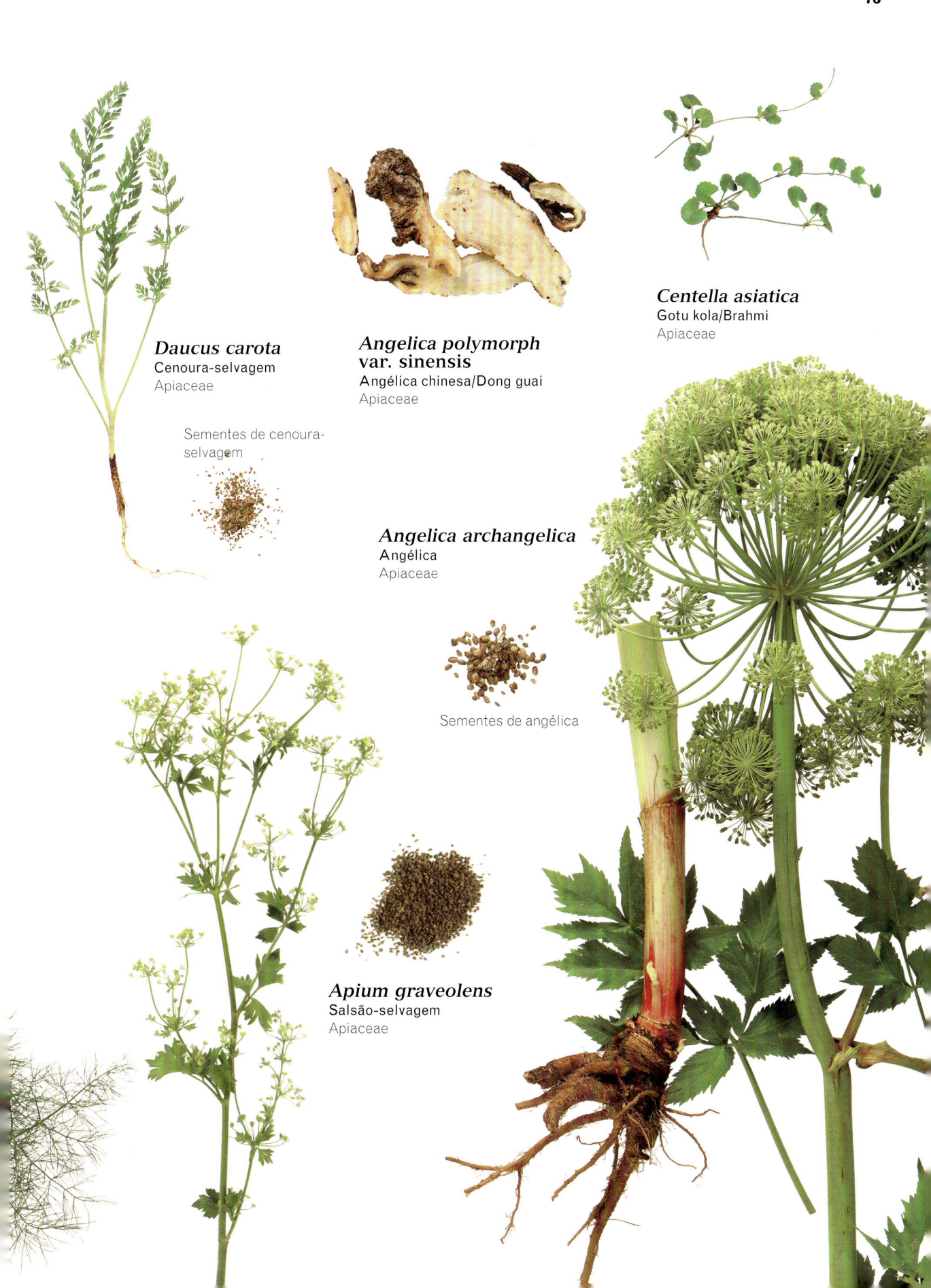

Daucus carota
Cenoura-selvagem
Apiaceae

Sementes de cenoura-selvagem

Angelica polymorph var. sinensis
Angélica chinesa/Dong guai
Apiaceae

Centella asiatica
Gotu kola/Brahmi
Apiaceae

Angelica archangelica
Angélica
Apiaceae

Sementes de angélica

Apium graveolens
Salsão-selvagem
Apiaceae

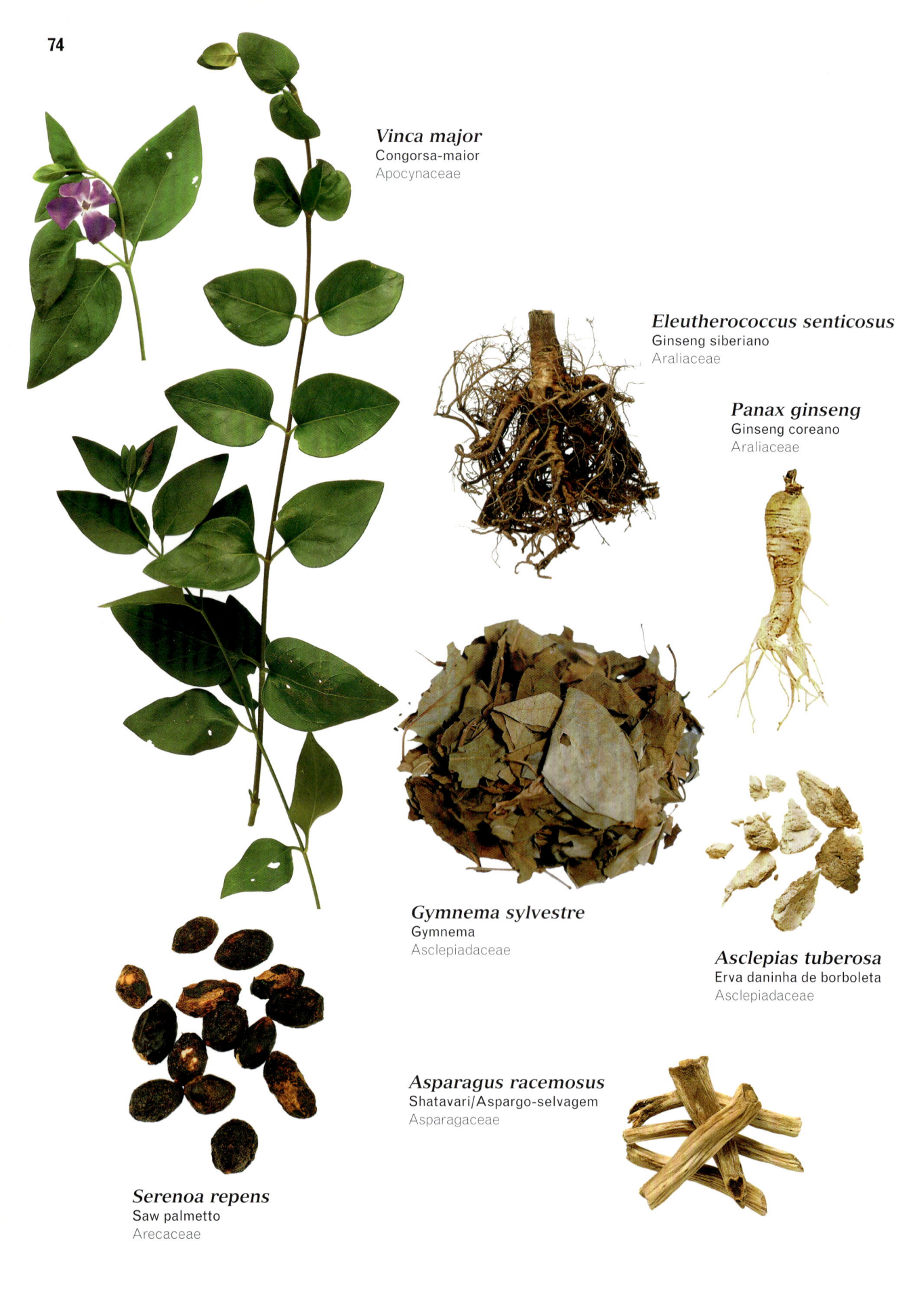

Vinca major
Congorsa-maior
Apocynaceae

Eleutherococcus senticosus
Ginseng siberiano
Araliaceae

Panax ginseng
Ginseng coreano
Araliaceae

Gymnema sylvestre
Gymnema
Asclepiadaceae

Asclepias tuberosa
Erva daninha de borboleta
Asclepiadaceae

Asparagus racemosus
Shatavari/Aspargo-selvagem
Asparagaceae

Serenoa repens
Saw palmetto
Arecaceae

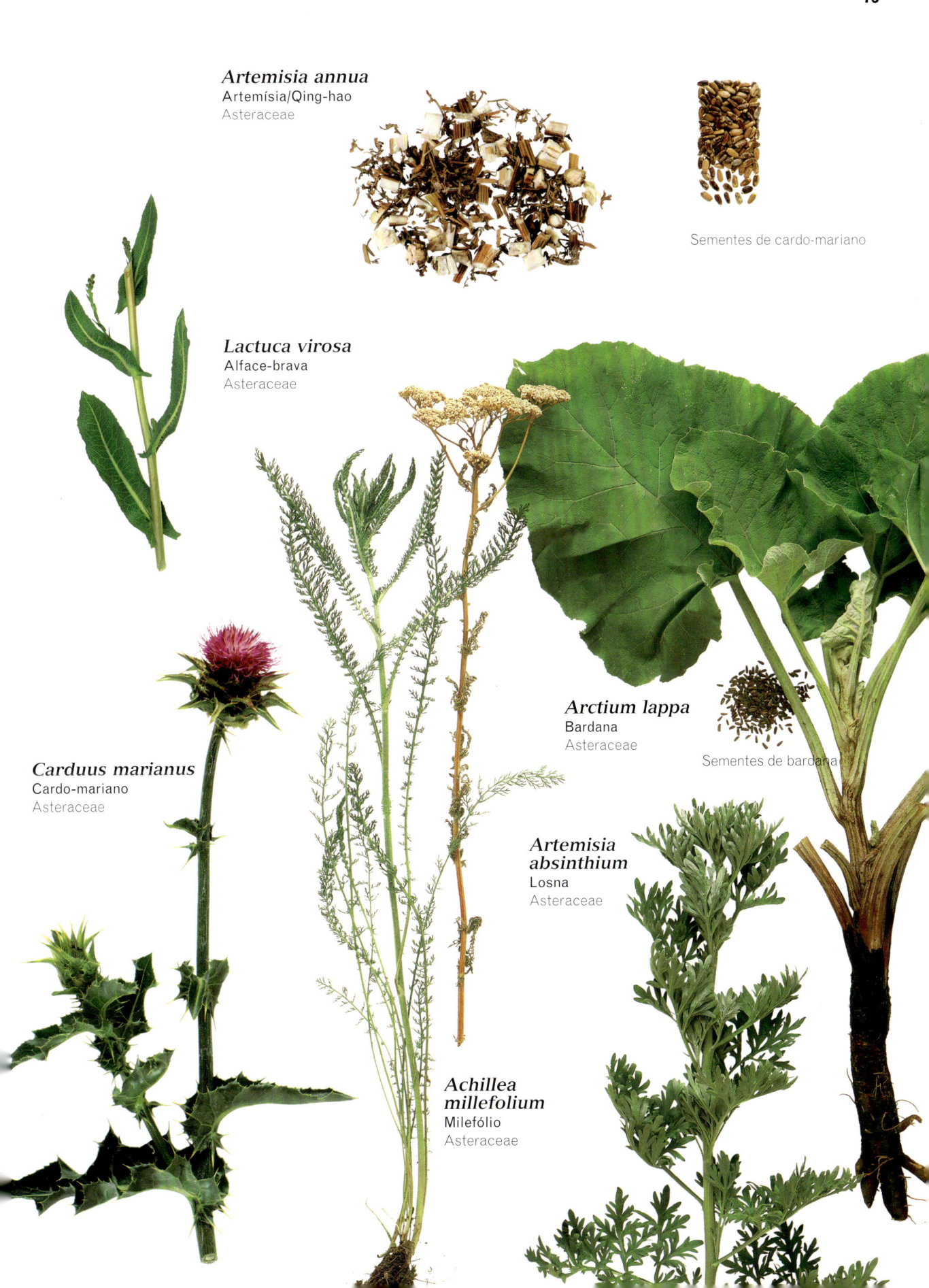

Artemisia annua
Artemísia/Qing-hao
Asteraceae

Sementes de cardo-mariano

Lactuca virosa
Alface-brava
Asteraceae

Carduus marianus
Cardo-mariano
Asteraceae

Arctium lappa
Bardana
Asteraceae

Sementes de bardana

Artemisia absinthium
Losna
Asteraceae

Achillea millefolium
Milefólio
Asteraceae

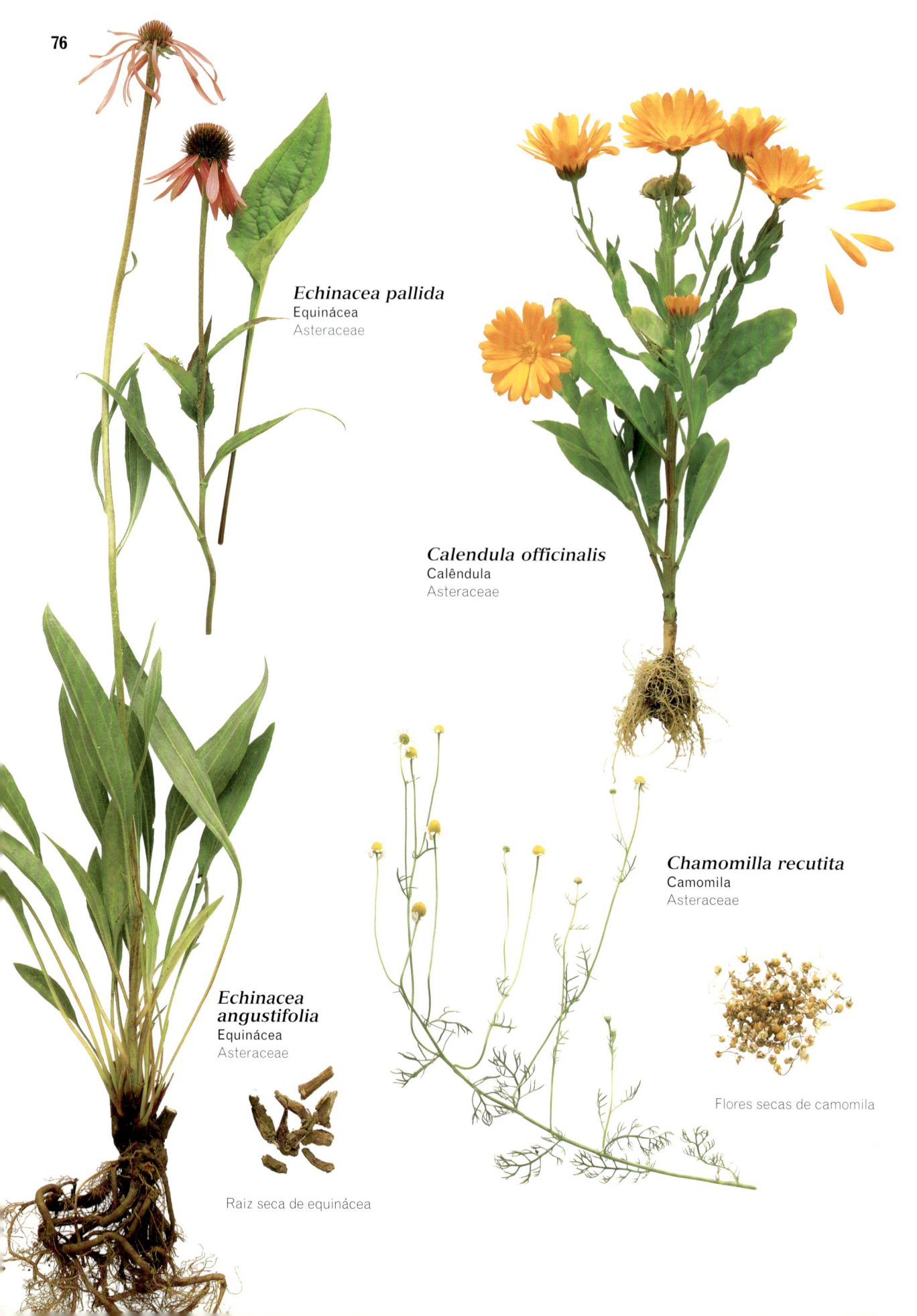

Echinacea pallida
Equinácea
Asteraceae

Calendula officinalis
Calêndula
Asteraceae

Chamomilla recutita
Camomila
Asteraceae

Echinacea angustifolia
Equinácea
Asteraceae

Raiz seca de equinácea

Flores secas de camomila

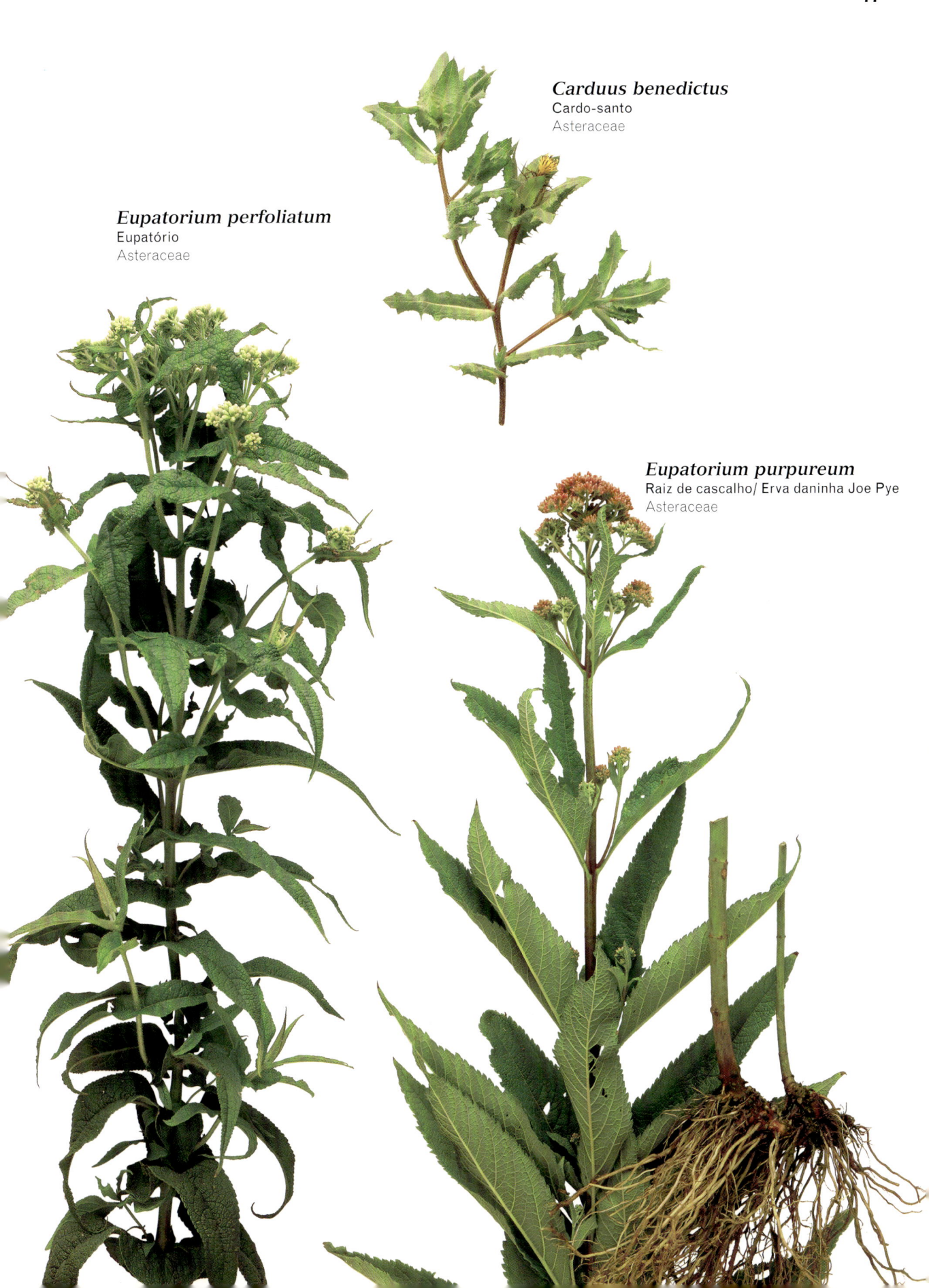

Carduus benedictus
Cardo-santo
Asteraceae

Eupatorium perfoliatum
Eupatório
Asteraceae

Eupatorium purpureum
Raiz de cascalho/ Erva daninha Joe Pye
Asteraceae

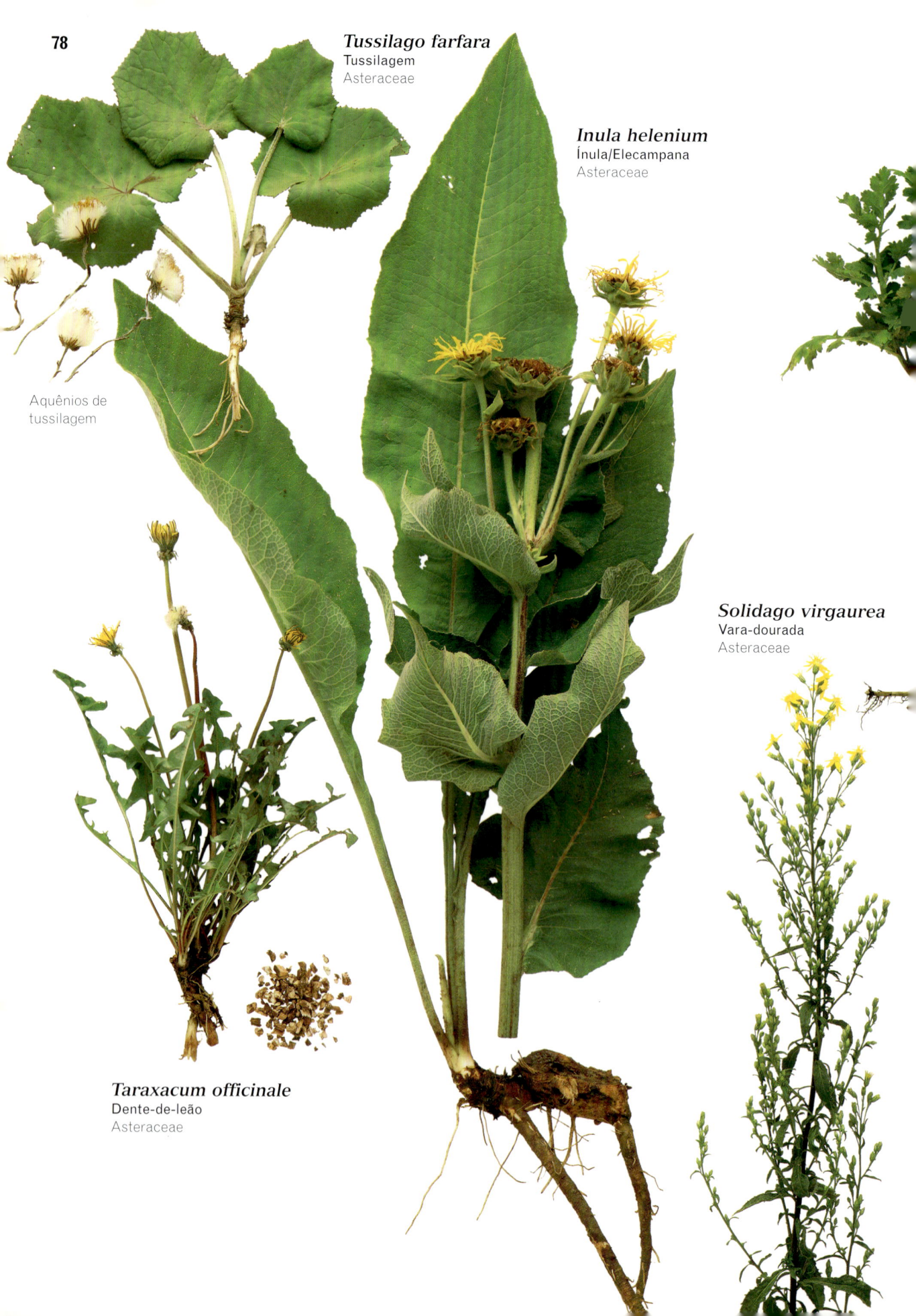

Tussilago farfara
Tussilagem
Asteraceae

Inula helenium
Ínula/Elecampana
Asteraceae

Aquênios de
tussilagem

Solidago virgaurea
Vara-dourada
Asteraceae

Taraxacum officinale
Dente-de-leão
Asteraceae

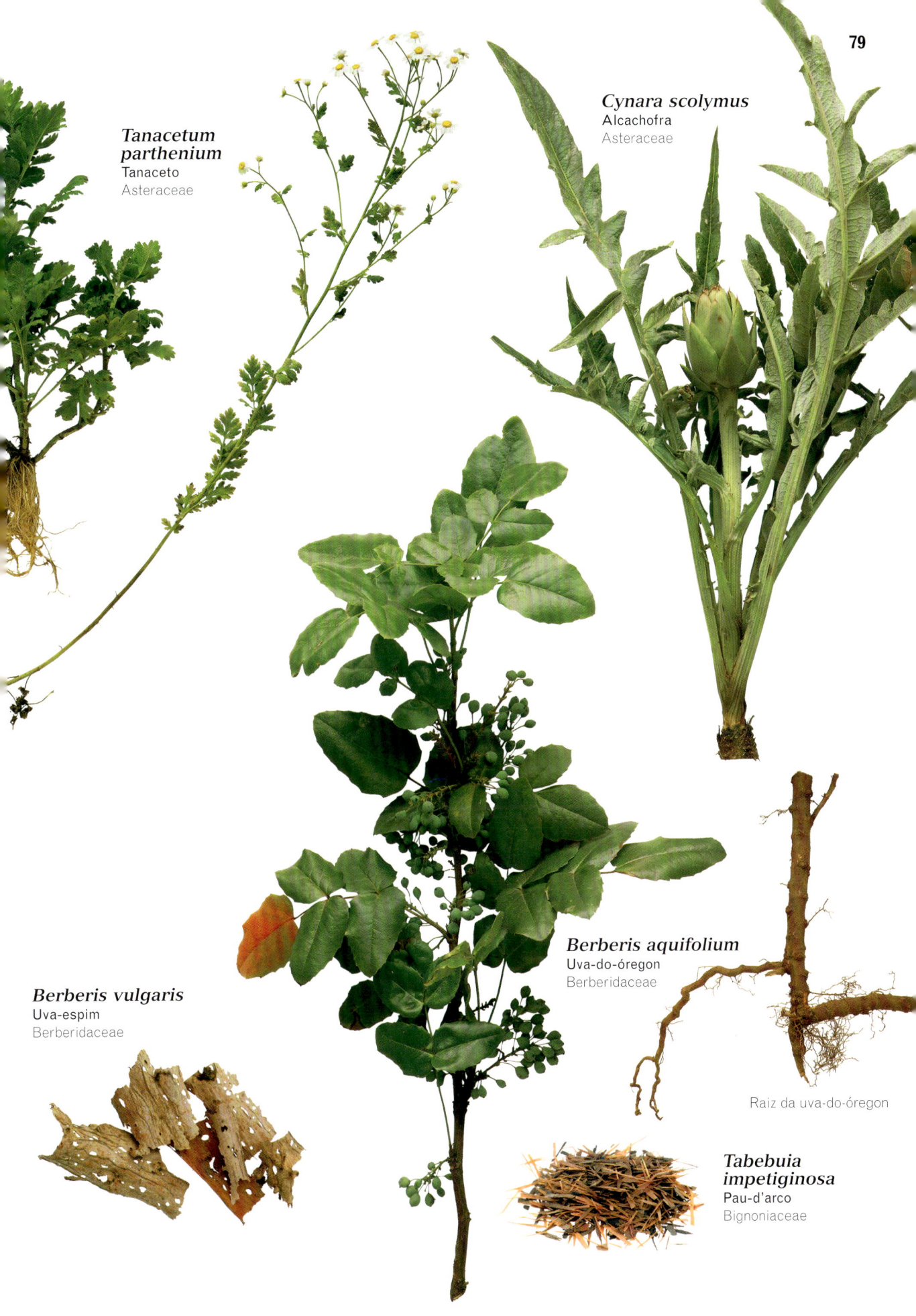

Tanacetum parthenium
Tanaceto
Asteraceae

Cynara scolymus
Alcachofra
Asteraceae

Berberis aquifolium
Uva-do-óregon
Berberidaceae

Berberis vulgaris
Uva-espim
Berberidaceae

Raiz da uva-do-óregon

Tabebuia impetiginosa
Pau-d'arco
Bignoniaceae

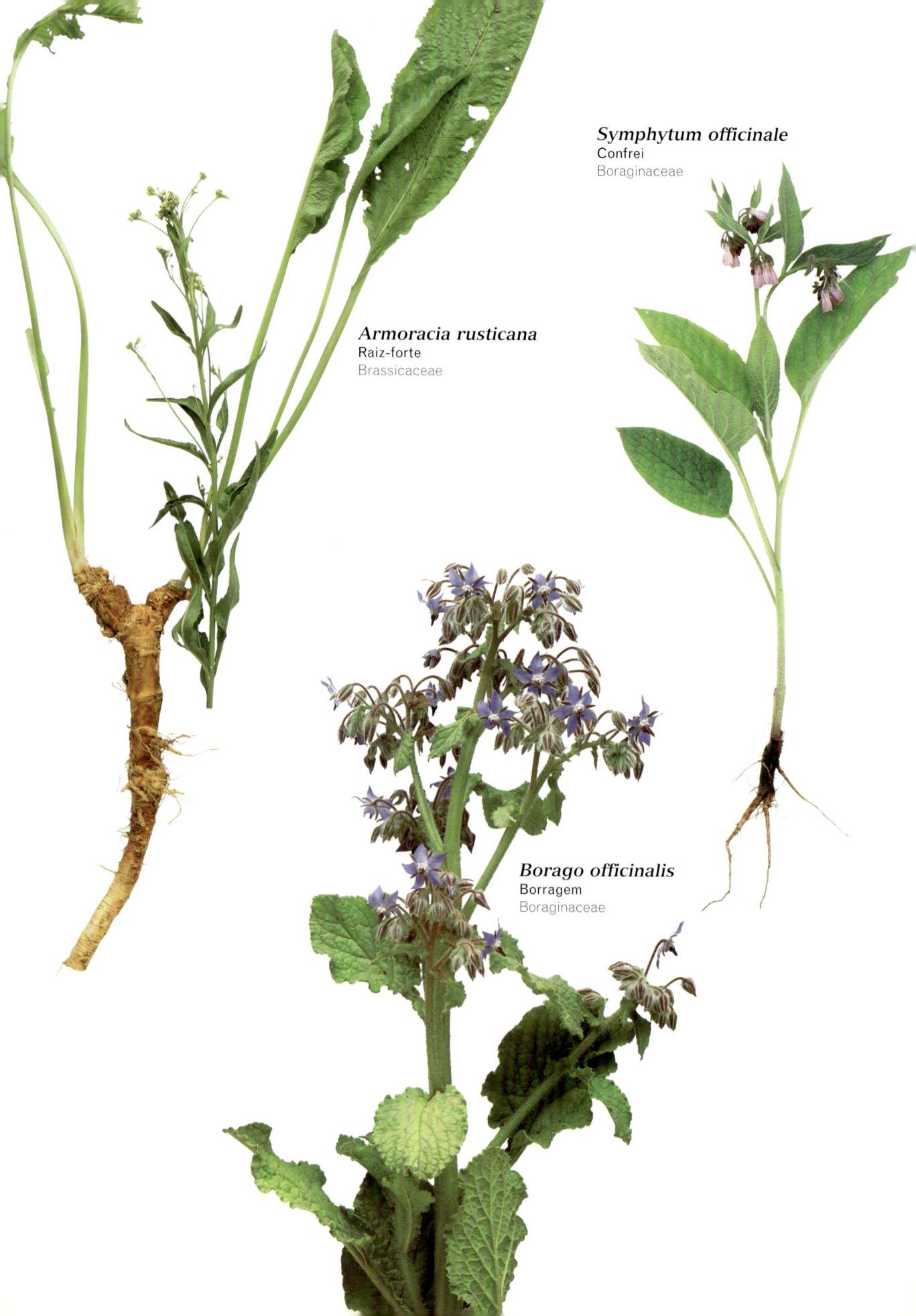

Armoracia rusticana
Raiz-forte
Brassicaceae

Symphytum officinale
Confrei
Boraginaceae

Borago officinalis
Borragem
Boraginaceae

Boswellia serrata
Franquincenso
Burseraceae

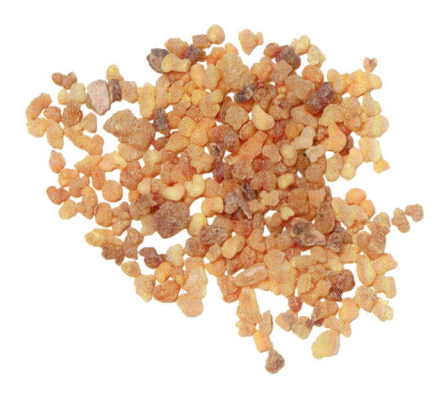

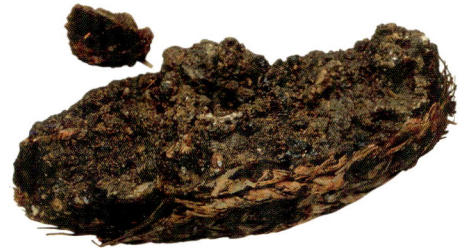

Commiphora mukul
Guggulu
Burseraceae

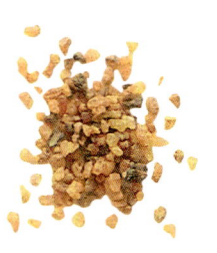

Commiphora molmol
Mirra
Burseraceae

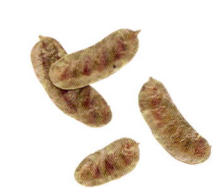

Cassia senna
Sene
Caesalpiniaceae

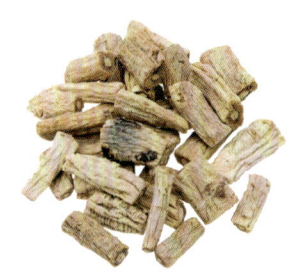

Codonopsis pilosula
Codonopsis
Campanulaceae

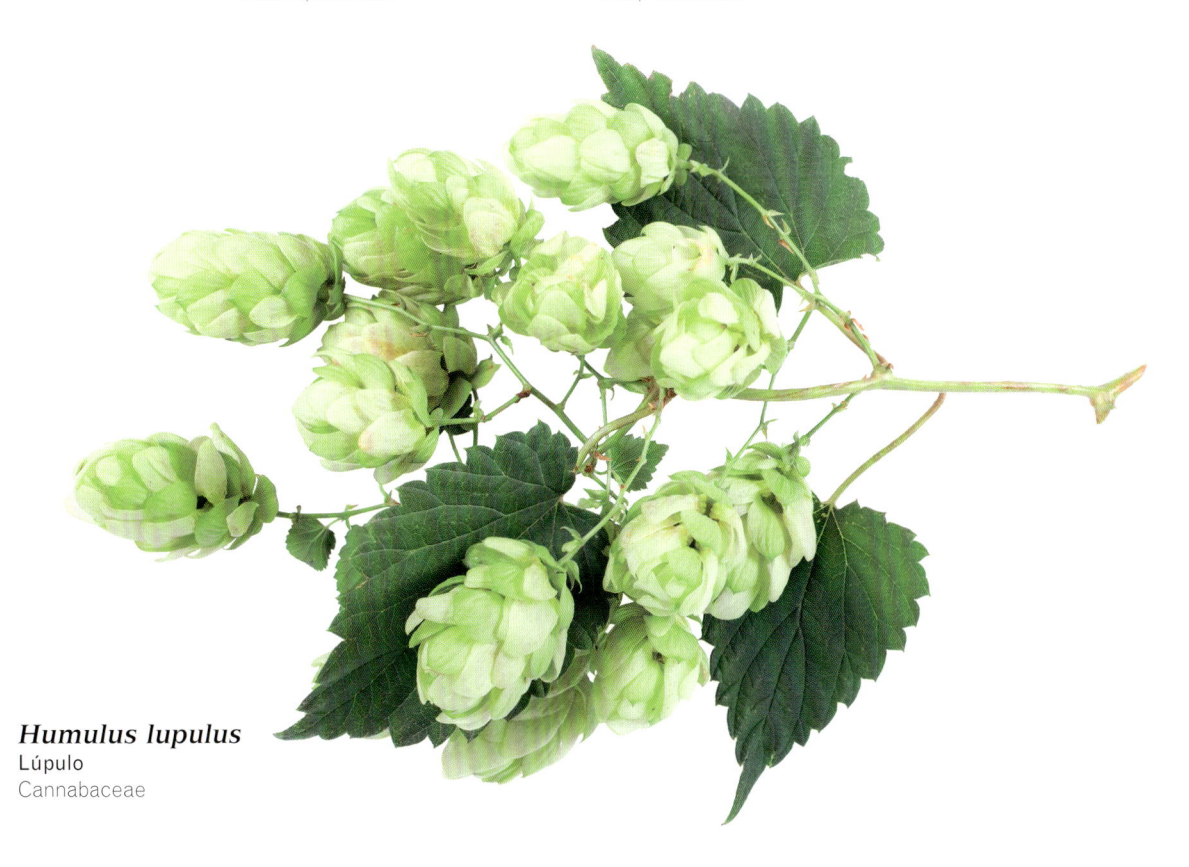

Humulus lupulus
Lúpulo
Cannabaceae

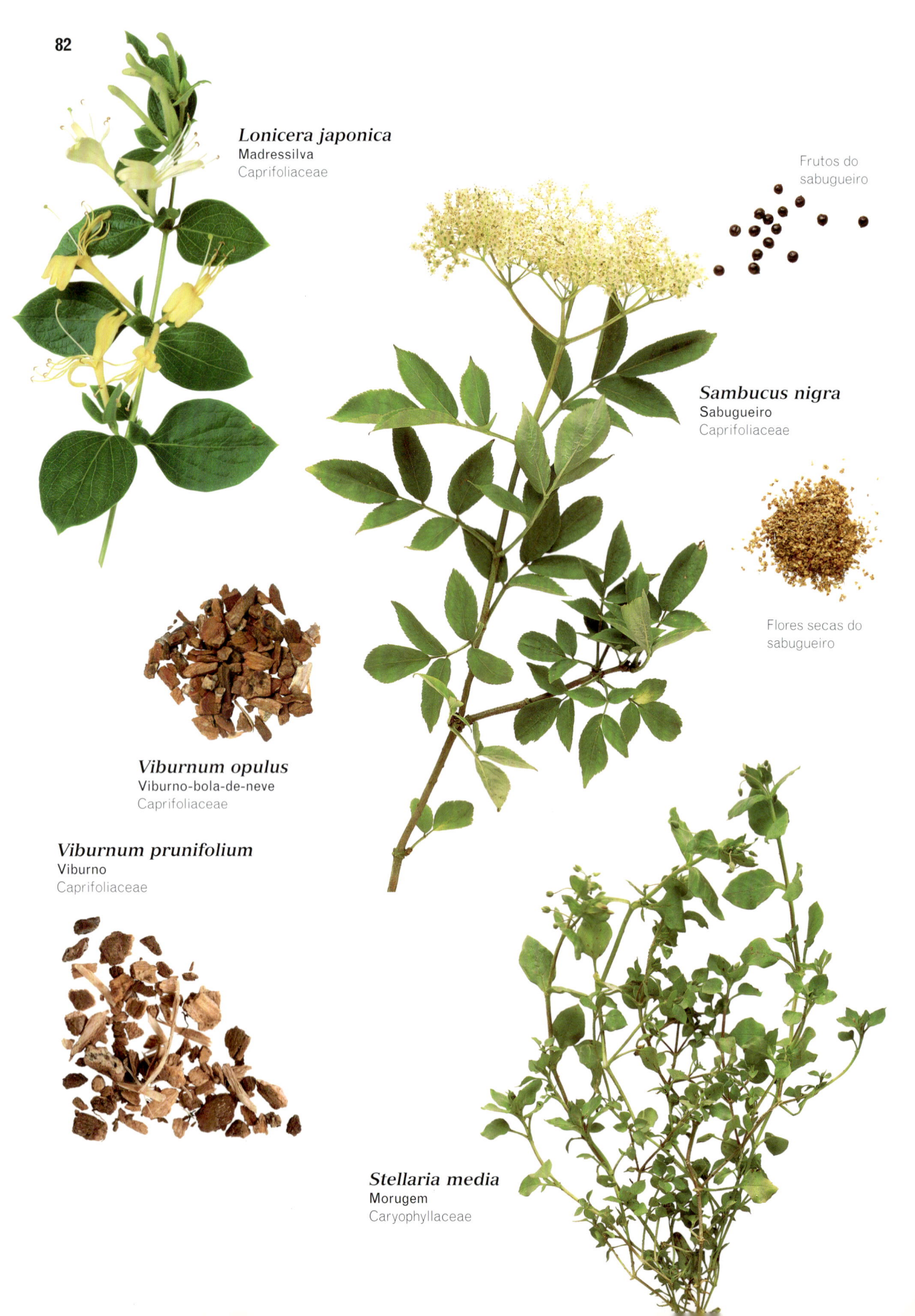

Lonicera japonica
Madressilva
Caprifoliaceae

Frutos do
sabugueiro

Sambucus nigra
Sabugueiro
Caprifoliaceae

Flores secas do
sabugueiro

Viburnum opulus
Viburno-bola-de-neve
Caprifoliaceae

Viburnum prunifolium
Viburno
Caprifoliaceae

Stellaria media
Morugem
Caryophyllaceae

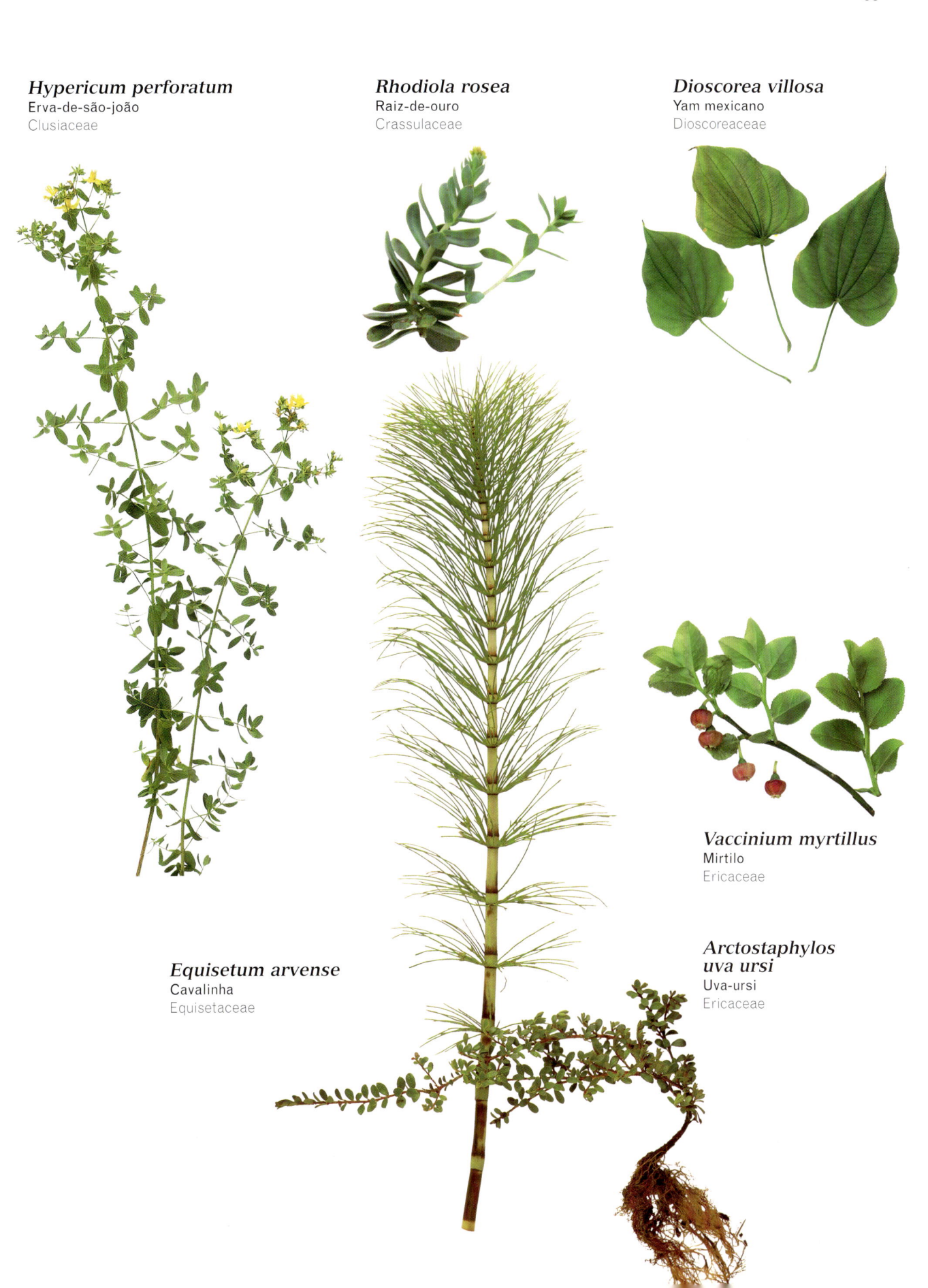

Hypericum perforatum
Erva-de-são-joão
Clusiaceae

Rhodiola rosea
Raiz-de-ouro
Crassulaceae

Dioscorea villosa
Yam mexicano
Dioscoreaceae

Vaccinium myrtillus
Mirtilo
Ericaceae

Arctostaphylos uva ursi
Uva-ursi
Ericaceae

Equisetum arvense
Cavalinha
Equisetaceae

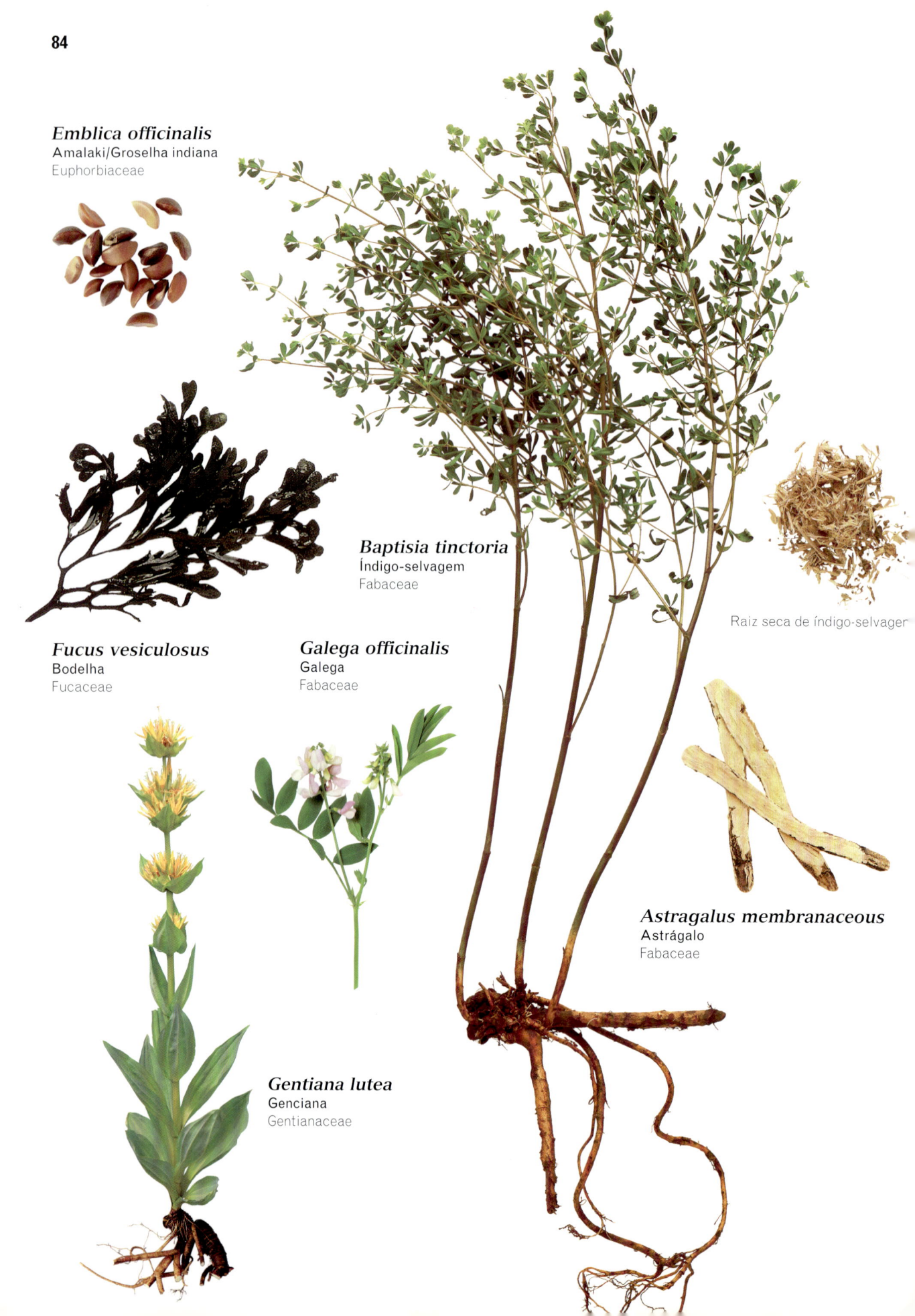

Emblica officinalis
Amalaki/Groselha indiana
Euphorbiaceae

Baptisia tinctoria
Índigo-selvagem
Fabaceae

Raiz seca de índigo-selvager

Fucus vesiculosus
Bodelha
Fucaceae

Galega officinalis
Galega
Fabaceae

Astragalus membranaceous
Astrágalo
Fabaceae

Gentiana lutea
Genciana
Gentianaceae

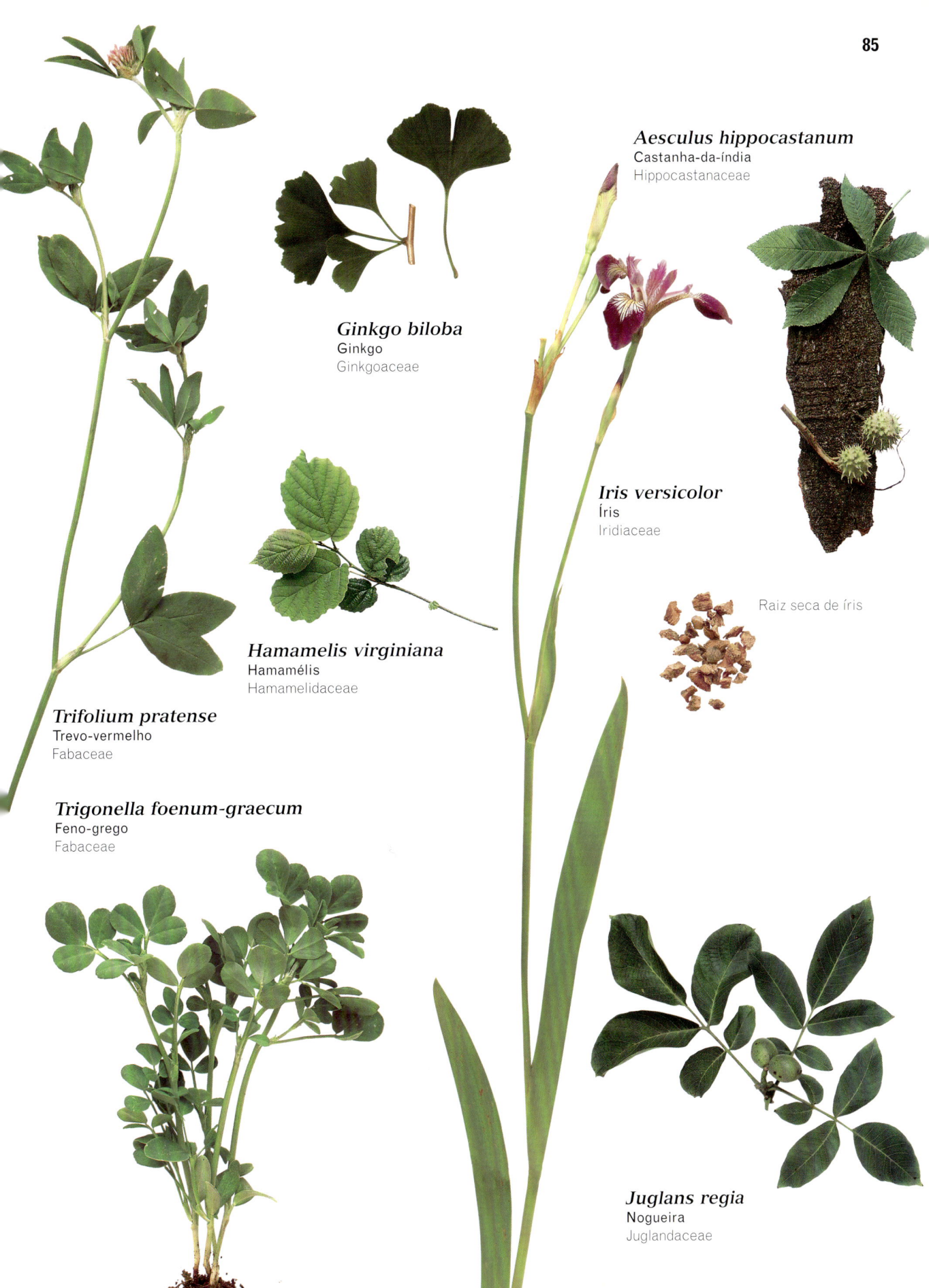

Ginkgo biloba
Ginkgo
Ginkgoaceae

Aesculus hippocastanum
Castanha-da-índia
Hippocastanaceae

Iris versicolor
Íris
Iridiaceae

Raiz seca de íris

Hamamelis virginiana
Hamamélis
Hamamelidaceae

Trifolium pratense
Trevo-vermelho
Fabaceae

Trigonella foenum-graecum
Feno-grego
Fabaceae

Juglans regia
Nogueira
Juglandaceae

Coleus forskohlii
Forskohlii
Lamiaceae

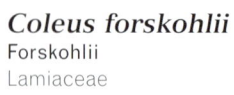

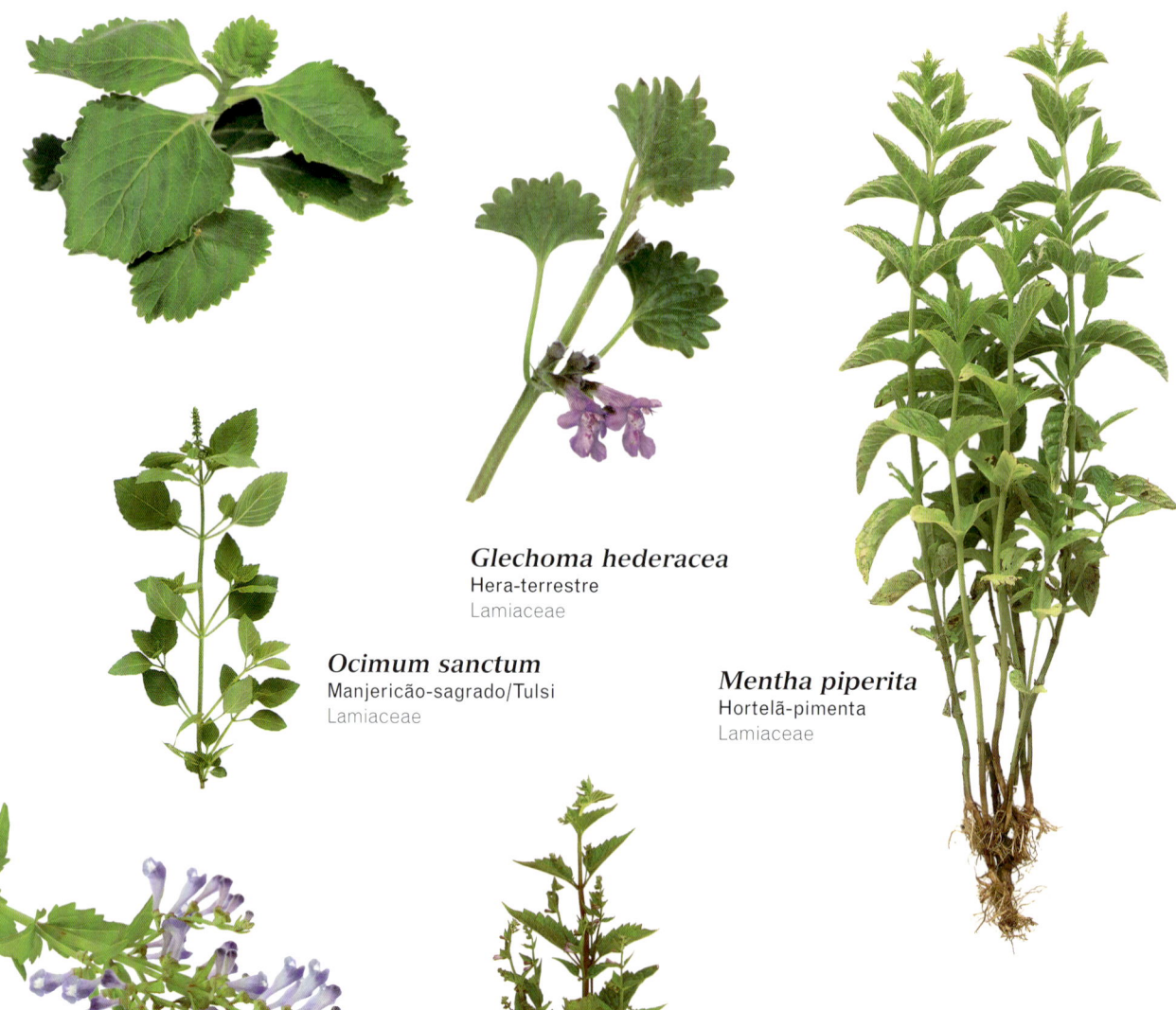

Glechoma hederacea
Hera-terrestre
Lamiaceae

Ocimum sanctum
Manjericão-sagrado/Tulsi
Lamiaceae

Mentha piperita
Hortelã-pimenta
Lamiaceae

Origanum majorana
Manjerona
Lamiaceae

Scutellaria baicalensis
Solidéu-de-baical/Huang qin
Lamiaceae

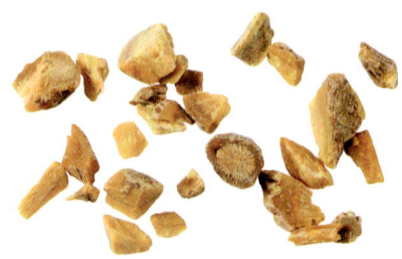

Raiz de solidéu-de-baical

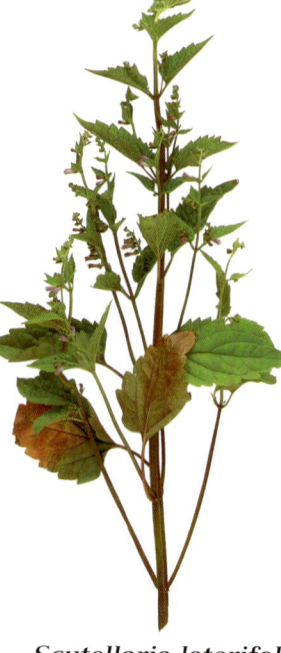

Scutellaria laterifolia
Solidéu
Lamiaceae

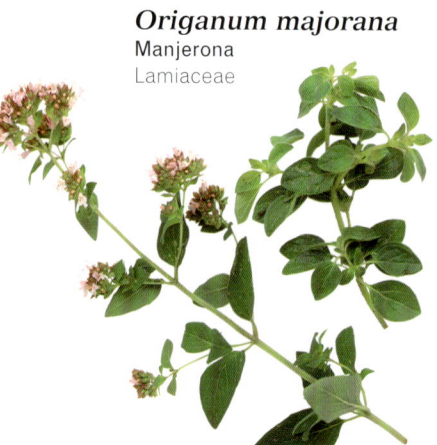

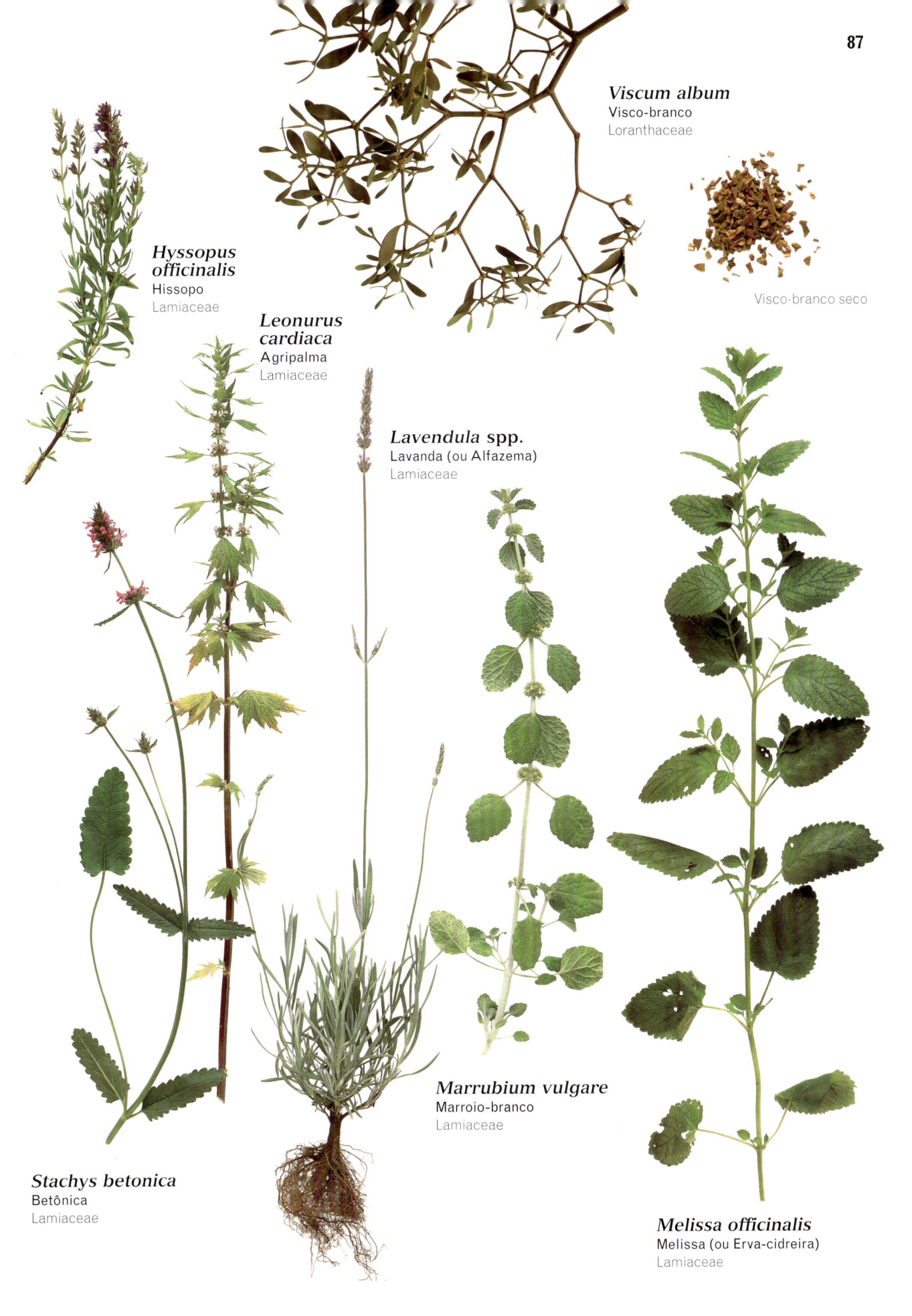

Hyssopus officinalis
Hissopo
Lamiaceae

Viscum album
Visco-branco
Loranthaceae

Visco-branco seco

Leonurus cardiaca
Agripalma
Lamiaceae

Lavendula spp.
Lavanda (ou Alfazema)
Lamiaceae

Marrubium vulgare
Marroio-branco
Lamiaceae

Stachys betonica
Betônica
Lamiaceae

Melissa officinalis
Melissa (ou Erva-cidreira)
Lamiaceae

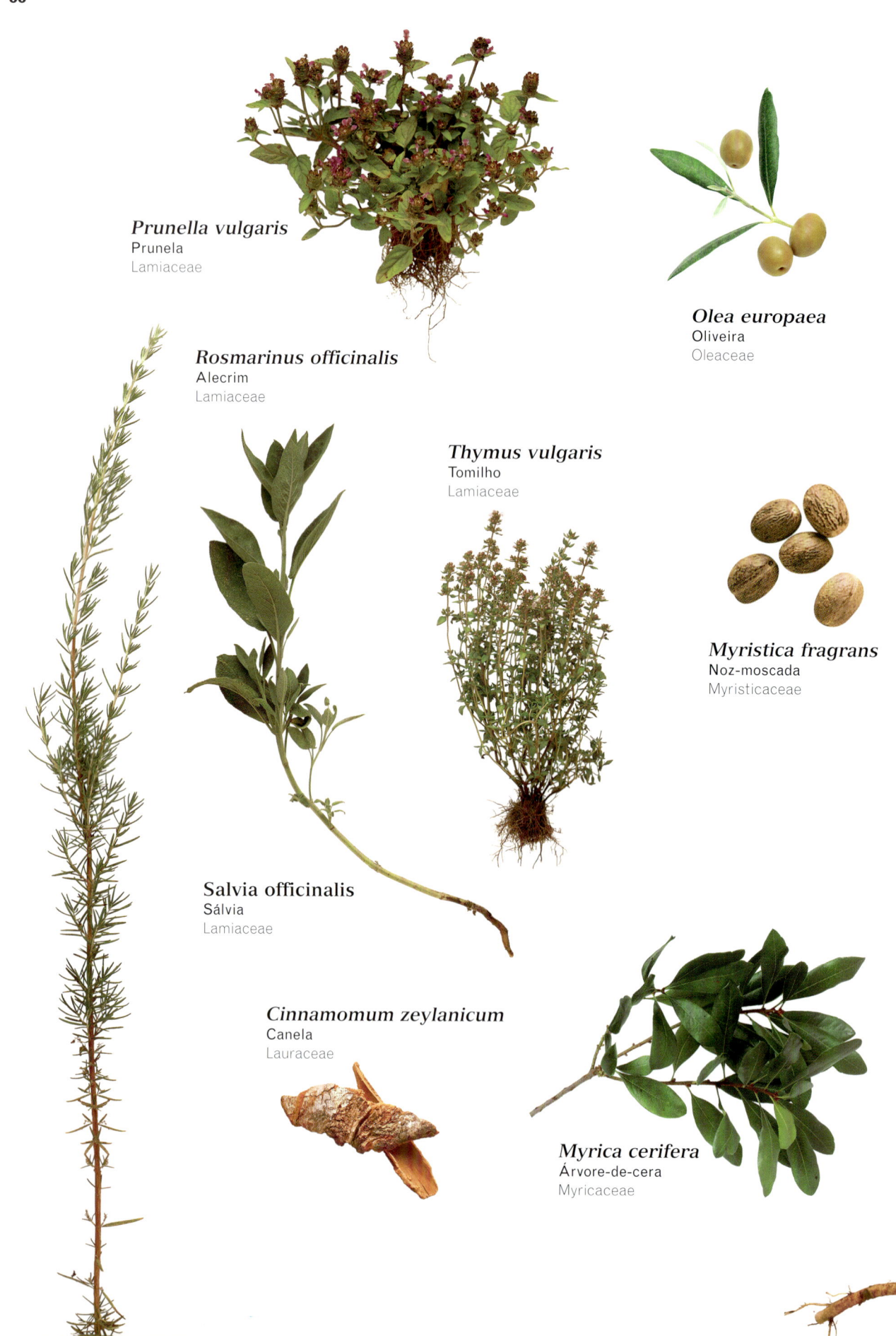

Prunella vulgaris
Prunela
Lamiaceae

Olea europaea
Oliveira
Oleaceae

Rosmarinus officinalis
Alecrim
Lamiaceae

Thymus vulgaris
Tomilho
Lamiaceae

Myristica fragrans
Noz-moscada
Myristicaceae

Salvia officinalis
Sálvia
Lamiaceae

Cinnamomum zeylanicum
Canela
Lauraceae

Myrica cerifera
Árvore-de-cera
Myricaceae

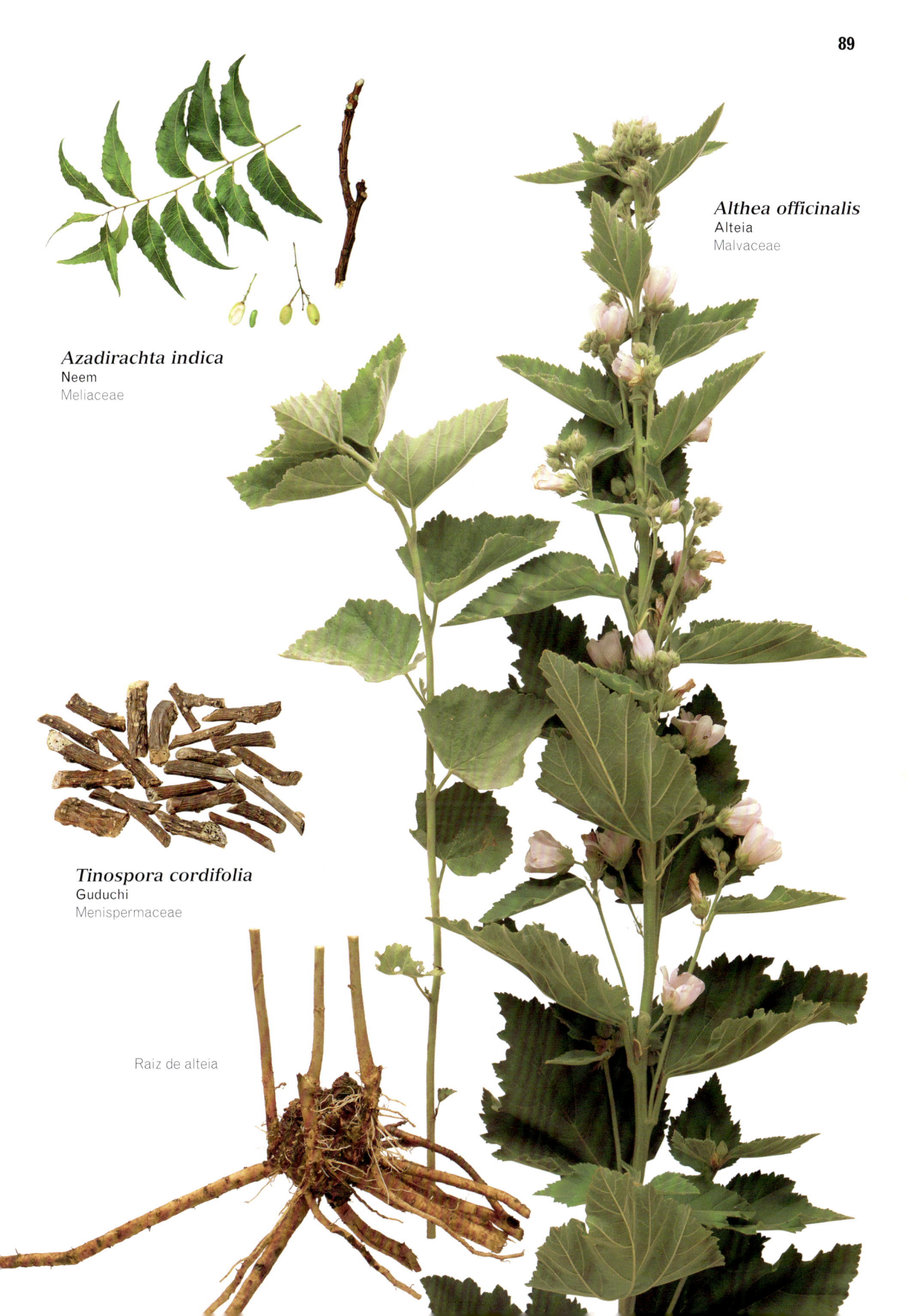

Azadirachta indica
Neem
Meliaceae

Althea officinalis
Alteia
Malvaceae

Tinospora cordifolia
Guduchi
Menispermaceae

Raiz de alteia

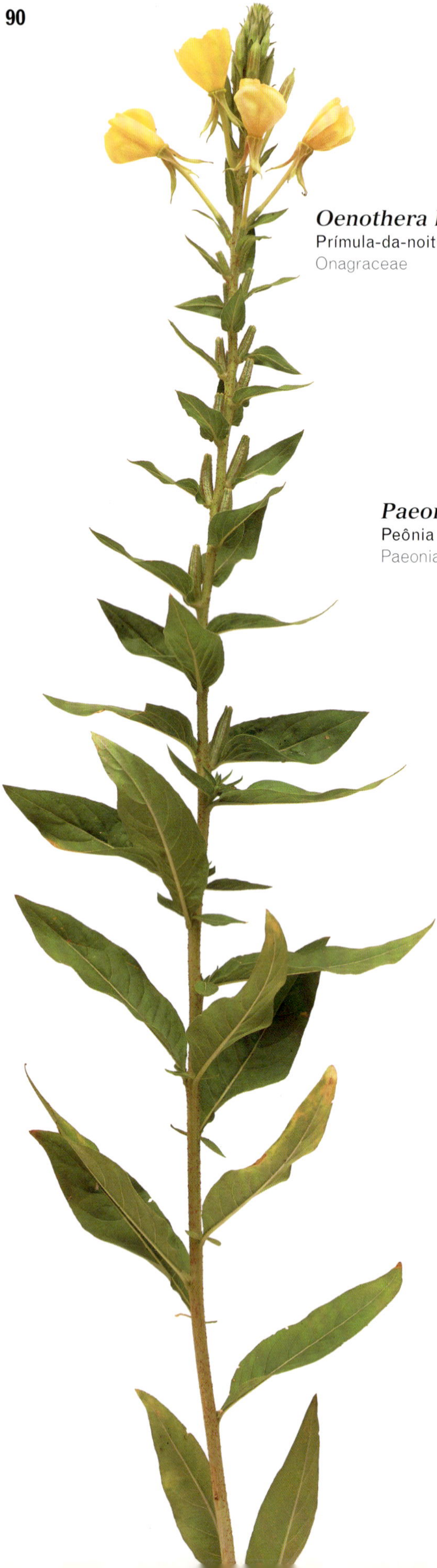

Oenothera biennis
Prímula-da-noite
Onagraceae

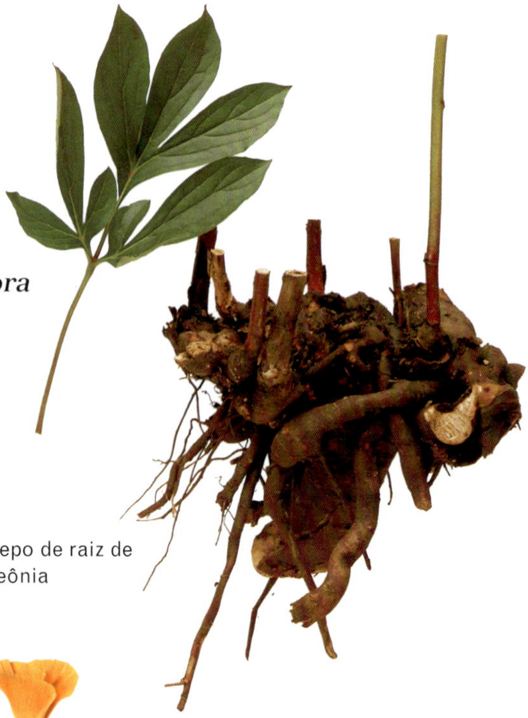

Paeonia lactiflora
Peônia
Paeoniaceae

Cepo de raiz de
peônia

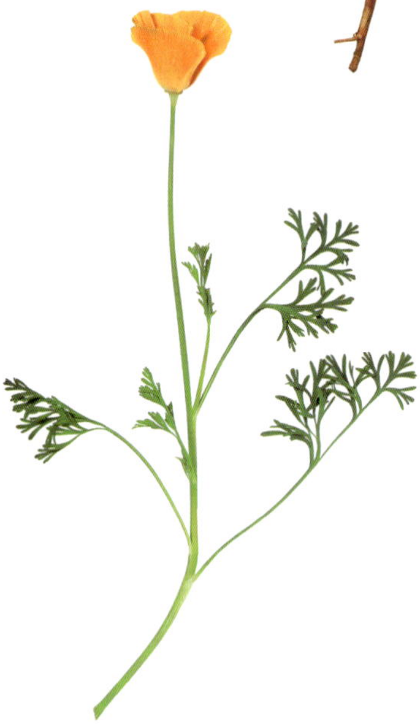

Eschscholzia californica
Papoula-da-califórnia
Papaveraceae

Glycyrrhiza glabra
Alcaçuz
Papilionaceae

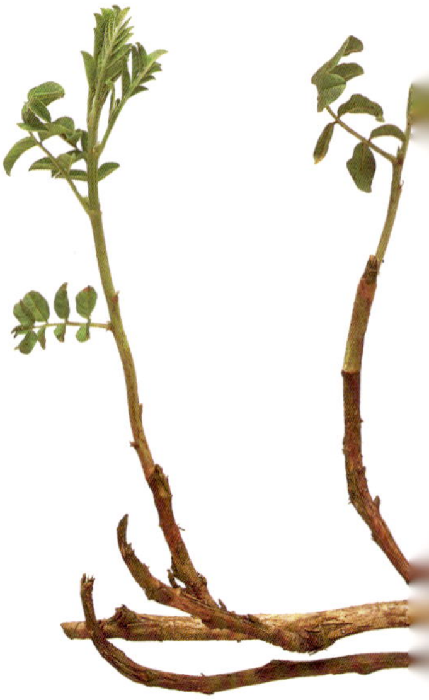

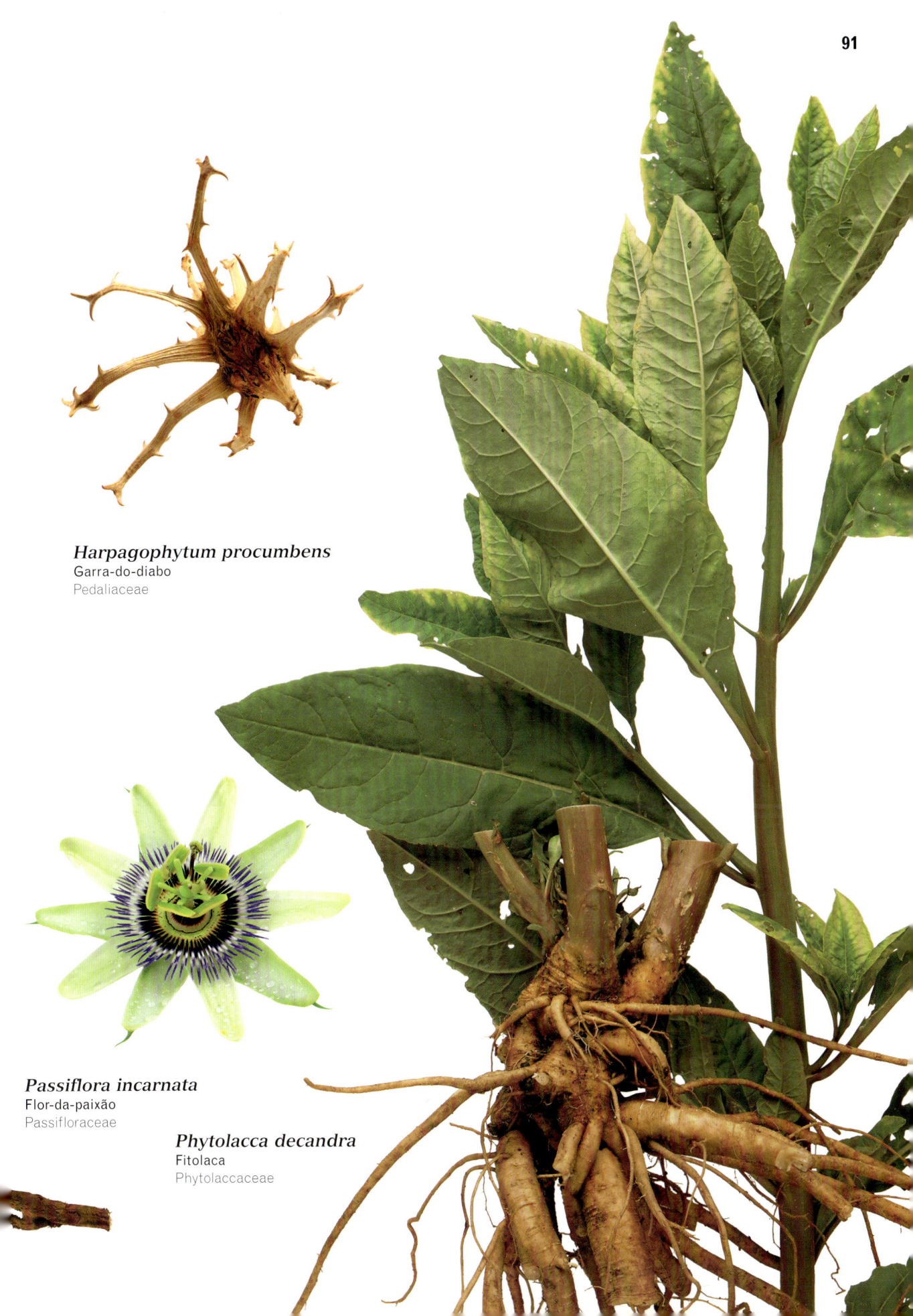

Harpagophytum procumbens
Garra-do-diabo
Pedaliaceae

Passiflora incarnata
Flor-da-paixão
Passifloraceae

Phytolacca decandra
Fitolaca
Phytolaccaceae

92

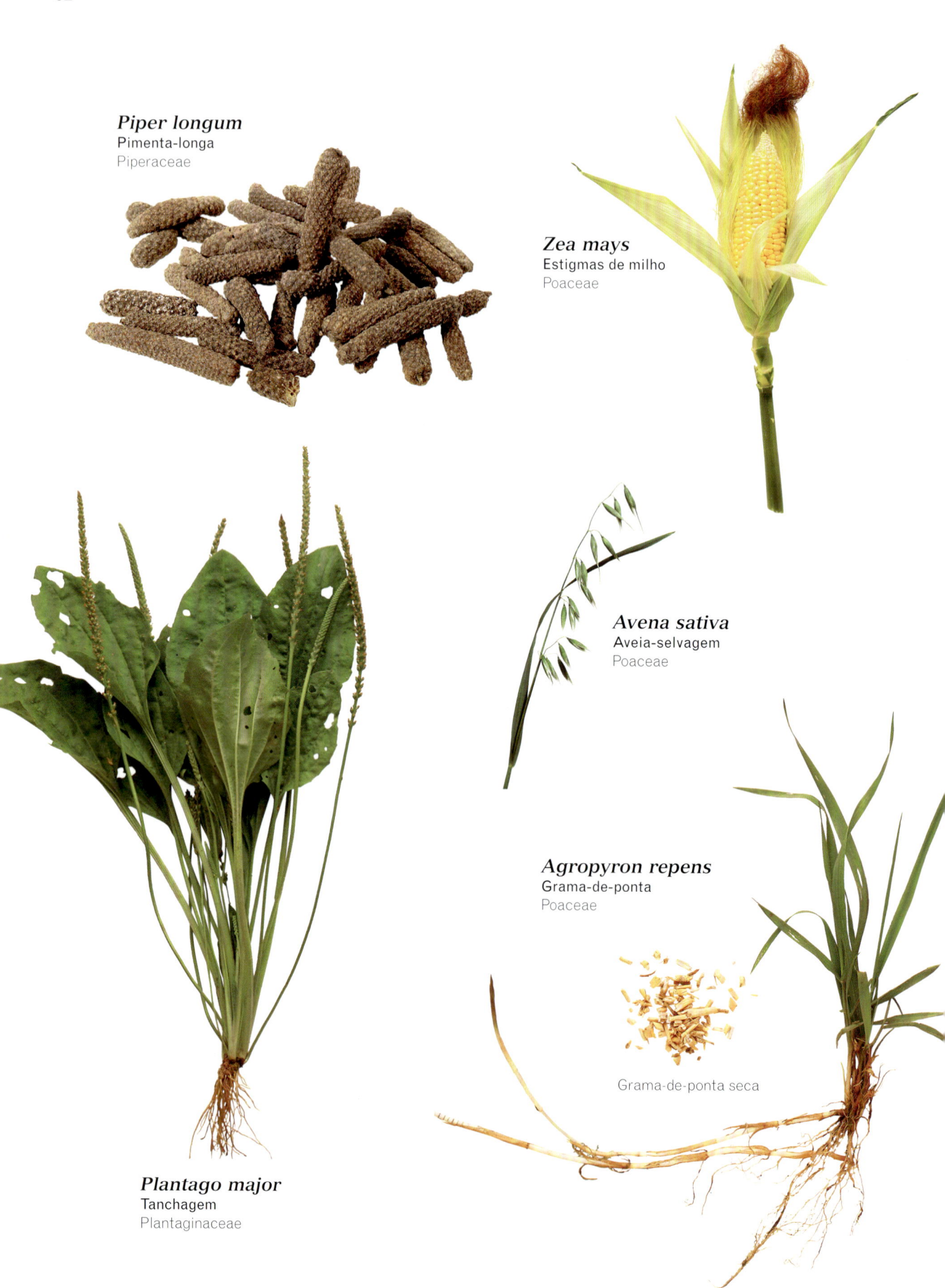

Piper longum
Pimenta-longa
Piperaceae

Zea mays
Estigmas de milho
Poaceae

Avena sativa
Aveia-selvagem
Poaceae

Agropyron repens
Grama-de-ponta
Poaceae

Grama-de-ponta seca

Plantago major
Tanchagem
Plantaginaceae

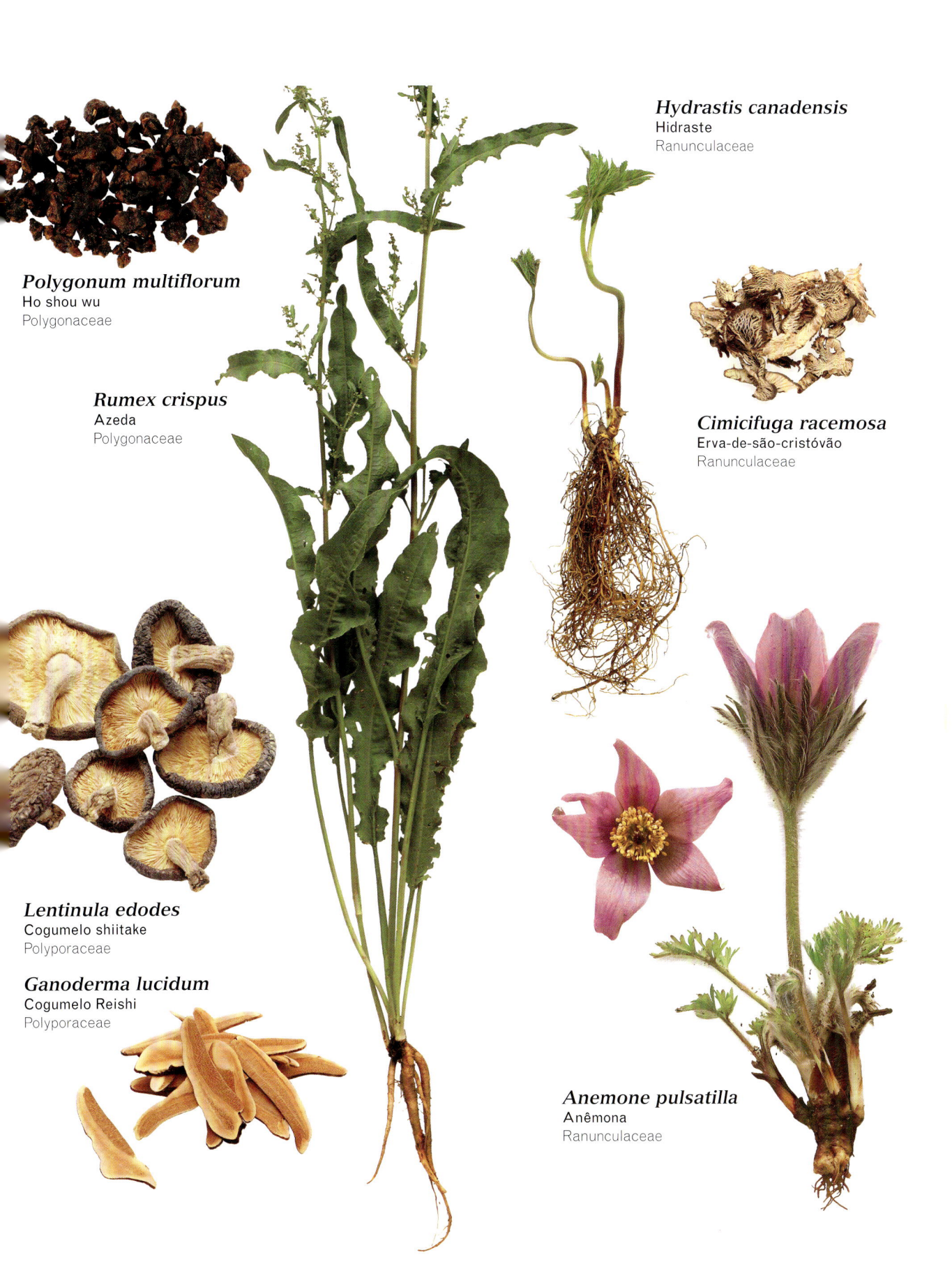

Polygonum multiflorum
Ho shou wu
Polygonaceae

Rumex crispus
Azeda
Polygonaceae

Lentinula edodes
Cogumelo shiitake
Polyporaceae

Ganoderma lucidum
Cogumelo Reishi
Polyporaceae

Hydrastis canadensis
Hidraste
Ranunculaceae

Cimicifuga racemosa
Erva-de-são-cristóvão
Ranunculaceae

Anemone pulsatilla
Anêmona
Ranunculaceae

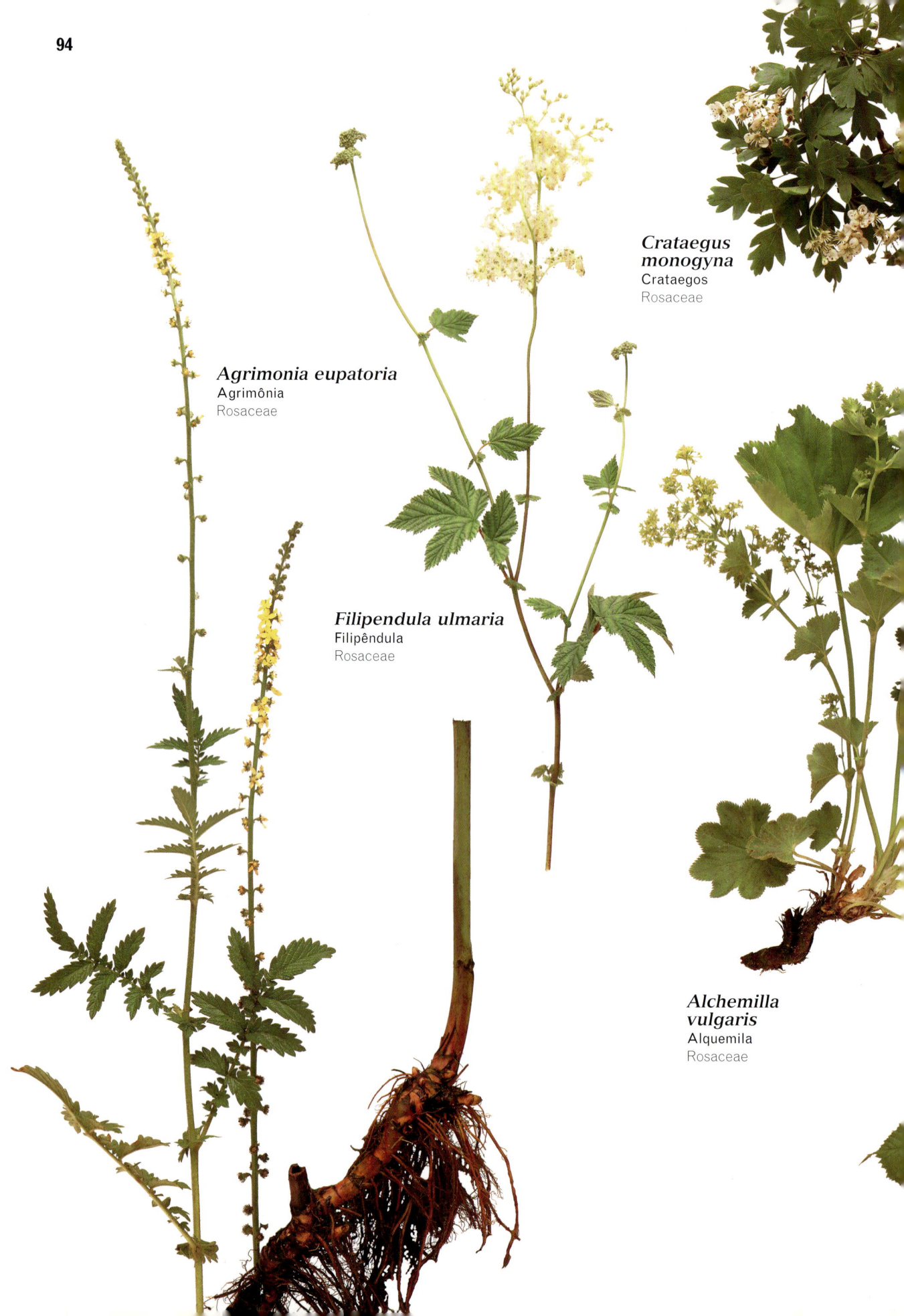

Agrimonia eupatoria
Agrimônia
Rosaceae

Filipendula ulmaria
Filipêndula
Rosaceae

Crataegus monogyna
Crataegos
Rosaceae

Alchemilla vulgaris
Alquemila
Rosaceae

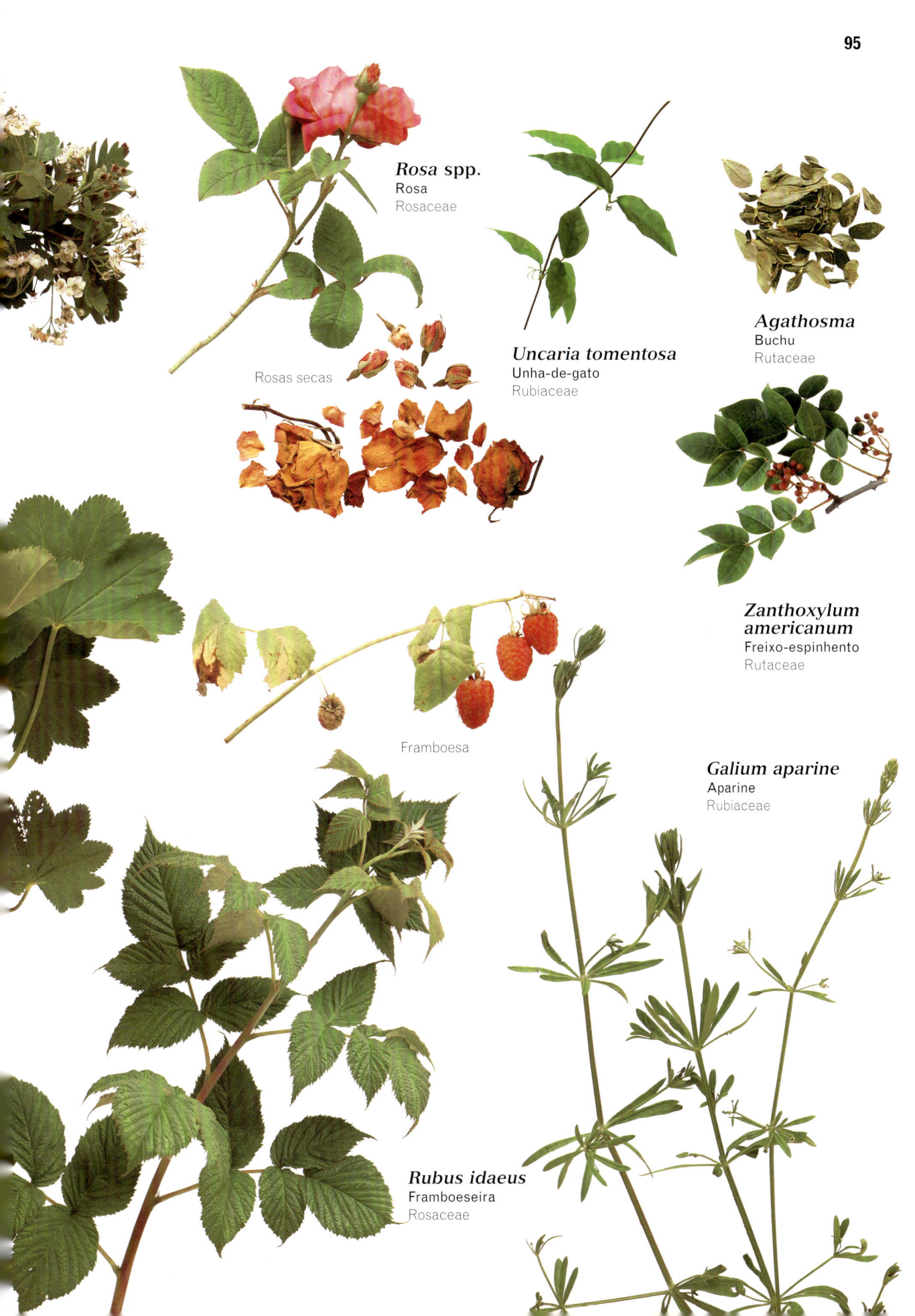

Rosa spp.
Rosa
Rosaceae

Rosas secas

Uncaria tomentosa
Unha-de-gato
Rubiaceae

Agathosma
Buchu
Rutaceae

Zanthoxylum americanum
Freixo-espinhento
Rutaceae

Framboesa

Galium aparine
Aparine
Rubiaceae

Rubus idaeus
Framboeseira
Rosaceae

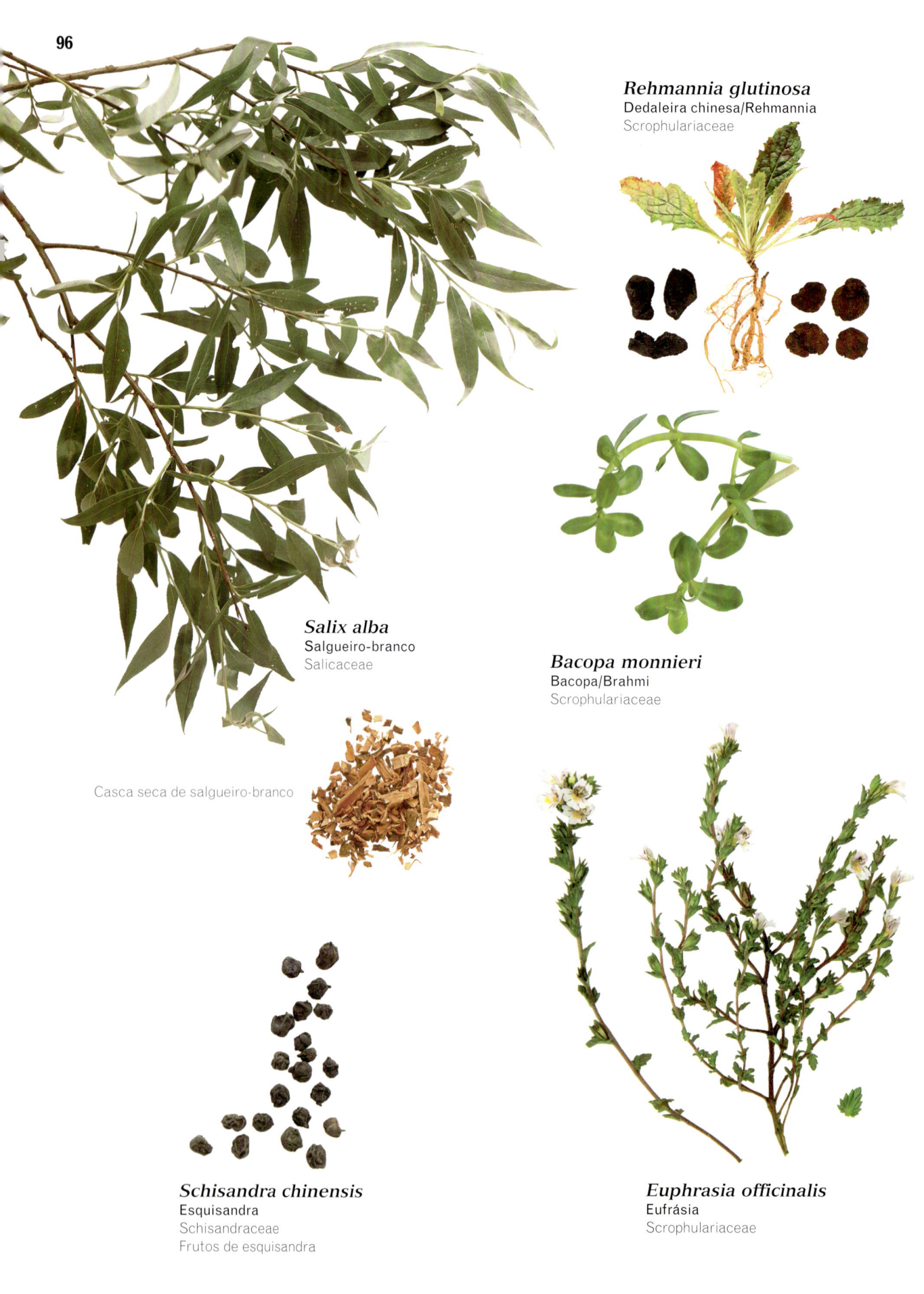

Rehmannia glutinosa
Dedaleira chinesa/Rehmannia
Scrophulariaceae

Salix alba
Salgueiro-branco
Salicaceae

Casca seca de salgueiro-branco

Bacopa monnieri
Bacopa/Brahmi
Scrophulariaceae

Schisandra chinensis
Esquisandra
Schisandraceae
Frutos de esquisandra

Euphrasia officinalis
Eufrásia
Scrophulariaceae

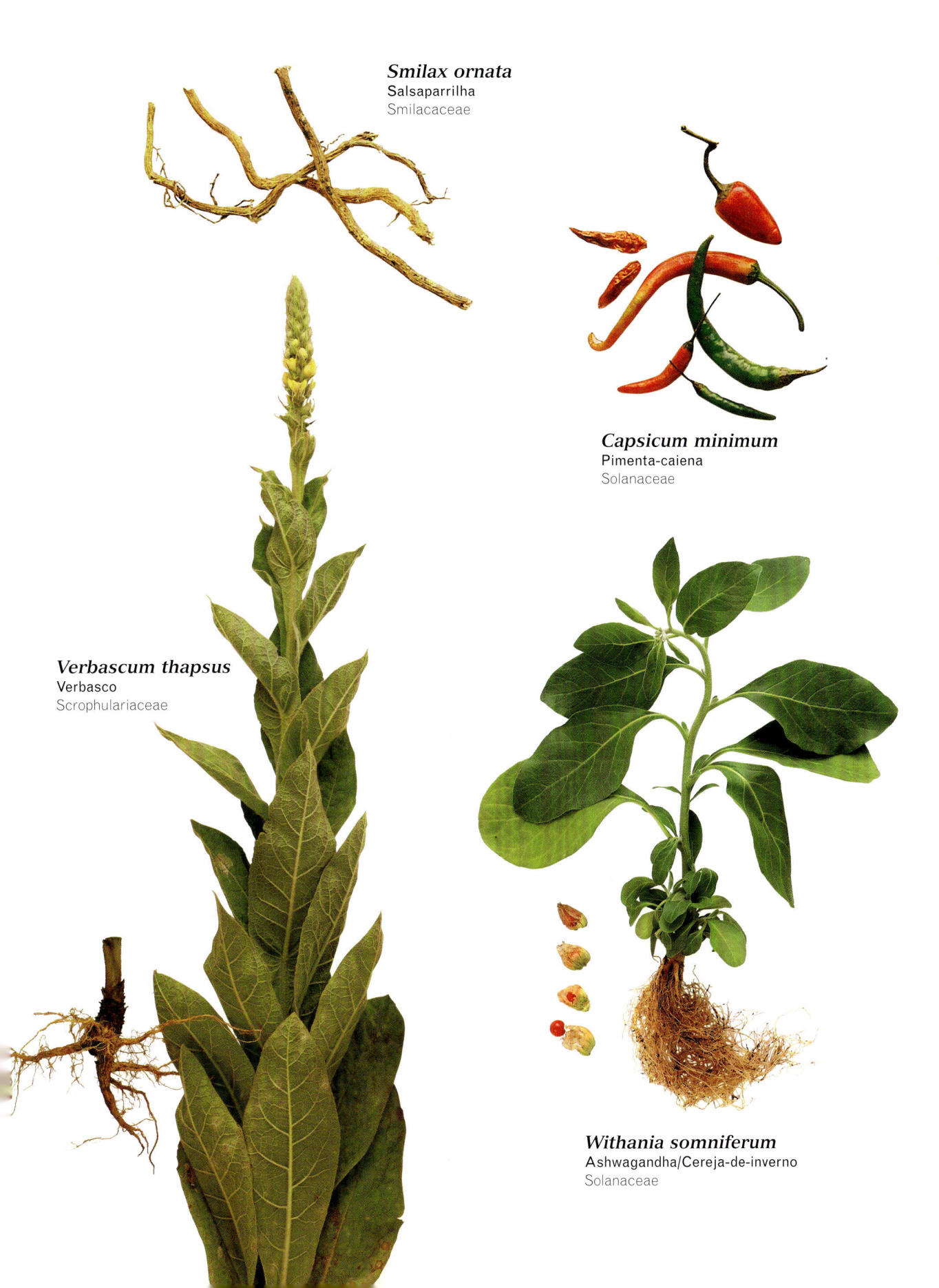

Smilax ornata
Salsaparrilha
Smilacaceae

Capsicum minimum
Pimenta-caiena
Solanaceae

Verbascum thapsus
Verbasco
Scrophulariaceae

Withania somniferum
Ashwagandha/Cereja-de-inverno
Solanaceae

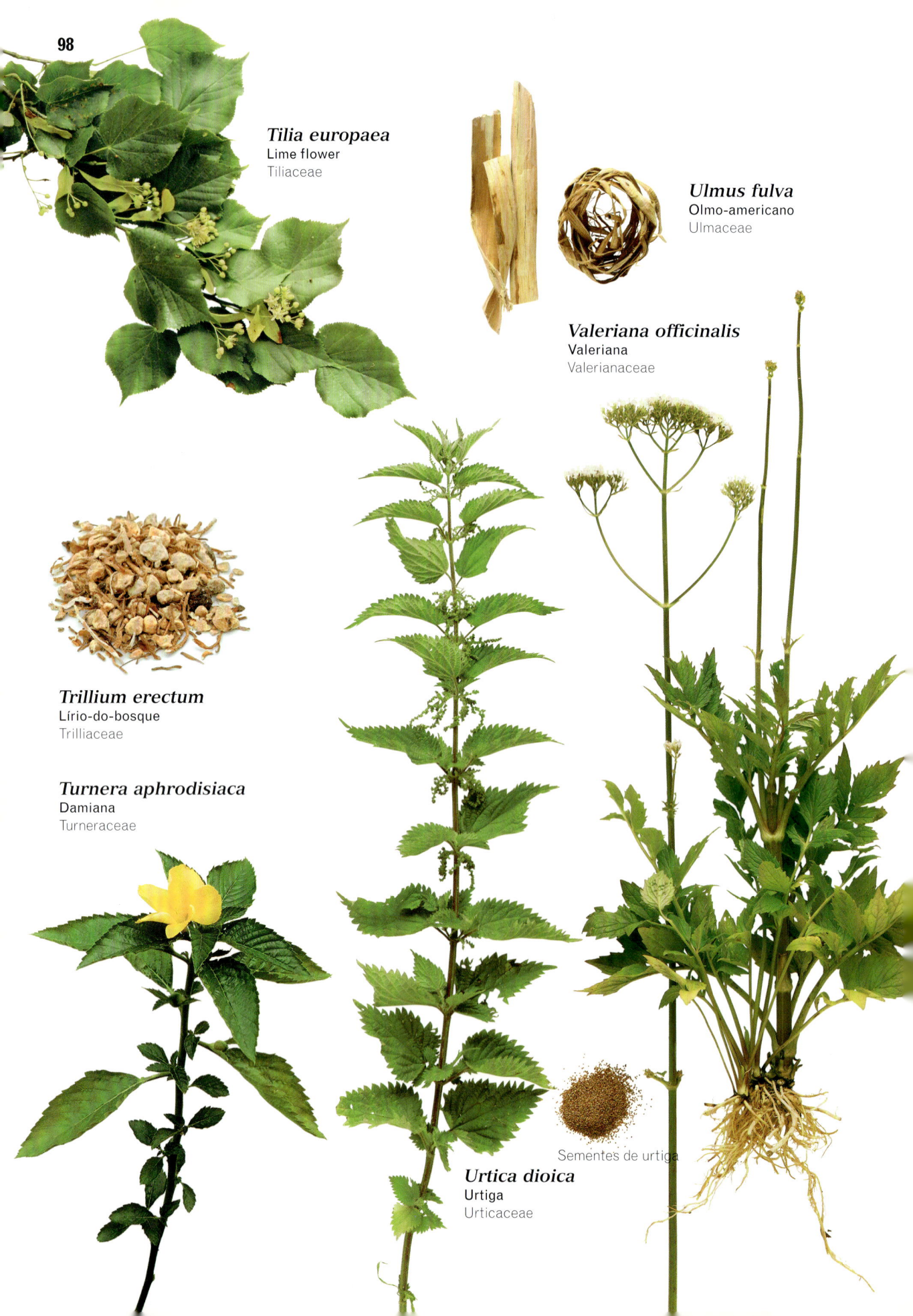

Tilia europaea
Lime flower
Tiliaceae

Ulmus fulva
Olmo-americano
Ulmaceae

Valeriana officinalis
Valeriana
Valerianaceae

Trillium erectum
Lírio-do-bosque
Trilliaceae

Turnera aphrodisiaca
Damiana
Turneraceae

Sementes de urtiga

Urtica dioica
Urtiga
Urticaceae

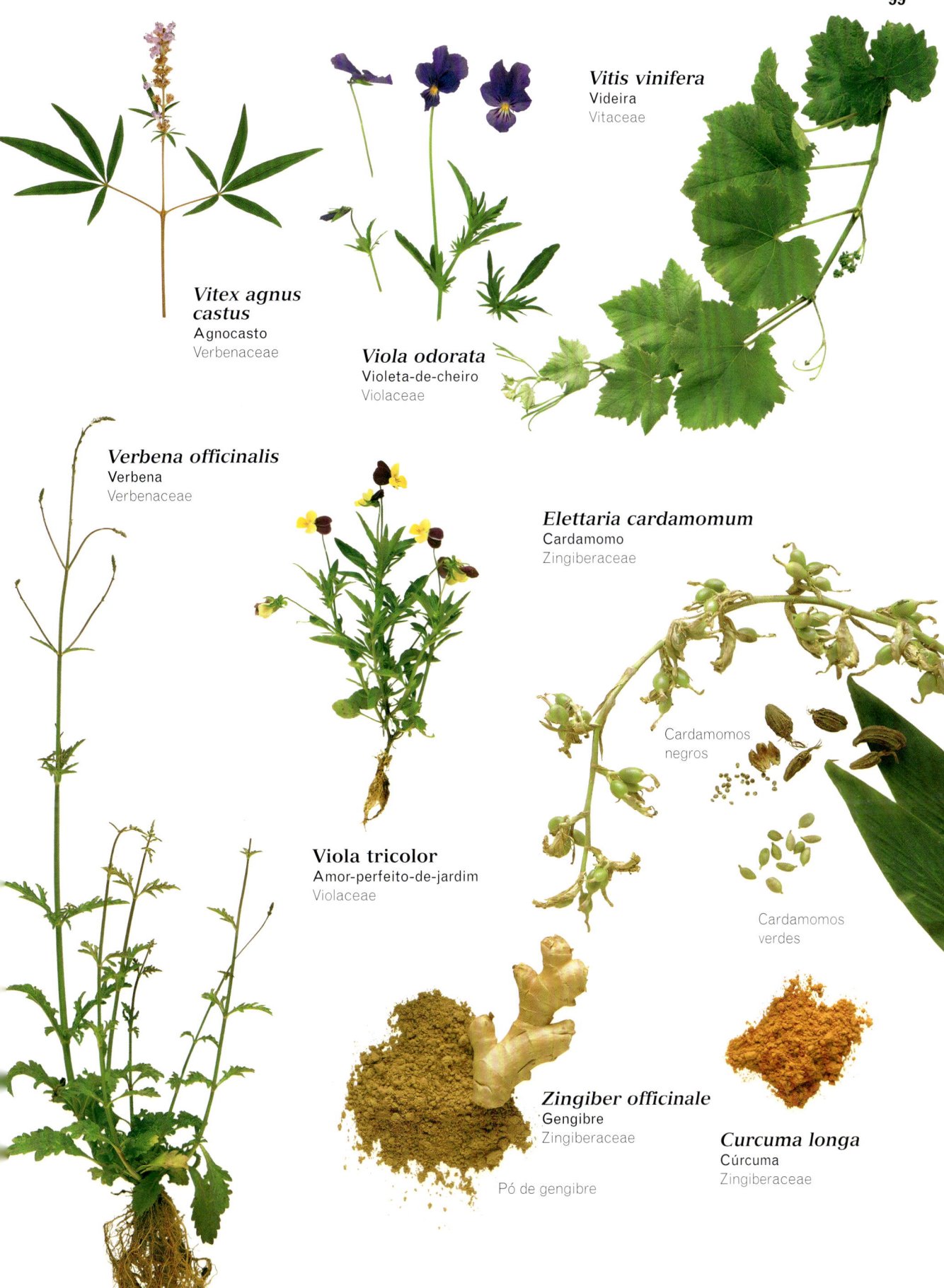

Vitex agnus castus
Agnocasto
Verbenaceae

Viola odorata
Violeta-de-cheiro
Violaceae

Vitis vinifera
Videira
Vitaceae

Verbena officinalis
Verbena
Verbenaceae

Viola tricolor
Amor-perfeito-de-jardim
Violaceae

Elettaria cardamomum
Cardamomo
Zingiberaceae

Cardamomos negros

Cardamomos verdes

Zingiber officinale
Gengibre
Zingiberaceae

Pó de gengibre

Curcuma longa
Cúrcuma
Zingiberaceae

Lista de ervas

As entradas desta lista de ervas comumente usadas foram organizadas alfabeticamente, pelo nome botânico, seguido do nome popular. Uma breve introdução, referente ao *habitat* e efeito terapêutico mais importante de cada planta é acompanhada de detalhes sobre seus componentes e ações. Para conhecer mais a respeito de cada uma das ervas, consulte as explicações de seus componentes químicos nas pp. 40-3. Outras informações quanto à eficácia dessas ervas no tratamento das doenças mais comuns foram divididas de acordo com o sistema corporal. Um resumo do funcionamento dos sistemas orgânicos poderá ser encontrado nas pp. 178-231. Instruções completas com relação ao preparo de remédios de ervas estão nas pp. 60-7.

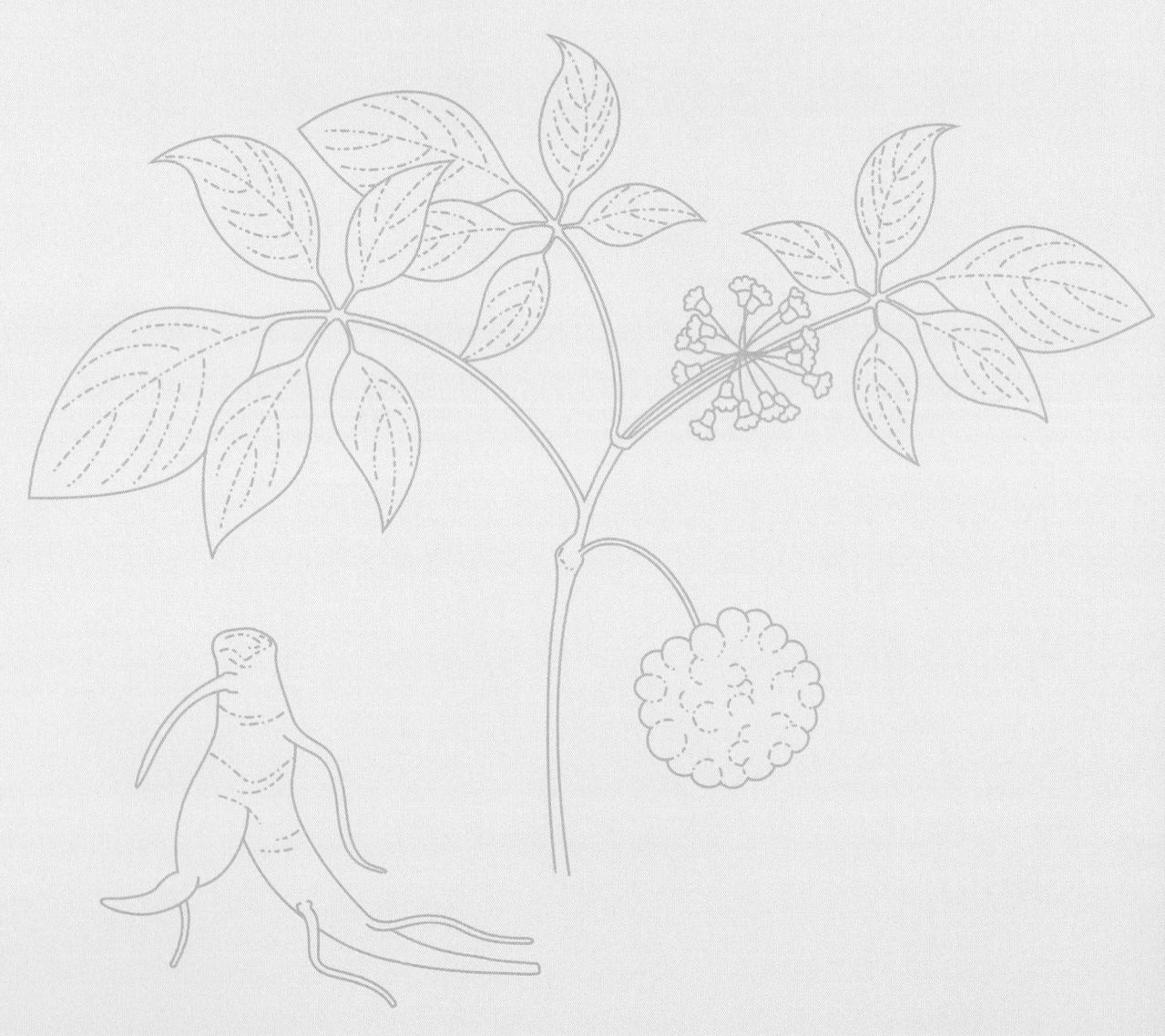

Achillea millefolium
Milefólio

Esta é uma erva perene, nativa da Europa e Ásia. O milefólio é valorizado por seu efeito hemostático desde os dias da antiga Grécia.

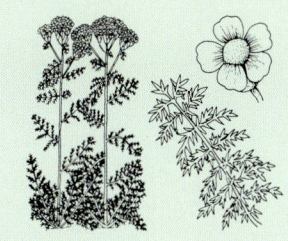

FAMÍLIA BOTÂNICA Asteraceae
PARTES USADAS Partes aéreas
COMPONENTES QUÍMICOS Óleo volátil, flavonoides, sesquiterpenos, sílica, esteróis, princípios amargos, taninos, ácido salicílico, aminoácidos (incluindo lisina), cumarinas, ácidos graxos (incluindo linoleico, palmítico e oleico).
AÇÕES Diaforética, diurética, adstringente, digestiva, tônica amarga, antimicrobiana, descongestionante, anti-inflamatória, antiespasmódica, analgésica, anti-histamínica, emenagoga, expectorante, hemostática, alterativa.

Digestão • Estimula o apetite, auxilia a digestão e a absorção. • Alivia gases, espasmos, a SII e a indigestão. • Taninos adstringentes protegem o intestino da irritação e da infecção; útil no tratamento da diarreia e dos problemas inflamatórios.
Circulação • O chá quente de milefólio estimula a transpiração e reduz a febre. • Baixa a pressão sanguínea, melhora a circulação e atenua cãibras nas pernas e veias varicosas.
Sistema respiratório • Tomado sob a forma de chá quente, com hortelã e flores de sabugueiro, diminui os sintomas dos resfriados e a congestão. • Seu efeito anti-histamínico é útil no tratamento de alergias.
Sistema imunológico • Os óleos voláteis e a luteolina têm efeitos anti-inflamatórios e antioxidantes;[1] atenua a artrite, alergias e problemas autoimunes. • Estimula o sangue a fluir para a pele e faz aflorarem as erupções cutâneas nas infecções eruptivas, como sarampo e catapora. • Limpa toxinas pelo fato de ajudar a eliminação através da pele e dos rins.
Sistema urinário • É diurético e alivia a bexiga irritável. Fortalece os músculos, sendo útil em casos de incontinência.
Sistema reprodutor • Regula o ciclo menstrual, diminui os sintomas da Tensão Pré-Menstrual (TPM) e o excesso de sangramento.
Externamente • Seus taninos e sílica aceleram a cicatrização de cortes, ferimentos, úlceras, queimaduras, veias varicosas, hemorroidas e a recuperação nas doenças da pele. • A infusão é usada como ducha vaginal, loção para a pele e líquido para a higiene bucal no tratamento da gengivite.
ADVERTÊNCIA Evite durante a gravidez e se for alérgico às asteráceas. O milefólio pode causar dermatite de contato e fotossensibilidade.
Interação com medicamentos Evite se estiver tomando anticoagulantes.

Aesculus hippocastanum
Castanha-da-índia

Esta árvore magnífica é nativa do Oeste da Ásia e foi levada à Europa em meados do século XVII. Ela também é encontrada na América do Norte. O extrato das sementes há muito tempo é considerado como de grande valor no tratamento de problemas vasculares.

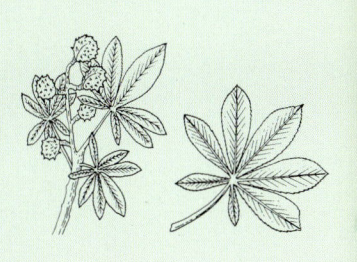

FAMÍLIA Hippocastanaceae
PARTES USADAS Sementes, casca
COMPONENTES QUÍMICOS Esteróis, saponinas do grupo glicosídeos triterpenos (incluindo escina), ácidos graxos, flavonoides, cumarinas, alantoína, taninos.
AÇÕES Adstringente, anti-inflamatória, febrífuga, anticoagulante, expectorante.

Digestão • A casca é rica em taninos adstringentes, úteis para o tratamento da diarreia.
Circulação • A escina fortalece a parede dos vasos sanguíneos e aumenta sua elasticidade, melhorando o fluxo sanguíneo e o retorno venoso; ela também evita o acúmulo do sangue, o que causa hemorroidas e veias varicosas. • Reduz o edema, cãibras, dor e tensão nas pernas. • Reduz a inflamação nos vasos sanguíneos. • Atenua a pressão no coração e a hipertensão. • As propriedades anticoagulantes reduzem a formação de coágulos de sangue.
Sistema imunológico • A saponina escina tem efeitos anti-inflamatórios, ajudando a atenuar a dor das articulações. • A decocção quente reduz a febre; tradicional substituto da quina (casca tanífera do Peru) (cinchona) no tratamento da malária e da febre intermitente.
Externamente • Contrai os vasos sanguíneos e reduz o acúmulo de fluido e o inchaço ao redor de áreas traumatizadas; útil depois de cirurgias. • O creme ou gel são excelentes para tratar veias varicosas e úlceras, flebite e hemorroidas, assim como celulite. Pode aliviar a dor e o inchaço da artrite, além da nevralgia, queimaduras do sol, contusões, entorses e outros ferimentos relacionados com esportes.
ADVERTÊNCIA A castanha-da-índia deve ser evitada durante a gravidez, lactação e em crianças. Todas as suas partes são tóxicas quando frescas; use preparados pré-tratados, evitando doses elevadas.
Interação com medicamentos Evite com anticoagulantes e salicilatos.

Agathosma betulina (também conhecida como *Barosma betulina*)
Buchu

Este arbusto lenhoso perene, nativo da África do Sul, possui folhas intensamente aromáticas. Era usado pelos povos nativos como repelente de insetos e antisséptico nas infecções do trato urinário, problemas digestivos, artrite e gota.

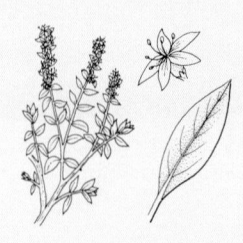

FAMÍLIA BOTÂNICA Rutaceae
PARTES USADAS Folhas
COMPONENTES QUÍMICOS Óleos voláteis (incluindo diosfenol, d-pulegona, isomentona e mentona), flavonoides (diosmina, hesperidina, quercitrina e rutina), cumarinas, mucilagem, vitamina C, betacaroteno, cálcio, cromo, magnésio, zinco.
AÇÕES Antimicrobiana, antisséptica das vias urinárias, diurética, tônica estimulante, digestiva, antilítica, anti-inflamatória, depurativa, adstringente, carminativa, diaforética, estimulante uterina, vulnerária.

Digestão • Age como antimicrobiano no tratamento de infecções como gastrenterite, diarreia e disenteria. • Diminui a sensação de estômago cheio, a flatulência, cãibras estomacais e cólicas.[2] • Ajuda a regular o açúcar no sangue.
Circulação • Pode reduzir a pressão sanguínea.
Sistema imunológico • Anti-inflamatório e depurativo; ajuda a eliminar o ácido úrico. Usado no tratamento da artrite, gota, reumatismo e dores musculares. • Contribui para a resistência aos resfriados e à gripe; é tomado no início de infecções agudas, para calafrios e febre.
Sistema urinário • Diurético eficaz, o buchu com frequência é incluído em fórmulas para a TPM, com o objetivo de diminuir a retenção de líquido. • Melhora a circulação do sistema urinário. • Antibacteriano e anti-inflamatório; usado no tratamento de infecções do trato urinário, cistite, bexiga irritável, cálculos, disúria e hematúria. • Reduz a inflamação e a infecção aguda e crônica da próstata.
Externamente • Sua infusão, misturada ao vinagre, é tradicionalmente usada como loção para contusões e entorses.[3] • O óleo é útil como repelente de insetos. • Em duchas vaginais, ele atenua as infecções por fungos e a leucorreia.
ADVERTÊNCIA Evite em casos de inflamação aguda do fígado e dos rins, e durante a gravidez.
Interação com medicamentos Evite usá-lo com varfarina (warfarina) e outros anticoagulantes.

Agrimonia eupatoria
Agrimônia

Esta planta perene, nativa da Europa e Norte da Ásia, tem espigões de flores amarelas e seu nome é uma homenagem ao antigo rei grego Mithridates VI Eupator, que a usava para tratar problemas do fígado e para combater a ação de venenos. Ela era considerada importante nos campos de batalha medievais para estancar sangramentos.

FAMÍLIA BOTÂNICA Rosaceae
PARTES USADAS Partes aéreas
COMPONENTES QUÍMICOS Taninos, agrimonina, flavonoides, furanocumarinas, polissacarídeos, princípios amargos, óleo volátil, vitaminas B1, K e C, sílica.
AÇÕES Adstringente, analgésica, anti-inflamatória, antiespasmódica, antilítica, antibacteriana, tônica digestiva, vulnerária, colagoga, diurética, emenagoga, febrífuga, hemostática.

Digestão • Protege o intestino da irritação e da inflamação, combatendo a infecção. Trata úlceras pépticas, gastrite, colite e diarreia. • Seus princípios amargos estimulam os sucos gástricos e a bile do fígado e da vesícula biliar, melhorando a digestão e a absorção, e a função intestinal. Indicada para cálculos da vesícula e na cirrose hepática. Reduz o açúcar do sangue.
Mental e emocional • Remédio floral para aqueles que ocultam a dor e a angústia sob uma aparência de coragem e tentam manter outras pessoas felizes.
Sistema respiratório • Antiespasmódica no tratamento da asma e tosse. • Antibacteriana nas infecções e na bronquite.
Sistema imunológico • Combate infecções bacterianas e virais. • Ajuda a inibir o crescimento de tumores.
Sistema urinário • Tem ação diurética e adstringente em casos de enurese noturna e incontinência, irritação da bexiga, cistite e cálculos renais. • Ajuda a eliminar ácido úrico, sendo útil no tratamento da gota e da artrite.
Sistema reprodutor • Adstringente em casos de menstruação intensa ou menorragia.
Externamente • Para gargarejos e como desinfetante bucal no tratamento da dor de garganta, laringite e inflamação das gengivas; para banhar olhos com problemas inflamatórios; em duchas, para infecções vaginais causadas por parasitas, como trichomonas. • Estanca sangramentos, acelera a cicatrização de cortes e ferimentos, é útil para contusões, entorses e veias varicosas, além de aliviar dores musculares e problemas de pele.
Interação com medicamentos Evite com remédios que afinam o sangue, como varfarina; monitore no caso de uso concomitante de drogas para diabetes e anti-hipertensivos.

Agropyron repens (também conhecida *como* Triticum repens e Elymus repens)
Grama-de-ponta

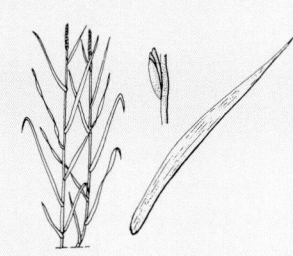

Esta grama perene é nativa da Europa e da América do Norte. Seus rizomas são valiosos como remédio para problemas urinários e podem ser moídos até se transformarem num pó, torrados e preparados da mesma forma que o café.

FAMÍLIA BOTÂNICA Poaceae
PARTES USADAS Rizomas
COMPONENTES QUÍMICOS Polissacarídeos (triticina), manitol, inositol, mucilagem, saponinas, óleo essencial, vanilina, ácido silícico, vitaminas A e do complexo B, ferro, potássio, zinco.
AÇÕES Demulcente, emoliente, diurética, antilítica, anti-inflamatória, antimicrobiana, antifúngica.

Digestão • Acalma as membranas mucosas no intestino todo. • Limpa o calor e a inflamação do estômago, intestino, fígado e vesícula biliar.
Circulação • Reduz o mau colesterol.
Sistema respiratório • Calmante, antimicrobiana e anti-inflamatória nas tosses irritativas, bronquite e laringite. • Elimina a congestão catarral, suavizando a mucosa do nariz, garganta e brônquios. • A sílica tem um efeito de recuperação nos pulmões.
Sistema musculoesquelético • Sua ação diurética elimina toxinas, resíduos e ácido úrico, ajudando a aliviar a artrite e a gota. • O efeito anti-inflamatório é útil no tratamento de doenças das articulações.
Sistema imunológico • Tradicional tônico revigorante, a grama-de-ponta elimina resíduos acumulados através dos rins. • Expele o calor e reduz a febre.
Sistema urinário • A mucilagem abundante acalma o trato urinário. • O manitol atua como diurético osmótico; as saponinas e a vanilina também são diuréticas e contribuem para a excreção de resíduos, incluindo o excesso de sódio e de ácido úrico. • Usada no tratamento de infecções e doenças inflamatórias, como cistite, da bexiga irritável, disúria, hematúria, uretrite, prostatite (aguda e crônica) e da hiperplasia prostática benigna (HPB). • Previne e trata cálculos e pequenas concreções. • O ácido silícico restaura e fortalece o trato urinário e os esfíncteres, sendo usado para tratar a enurese noturna e a incontinência urinária.
Externamente • Usada sob a forma de gargarejos para dor de garganta, laringite, tonsilite; como banho, alivia a inflamação, o eczema, cortes e escoriações. • A sílica acelera a cicatrização de feridas.

Alchemilla vulgaris
Alquemila

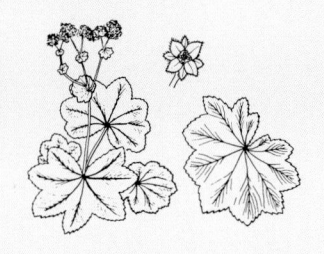

A alquemila é uma planta perene característica, nativa da Europa e do Norte da Ásia. Ela foi tradicionalmente dedicada à Virgem Maria, porque se considerava que suas folhas eram semelhantes ao manto de Nossa Senhora; uma das ervas favoritas dos alquimistas medievais por causa das gotas de orvalho que exsudam das folhas; eles acreditavam que essas gotas tinham um valor inestimável em sua busca da "pedra filosofal" ou iluminação.

FAMÍLIA BOTÂNICA Rosaceae
PARTES USADAS Raiz, folhas, flores
COMPONENTES QUÍMICOS Ácido salicílico, elagitaninos (pedunculagina, agrimonina e alquemilina), princípios amargos, flavonoides (quercitrina), saponinas, óleos voláteis, fitoesteróis.
AÇÕES Adstringente, hemostática, anti-inflamatória, diurética, emenagoga, nervina, vulnerária, febrífuga.

Digestão • Adstringente no tratamento da diarreia e de problemas inflamatórios, como gastrite, colite e gastrenterite.
Sistema urinário • Diminui o calor, a inflamação e a cistite.
Sistema reprodutor • Adstringente e anti-inflamatória no tratamento de menstruações intensas (menorragia), irregulares, acompanhadas de dor, e de sangramento prolongado devido à presença de fibroides, ou durante a menopausa. • Usada para promover a fertilidade. • Tonifica músculos fracos do assoalho pélvico; ajuda a prevenir o aborto espontâneo, sendo útil no tratamento do prolapso. • Usada para auxiliar as contrações durante o parto, acelerar a recuperação, regular hormônios e fortalecer os músculos depois de um aborto ou no pós-parto. Tomada alguns dias antes do nascimento do bebê, ajuda a prevenir sangramentos depois do parto. • Remédio para refrescar e reequilibrar durante a menopausa. • Para tratar fibroides, infecções genitúrinárias, endometriose e doenças pélvicas inflamatórias.
Externamente • Suas raízes/folhas frescas adstringentes estancam o sangue e promovem a cicatrização. Usada em gargarejos ou para enxaguar a boca em casos de úlceras bucais e inflamações, dor de garganta e laringite. • Loção para problemas de pele, como cortes inflamados e escoriações, espinhas ou erupções; banho para os olhos no tratamento da conjuntivite. • Em duchas é indicada para irritações e infecções vaginais, como candidíase e após tratamento de infecções por trichomonas, por exemplo, com antibióticos, quando a flora vaginal tiver sofrido desequilíbrio.
ADVERTÊNCIA Evite durante a gravidez, exceto nas últimas semanas.

Allium sativum
Alho

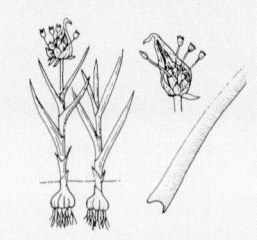

Esta excelente erva antimicrobiana vem sendo prescrita para infecções desde o primeiro século d.C., por médicos ayurvédicos. Sua atividade antibiótica foi observada por Louis Pasteur; o alho foi empregado por Albert Schweitzer, na África, para o tratamento da disenteria amebiana.

FAMÍLIA BOTÂNICA Alliaceae
PARTES USADAS Bulbo
COMPONENTES QUÍMICOS Compostos contendo enxofre (incluindo aliína), lipídios, quercetina, kaempferol, glicosídeos, escordininas, compostos de telúrio, aminoácidos, óleo volátil, mucilagem, germânio, glucoquininas.
AÇÕES Carminativa, expectorante, alterativa, estimulante do sistema imunológico, antimicrobiana, anti-helmíntica, hipocolesterolêmica, hipotensiva, antitumoral, rejuvenescedora, estimulante da circulação, digestiva.

Digestão • Estimula a digestão e a absorção. • Antimicrobiano; restaura a flora intestinal após infecções/antibióticos, por meio dos efeitos probióticos dos fruto-oligossacarídeos.[4] • Pode ser benéfico em casos de diabetes tipo 2.
Circulação • Aumenta a circulação e reduz a pressão arterial. Para cãibras e em desordens como a doença de Raynaud. • Baixa os níveis de colesterol nocivo e de triglicérides. • Reduz a formação de coágulos e o risco de ataques cardíacos e derrames.
Sistema respiratório • Antimicrobiano nas infecções das vias respiratórias, nos resfriados e gripes. • Expectorante e descongestionante; elimina catarro, sinusite, tosse, asma, febre do feno e rinite.
Sistema imunológico • Antibacteriano, antifúngico, antiviral e antiparasitário,[5] particularmente indicado para os sistemas respiratório, digestivo e urinário. Ativo contra vírus, incluindo o vírus influenza B e herpes simples vírus tipos 1 e 2. • Poderoso antioxidante;[6] retarda o processo de envelhecimento. • Os compostos de enxofre têm atividades antitumorais[7] e protegem contra a poluição e a nicotina.
Externamente • Óleo/linimento é usado para cortes, feridas, artrite, entorses, frieiras sem ruptura da pele, pé-de-atleta, picadas e verrugas. Gotas para o ouvido, são indicadas para o tratamento de infecções do ouvido médio.
ADVERTÊNCIA Evite grandes doses na gravidez. O alho pode causar distúrbios gastrintestinais. Na pele poderá causar dermatite.
Interação com medicamentos Evite doses elevadas concomitantemente com o uso de varfarina e anti-hipertensivos.

Aloe barbadensis
Aloe vera

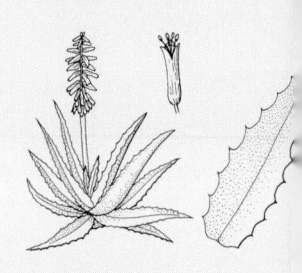

Nativa do Leste e do Sul da África, a babosa é uma planta perene suculenta, que se desenvolve muito bem na maioria das regiões tropicais. O suco de aloe é obtido ao se misturar o gel transparente e mucilaginoso do interior das folhas com água; este suco é usado para problemas relacionados com excesso de calor e inflamação.

FAMÍLIA Aloaceae
PARTES USADAS Gel do interior das folhas
COMPONENTES QUÍMICOS Polissacarídeos (acemanana e glucomananas), enzimas, vitaminas A, B, C e E, aminoácidos, minerais, saponinas, esteróis, ácido salicílico.
AÇÕES Demulcente, imunoestimulante, anti-inflamatória, alterativa, analgésica, anti-histamínica, antibacteriana, antiviral, antisséptica, anti-helmíntica, digestiva, rejuvenescedora, antioxidante, hipoglicemiante, diurética.

Digestão • Laxante suave; elimina toxinas e o calor do intestino. • Combate microrganismos patogênicos. • Estimula a secreção de enzimas digestivas e equilibra os ácidos estomacais. • Regula o metabolismo do açúcar e da gordura. • Suaviza e protege o revestimento do intestino; usada no tratamento da colite, úlceras pépticas, da SII e das doenças intestinais inflamatórias.
Sistema musculoesquelético • Tem ação anti-inflamatória e desintoxica o organismo em casos de artrite.
Sistema imunológico • A acemanana aumenta a imunidade, tem ação antiviral e estimula a atividade dos linfócitos B- e T, ajudando a destruir células malignas. • Os esteróis têm ação anti-inflamatória. Sua propriedade antiviral é útil no tratamento do herpes simples e do herpes-zóster. • Usada como probiótico no tratamento da candidíase.
Sistema reprodutor • Aumenta a circulação sanguínea para o útero. • Reduz as ondas de calor na menopausa. • Empregada no tratamento da TPM.
Externamente • Abranda e cicatriza queimaduras, queimaduras do sol, feridas, hemorroidas e problemas de pele, como acne, eczema e psoríase. • Antibacteriana, antifúngica e antiviral. • Rejuvenesce a pele e reduz rugas. Excelente para desordens de sensibilidade e alergia da pele.
ADVERTÊNCIA Interação com medicamentos Possível interação com glicosídeos e esteroides cardíacos.

Althea officinalis
Alteia

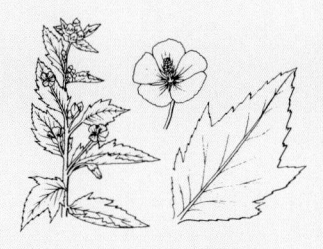

Esta planta perene grandiosa cresce em pântanos próximos do mar, na Europa e no ocidente da Ásia. Uma grande quantidade de mucilagem torna a alteia o melhor remédio para suavizar, refrescando a irritação e a inflamação — ideal para o tratamento de membranas mucosas com lesões ou inflamadas.

FAMÍLIA BOTÂNICA Malvaceae
PARTES USADAS Raízes, folhas, flores
COMPONENTES QUÍMICOS Mucilagem (glucanos, arabanos e galacturono-ramnanos), taninos, pectina, esteróis, cumarinas, asparagina, flavonoides (quercitrina, kaempferol e escopoletina), açúcares.
AÇÕES Emoliente, demulcente, vulnerária, anti-inflamatória, analgésica, antisséptica, antitussígena, expectorante, diurética, antilítica, estimulante do sistema imunológico, galactagoga.

Digestão • Anti-inflamatória no tratamento da colite ulcerativa, da gastrite e das úlceras pépticas. • A mucilagem abranda a azia, a SII e a constipação causada pela secura. • Reduz o peristaltismo e alivia a diarreia; doses mais elevadas têm um efeito laxante suave.
Sistema respiratório • Expectorante suave e imunoestimulante. Ameniza a tosse seca, acompanhada de respiração ruidosa e dispneia, dor de garganta, laringite, bronquite e crupe; elimina o catarro e alivia a inflamação.
Sistema imunológico • Antimicrobiana no combate aos microrganismos *Proteus vulgaris*, *Pseudomonas aeruginosa* e *Staphylococcus aureus*.[8] • Estimula a produção de glóbulos brancos do sangue.
Sistema urinário • Diurético suave, alivia a cistite, a uretrite e a bexiga irritável. Facilita a passagem de pequenos agregados e cálculos.
Sistema reprodutor • Tradicionalmente, é acrescentada a prescrições que visam facilitar o parto. • Estimula o fluxo do leite materno.
Externamente • As folhas são aplicadas em áreas irritadas e inflamadas, em consequência de picadas de insetos, de abelhas e marimbondos. • Usada com óleo de lavanda e de linhaça no tratamento de escaldaduras e queimaduras, além de queimaduras do sol. • Suaviza e cicatriza a pele inflamada de mamilos lesados, acne e eczema. • Cataplasmas quentes são empregadas para o afloramento de farpas e na mastite, furúnculos e abscessos. • Como desinfetante bucal e em gargarejos para tratar dores de garganta e gengivas inflamadas.

Andrographis paniculata
Kalmeg

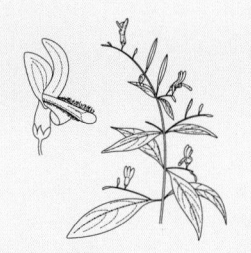

Nativa da Índia e cultivada na China, esta planta anual tem um gosto muito amargo, sendo muito valorizada na medicina ayurvédica por aumentar a imunidade e combater a infecção aguda.

FAMÍLIA BOTÂNICA Acanthaceae
PARTES USADAS Partes aéreas
COMPONENTES QUÍMICOS Lactonas diterpenoides (andrografolídeos), flavonas (oroxilina e wogonina).
AÇÕES Estimulante da imunidade, antimicrobiana, colerética, hepatoprotetora, febrífuga, anódina, antiparasitária, anti-helmíntica.

Digestão • A erva kalmeg é antiviral, combate protozoários, tem ação antifúngica, antiparasitária e anti-helmíntica. Ajuda a restabelecer a flora intestinal normal e a combater infecções agudas, a disenteria bacilar, enterite, vermes, parasitas e *Candida*. • Tem atividade antibacteriana, contra microrganismos como *Staphylococcus aureus*, *Pseudomonas aeruginosa*, *Proteus vulgaris*, *Shigella dysenteriae* e *E. coli*.[9] Amarga e refrescante, ela melhora a digestão, estimula o fluxo da bile secretada pelo fígado e o protege de danos causados por toxinas, álcool e infecções, como hepatite.[10] • Anti-inflamatória no tratamento da indigestão, azia, acidez, flatulência, gastrite, colite e úlceras pépticas.
Sistema respiratório • Para o tratamento de infecções de garganta e ouvido, tosse, resfriados, gripe, bronquite aguda e infecções que afetam os pulmões, acompanhadas de febre.[11] Reduz o escarro; útil em quadros de asma.[12] • Empregada na medicina ayurvédica para casos de pneumonia.[13]
Sistema imunológico • Estimulante do sistema imunológico; excelente para a prevenção e tratamento de infecções, como resfriados, gripe, tosse, sinusite, úlceras orais, herpes-zóster, otite média, dor de garganta, laringite, tonsilite e doenças septicêmicas do sangue.[14] • Útil na leptospirose,[15] nas febres altas e malária. • Protege o fígado e inibe a agregação plaquetária.[16]
Sistema urinário • Para o calor e a infecção do trato urinário, disúria hematúria e proteinúria.[17]
Externamente • Usada como banho/creme para problemas de pele, acompanhados de inflamação e infecção, como acne, eczema, erupções e furúnculos.

Anemone pulsatilla
Anêmona

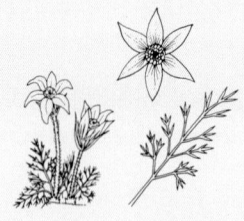

A anêmona, com suas flores purpúreas sedosas, de penugem prateada, seguidas de aquênios plumosos, é uma das flores silvestres mais bonitas da Europa. A despeito de sua aparência delicada, ela tem notável resistência, florescendo no início da primavera, mas também, com frequência, no inverno.

FAMÍLIA BOTÂNICA Ranunculaceae
PARTES USADAS Partes aéreas secas
COMPONENTES QUÍMICOS Glicosídeos (ranunculina na planta fresca, que é venenosa, produzindo anemonina no processo de secagem), taninos, saponinas, resina, óleo volátil, ácido quelidônico, flavonoides.
AÇÕES Analgésica, sedativa, antiespasmódica, descongestionante, febrífuga.

Circulação • Melhora a circulação venosa; usada para veias varicosas e hemorragia nasal.

Mental e emocional • Excelente relaxante e tônico para os nervos. Promove o relaxamento e o sono, além de facilitar a recuperação quando uma pessoa está debilitada, por conservar a energia. • Usada para esgotamento nervoso, depressão, insônia, pesadelos, irritabilidade, crises de choro, apego e medo da solidão. • Indicada para a TPM, agitação excessiva, estado de ânimo lacrimoso, depressão pós-parto e durante a menopausa.

Sistema respiratório • Adstringente e antibacteriana; tem aplicação nos resfriados, na presença aguda ou crônica de catarro e na tosse.

Sistema musculoesquelético • Alivia espasmos, sendo excelente para reduzir a dor; usada para cólicas, dores durante a menstruação, dor de cabeça, asma e nevralgia.

Sistema imunológico • Em infusão quente, atenua a febre, faz aflorarem erupções nas infecções eruptivas, como sarampo, acelerando a recuperação.

Sistema reprodutor • Tem indicação específica para dor e inflamação, em homens e mulheres. • Bom analgésico para o parto. • Empregada no tratamento de cólicas uterinas, posteriores ao parto e da depressão pós-natal. • Sua propriedade tônica e relaxante ajuda a regular as contrações. • Usada na TPM e na depressão da menopausa.

Olhos e ouvidos • Indicada para distúrbios inflamatórios dos olhos, acompanhados de dor, incluindo esclerite, irite, glaucoma e catarata. • Usada para tratar otite média e dor de ouvido.

ADVERTÊNCIA Evite durante a gravidez.

Anethum graveolens
Endro

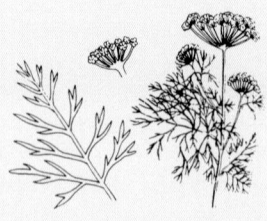

Esta planta anual intensamente aromática é originária do Mediterrâneo. Afirma-se que seu nome vem da palavra saxônica dilla, que significa "ninar", devido à sua capacidade de relaxar os bebês e as crianças, proporcionando-lhes um sono restaurador.

FAMÍLIA BOTÂNICA Apiaceae
PARTES USADAS Folhas, sementes
COMPONENTES QUÍMICOS Óleos voláteis (incluindo limoneno e carvona), flavonoides (incluindo quercitrina, kaempferol e vincenina), cumarinas, triterpenos, magnésio, ferro, cálcio, potássio, vitamina C.
AÇÕES Carminativa, alterativa, expectorante, diurética, antiespasmódica, galactagoga, vermífuga, analgésica, relaxante, digestiva, sedativa, anti-inflamatória, antioxidante, antimicrobiana.

Digestão • Estimula o apetite e a digestão. • Elimina a tensão e os espasmos; usado para cólicas, gases, indigestão, náusea, constipação e diarreia. • Ingrediente importante em remédios para cólicas dos bebês. • Empregado como vermífugo na Índia.

Mental e emocional • Ajuda a aliviar o cansaço causado por perturbações do sono, aumentando a concentração e a memória. • Relaxante, trata quadros de insônia e desordens digestivas relacionadas com o stress, como gases, cólicas e prisão de ventre.

Sistema respiratório • Antiespasmódico e expectorante no tratamento da tosse seca e irritativa, além da asma.

Sistema musculoesquelético • Os óleos voláteis presentes nas folhas e nas sementes relaxam os músculos lisos. Útil para aliviar a tensão e a dor.

Sistema imunológico • Pesquisas confirmaram suas propriedades antibacteriana[18] e anti-*Candida*.[19] • Pode inibir a formação de tumores malignos.

Sistema urinário • O endro tem efeito diurético.

Sistema reprodutor • Usado para menstruações dolorosas. • Sua ação emenagoga regula a menstruação. • No Oriente ele é dado a mulheres antes do parto para facilitar o nascimento do bebê. • Aumenta o leite nas mães que estão amamentando.

Externamente • Sua atividade analgésica e anti-inflamatória alivia a dor e o edema. • O óleo essencial, misturado com óleos de massagem e em linimentos, é utilizado para tratar dor abdominal, cólica, artrite e dor de ouvido.

Angelica archangelica
Angélica

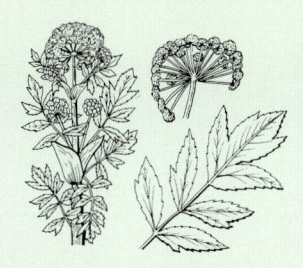

Esta majestosa planta bienal, nativa de algumas partes da Europa, foi historicamente considerada importante por proteger de venenos, contágio e feiticeiras. Suas propriedades terapêuticas foram supostamente reveladas a um monge durante uma epidemia de peste pelos arcanjos Miguel ou Gabriel – razão pela qual ela tem esse nome em latim.

FAMÍLIA BOTÂNICA Apiaceae
PARTES USADAS Raízes secas, folhas, caule, sementes
COMPONENTES QUÍMICOS Óleo essencial, cumarinas, resinas, açúcares, amido.
AÇÕES Antibacteriana, antifúngica, alterativa, anti-inflamatória, carminativa, diaforética, digestiva, diurética, nervina, tônica, estimulante da circulação, antiespasmódica, expectorante, emenagoga.

Digestão • Estimula a digestão; usada para má digestão, hipocondria, náusea, indigestão, gases e cólicas. • A inalação de folhas esmagadas alivia o enjoo durante viagens. • Melhora o apetite, o metabolismo e a absorção. • Tomada regularmente, ela reduz, segundo a tradição, o desejo de bebidas alcoólicas; excelente para alcoólatras.
Circulação • Tônico aquecedor para a circulação; estimula o fluxo sanguíneo periférico; excelente no tratamento de problemas relacionados com má circulação, como nas doenças de Raynaud e de Buerger. • A angélica bloqueia os canais de cálcio no coração; útil na hipertensão, angina, e arritmias cardíacas.[20] • Usada para tratar anemia.
Mental e emocional • Tônico para fortalecer os nervos; estimula a inspiração. • Melhora o estado de ânimo na depressão. • Aumenta a clareza mental.
Sistema respiratório • Expectorante e descongestionante que aquece; usada no tratamento da tosse, bronquite aguda, asma, dor de garganta, resfriados e catarro. • O chá quente ajuda a atenuar a febre.
Sistema imunológico • Antimicrobiana e purificadora; contribui para a desintoxicação e eleva a imunidade. • Tem ação anti-inflamatória em quadros de artrite e gota.
Sistema reprodutor • Regula o ciclo menstrual, alivia as cólicas menstruais e a TPM.
Externamente • Usada em óleos de massagem ou banhos para diminuir tensão muscular, rigidez e dor nas articulações.
ADVERTÊNCIA Evite a raiz fresca durante a gravidez. A angélica pode causar fotossensibilidade.

Angelica polymorph var. *sinensis*
Angélica chinesa/Dong guai

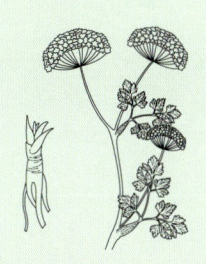

Esta planta herbácea perene é encontra nas florestas montanhosas da China, Japão e Coreia. Ela é um importante tônico para o sangue e para o fígado. Na medicina tradicional chinesa é utilizada para tratar anemia e vitiligo.

FAMÍLIA BOTÂNICA Apiaceae
PARTES USADAS Raízes
COMPONENTES QUÍMICOS Óleos voláteis, vitamina B12, cumarinas, esteróis, ácido ferúlico, polissacarídeos.
AÇÕES Emenagoga, antiviral, antibacteriana, antifúngica, antiespasmódica, estimulante da circulação, digestiva, hipotensiva, alterativa, analgésica, anti-inflamatória, descongestionante, diurética, estimulante do sistema imunológico, tônica no pós-parto, tônica para o útero, rejuvenescedora.

Digestão • Estimulante digestivo aquecedor; aumenta o apetite e a digestão. Usada para constipação.
Circulação • Diminui a pressão sanguínea, regula o coração, inibe a agregação de plaquetas, reduz a aterosclerose, aumenta a circulação e dilata as artérias coronárias. • Empregada no tratamento de angina, arritmias, palpitações, fibrilação atrial, da doença de Buerger, da síndrome de Raynaud e de cãibras.
Mental e emocional • Analgésico suave para dores de cabeça, nevralgias e para a dor causada pelo herpes-zóster. • Tônico fortalecedor em quadros de esgotamento. • Relaxante no tratamento da insônia.
Sistema respiratório • Elimina o catarro e a asma.
Sistema imunológico • Estimula a formação de leucócitos, linfócitos e fagócitos. • Para herpes e malária. • Pode ter efeito anticancerígeno por aumentar a necrose tumoral. • Protege o fígado. • Inibe os anticorpos imunoglobulina E nas alergias.
Sistema urinário • Tem ação diurética; alivia a retenção de líquido. Útil para dissipar o acúmulo de líquido pré-menstrual.
Sistema reprodutor • Equilibra os hormônios. • Tônico feminino renomado em casos de irregularidades menstruais, dismenorreia, TPM e menorragia. • Aumenta a fertilidade. • Auxilia as contrações durante o parto. • A angélica chinesa é usada para sintomas da menopausa, como suores noturnos, ondas de calor, depressão e alterações de humor.
Olhos • Pode diminuir a pressão intraocular.
ADVERTÊNCIA Evite durante a gravidez.
Interação com medicamentos Evite se estiver fazendo uso de anticoagulantes.

Apium graveolens
Salsão-selvagem

Acredita-se que esta planta aromática bienal, nativa do Mediterrâneo, seja o salsão original. Ela é conhecida e adotada desde o tempo dos romanos para o alívio da dor, incluindo a dor contínua, como erva digestiva, e no tratamento do excesso de peso e retenção de líquido.

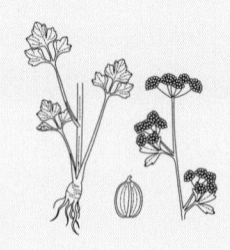

FAMÍLIA BOTÂNICA Apiaceae
PARTES USADAS Sementes
COMPONENTES QUÍMICOS Óleos voláteis, apiol, enxofre, alcaloides, furanocumarina, glicosídeo flavônico (apigenina), ácido alfa-lipoico, flavonoides, fenóis, resina, ácidos graxos, cálcio.
AÇÕES Diurética, antisséptica das vias urinárias, antioxidante, hipotensiva, depurativa, antibacteriana, antifúngica, sedativa, antiespasmódica, tônica para o útero, antineoplásica, anti-inflamatória, imunoestimulante, galactagoga, analgésica.

Digestão • Antiespasmódico e digestivo; aumenta o apetite, a digestão e a absorção, aliviando espasmos, cólicas, gases, halitose, indigestão, soluços, azia e náusea. • Pode ajudar a regular o metabolismo e os níveis de açúcar no sangue.
Circulação • Reduz a dopamina, a norepinefrina e a epinefrina da circulação, ajudando a baixar a pressão sanguínea.[21] • Tem efeitos antiplaquetários; controla a formação de coágulos e ajuda a prevenir ataques do coração e derrames.
Mental e emocional • Acalma e estimula um estado de ânimo positivo; usado para dores de cabeça relacionadas com o stress, para o cansaço mental e físico, insônia, depressão, agitação e pânico. • Libera a tensão muscular e os espasmos.
Sistema musculoesquelético • Excelente anti-inflamatório para artrite, reumatismo e gota. • É um diurético que dissolve e excreta ácido úrico. • Atenua a dor muscular, a tensão e os espasmos. • Reduz nevralgias e ciática.
Sistema imunológico • Estimula a imunidade; seu efeito antimicrobiano ajuda a combater resfriados, gripe, asma e bronquite. • Pode ter propriedades antitumorais.
Sistema urinário • O apiol é um antisséptico urinário. • Abranda a retenção de líquido e a cistite; ajuda a eliminar toxinas. • Previne formação de cálculos e pequenos agregados de cristais.
Sistema reprodutor • Aumenta o suprimento de leite nas mães que estão amamentando. • Estimulante uterino; promove menstruações e aumenta as contrações durante o trabalho de parto.
ADVERTÊNCIA Evite durante a gravidez e em quadros de inflamação dos rins.

Arctium lappa
Bardana

Planta bienal, nativa de regiões temperadas da Europa e do Norte da Ásia, a bardana é respeitada por suas propriedades de desintoxicação e antissépticas. A raiz geralmente é preferida pela medicina ocidental, enquanto as sementes também são usadas na medicina asiática.

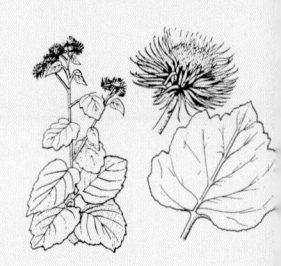

FAMÍLIA BOTÂNICA Asteraceae
PARTES USADAS Raízes, sementes, folhas
COMPONENTES QUÍMICOS Raiz: inulina, mucilagem, pectina, poliacetilenos, ácidos voláteis, esteróis, taninos, princípios amargos, aldeídos, glicosídeos flavonoides (quercetina e kaempferol), asparagina, ácido polifenólico; semente: óleos fixos, glicosídeo amargo (arctiína), flavonoides, ácido clorogênico; folha: terpenoides, esteróis, triterpenoides, arctiol, fuquinona, taraxasterol, mucilagem, óleo essencial, tanino, inulina.
AÇÕES Alterativa, diaforética, demulcente, diurética, adstringente, tônica amarga, digestiva, laxante suave, antimicrobiana, hipoglicemiante, antitumoral, probiótica.

Digestão • Estimula a digestão e a função hepática; é um laxante suave e tem ação depurativa. Alivia os gases, a distensão e a indigestão. • Ação hipoglicemiante; útil no diabetes.[22] • As fibras mucilaginosas absorvem as toxinas do intestino e estimulam a eliminação. • Usada para infecções bacterianas e por fungos; os fruto-oligossacarídeos presentes na raiz têm efeito probiótico.[23]
Sistema respiratório • Eleva a imunidade, protegendo o organismo de infecções. • Empregada em quadros de dor de garganta, edema glandular e das amígdalas.
Sistema imunológico • Antibacteriana, antifúngica e antitumoral. • Como decocção quente reduz febre, elimina toxinas através da pele, traz erupções à superfície e acelera a recuperação de doentes com sarampo e catapora. • Purificadora de inflamações crônicas, como gota, artrite e reumatismo, e problemas de pele.
Sistema urinário • Contribui para a eliminação de toxinas por meio da urina. • Utilizada em casos de cistite, retenção de água, cálculos e pequenos agregados de cristais.
Sistema reprodutor • A raiz estimula o útero, apoia a função hepática e a degradação de hormônios, ajudando a regularizar a menstruação. • Tradicionalmente usada em quadros de prolapso. • Fortalece antes e depois do parto.
Pele • Empregada no tratamento de doenças dermatológicas crônicas, como a acne; melhora a atividade das glândulas sebáceas.
ADVERTÊNCIA Evite na gravidez. **Interação com medicamentos** Evite se tomar drogas antidiabéticas; ela tem efeitos hipoglicemiantes.

Arctostaphylos uva ursi
Uva-ursi

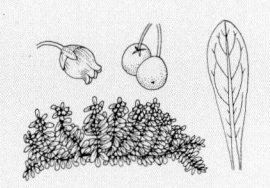

Este arbusto perene de caules rasteiros é nativo da Europa, Ásia e América do Norte. Popular desde a Idade Média, a uva-ursi se tornou um medicamento oficial na Inglaterra em 1788, constando da London Pharmacopoeia como remédio eficaz para problemas relacionados com os rins, incluindo nefrite e gota.

FAMÍLIA BOTÂNICA Ericaceae
PARTES USADAS Folhas
COMPONENTES QUÍMICOS Hidroquinonas (arbutin e metil-arbutin), flavonoides (quercetina e miricitrina), taninos, triterpenos, alantoína, ácidos fenólicos, óleo volátil, resina.
AÇÕES Antisséptica urinária, diurética, antimicrobiana, anti-inflamatória, adstringente, anti-hemorrágica, oxitócica, antifúngica, antilítica, facilitadora do parto.

Sistema imunológico • Eficaz contra *E. coli, Streptococcus faecalis, Proteus vulgaris, Staphylococcus aureus, Salmonella typhi, Candida albicans,*[24] *Mycoplasma hominis* e *Shigella sonnei.* • A quercetina e os ácidos fenólicos são anti-inflamatórios.
Sistema urinário • A uva-ursi é usada especificamente para a irritação/infecção crônica do trato geniturinário; suas propriedades antibacterianas (provavelmente devido ao arbutin) alcançam uma atividade máxima dentro de 3 a 4 após a ingestão. Usada no tratamento da cistite, uretrite, pielonefrite, prostatite, cálculos e aglomeração de cristais.[25] • Alivia a retenção de líquido e ajuda na eliminação de toxinas e ácido úrico. • Suas propriedades adstringentes e a alantoína tonificam e restauram vias urinárias inflamadas e irritadas. • Indicada para enurese noturna e incontinência.
Sistema reprodutor • Tônico uterino, diminui menstruações intensas, tonifica os músculos da bexiga, reduz o prolapso uterino e a flacidez vaginal,[26] além de estimular as contrações durante o parto. • Para o tratamento de infecções e inflamações ginecológicas, como endometrite e infecção vaginal.
Externamente • Aplicada por meio de tampões, pessários ou duchas no tratamento da erosão cervical e do corrimento vaginal/candidíase. • Usada como loção para hemorroidas.
ADVERTÊNCIA Interação com medicamentos Poderá aumentar os efeitos de drogas anti-inflamatórias não esteroides.

Armoracia rusticana (também conhecida como *Cochlearia armoracia)*
Raiz-forte

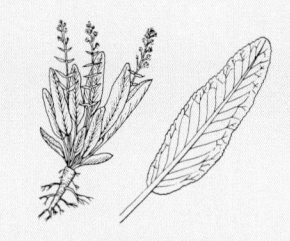

Nativa do Sudeste da Europa e Oeste da Ásia, esta planta perene herbácea possui raízes brancas pontiagudas que, quando cortadas ou raladas, liberam seu aroma forte e propriedades poderosamente picantes. Ela precisa ser conservada em vinagre ou creme; de outra forma, perderá rapidamente sua força.

FAMÍLIA BOTÂNICA Brassicaceae
PARTES USADAS Raiz fresca
COMPONENTES QUÍMICOS Sinigrina (um glucosinolato que é degradado por enzimas e liberado quando a raiz é cortada ou ralada, produzindo alil-isotiocianato — óleo de mostarda, vitamina C, resina, flavonoides (quercitrina e kaempferol), cumarinas, esculetina, ácido cafeico e escopoletina, asparagina.
AÇÕES Estimulante da circulação, descongestionante, digestiva, antimicrobiana, expectorante, alterativa, anti-helmíntica, diurética, anti-inflamatória.

Digestão • Aumenta o apetite, a digestão e a absorção. • Tradicionalmente usada como molho de raiz-forte para acompanhar carne assada, pelo fato de estimular o fluxo dos sucos gástricos que degradam alimentos pesados, difíceis de digerir, prevenindo a indigestão.
Circulação • A raiz-forte é um estimulante poderoso, melhorando a circulação; é útil no tratamento de desordens como as doenças de Raynaud e Buerger.
Sistema respiratório • Estimula as membranas mucosas; atua como descongestionante e expectorante, eliminando o catarro e a obstrução dos seios da face. • Suas propriedades antimicrobianas ajudam a combater infecções. • Atenua tosses, resfriados, febre, gripe, sinusite e febre do feno.
Sistema musculoesquelético • Acelera a eliminação de toxinas; recomendada para gota e artrite.
Sistema imunológico • A raiz-forte tem propriedades antibióticas; excelente para infecções respiratórias e urinárias.
Sistema urinário • A asparagina é diurética; diminui a retenção de líquido e elimina toxinas através dos rins.
Outras indicações • Estimulante, tônico energético que aquece, excelente no inverno para afastar o frio.
ADVERTÊNCIA Pode irritar os olhos e a pele quando a raiz fresca está sendo ralada/cortada. Evite na gravidez e se houver problemas de tireoide, ou sintomas caracterizados pelo calor, como gastrite e úlceras pépticas.

Artemisia absinthium
Losna

Esta erva aromática perene é nativa da Europa, Oeste da Ásia e Norte da África. Intensamente amarga e aromática, ela fortalece e revigora, estimulando o estômago, a vesícula biliar e o fígado. Ingrediente essencial de aperitivos a vinhos amargos, como vermute.

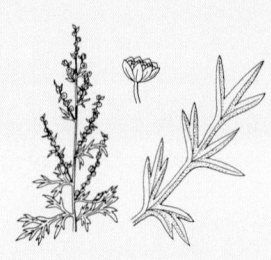

FAMÍLIA BOTÂNICA Asteraceae
PARTES USADAS Partes aéreas
COMPONENTES QUÍMICOS Flavonoides, ácido fenólico, lignanas, óleos voláteis (alfa- e beta-tujona, alfa-pineno e linalol), glicosídeo amargo (absintina), lactonas sesquiterpênicas, taninos, caroteno, vitamina C.
AÇÕES Tônica amarga, digestiva, anti-helmíntica, alterativa, antisséptica, anti-inflamatória, anódina, estimulante do sistema imunológico, nervina, antifúngica, colagoga, antiemética, diurética, antilítica, emenagoga, inseticida.

Digestão • Estimula o fluxo do ácido hidroclorídrico e aumenta o apetite, a digestão, a absorção e a função hepática. • Empregada no tratamento da azia, acidez, problemas do fígado, halitose, gastrite, indigestão, anorexia, flatulência, náusea, vômitos, diarreia e gastrenterite. • É tomada em jejum no tratamento de oxiúros. • Por sua ação antimicrobiana, é usada em casos de intoxicação alimentar.
Mental e emocional • Estimula o cérebro. • Tradicionalmente indicada para nevralgia, depressão e esgotamento nervoso.
Sistema musculoesquelético • Anti-inflamatório usado para gota e artrite.
Sistema imunológico • Os óleos voláteis da losna são fortemente antibacterianos. • Ela aumenta a imunidade e elimina toxinas; útil em casos de esgotamento e no período de recuperação após uma doença. • Tomada para combater a febre, resfriados e gripe, e para eliminar catarro.
Sistema reprodutor • Estimula os músculos uterinos, restabelece a menstruação e ajuda nas contrações durante o parto. • Regula o ciclo menstrual, alivia menstruações dolorosas e promove a fertilidade.
Externamente • Em líquido, a losna é usada para pulgas e piolhos;[27] sob a forma de loção, para problemas de pele, como dermatite de fraldas, pé-de-atleta, escabiose e furúnculos, queda de cabelo, contusões, entorses e dor causada pela artrite.
ADVERTÊNCIA Evite durante a gravidez e no período de amamentação. Doses baixas são recomendadas, por exemplo, 0,25-1 ml de tintura 3 vezes ao dia ou 1 a 2 g da erva seca 3 vezes ao dia.

Artemisia annua
Artemísia/Qing hao

Nativa da Ásia e do Leste da Europa, esta planta herbácea e plumosa anual é encontrada em todas as regiões temperadas e subtropicais. A artemisinina, componente ativo fundamental da erva, foi isolado pela primeira vez por pesquisadores chineses em 1972; desde então a planta se tornou bastante popular como remédio eficaz contra a malária.

FAMÍLIA BOTÂNICA Asteraceae
PARTES USADAS Folhas
COMPONENTES QUÍMICOS Óleo essencial, flavonoides, artemisinina (que contém um peróxido), ácido artemisínico.
AÇÕES Amarga, carminativa, digestiva, antiparasitária, febrífuga, antimalárica, antisséptica, antibacteriana, anti-inflamatória, digestiva.

Digestão • Melhora o apetite e a digestão; alivia gases e indigestão. • Recomendada para infecções, incluindo salmonelose, disenteria e diarreia.
Sistema respiratório • A infusão das folhas é usada para tratar a febre, calafrios, resfriados e outras infecções.
Sistema imunológico • Elimina o calor; reduz a febre causada pelas infecções e pela insolação. • Tem ação antimicrobiana no combate à tuberculose (TB) e outras infecções. • Aumenta a imunidade, reduz a inflamação e pode ser útil em doenças autoimunes. Estudos, usando-se 50 g da erva ou 0,3 g de artemisinina diariamente, mostraram melhora de sintomas do lúpus eritematoso sistêmico.[28] O ácido artemisínico é antibacteriano no tratamento, por exemplo, do *Staphylococcus aureus*, da *E. coli* e da *Salmonella typhosa*.[29] A artemisinina, uma vez dentro das hemácias, libera radicais livres que matam parasitas da malária.[30] • A artemisinina é eficaz contra o *Plasmodium* spp. resistente a fármacos. Resultados de pesquisas demonstraram sua eficácia no tratamento da malária, embora outros componentes possam contribuir. • A artemísia apresenta, potencialmente, propriedades antitumorais, particularmente em relação ao câncer de mama e de próstata, e à leucemia.
Externamente • Cataplasmas feitas das folhas têm aplicação nas hemorragias nasais, abscessos e furúnculos. • Na China, as folhas são queimadas como substância para fumigação, com o objetivo de matar mosquitos.
ADVERTÊNCIA Evite durante a gravidez. Pode causar dermatite de contato.

Asclepias tuberosa
Erva daninha de borboleta

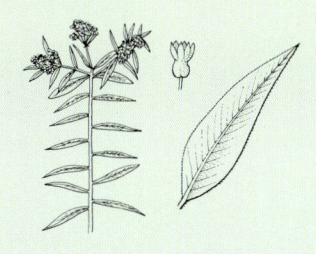

Nativa da América do Norte, a erva daninha de borboleta era usada pelas tribos de nativos norte-americanos como remédio para infecções pulmonares e, externamente, para tratar ferimentos. Ela se tornou um medicamento oficial, constando da United States Pharmacopoeia entre 1820 e 1905, com indicação para febres, infecções respiratórias e pleurisia.

FAMÍLIA BOTÂNICA Asclepiadaceae
PARTES USADAS Raízes
COMPONENTES QUÍMICOS Glicosídeos (asclepiadina, encontrada principalmente na erva fresca), óleos voláteis, resinas, mucilagem, amido, tanino, sais minerais, flavonoides (kaempferol e quercetina), rutina, glicosídeos cardioativos (cardenólidos), aminoácidos, esteróis.
AÇÕES Diaforética, vasorrelaxante, febrífuga, antiespasmódica, anfotérica, expectorante, nervina, anti-inflamatória, antiviral, antimicrobiana, carminativa, catártica, diurética, emética (em doses elevadas).

Digestão • Antiespasmódica e calmante; alivia a flatulência, a cólica e a irritação do revestimento do intestino, que causa indigestão e diarreia.
Circulação • Tradicionalmente usada no tratamento da pericardite e para diminuir a taquicardia.[31] • Relaxa as artérias, traz o sangue para a superfície e promove a transpiração; atenua a pressão no coração e nas artérias.
Mental e emocional • Acalma os nervos e relaxa músculos tensos.
Sistema respiratório • Estimula a transpiração em quadros de febre e gripe. • Expectorante no tratamento da tosse; ajuda a limpar o catarro. • Suas propriedades antiespasmódicas são úteis para tratar asma e enfisema. • Alivia a dor, a infecção e a inflamação da bronquite, laringite, crupe, pneumonia, a rouquidão[32] e as infecções respiratórias, incluindo pneumonia. • Reabsorve a efusão pleural da pleura; específica para pleurisia, dor pleurítica, além de tosses secas e dolorosas.
Pele • Promove a exteriorização de erupções em doenças eruptivas, incluindo sarampo e catapora.
ADVERTÊNCIA Doses elevadas podem causar diarreia e vômitos. Evite durante a gravidez e enquanto estiver amamentando.

Asparagus racemosus
Shatavari/Aspargo-selvagem

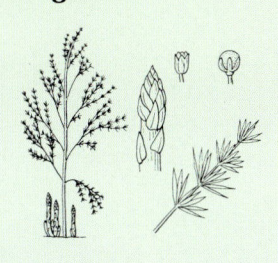

Esta planta perene é semelhante, quanto à aparência, ao aspargo cultivado; ela tem raízes grossas, tuberosas. A palavra shatavari pode ser traduzida como "a que possui cem maridos"; é o mais importante tônico rejuvenescedor para mulheres da medicina ayurvédica.

FAMÍLIA BOTÂNICA Asparagaceae
PARTES USADAS Folhas, raízes
COMPONENTES QUÍMICOS Saponinas, glicosídeos esteroidais e agliconas, flavonoides (incluindo quercetina, rutina e hiperoside), alcaloides, mucilagem.
AÇÕES Tônica para mulheres, rejuvenescedora, galactagoga, adaptógena, antiespasmódica, nervina, anti-inflamatória, demulcente, refrescante, diurética, afrodisíaca, tônica, expectorante, antibacteriana, alterativa, antitumoral, antiácida.

Digestão • Refrescante e demulcente para membranas mucosas secas e inflamadas, dispepsia, gastrite, úlceras pépticas e problemas inflamatórios do intestino, como doença de Crohn e SII. • Alivia a hiperacidez, a diarreia e a disenteria.
Mental e emocional • Valorizado na Índia por promover a memória e a clareza mental. • Usado no tratamento do transtorno do déficit de atenção com hiperatividade (TDAH) em crianças, combinado com tônicos cerebrais, como *Centella asiatica* (Gotu kola). • Reduz a ansiedade e o stress. • Melhora a energia e a força.
Sistema respiratório • Acalma a dor de garganta, a tosse seca e distúrbios irritativos.
Sistema imunológico • Adaptógeno. • Aumenta a imunidade, o crescimento e o desenvolvimento dos bebês e crianças. • Estimula a capacidade do organismo de combater infecções e a produção de moléculas mensageiras imunorreguladoras. • Protege as células produtoras de sangue na medula óssea, contribuindo para o restabelecimento após a exposição a produtos químicos tóxicos.[33] • Tem atividade antibacteriana contra *E. coli*, *Shigella* spp., *Salmonella* spp. e *Pseudomonas*;[34/35] antiviral no tratamento do herpes. • Anti-inflamatório em quadros de gota e artrite.
Sistema urinário • Calmante em quadros de cistite. • Dissolve cálculos e agregados de cristais. • Reduz a retenção de líquido.
Sistema reprodutor • Promove a fertilidade; usado para a libido diminuída e para baixa contagem de espermatozoides. • Regula desequilíbrios hormonais; útil durante a menopausa. • Aumenta a produção de leite materno.
Externamente • Usado para inchaço das articulações e para tensão muscular; ingrediente do óleo mahanarayan, indicado para dor das articulações e muscular.

Astragalus membranaceous
Astrágalo

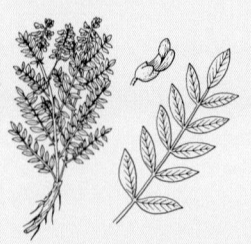

Nativo da Mongólia e da China, o astrágalo é uma erva tônica chinesa bastante popular, usada para intensificar a vitalidade e fortalecer a imunidade; excelente para aumentar a resistência e para estimular o aumento do peso quando uma pessoa está enfraquecida e abaixo do peso normal; ela diminui a debilidade, a fadiga e a síndrome da fadiga crônica (ou encefalomielite miálgica) (SFC).

FAMÍLIA BOTÂNICA Fabaceae
PARTES USADAS Rizomas (caules encontrados sob a terra)
COMPONENTES QUÍMICOS Saponinas triterpenoides (astragalosídeos), flavonoides, polissacarídeos, asparagina, ácido linoleico.
AÇÕES Imunoestimulante, tônica, adaptógena, tônica para as adrenais, digestiva, vasodilatadora, cardiotônica, hipotensiva, diurética, antiviral, antibacteriana.

Digestão • Melhora a digestão e a absorção, nutrindo e fortalecendo. • Usado para úlceras estomacais, diarreia rebelde e prolapso retal. • Ajuda a regular o açúcar do sangue.
Circulação • Antioxidante e diurético. • Faz baixar a pressão arterial. • Melhora a função do coração; benéfico em quadros de doença cardíaca isquêmica e distúrbios cardíacos, como angina.[36] • Vasodilatador; promove a circulação sanguínea, permitindo a passagem do sangue através de artérias parcialmente obstruídas.[37]
Sistema imunológico • Eleva a imunidade, é antiviral e antibacteriano. • Aumenta a produção de anticorpos e de interferon, além da formação de glóbulos brancos do sangue e da produção de células matadoras naturais; útil no tratamento do câncer, hepatite crônica, HIV e doenças autoimunes. • Profilático contra resfriados e infecções das vias respiratórias superiores.[38] • Pode acelerar a recuperação e melhorar os resultados em pacientes com neoplasias, submetidos à quimioterapia e à radioterapia.[39] • Foi demonstrado que o astrágalo aumenta os índices de sobrevida em pacientes com miocardite viral aguda, cujo agente é o vírus *coxsackie B3*.[40] • Protege o fígado de lesões provocadas por medicamentos, substâncias químicas e álcool.
Sistema urinário • Tradicionalmente usado para fortalecer a energia dos rins e para tratar problemas renais crônicos, além de suores noturnos. • Diurético; reduz a retenção de líquido.
ADVERTÊNCIA Evite em quadros de infecção aguda.
Interação com medicamentos O uso concomitante com imunossupressores exige cautela.

Avena sativa
Aveia-selvagem

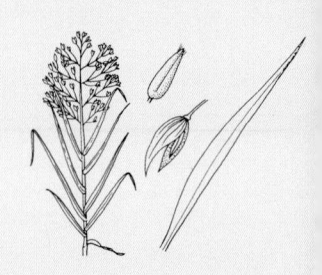

Uma gramínea anual, nativa da Europa, Ásia e Norte da África, a aveia é altamente nutritiva, carregada de proteínas, cálcio, magnésio, sílica, ferro e vitaminas, que fortalecem os ossos e dentes e são vitais para um sistema nervoso saudável. Ela é excelente como alimento energético e para a constituição física.

FAMÍLIA BOTÂNICA Poaceae
PARTES USADAS A planta toda, sementes
COMPONENTES QUÍMICOS Saponinas, polifenóis, esterol, monossacarídeos, oligossacarídeos, alcaloides, flavonoides, glúten, proteínas, gorduras, minerais, vitamina B.
AÇÕES Sedativa, nervina, antidepressiva, diurética, antiespasmódica, demulcente, laxante, nutritiva, rejuvenescedora, antilipêmica, hipocolesterolêmica, antidiabética.

Digestão • Para constipação; ajuda a prevenir o câncer de intestino por remover toxinas dessa víscera. • Como reduz o açúcar do sangue, é útil para pessoas afetadas pelo diabetes.
Circulação • Reduz o colesterol do sangue e ajuda a combater problemas cardiovasculares; as fibras do farelo de aveia se ligam ao colesterol e aos componentes da bile a serem excretados através do intestino.
Mental e emocional • A aveia é um bom tônico para o sistema nervoso, dando suporte ao corpo durante períodos de stress; alivia a depressão, a ansiedade, a tensão e o esgotamento nervoso. • Ela é útil quando se está deixando de tomar tranquilizantes e antidepressivos. A aveia preparada com chá-verde é usada no tratamento do vício das drogas, do álcool e da nicotina. • Pode diminuir os efeitos hipertensivos da nicotina.[41]
Sistema reprodutor • Regula hormônios no organismo, especialmente o estrogênio.
Externamente • Com a farinha de aveia se prepara um bom esfoliante facial, ao mesmo tempo um remédio para suavizar a pele irritada e inflamada.

Interação com medicamentos Pode reduzir os efeitos da morfina.

Azadirachta indica
Neem

Esta árvore sempre-verde, nativa do Sudeste da Ásia, fornece uma das ervas antissépticas e desintoxicantes mais conhecidas da medicina ayurvédica. Ela é primariamente usada no combate às infecções e às inflamações.

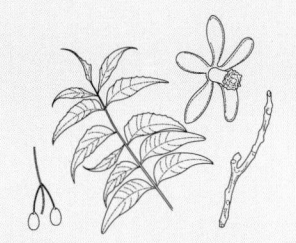

FAMÍLIA BOTÂNICA Meliaceae
PARTES USADAS Flores, sementes, folhas, casca
COMPONENTES QUÍMICOS Folhas: flavonoides, meliacinas, triterpenoides, fitoesteróis (campesterol, estigmasterol e beta-sitosterol), ácidos graxos ômega-3, 6 e 9, nimbidina, taninos; casca: arginina, ácido glutâmico, metionina, triptofano, nimbinina, ácido gálico, epicatequina, polissacarídeos.
AÇÕES Febrífuga, antisséptica, vulnerária, anti-helmíntica, inseticida, alterativa, anti-inflamatória, expectorante, hepatoprotetora, hipoglicemiante, antimicrobiana, antimalárica, redutora da fertilidade, antibacteriana, antifúngica, antiviral, adstringente, amarga, emenagoga.

Digestão • Estimula o apetite, a digestão e melhora a função hepática. • Sua atividade hepatoprotetora protege o fígado de lesões causadas por toxinas, medicamentos, quimioterapia e vírus. • Regula o açúcar no sangue em pacientes com diabetes.[42] • Recomendada para acidez, azia, gastrite, úlceras pépticas, náusea, vômitos e vermes.
Circulação • Reduz os níveis de colesterol sérico e a pressão arterial, regulando o coração.
Mental e emocional • Reduz a ansiedade, o stress, a raiva, a irritabilidade, a intolerância e a depressão. • Alivia a dor.
Sistema respiratório • Descongestionante, expectorante e antimicrobiana; elimina a infecção e o escarro.
Sistema imunológico • As folhas e a casca são antibacterianas, antifúngicas e antiparasitárias.[43] • Usada na prevenção e no tratamento da malária.[44] • Indicada para artrite inflamatória.
Sistema reprodutor • Estimula o músculo uterino; usada para partos longos, dolorosos, e como tônico nos pós-parto.
Pele • Para desordens da pele, eczema, acne, furúnculos, psoríase, abscessos e hemorroidas.
Externamente • Tem aplicação em infecções como catapora, piolhos de cabeça e pé-de-atleta. Extensivamente usada em inseticidas não tóxicos. • O linimento é empregado para tratar dores das articulações e musculares.
ADVERTÊNCIA Evite na gravidez e na amamentação. Pode reduzir a fertilidade e causar reações de hipersensibilidade.[45]
Interação com medicamentos Use com cuidado em pacientes que utilizam insulina.

Bacopa monnieri (*também conhecida como Herpestis monniera*)
Bacopa/Brahmi

A bacopa é nativa da Índia e de outras regiões tropicais; o nome alternativo, brahmi, se refere a brahman, cujo significado é "consciência pura"; esse nome se deve à ação da planta de acalmar a turbulência mental e auxiliar na meditação. Com frequência ela é confundida com a gotu kola (Centella asiatica), também chamada brahmi no Norte da Índia.

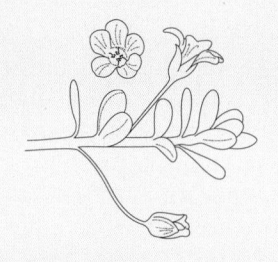

FAMÍLIA BOTÂNICA Scrophulariaceae
PARTES USADAS A planta inteira seca, mais folhas e talos
COMPONENTES QUÍMICOS Saponinas esteroidais, os alcaloides bramina e herpestina, flavonoides, aminoácidos, d-manitol, beta-sitosterona.
AÇÕES Adaptógena, antidepressiva, ansiolítica, tônica nervina, diurética, sedativa, cardiotônica, rejuvenescedora, antiespasmódica, carminativa, dilatadora dos brônquios, anticonvulsivante, estimulante do sistema imunológico, anti-inflamatória, antisséptica, antifúngica, antioxidante, antirreumática.

Digestão • Suprime o apetite; atua melhor quando combinada com ervas digestivas aquecedoras, como gengibre e cardamomo. • Adstringente na diarreia relacionada com stress e síndrome do intestino irritável (SII).
Mental e emocional • Usada na Índia e na China para estimular a função cerebral e a capacidade de aprendizagem, para melhorar a memória e a concentração, e para reduzir a ansiedade e a turbulência mental. • Estimula a função neurotransmissor/sinapse, aumenta a produção de serotonina e a atividade das células cerebrais.[46] Útil no distúrbio de déficit de atenção (DDA) e no TDAH, para problemas de aprendizagem e de comportamento, hiperatividade, doença de Alzheimer, epilepsia, doença mental, inquietação, insônia e ansiedade. • Aumenta a resistência ao stress, combate o esgotamento nervoso e atenua a depressão. • A hersaponina, tem propriedades sedativas e cardiotônicas.
Sistema respiratório • Para o tratamento da tosse e resfriados, da bronquite, asma e rouquidão. • Cataplasmas da planta fervida aplicadas no peito tratam a bronquite e a tosse crônica.
Sistema urinário • Diurético que refresca; a erva é usada em quadros de cistite e bexiga irritável. • Tônico renal nutritivo.
Outros • Alivia a dor nas articulações. • Ajuda na quelação de metais pesados do corpo.
Externamente • O óleo/suco da folha fresca é usado para dores nas articulações. • É aplicada na cabeça para clarear a mente e aliviar as dores.

Baptisia tinctoria
Índigo-selvagem

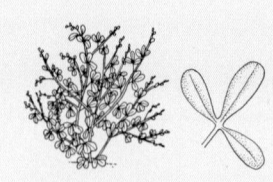

As flores desta planta perene norte-americana são de um amarelo brilhante. Ela foi popular entre os médicos dos Estados Unidos, no início de 1900, como um "remédio epidêmico" para combater infecções.

FAMÍLIA BOTÂNICA Fabaceae
PARTES USADAS Raízes, folhas
COMPONENTES QUÍMICOS Cumarinas, flavonoides, glico-proteínas, polissacarídeos, isoflavonas, alcaloides (baptoxina e citosina), glicosídeos (baptina), óleorresina.
AÇÕES Linfática, antipirética, estimulante do sistema imunoló-gico, alterativa, antibiótica, anti-inflamatória, antisséptica, anti-viral, adstringente, emenagoga, laxante, estimulante.

Digestão • Laxante; elimina toxinas e a infecção intestinal. • Usado para infecções agudas, gastrenterite e disenteria bacte-riana. • Tradicionalmente, a erva era empregada no tratamento da febre tifoide.
Sistema respiratório • Antibacteriano e antiviral; ajuda a pre-venir e a tratar infecções do ouvido, nariz, garganta e das vias respiratórias. • Útil no tratamento da bronquite crônica.
Sistema imunológico • Potente antimicrobiano para o trata-mento de infecções agudas e crônicas. Os polissacarídeos esti-mulam a fagocitose, aumentando a imunidade. • Utilizado após o aparecimento dos primeiros sintomas de processos como res-friados, gripe, febre, infecções do sistema respiratório e do sis-tema digestório, herpes, febre glandular, amigdalite e laringite. • Remédio eficaz para SFC. • Indicado para reações às imuniza-ções.[47] • Pode ter atividade antimalárica e antitumoral.
Sistema urinário • Antimicrobiano no tratamento da cistite crônica.[48]
Pele • Limpa e tem ação antimicrobiana em problemas de pele infectada, incluindo furúnculos, abscessos, infecções pelo agen-te *Staphylococcus aureus*, verrugas e impetigo.
Externamente • Cataplasmas da erva são usadas para espi-nhas, furúnculos, acne, eczema, infecções pela bactéria *Staphy-lococcus aureus*, verrugas, cortes e feridas. Em líquido, para enxaguar a boca ou para gargarejos, é indicado para inflamação ou infecção das gengivas, úlceras da boca e dor de garganta. • Duchas são utilizadas no tratamento da cervicite, do corrimento vaginal, da candidíase e da vaginite.[49]

Berberis aquifolium (também conhecida como *Mahonia aquifolium*)
Raiz de uva-do-óregon

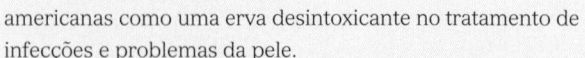

Nativo do Oeste da América do Norte, este arbusto sempre-verde é apreciado pelos jardineiros por suas flores amarelas e frutos púrpura. A raiz era tradicionalmente usada pelos nativos de tribos norte-americanas como uma erva desintoxicante no tratamento de infecções e problemas da pele.

FAMÍLIA BOTÂNICA Berberidaceae
PARTES USADAS Raízes secas, rizomas
COMPONENTES QUÍMICOS Alcaloides (berberina, berba-mina, oxicantina e herbamina), tanino, resina, gorduras.
AÇÕES Alterativa, tônica amarga, colagoga, digestiva, laxante, adstringente, antisséptica, antitumoral, diurética, estimulante da tireoide, antioxidante, antiproliferativa, antipirética.

Digestão • Excelente para o fígado e para a vesícula biliar; usa-da para tratar hepatite e cálculos da vesícula. • Os princípios amargos estimulam o fluxo de saliva, enzimas digestivas e bile. • Melhora o apetite, a digestão e a absorção. • Elimina toxinas e alivia a constipação. • Elimina infecções, diarreia, disenteria, agentes infecciosos como *Shigella* spp., *Staphylococcus aureus*, *Salmonella* spp., além da disbiose. Usada para dor de cabeça e mal-estar relacionado com toxicidade. • Aumenta a resistência.
Circulação • Reduz a congestão venosa. Melhora veias varicosas e hemorroidas. • Dilata os vasos sanguíneos e reduz a pressão ar-terial. • Útil em quadros de anemia; libera ferro armazenado no fígado.
Mental e emocional • Remédio frio para pessoas esquentadas, críticas, que se autocriticam e se sentem insatisfeitas.
Sistema musculoesquelético • Tem ação anti-inflamatória e depurativa no tratamento da gota, do reumatismo e da artrite.
Sistema imunológico • A berberina eleva a imunidade contra uma ampla gama de micróbios e inibe os tumores.
Sistema urinário • Tem ação diurética; ajuda a purificar, esti-mulando a eliminação de toxinas.
Sistema reprodutor • Reduz a congestão sanguínea uterina, que é causa de menstruações intensas e cólicas menstruais.
Pele • Elimina toxinas, o calor e a inflamação, acne, furúnculos, herpes, eczema e psoríase.
Externamente • Compressas ou cataplasmas para furúnculos e irritação da pele. Em gargarejos, para dor de garganta.
ADVERTÊNCIA Evite em casos de hipertireoidismo e durante a gravidez. As raízes frescas/rizomas são purgativas. Pode causar flatulência.

Berberis vulgaris
Uva-espim

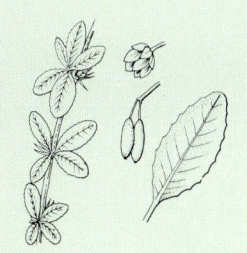

Nativo de climas temperados, este arbusto é encontrado como planta silvestre na Europa e na América do Norte. A uva-espim é uma das melhores ervas depurativas; sua raiz era usada tradicionalmente por nativos dos Estados Unidos e pela medicina popular europeia para tratar infecções, distúrbios hepáticos e estomacais, e como tônico geral durante a convalescença.

FAMÍLIA BOTÂNICA Berberidaceae
PARTES USADAS Raízes, caule/casca
COMPONENTES QUÍMICOS Isoquinolina, alcaloides (berberina, palmatina, oxicantina, magnoflorina, jatrorrizina e columbamina), taninos, resina.
AÇÕES Antimicrobiana, colagoga, colerética, antiemética, tônica amarga, antiparasitária, probiótica.

Digestão • Mantém a flora intestinal normal e combate as infecções do intestino, entre elas a causada por *E. coli*, a disenteria amebiana, e pelos agentes *Giardia*, *Blastocystis hominis* e *Dientamoeba fragilis*.[50] Inibe as endotoxinas. • Seus princípios amargos estimulam o fluxo de bile do fígado e ajudam a desintoxicar o organismo. • Indicada para infecções hepáticas virais e problemas da vesícula biliar.
Circulação • Regula o coração, reduzindo as arritmias ventriculares e as palpitações. • Eleva o número de plaquetas na trombocitopenia.[51]
Sistema musculoesquelético • Remédio anti-inflamatório e depurativo, indicado para artrite, reumatismo e gota.
Sistema imunológico • Antioxidante; reduz os radicais livres de oxigênio[52] e ajuda a proteger o organismo do câncer. • Antimicrobiano potente, ativo contra bactérias, fungos, vírus, vermes e clamídia. • A berberina atua contra as bactérias *Staphylococcus epidermidis*, *E. coli* e *Neisseria meningitides*.[53] • Indicada para o tratamento da infecção aguda do intestino, da diarreia, disenteria e cólera. • Diminui a inflamação e tem ação anti-histamínica; a uva-espim é útil nas desordens infecciosas da pele, como furúnculos e abscessos, além de alergias, que incluem febre do feno, eczema atópico e asma, e também na enxaqueca.
Externamente • O creme feito com a planta é usado para o tratamento da psoríase.[54] Numa solução salina, tem aplicação como colírio.[55]

Borago officinalis
Borragem

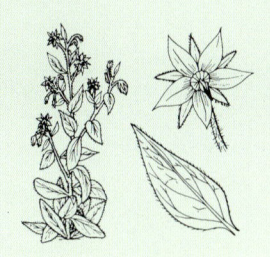

Nativa da Europa, Ásia e Norte da África, a borragem é uma planta perene, com flores azuis brilhantes e folhas que cheiram como pepino fresco. A borragem é indicada para refrescar em quadros de inflamação e eliminar toxinas, enquanto seu óleo é rico em ácido gama-linoleico (GLA).

FAMÍLIA BOTÂNICA Boraginaceae
PARTES USADAS Folhas, flores, óleo das sementes
COMPONENTES QUÍMICOS Folha e flor: mucilagem, tanino, saponinas, óleo essencial, alcaloides pirrolizidínicos, potássio, cálcio, vitamina C; óleo da semente: ácidos graxos (incluindo ácido gama-linoleico (GLA) e ácido linoleico).
AÇÕES Folha e flor: expectorante, diurética, vulnerária, tônica para as adrenais, alterativa, descongestionante, demulcente, galactagoga, anti-inflamatória, anti-hipertensiva, diaforética; óleo da semente: antiartrítica, anti-inflamatória, anti-hipertensiva, reguladora hormonal.

Circulação • O GLA presente no óleo da semente se converte em prostaglandina E1 (PGE1) no organismo; esta dilata os vasos sanguíneos, reduz a pressão sanguínea e coágulos e faz baixar o mau colesterol.
Mental e emocional • Alivia a tensão e a ansiedade, aumenta a resistência ao stress, dá suporte às adrenais, melhora o estado de ânimo e a energia mental.
Sistema respiratório • Descongestionante e expectorante; alivia o catarro, a tosse, a bronquite, a pneumonia e a pleurisia. • O GLA reduz a inflamação dos pulmões e melhora a oxigenação; útil na asma, bronquite e obstrução crônica das vias respiratórias.
Sistema imunológico • Aumenta a produção de suor e urina; elimina calor e toxinas. • O GLA tem propriedades anti-inflamatórias; atenua o eczema e outras inflamações cutâneas. • O GLA também é útil no tratamento do diabetes, da esclerodermia, da síndrome de Sjögren e para retardar o envelhecimento. • Tem ainda ação benéfica no tratamento do câncer de próstata, nas alergias e na artrite inflamatória.
Sistema urinário • Refresca e suaviza a irritação e a inflamação; alivia a cistite, infecções da urina e a retenção de líquido.
Sistema reprodutor • Aumenta o fluxo de leite materno em mães que estão amamentando. • O GLA é útil na TPM, para problemas menstruais e na menopausa.
Externamente • Compressas podem ser usadas em quadros de inflamação dos olhos e da pele, e para contusões; gargarejos com a planta aliviam a dor de garganta.

Boswellia serrata
Franquincenso

Nativo do Norte da África e do Oriente Médio, o franquincenso é uma pequena árvore decídua, que cresce em locais quentes e secos. A casca, quando cortada, secreta um suco que enrijece, transformando-se numa resina marrom, que é usada para fins medicinais e para fabricação de incenso.

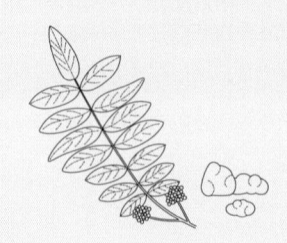

FAMÍLIA BOTÂNICA Burseraceae
PARTES USADAS Resina de goma da casca
COMPONENTES QUÍMICOS Triterpenos (ácido boswélico A e B), açúcares (arabinose), ácido arábico, óleos essenciais (bassorina, pineno, dipenteno, ácidos urônicos e esteróis).
AÇÕES Anti-inflamatória, antiartrítica, antitumoral, afrodisíaca, analgésica, hipocolesterolêmica, emenagoga, antiespasmódica.

Digestão • Anti-inflamatório, usado para colite, doença de Crohn e colite ulcerativa.
Circulação • Melhora o fluxo sanguíneo para as articulações, previne a desintegração dos tecidos orgânicos. • Reduz o colesterol nocivo, elimina ama (toxinas) do sangue.[56] • Tradicionalmente usado para aliviar a dor e a artrite, e para o tratamento da psoríase. • Reduz a inflamação e inibe a formação de tumores.
Mental e emocional • Abre a mente; valorizado por seu efeito específico sobre o centro espiritual relacionado à pituitária e ao hipotálamo.
Sistema respiratório • Elimina o catarro, a tosse, a bronquite e a asma.[57]
Sistema musculoesquelético • Acelera a consolidação de ossos quebrados. • O ácido boswélico reduz a atividade de leucotrienos causadores de dor e inflamação, por inibir a produção da enzima 5-lipoxigenase.[58] • Inibe a deterioração do tecido conjuntivo, aumenta o suprimento de sangue para as articulações e fortalece os vasos sanguíneos.[59]
Sistema reprodutor • Usado no tratamento da congestão uterina, fibroides, cistos e dismenorreia com coágulos. • Leva o sangue ao pênis e melhora a função erétil. • Reduz o edema, a dor e a rigidez matinal da artrite reumatoide.[60] • Boa alternativa para drogas anti-inflamatórias não esteroidais no tratamento da artrite reumatoide, osteoartrite, tendinite, bursite, esclerose múltipla (EM) e lesões por esforço repetitivo.[61]
Externamente • O linimento feito com a goma é usado para furúnculos, feridas e lesões,[62] psoríase e urticária.[63] • Recuperação de ferimentos e contusões, hemorroidas e problemas de pele.
ADVERTÊNCIA Evite durante a gravidez. Pode causar perturbações gástricas leves.

Calendula officinalis
Calêndula

Esta popular planta anual de jardim, nativa da Europa e da Ásia, tem sido reconhecida como medicamento desde a época do Império Romano, para o tratamento de problemas digestivos e infecções, e para combater a peste. Hoje ela é apreciada como um excelente remédio de primeiros socorros.

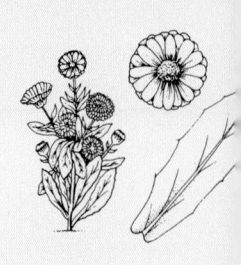

FAMÍLIA BOTÂNICA Asteraceae
PARTES USADAS Flores
COMPONENTES QUÍMICOS Flavonoides (incluindo rutina e isoquercetina), óleo volátil, terpenoides (incluindo lupeol), taraxerol, taraxasterol, saponinas, polissacarídeos, princípios amargos, resina, mucilagem, betacaroteno.
AÇÕES Antisséptica, anti-inflamatória, diaforética, tônica amarga, digestiva, antiulcerativa, antitumoral, antioxidante, adstringente, antiviral, desintoxicante, antiespasmódica, estrogênica, diurética.

Digestão • Reduz a inflamação na gastrite e nas úlceras pépticas. • Adstringente no trato da diarreia e de hemorragias. • Seus princípios amargos estimulam o fígado e a vesícula biliar. • Melhora digestão e absorção. • A calêndula é antimicrobiana e anti-helmíntica, infecções amebianas e de vermes, infecções pélvicas e intestinais, disenteria, hepatite viral e disbiose.
Circulação • Melhora o retorno venoso; alivia veias varicosas. • Estimula a circulação e leva o sangue à superfície do corpo, ajudando a eliminar toxinas.
Sistema musculoesquelético • Depurativa e anti-inflamatória no tratamento do reumatismo, da artrite e da gota.
Sistema imunológico • Seu efeito antioxidante e sua capacidade de remover radicais livres podem responder pelas propriedades antibacteriana e anti-inflamatória da calêndula.[64] • Os polissacarídeos têm propriedades imunoestimulantes,[65] antibacterianas[66] e atividade antiviral,[67] que é eficaz no combate dos vírus da gripe e do herpes. • Reduz a congestão linfática. • Tem reputação como medicamento antitumoral.
Sistema urinário • Diurético antibacteriano em infecções e retenção de líquido.
Sistema reprodutor • Equilibra hormônios, regula a menstruação e alivia cólicas menstruais. • Atenua sintomas da menopausa e reduz a congestão mamária. • Adstringente em quadros de menstruação excessiva e congestão uterina. • Tem a reputação de tratar tumores e cistos. • Estimula as contrações durante o parto.
Externamente • Estanca o sangramento, previne a infecção e acelera a cicatrização de cortes e esfoladuras, além de úlceras.
ADVERTÊNCIA Evite durante a gravidez.

Capsicum minimum (também conhecida como *C. frutescens*)
Pimenta-caiena

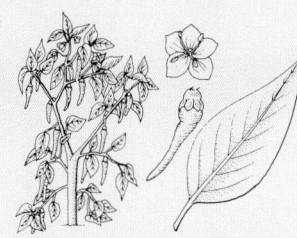

Nativa das Américas do Norte e do Sul, esta planta picante excita o paladar e estimula a digestão. Ela é um grande remédio aquecedor e repele a tosse, os resfriados e a má circulação.

FAMÍLIA BOTÂNICA Solanaceae
PARTES USADAS Frutos
COMPONENTES QUÍMICOS Alcaloide (capsaicina), carotenoides, vitaminas A e C, flavonoides, óleo volátil, saponinas esteroidais, salicilatos.
AÇÕES Estimulante da circulação, vasodilatadora, hipotensora, rubefaciente, analgésica, diaforética, digestiva, carminativa, depurativa, antioxidante, antibacteriana, expectorante.

Digestão • Aumenta o apetite, a digestão e a absorção. • Combate parasitas e infecções gastrintestinais. • Alivia gases, náusea, indigestão e sintomas do "frio", como diarreia e dor abdominal. • Elimina toxinas e reforça a imunidade.
Circulação • Estimula o coração, dilata as artérias, melhora o fluxo sanguíneo e trata frieiras. • Antioxidante; protege as artérias de lesões. • A capsaicina estimula o hipotálamo a baixar a temperatura do sangue; ajuda a tolerância ao calor. • Reduz a tendência à formação de coágulos e a produção hepática de colesterol e triglicérides. • Reduz a pressão sanguínea.
Mental e emocional • Para letargia, debilidade nervosa e depressão. • Estimula a secreção de endorfinas que bloqueiam a dor e promovem o bem-estar; alivia a dor causada pelo herpes-zóster, a cefaleia em cacho e a enxaqueca. • Melhora a memória.
Sistema respiratório • Suas propriedades diaforética e bactericida, e a vitamina C, estimulam o combate à infecção. • Liquefaz e elimina o catarro e previne resfriados, tosses e infecções das vias respiratórias; útil no tratamento de enfisema. • Previne lesões celulares nos pulmões; bloqueia a irritação e a constrição nos brônquios, causadas pelo tabagismo e outros poluentes.
Sistema reprodutor • Alivia a dor resultante da má circulação. • Tem ação rejuvenescedora em casos de infertilidade e sobre a libido.
Externamente • Analgésico tópico, estimula a liberação da substância P e reduz a dor. • Componente de pomadas com indicação para a dor artrítica e posterpética, neuralgia do trigêmeo, síndrome do túnel do carpo, dores de cabeça e artrite.

Carduus benedictus (também conhecida como *Cnicus benedictus*)
Cardo-santo

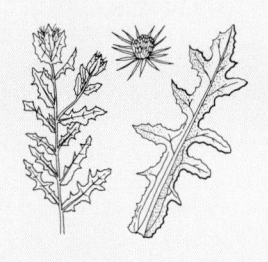

Esta planta anual espinhenta, de flores amarelas, é nativa do Mediterrâneo. Sua reputação como remédio digestivo e hepático, com poder para combater a malária, a varíola e até mesmo a peste, remonta a um passado distante.

FAMÍLIA BOTÂNICA Asteraceae
PARTES USADAS Raízes, partes aéreas, sementes
COMPONENTES QUÍMICOS Alcaloides, mucilagem, tanino, composto amargo (cnicina), óleo essencial, flavonoides.
AÇÕES Galactagoga, diaforética, adstringente, antimicrobiana, digestiva, nervina, carminativa, descongestionante, antiespasmódica, estimulante, tônica, emenagoga, expectorante.

Digestão • Os princípios amargos aumentam o apetite, a digestão e a absorção, estimulam a função hepática e o fluxo de bile; usado para tratar anorexia, indigestão, gases, cólicas e distúrbios relacionados com um fígado preguiçoso, como problemas de pele, dores de cabeça, letargia e irritabilidade. • Bom adstringente para diarreia.
Circulação • Estimula a circulação, sendo útil no tratamento de veias varicosas.
Mental e emocional • Tônico para os nervos, melhora a memória e alivia a dor de nervos, dor nas costas, de cabeça, enxaqueca e vertigens.
Sistema respiratório • A infusão quente é diaforética, combatendo a febre, além de expectorante para problemas das vias respiratórias.
Sistema imunológico • Excelente tônico após uma doença, quando o paciente se sente cansado e debilitado. • Estimula a imunidade e tem ação antimicrobiana e antitumoral. • Tomado quente, reduz a febre e o catarro, e melhora a circulação.
Sistema urinário • Diurético; reduz a retenção de líquido e a cistite.
Sistema reprodutor • Aumenta a produção de leite materno. • Reduz a menorragia, dores de cabeça menstruais e cólicas. • Emenagogo; corrige a amenorreia • Útil durante a menopausa.
Externamente • Antisséptico; estanca o sangue de cortes e acelera a cicatrização de feridas.
ADVERTÊNCIA Evite durante a gravidez.

Carduus marianus (também conhecida como *Silybum marianum)*
Cardo-mariano

Erva nativa do Mediterrâneo, aclimatada na América do Norte, Europa e Ásia; seu nome em inglês (*Milk thistle*) deriva do padrão leitoso-esbranquiçado presente nas folhas dentadas, semelhante ao padrão formado pelo leite derramado. O cardo-mariano tem sido usado há séculos para tratar problemas de fígado e da vesícula biliar.

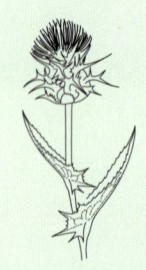

FAMÍLIA BOTÂNICA Asteraceae
PARTES USADAS Sementes
COMPONENTES QUÍMICOS Flavonoides (silimarina), tiramina, histamina, ácido gama-linoleico (GLA), óleo essencial, mucilagem, princípios amargos.
AÇÕES Anti-inflamatória, antidepressiva, antioxidante, estimulante do apetite, adstringente, tônica amarga, colagoga, demulcente, diaforética, digestiva, diurética, emética, emenagoga, galactagoga, hepatoprotetora, estomáquica, tônica.[68]

Digestão • Hepatoprotetor em quadros de doenças agudas e crônicas do fígado. Aumenta a resistência das células saudáveis, impedindo que toxinas entrem nas células do fígado; estimula a restauração de células lesadas por infecções, álcool e abuso de drogas, pela exposição a substâncias químicas e por medicamentos, como os usados em quimioterapia. • A silimarina atua como antioxidante, diminuindo os danos provocados pelos radicais livres no fígado. • Evita o envenenamento fatal, devido a lesões no fígado, causados por cogumelos, como o agárico, se administrado por via endovenosa dentro de um período de 48 horas após a ingestão.[69] • Indicado para hepatite viral aguda e crônica, inflamação do ducto da bile e cirrose. • Tradicionalmente usado para cálculos da vesícula biliar e para melhorar o apetite e a digestão de pacientes com doença hepática. • Reduz o colesterol. • Desintoxicante; útil para problemas de pele, como psoríase. • Laxante; alivia hemorroides.
Sistema imunológico • Tem ação anti-inflamatória. • Melhora a imunidade por estimular a função de neutrófilos, linfócitos T e leucócitos.[70] • Pode ter ação antitumoral, por inibir a proliferação de células cancerosas em tumores da mama, cervicais e da próstata.[71] • Conserva a flora intestinal; usado para tratar candidíase.
Sistema urinário • Ação protetora nos rins, reduzindo os danos causados por toxinas e medicamentos.
Sistema reprodutor • As folhas eram tradicionalmente usadas para estimular o fluxo do leite materno em mulheres lactantes.

Cassia senna (também conhecida como *Senna alexandrina)*
Sene

Esta erva perene, com espigões de flores amarelas, é nativa do Norte da África, partes do Oriente Médio e Sul da Índia. O sene tem sido conhecido e usado no mundo árabe desde, pelo menos, o século IX. Atualmente é famoso no mundo todo como poderoso laxante.

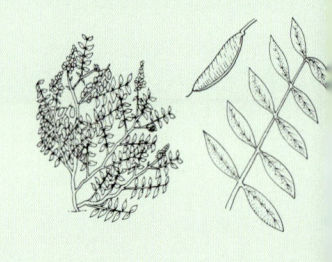

FAMÍLIA BOTÂNICA Caesalpiniaceae
PARTES USADAS Folhas, sementes, vagens
COMPONENTES QUÍMICOS Cálcio, enxofre, flavonoides, manitol, glicosídeos antraquinônicos (senosídeos e aloe-emodina), beta-sitosterol, ácido crisofânico, crisofanol, ácido tartárico, óleo essencial, mucilagem, taninos, resina.[72]
AÇÕES Catártica, colagoga, diurética, febrífuga, laxante, purgativa, estimulante, vermífuga.

Digestão • Laxante; usado no tratamento da constipação aguda, da flatulência e de hemorroidas; amolece as fezes em quadros de hemorroidas e fissuras anais.[73] As antraquinonas estimulam a irritação e a subsequente contração dos músculos intestinais. O sene aumenta o fluxo de água e de eletrólitos no intestino grosso e evita a absorção de líquido, soltando e facilitando a passagem das fezes. Seu efeito é melhor quando combinado com ervas aromáticas, como gengibre, menta e funcho, que relaxam os músculos intestinais, prevenindo a constipação, e suavizam o gosto amargo do sene. • Antimicrobiano, atuando em infecções intestinais. • Limpa o calor do fígado; indicado para icterícia e problemas hepáticos. • Elimina calor e toxinas através do intestino; pode ser útil no tratamento da febre, artrite e gota. • Sua ação anti-helmíntica combate os vermes.
Circulação • O sene é usado na medicina tradicional chinesa para combater o acúmulo de colesterol nas artérias, limpar o calor do fígado e beneficiar os olhos. • A medicina ayurvédica o emprega para tratar anemia.
Sistema imunológico • Contém emodina, que possui propriedades antibacterianas.[74]
Pele • Elimina calor e toxinas; indicado para problemas de pele, como acne, infecções por fungos, espinhas e furúnculos.
ADVERTÊNCIA Deve ser usado somente por curtos períodos de tempo. Evite durante a gravidez e o período de lactação, em quadros de SII e de inflamação gastrintestinal.
Interação com medicamentos Evite se estiver fazendo uso de glicosídeos cardíacos, como digoxina.

Centella asiatica (também conhecida como *Hydrocotyle asiatica)*
Gotu kola/Brahmi

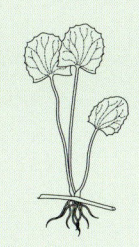

Esta trepadeira anual, nativa da Ásia, Austrália e do Pacífico Sul, é encontrada em terrenos úmidos e pantanosos. Usada tradicionalmente para aumentar a memória e a concentração, e para estimular a inteligência.

FAMÍLIA BOTÂNICA Apiaceae
PARTES USADAS Partes aéreas
COMPONENTES QUÍMICOS Óleo essencial, óleo graxo, beta-sitosterol, taninos, resina, alcaloide (hidrocotilina), velarina (princípio amargo), ácido péctico, polifénóis, saponinas (braminosídeo e bramosídeo), flavonoides.
AÇÕES Tônica para os nervos, cardiotônica, estimulante do sistema imunológico, febrífuga, alterativa, diurética, anti-helmíntica, vulnerária, rejuvenescedora, tônica para o cabelo, anticonvulsivante, ansiolítica, analgésica, antibacteriana, antiviral.

Digestão • Usada para indigestão, acidez e úlceras. • Sua ação antibacteriana contribui para sua propriedade antiulcerativa.
Circulação • Alivia o edema, a insuficiência venosa e as veias varicosas.[75] • Excelente para curar feridas e cicatrizes. Estimula a síntese de colágeno e a produção de fibroblastos; protege a pele contra a radiação. • Impede sangramentos; útil no tratamento da anemia.
Mental e emocional • Famoso tônico para o cérebro; protege dos efeitos de senilidade da doença de Alzheimer. • Melhora a memória e a concentração; excelente para crianças com dificuldades para aprender, como as que apresentam TDAH e problemas mentais,[76] autismo e síndrome de Asperger. • Indicada para a depleção causada pelo stress e para a ansiedade, insônia e depressão; acalma a turbulência mental. • Anticonvulsivante no tratamento da epilepsia.
Sistema imunológico • Tem ação antibacteriana no combate a pseudomonas e *Streptococcus* spp.; antiviral, no tratamento do herpes simples. • Elimina toxinas e abranda a inflamação; útil em quadros de artrite e gota.
Pele • Elimina furúnculos, acne e úlceras. • Impede a proliferação de queratinócitos em casos de psoríase.[77] • Aumenta a síntese de colágeno e fibronectina; acelera a cicatrização de feridas.[78]
Externamente • O suco das folhas frescas, misturado com cúrcuma é colocado em feridas para acelerar a cicatrização. • Preparada com óleo de coco, a gotu kola é aplicada na cabeça para acalmar a mente, facilitar o sono, aliviar dores de cabeça e evitar a queda de cabelo; usada na pele para tratar eczema e herpes.
Interação com medicamentos Potencializa ação de ansiolíticos.

Chamomilla recutita (também conhecida como *Chamomilla matricaria)* e *Anthemis nobilis* (também conhecida como *Chamaemelum nobile)*
Camomila alemã e Camomila romana

A camomila alemã é nativa da Europa e Norte da Ásia, enquanto a camomila romana é nativa da Europa. Ambas são renomadas por seus efeitos sedativos.

FAMÍLIA BOTÂNICA Asteraceae
PARTES USADAS Flores
COMPONENTES QUÍMICOS Óleo volátil (incluindo camazuleno e bisabolol), flavonoides, cumarinas, ácidos graxos, glicosídeos cianogênicos, colina, taninos.
AÇÕES Anti-inflamatória, antiespasmódica, nervina, sedativa, antiulcerativa, anti-histamínica, digestiva, antimicrobiana, diaforética, anódina, diurética, emenagoga.

Digestão • Acalma perturbações digestivas relacionadas com o stress; alivia espasmos, cólicas (particularmente em bebês), gases, indigestão, azia e acidez. • O bisabolol acelera a cicatrização de úlceras. • Antimicrobiana; resolve infecções, como gastrenterite.
Mental e emocional • Reduz a ansiedade e a tensão. Excelente relaxante para bebês e crianças.[79] • Facilita o sono e alivia dores, como a de cabeça, da enxaqueca, nevralgia, gripe, artrite e gota.
Sistema respiratório • Sob a forma de chá quente é usada para febre e infecções, como a de garganta, amigdalite, resfriados e gripe. • Reduz a constrição dos brônquios em quadros de asma.
Sistema imunológico • Estimula a imunidade. • Tem atividade contra bactérias, incluindo o *Staphylococcus aureus*, e infecções por fungos, como a candidíase.[80] • Indicada como anti-histamínico no tratamento de alergias. • Reduz a inflamação.
Sistema urinário • Diurético antisséptico; acalma a bexiga inflamada/irritada e a cistite.
Sistema reprodutor • Reduz a dor da menstruação, a TPM e as dores de cabeça pré-menstruais. • Indicada para amenorreia, devido a problemas psicológicos. • Para náusea e mal-estar durante a gravidez. • Facilita as contrações e alivia a dor do parto. • Atenua a mastite. • Reduz sintomas da menopausa.
Externamente • Estimula a reparação dos tecidos, acelera a cicatrização de úlceras, feridas, queimaduras, úlceras varicosas e desordens cutâneas. • Antisséptico para banhar os olhos em casos de conjuntivite; usada em banhos de assento para tratar cistite; como ducha para infecções vaginais.
ADVERTÊNCIA Pode causar dermatite de contato.

Cimicifuga racemosa (também conhecida como *Actaea racemosa*)
Erva-de-são-cristóvão

Esta atraente planta perene, de flores brancas, é nativa da América do Norte; no passado, tinha a reputação, entre os nativos norte-americanos, de aliviar problemas menstruais e ajudar no parto.

FAMÍLIA BOTÂNICA Ranunculaceae
PARTES USADAS Raízes secas, rizomas
COMPONENTES QUÍMICOS Glicosídeos triterpênicos (acteína, 27-desoxiacteína e cimigósido), flavonoides, ácido isoferúlico, tanino, óleo volátil, resina, salicilatos, ranunculina (que produz anemonina).
AÇÕES Antiespasmódica, anti-inflamatória, anódina, hipoglicemiante, hipotensora, sedativa, tônica uterina, preparadora do parto, diaforética, equilibradora de hormônios.

Circulação • Normaliza a função cardíaca. • Relaxa e dilata vasos sanguíneos; reduz a pressão sanguínea.
Mental e emocional • A anemonina deprime o sistema nervoso central; excelente para dor muscular e de nervos, artrite reumatoide, osteoartrite e dor de cabeça. • Atenua cãibras e a tensão muscular, dor ovariana e uterina, contrações durante o parto e dor nos seios. • Sedativa em casos de insônia. • Remédio para zumbido de ouvido e vertigem.
Sistema respiratório • Antiespasmódica; útil para asma, coqueluche, tosse paroxística e bronquite.
Sistema musculoesquelético • Os salicilatos são anti-inflamatórios, úteis na artrite.
Sistema reprodutor • Regula o ciclo menstrual. Alivia a TPM, a dor e o inchaço dos seios, cólicas menstruais e contrações dolorosas durante o parto. • É tomada várias semanas antes do nascimento do bebê para um parto seguro e fácil. A erva tem ação anfotérica: relaxa os músculos uterinos quando tensos e os tonifica se estiverem fracos. • Reduz o sangramento intenso; fortalece os músculos uterinos. • Conhecida por aliviar sintomas da menopausa, incluindo ansiedade, depressão, ondas de calor, suores noturnos, dor de cabeça, vertigens, atrofia vaginal e baixa libido. • Normaliza os níveis do hormônio luteinizante e age nos receptores de opiatos que afetam o humor, a regulação da temperatura corporal e os níveis dos hormônios sexuais.
ADVERTÊNCIA Evite durante a gravidez, até as últimas semanas. A *Cimicifuga racemosa* é uma espécie em perigo de extinção e, por isso, obtenha-a de fontes sustentáveis.
Interação com medicamentos Pode interferir com contraceptivos orais. Evite se estiver fazendo uso de drogas anticoagulantes.

Cinnamomum zeylanicum (também conhecida como *C. cassia*)
Canela

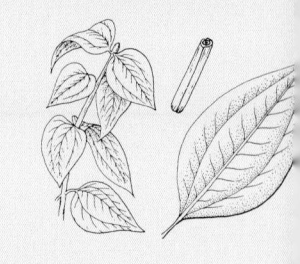

A C. cassia é nativa do Sul da China, enquanto a C. zeylanicum cresce no Sri Lanka. Esta especiaria, doce e aromática, apreciada na culinária, é um remédio que aquece, usado para combater as infecções do inverno e para melhorar a digestão.

FAMÍLIA BOTÂNICA Lauraceae
PARTES USADAS Casca interna
COMPONENTES QUÍMICOS Óleos voláteis (incluindo eugenol), taninos, mucilagem, goma, resina, cumarinas.
AÇÕES Antibacteriana, antiviral, antifúngica, antioxidante, tônica, estimulante do sistema imunológico, nervina, adaptógena, estimulante da circulação, antiespasmódica, adstringente, digestiva, anestésica, probiótica.

Digestão • Estimula a digestão e a absorção; para indigestão, anorexia, cólicas, náusea e gases. • Protege o revestimento do intestino contra a irritação e a infecção, evita inflamações e úlceras. Trata gastrenterite e disenteria. • A cândida e outros agentes patogênicos intestinais. • Eleva a eficácia da insulina; previne a intolerância à glicose, que pode predispor ao diabetes.
Circulação • Reduz o mau colesterol.
Mental e emocional • Aumenta a resistência ao stress. • Alivia a fadiga e melhora o estado de ânimo, a desordem afetiva sazonal (SAD) e a letargia do inverno; usada para fadiga crônica e SFC. • Melhora a energia mental, a concentração e a motivação.
Sistema respiratório • Tem um efeito de secagem nas mucosas. • Expectorante para tosses e infecções das vias respiratórias. • Inalações descongestionantes são usadas para resfriados e catarro.
Sistema musculoesquelético • Fonte rica de magnésio, essencial para a manutenção da densidade óssea. • Alivia a dor artrítica, dores de cabeça e a rigidez muscular.
Sistema urinário • Antisséptica para problemas de bexiga.
Sistema reprodutor • A canela é rica em magnésio; ajuda a manter o equilíbrio hormonal. Útil para a TPM. • Adstringente uterino, controla o sangramento excessivo. • Tem efeito afrodisíaco, sendo usada para baixa libido e impotência. • Indicada para menstruações dolorosas.
Sistema imunológico • Antiviral e antibacteriana; ajuda a eliminar a febre. • Seu óleo essencial é fortemente antibacteriano, antiviral e antifúngico. Inibe o crescimento da *E. coli* e dos bacilos da febre tifoide. • Combate o sapinho e a candidíase sistêmica.
Externamente Em óleo de massagem, relaxa músculos doloridos.
ADVERTÊNCIA Evite em doses elevadas durante a gravidez.

Codonopsis pilosula
Codonopsis

Esta erva trepadeira perene, nativa da Ásia, tem flores intricadas, que se parecem com sinos. Ela é famosa como tônico na medicina tradicional chinesa, com propriedades semelhantes às do ginseng.

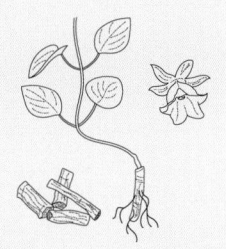

FAMÍLIA BOTÂNICA Campanulaceae
PARTES USADAS Raízes
COMPONENTES QUÍMICOS Esteróis, triterpenos, óleo essencial, alcaloides, polissacarídeos (inulina), fenilpropanoides glicosados (tangshenosídeos), cálcio, ferro, zinco, proteínas.
AÇÕES Tônica para o sangue, adaptógena, afrodisíaca, cardiotônica, demulcente, depurativa, digestiva, emenagoga, expectorante, hemostíptica tônica para o sistema imunológico, galactagoga, hipotensora, tônica renal, estimulante.

Digestão • Melhora a digestão e a assimilação. Estimula o apetite, melhora o metabolismo e ajuda na perda de peso. Usado para anorexia, má digestão e diarreia. • Atenua a hiperacidez e a dispepsia.[81] Protege da gastrite e de úlceras. • Pode elevar a motilidade gástrica. • Reduz a flatulência e a náusea. • Protege o fígado.[82] • Útil no caso de diabetes.
Circulação • Dilata os vasos sanguíneos periféricos, inibe a atividade do córtex adrenal, acalma palpitações e diminui a pressão arterial.[83] • Reduz os processos de formação de coágulos de sangue, diminuindo o risco de ataques do coração e derrames. Útil em quadros de angina. • Aumenta a contagem de glóbulos vermelhos do sangue e de hemoglobina;[84] benéfico em casos de anemia. • Revigora o pâncreas, estimula a produção de fluido corporal, melhora o estado do sangue e controla o excesso de suor.
Mental e emocional • Aumenta a energia e estimula a resistência ao stress; usado para debilidade física e fadiga crônica. • Melhora a energia mental, a memória e a concentração.
Sistema respiratório • Indicado para asma, tosse crônica, respiração curta, febres e catarro.
Sistema musculoesquelético • Alivia a dor reumática e das articulações.[85] Usado para tratar "membros cansados",[86] a síndrome de fadiga crônica e a fibromialgia.[87]
Sistema imunológico • Estimula a função dos glóbulos brancos do sangue[88] e ajuda na recuperação de traumas, partos, cirurgias e doenças. • Empregado no tratamento da imunodeficiência crônica, do HIV e dos efeitos imunosupressores da quimioterapia e da radioterapia.
Sistema reprodutor • Suas propriedades adstringentes reduzem o sangramento uterino excessivo.[89] • Fortalece os músculos uterinos; previne o prolapso.

Coleus forskohlii (também conhecida como *Plectranthus barbatus*)
Forskohlii

Esta pequena planta perene, nativa da Índia, Sri Lanka e Nepal, é usada na medicina ayurvédica como tônico cardíaco e remédio para o sistema respiratório e para os olhos. Seu ingrediente ativo, forskolina, beneficia o coração, o sistema imunológico e o metabolismo de gorduras.

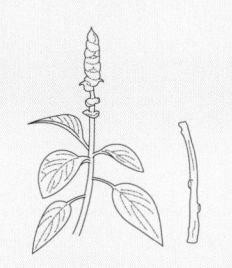

FAMÍLIA BOTÂNICA Lamiaceae
PARTES USADAS Folhas, raízes
COMPONENTES QUÍMICOS Diterpenos labdanos (incluindo forskolina), óleo essencial.
AÇÕES Hipotensiva, antiplaquetária, broncodilatadora, espasmolítica, cardiotônica, estimulante digestiva, aromática digestiva, antiobesidade.[90]

Digestão • Usada para cólicas causadas por espasmos musculares. • Estimula a secreção de enzimas digestivas.
Circulação • Inibe a atividade plaquetária, diminuindo o risco de formação de coágulos de sangue. • Aumenta a força do músculo cardíaco, melhorando a função do coração. Útil no tratamento da angina e da insuficiência cardíaca congestiva. • Reduz a pressão arterial pela ação dilatadora dos vasos sanguíneos.[91]
Sistema musculoesquelético • Tem ação antiespasmódica na tensão muscular, cãibras, convulsões e dor na bexiga.[92]
Sistema imunológico • Tem efeito imunomodulador, ativando macrófagos e linfócitos. • Útil no tratamento do câncer por inibir o desenvolvimento de metástases tumorais.[93] • Reduz alergias e psoríase, relacionadas com níveis baixos de adenosina monofosfato cíclico e níveis elevados do fator ativador de plaquetas (PAF). Reduz a liberação de histamina e inibe a resposta inflamatória. • O forskohlii é anti-histamínico e broncodilatador e, por isso, excelente para tratar asma.
Sistema endócrino • Estimula a liberação dos hormônios da tireoide, aliviando sintomas do hipotireoidismo, como depressão, fadiga, aumento de peso e pele seca.[94] • Aumenta o metabolismo de gordura e a produção de insulina, melhorando energia. Popular para o tratamento da obesidade relacionada com níveis baixos de adenosina monofostato cíclico.
Olhos • Para uso tópico no tratamento do glaucoma. Reduz a pressão intraocular.[95]
ADVERTÊNCIA Use com cautela em casos de hipotensão e úlcera péptica.
Interação com medicamentos Possível interação com drogas hipotensoras e antiplaquetárias.

Commiphora molmol (também conhecida como *C. myrrha*)
Mirra

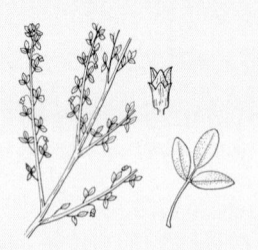

Esta árvore, nativa do Norte da África, é famosa como um dos presentes do Reis Magos. Quando a casca é cortada, libera um óleo amarelo que endurece, transformando-se em resina, que é usada para fins medicinais.

FAMÍLIA BOTÂNICA Burseraceae
PARTES USADAS Resina óleogomosa,[96] isto é, a resina da goma endurecida pelo ar[97]
COMPONENTES QUÍMICOS Óleo volátil: sesquiterpenos, heeraboleno, dipenteno, aldeído cinâmico; resina: triterpenos, ácido comifórico, ácido comiforínico, comiferina; goma: arabinose, galactose.
AÇÕES Adstringente, antibacteriana, anti-inflamatória, vulnerária, anti-helmíntica, linfática, antioxidante.

Digestão • Protege o revestimento do estômago de lesões causadas por medicamentos e álcool.[98] Cura úlceras pépticas. • Combate vermes e parasitas.[99]
Circulação • As óleorresinas "raspam" o colesterol, expulsando-o do organismo. A mirra é usada para desordens cardíacas congestivas, hipercolesterolemia e aterosclerose.[100] • Estimula a circulação linfática; reduz a congestão linfática, a inflamação, o linfedema e as tumefações linfáticas.[101]
Sistema respiratório • Elimina a congestão.[102] Usada para febres, bronquite crônica, resfriados e catarro.
Sistema musculoesquelético • Anti-inflamatória em casos de reumatismo e na artrite degenerativa.
Sistema imunológico • Aumenta os leucócitos e tem atividade antimicrobiana, combatendo *E. coli*, *Candida albicans* e *Staphylococcus aureus*.[103] • Os sesquiterpenos são potentes inibidores de determinados tumores sólidos.[104]
Sistema endócrino • A mirra tem propriedades antioxidantes, estimulantes da tireoide e indutoras da síntese de prostaglandina.[105]
Sistema reprodutor • Estimula a circulação e movimenta o sangue estagnado; útil na amenorreia, endometriose, fibroides, menstruações dolorosas, com coágulos, inflamação e congestão no baixo abdômen.[106]
Externamente • Adstringente antibacteriana em líquidos para enxaguar a boca e para gargarejos; usada no tratamento da gengivite, inflamação da garganta, úlceras aftosas, faringite, amigdalite e halitose. • Acelera a restauração de cortes, feridas e lesões da pele de lenta cicatrização,[107] contusões, além de fraturas ósseas.[108]
ADVERTÊNCIA Evite na gravidez, no sangramento uterino excessivo e problemas renais.

Commiphora mukul
Guggulu

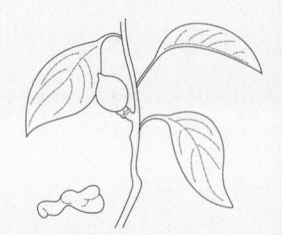

Esta pequena árvore é nativa da Ásia e da África. Sua resina amarela é um respeitado remédio ayurvédico para "raspar" toxinas, eliminando-as do corpo, e para a redução de níveis prejudiciais de colesterol.

FAMÍLIA BOTÂNICA Burseraceae
PARTES USADAS Resina da goma
COMPONENTES QUÍMICOS Lignanas, diterpenoides, esteróis (guggulsterona, guggulsterol e beta-sitosterol), terpenos, óleo essencial, goma, cálcio, ferro, magnésio.
AÇÕES Anti-inflamatória, antiplaquetária, hipocolesterolêmica, alterativa, analgésica, antioxidante, antiespasmódica, carminativa, diaforética, expectorante, nervina, adstringente, antisséptica, estimulante do sistema imunológico, rejuvenescedora, estimulante da tireoide, emenagoga.

Circulação • Aumenta a degradação do colesterol LDL e reduz os triglicérides. Eleva os níveis de colesterol HDL. • Inibe a agregação plaquetária, previne a formação de coágulos e reduz a aterosclerose.[109] É benéfica em quadros de doença cardíaca isquêmica, angina e insuficiência cardíaca congestiva. Diminui o risco de derrames e embolias pulmonares.[110]
Sistema respiratório • Antimicrobiana e antiespasmódica no tratamento da bronquite e da coqueluche.
Sistema musculoesquelético • Anti-inflamatória e desintoxicante em quadros de gota e artrite.[111] • Utilizada para tratar lumbago, reumatismo e ciática. • Indicada para a consolidação de fraturas.
Sistema imunológico • Aumenta a contagem de glóbulos brancos do sangue, elimina infecções e estimula a imunidade.[112] Usada para crescimentos e tumores malignos.[113]
Sistema endócrino • Erva específica para peso e obesidade, e para hiperlipidemia;[114] estimula a função da tireoide por melhorar a assimilação de iodo,[115] além de regular o metabolismo de gordura.[116] • Pode reduzir o açúcar no sangue em casos de diabetes.
Sistema reprodutor • Reduz acúmulos no baixo abdômen.[117] • Regula o ciclo menstrual. Usada para endometriose e síndrome do ovário policístico.
Pele • Reduz a inflamação nas doenças cutâneas crônicas.[118] • Ajuda a regenerar o tecido de granulação e estimula a cicatrização. Elimina tumores e reduz lipomas.[119]
ADVERTÊNCIA Evite em casos de infecções renais agudas, sangramento uterino excessivo, tireotoxicose, na gravidez e lactação.
Interação com medicamentos Pode reduzir o efeito de anti-hipertensivos; é necessário ter cautela com drogas hipoglicemiantes.

Coriandrum sativum
Coentro

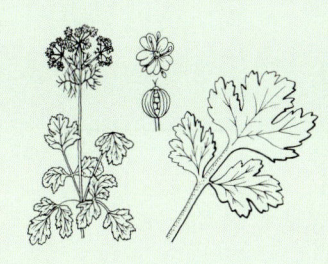

Esta erva anual, intensamente perfumada, nativa do Mediterrâneo e da Ásia, é valorizada na medicina ayurvédica como digestivo e para reduzir o calor no organismo.

FAMÍLIA BOTÂNICA Apiaceae
PARTES USADAS Sementes, folhas
COMPONENTES QUÍMICOS Óleos voláteis (compreendendo coriandrol, geraniol, borneol, cânfora, carvona e anetol), resina, ácido málico, taninos, alcaloides, flavonoides.
AÇÕES Alterativa, estimulante, carminativa, diurética, antibacteriana, antioxidante, nervina, descongestionante, antiespasmódica, rejuvenescedora, afrodisíaca, digestiva, refrescante, analgésica, diaforética.

Digestão • Estimula o apetite, melhora a digestão e a absorção. Útil na anorexia nervosa. • O coentro é relaxante e anti-inflamatório; alivia espasmos, cólicas intestinais, gases, sensação de estômago cheio, náusea, gastrite, azia, indigestão, dispepsia nervosa, halitose, diarreia e disenteria. • As sementes, combinadas com laxantes, são usadas para evitar cólicas intestinais.
Circulação • Reduz o colesterol nocivo.
Mental e emocional • Revigorante e fortalecedor. • Desanuvia a mente, melhora a memória, reduz ansiedade e tensão, traz o sono. • Alivia dores de cabeça, enxaqueca e problemas relacionados com stress, dor muscular, reumatismo e nevralgia.
Sistema respiratório • As sementes vão em chás quentes para resfriados, gripe, febre, tosse e infecções. • Descongestionante para resfriados e catarro, asma e congestão brônquica.
Sistema imunológico • Os óleos voláteis, presentes nas sementes, são antibacterianos e antifúngicos. • As folhas frescas são ricas em vitaminas e minerais, para a eliminação (quelação) de metais tóxicos do organismo. • Traz à superfície as erupções em infecções eruptivas, como catapora e sarampo.[120]
Sistema urinário • Diurético; refrescante para sintomas quentes, como os da cistite e uretrite. Reduz a retenção de líquido.
Sistema reprodutor • Antiespasmódico, indicado para menstruações dolorosas e contrações uterinas durante o parto. • É afrodisíaco e aumenta a energia em casos de libido baixa. • Útil na amenorreia, TPM e ondas de calor.
Externamente • O suco/chá das folhas é usado interna e externamente para aliviar erupções da pele quentes e com prurido, como no eczema e na urticária. • A decocção das sementes é indicada para gargarejos, no tratamento da dor de garganta e sapinho oral; loção para os olhos em casos de conjuntivite.

Crataegus monogyna
Crataegos

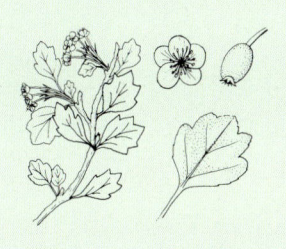

Esta árvore decídua ostenta cachos de flores brancas ou rosa no final da primavera. Ela é nativa de climas temperados e proporciona excelentes remédios para o coração e para a circulação.

FAMÍLIA BOTÂNICA Rosaceae
PARTES USADAS Flores, folhas, frutos
COMPONENTES QUÍMICOS Saponinas, glicosídeos, flavonoides (rutina, vitexina e quercitrina), procianidinas, triterpenoides, taninos, pectina, vitamina C, B1 e B12, colina, acetilcolina, cálcio.
AÇÕES Antioxidante, hipotensora, vasodilatadora, estimulante da circulação, cardiotônica, nutritiva, rejuvenescedora, adaptógena, nervina, sedativa, antibacteriana, antiespasmódica, adstringente, digestiva, antilítica.

Digestão • Usado para diarreia, disenteria e dispepsia. • Regula o metabolismo.
Circulação • Melhor remédio para o coração e para a circulação, regulando a pressão sanguínea e prevenindo o desenvolvimento da aterosclerose. Reduz o mau colesterol. Fortalece o músculo cardíaco e regula o ritmo do coração. • O crataegos é prescrito para casos de insuficiência coronariana e também para palpitações, arritmias, angina e doença cardíaca degenerativa. • Protege o músculo cardíaco, reduz a inflamação dos vasos sanguíneos e ajuda a evitar coágulos e ataques do coração. • Vasodilatador periférico para má circulação, doença de Raynaud e doença de Buerger, claudicação intermitente e veias varicosas. • Usado para anemia e para o mal da altitude.
Mental e emocional • Alivia a ansiedade e o stress; promove o sono. • Recomendado para DDA e TDAH. • Utilizado para casos de dor no peito de origem emocional.
Sistema musculoesquelético • Para o revestimento das articulações, líquido sinovial, colágeno, ligamentos e discos vertebrais. • Ação antioxidante em desordens inflamatórias do tecido conjuntivo.[121] Útil no trato da artrite, gota e tendinite.[122]
Sistema urinário • Diurético; ajuda a reduzir a retenção de líquido. Dissolve cálculos e pequenos conglomerados.
Sistema reprodutor • Regula o fluxo de sangue; usado para amenorreia. • Estimula a libido e a fertilidade. • Recomendado para a ameaça de aborto. Indicado para o tratamento de suores noturnos da menopausa e ondas de calor.
Olhos • Usado para a degeneração macular.
ADVERTÊNCIA Interação com medicamentos Pode potencializar os efeitos de drogas para o coração, como digoxina e beta-bloqueadores.

Curcuma longa
Cúrcuma

Esta planta perene, nativa do Sul da Ásia, tem uma longa raiz cor de laranja, que produz um condimento amarelo, muito usado na culinária indiana. A cúrcuma é de grande ajuda para a digestão e um remédio anti-inflamatório eficaz.

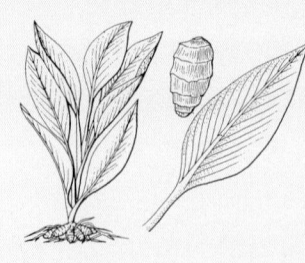

FAMÍLIA BOTÂNICA Zingiberaceae
PARTES USADAS Rizomas
COMPONENTES QUÍMICOS Curcumina, tumerona, zingibe-rona, caroteno equivalente a 50 IU de vitamina A em cada 100 g.[123]
AÇÕES Antioxidante, antibiótica, anti-inflamatória, digestiva, analgésica, antiobesidade, anticarcinogênica.

Digestão • Ajuda a digestão, a absorção e o metabolismo. Auxilia na perda de peso. • Estimula o fluxo de bile do fígado, contribui para a desintoxicação e protege o fígado de lesões. • Regula a flora intestinal; útil após tratamentos com antibióticos. • Usada para vermes, azia, gases, sensação de estômago cheio, cólicas e diarreia. • Suaviza a mucosa do intestino; eleva as defesas do estômago contra os efeitos do stress, excesso de acidez, medicamentos e outros irritantes, reduzindo o risco de gastrite e de úlceras. • Reduz o açúcar no sangue em pacientes diabéticos.
Circulação • Reduz o colesterol nocivo e inibe a formação de coágulos de sangue por bloquear a produção de prostaglandina.[124] • Ajuda a evitar e a tratar a aterosclerose.
Sistema respiratório • Estimulante do sistema imunológico e antimicrobiana; repele resfriados, dores de garganta e a febre.
Sistema imunológico • Estimula a imunidade. • Poderoso antioxidante; protege de danos causados por radicais livres. • Tem ação protetora contra o câncer, especialmente do cólon e da mama. Estimula a produção de importantes células antitumorais.[125] Na China, a cúrcuma é usada para tratar os estágios iniciais do câncer cervical.[126] • A curcumina é um poderoso anti-inflamatório, excelente em quadros de artrite e de problemas do fígado e da bexiga.
Sistema reprodutor • Alivia a dor e problemas nos seios.
Externamente • Tem ação antibiótica e anti-inflamatória. Misturada com gel de aloe vera é indicada para problemas de inflamação e infecção da pele, como eczema, acne, psoríase, sarna, infestações de fungos, e para o câncer de pele.
ADVERTÊNCIA Evite doses elevadas durante a gravidez e em casos de úlcera péptica, obstrução do trato biliar e cálculos da vesícula biliar.
Interação com medicamentos Evite grandes doses se estiver usando, ao mesmo tempo, anticoagulantes ou drogas anti-inflamatórias não esteroidais.

Cynara scolymus
Alcachofra

Esta planta perene robusta, nativa da região do Mediterrâneo, é um dos mais antigos vegetais cultivados; ela era respeitada pelos gregos antigos e romanos. A alcachofra foi usada como remédio pelos médicos árabes medievais, principalmente para tratar o fígado e a digestão lenta.

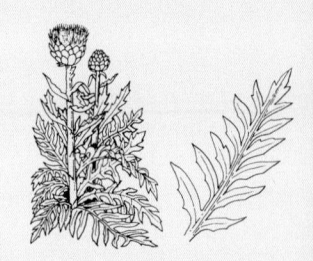

FAMÍLIA BOTÂNICA Asteraceae
PARTES USADAS Folhas
COMPONENTES QUÍMICOS Lactonas sesquiterpênicas (incluindo cinaropicrina, dihidrocinaropicrina, cinaratriol e groseimina), derivados do ácido cafeico (incluindo cinarina), flavonoides, alfa-selineno, cariofileno, eugenol.
AÇÕES Colagoga, diurética, antiespasmódica, antioxidante, hepatoprotetora, hipocolesterolêmica, adstringente, cardiotônica, desintoxicante, estimulante da digestão, hipotensiva.

Digestão • Melhora a digestão e a absorção; estimula o metabolismo. • Tônico protetor do fígado; age como antioxidante, promove a regeneração de células hepáticas lesada e ajuda a evitar danos causados por medicamentos, álcool ou substâncias químicas. Frequentemente, a alcachofra é combinada com cardo-mariano, cúrcuma ou esquisandra para essa finalidade e para tratar hepatite B e C.[127] • Aumenta a secreção de bile e reduz o mau colesterol. Indicada para desordens hepáticas e da vesícula biliar. • Tem ação anti-inflamatória e digestiva no intestino, sendo útil no tratamento da doença de Crohn, SII, dispepsia, falta de apetite, incapacidade para digerir gorduras, constipação e flatulência.
Circulação • Protege o coração e as artérias por reduzir o colesterol nocivo e os níveis lipídicos. Inibe a síntese de colesterol.
Sistema imunológico • Antioxidante; protege contra danos causados por radicais livres no sistema cardiovascular, no sistema imunológico e no fígado. • Os ácidos 3,5 dicafeoilquínico e 4,5 dicafeoilquínico mostraram ter atividade anti-inflamatória.[128]
Sistema urinário • A alcachofra é diurética; alivia a retenção de líquido. Ajuda na eliminação de toxinas através dos rins.
ADVERTÊNCIA Evite em casos de obstrução do trato biliar e de cálculos da vesícula biliar.[129]

Daucus carota
Cenoura-selvagem

Esta atraente planta bienal, também conhecida como "renda da rainha Anne", é a ancestral da cenoura doméstica. Nativa da Europa e partes da Ásia, ela é encontrada em cercas-vivas e solo pedregoso ou arenoso próximo do mar.

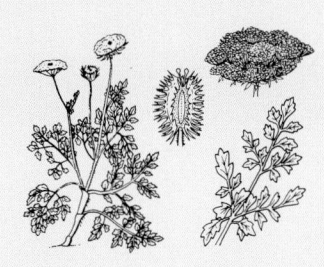

FAMÍLIA BOTÂNICA Apiaceae
PARTES USADAS Partes aéreas, sementes, raízes
COMPONENTES QUÍMICOS Semente: óleos voláteis (incluindo asarona, carotol, pineno e limoneno), alcaloides; raiz: vitaminas C, B e B2, flavonoides, caroteno, asparagina, açúcares, pectina, minerais; folha: porfirinas.
AÇÕES Todas as partes: anti-helmítica, adstringente, carminativa, antilítica, galactagoga, diurética, oftálmica; semente: emenagoga, abortifaciente, contraceptiva, antitumoral, antiespasmódica, hepatoprotetora, antifertilidade; raiz: antibacteriana, tônica hepática, antisséptica das vias urinárias.

Digestão • Todas as partes: melhora o apetite, a digestão e a absorção, expelindo vermes do intestino. • Relaxa o intestino e alivia gases, a sensação de estômago cheio, cólicas e indigestão. • Estimula o fluxo de bile do fígado. Usada para cálculos da vesícula biliar, fígado preguiçoso e ressacas, e para eliminar toxinas. • Pode evitar lesões do fígado causadas por toxinas, fármacos e álcool.
Sistema imunológico • As cenouras cultivadas são ricas em betacaroteno; elas aumentam a imunidade, ajudando a prevenir doenças degenerativas, além de reduzir o risco de câncer e doenças cardíacas.
Sistema urinário • As sementes são particularmente diuréticas e dissolvem cálculos e pequenas concreções. Usada para retenção de líquido, cistite, uretrite, prostatite e problemas de bexiga. • A cenoura-selvagem contribui para a eliminação de toxinas através dos rins; útil no tratamento da gota e da artrite. • A raiz é mais antisséptica para casos de infecção do trato urinário.
Sistema reprodutor • As sementes eram tradicionalmente usadas como contraceptivo. Pesquisas indicam que elas interferem com a implantação de óvulos fertilizados no revestimento do útero; o óleo das sementes pode bloquear a síntese de progesterona.[130] • A raiz contém porfirina, que estimula a glândula pituitária e aumenta a secreção de hormônios sexuais femininos.[131]
Olhos • O betacaroteno melhora a visão, incluindo a noturna.
ADVERTÊNCIA Evite as sementes durante a gravidez.

Dioscorea villosa
Yam mexicano

O Yam mexicano é uma planta trepadeira, nativa das Américas do Norte e Central. Até 1970 ele era a única fonte de matéria-prima para a síntese de hormônios, a diosgenina, usada na pílula anticoncepcional e em outros hormônios esteroides.

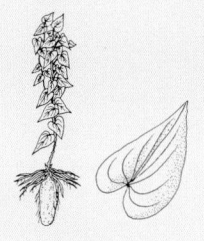

FAMÍLIA BOTÂNICA Dioscoreaceae
PARTES USADAS Raízes, rizomas
COMPONENTES QUÍMICOS Saponinas esteroidais (que fornecem diosgenina), taninos, amido, alcaloides (dioscorina).
AÇÕES Antiespasmódica, anti-inflamatória, nutritiva, rejuvenescedora, tônica do aparelho reprodutor, analgésica, antirreumática, afrodisíaca, moduladora de estrogênio, diurética, colagoga, relaxante, vasodilatadora periférica.

Digestão • Antiespasmódico em todo o intestino; alivia cólicas, espasmos, SII, cólicas biliares, gases dolorosos e a sensação de estômago cheio. • Indicado para enfermidades inflamatórias do intestino, como colite e diverticulite.
Mental e emocional • Acalma a ansiedade, resolve a depressão e relaxa a tensão muscular. • Combate o cansaço. • Alivia as alterações de humor na TPM e na menopausa.
Sistema musculoesquelético • Alivia espasmos musculares e dor, contrações musculares, pernas inquietas e cãibras nas pernas. • Reduz a inflamação; útil na artrite e na gota.
Sistema imunológico • O Yam mexicano tem ação anti-inflamatória e pode ser útil em doenças autoimunes, como artrite reumatoide e lúpus. • Aumenta a imunidade; pode estimular a produção de interferon.
Sistema reprodutor • Regula os níveis de estrogênio e de progesterona; as saponinas esteroidais são convertidas em diosgenina no organismo, um precursor da progesterona. • Alivia a tensão e espasmos no útero e ovários; usado para dismenorreia espasmódica, acompanhada de náusea,[132] e para dor ovariana. • Recomendado para equilibrar hormônios e como tônico nutritivo em casos de baixa libido, infertilidade, disfunção erétil, contagem baixa de espermatozoides e TPM. • Empregado para náusea e cãibras na gravidez, especialmente se estas estiverem relacionadas com stress e tensão, e para ameaça de aborto. • Pode ser útil no tratamento de sintomas da menopausa, como ondas de calor, insônia e suores noturnos.
Externamente • Usado em cremes para equilibrar hormônios e reduzir os sintomas da menopausa.
ADVERTÊNCIA Seu excesso pode causar náusea, vômitos, diarreia e dor de cabeça.[133]

Echinacea angustifolia, E. purpurea e E. pallida
Equinácea

Esta bonita planta tem flores rosa escuro e é nativa da América do Norte. A equinácea era tradicionalmente valorizada como depurativo do sangue, para ferimentos, queimaduras, picadas de insetos e dores das articulações. Pesquisas demonstraram sua eficácia no combate às infecções.

FAMÍLIA BOTÂNICA Asteraceae
PARTES USADAS A erva inteira, raízes
COMPONENTES QUÍMICOS Equinacosídeos, ácido clorogênico, alquilamidas, equinaceína, isobutilamidas, poliacetilenos, polissacarídeo ácido D-arabinogalactano.
AÇÕES Alterativa, antibiótica, diaforética, antioxidante, anti-inflamatória, estimulante do sistema imunológico, antimicrobiana, descongestionante, antitumoral, vulnerária.

Sistema respiratório • Protege das infecções, especialmente quando tomada aos primeiros sinais de dor de garganta, resfriados, infecções das vias respiratórias, amigdalite e febre glandular. • Alivia infecções crônicas do trato respiratório e coqueluche. • Tradicionalmente, era usada para o tratamento da TB.
Sistema imunológico • Imunoestimulante; aumenta a atividade dos glóbulos brancos do sangue.[134] • Tem ação antibiótica, antifúngica, antiviral[135] e antialérgica. • Recomendada para cândida e para a síndrome da fadiga pós-viral. • Particularmente útil em casos de baixa imunidade, que é causa de infecções de repetição e resistência a antibióticos. • Ajuda a dar suporte à imunidade no tratamento do câncer, e após a quimioterapia e a radioterapia. • O efeito anti-inflamatório [136] da equinácea ajuda a aliviar a artrite e a gota, doenças da pele e doença inflamatória pélvica. • Tomada como infusão quente estimula a circulação e a transpiração, reduzindo a febre. • Tradicionalmente era empregada no tratamento da malária e da febre tifoide.
Sistema reprodutor • A equinácea é indicada para o tratamento de infecções ginecológicas, doença inflamatória pélvica, infecções urinárias e infecção pós-parto.
Pele • Purifica o sangue em casos de infecções sépticas; limpa a pele de infecções, furúnculos e abscessos. • Alivia alergias, como urticária e eczema.
Externamente • Anti-inflamatória e antisséptica para problemas cutâneos. • Utilizada em gargarejos e desinfetante bucal no tratamento de inflamações da garganta e das gengivas; como ducha para infecções vaginais.
ADVERTÊNCIA Sensibilidade ocasional à planta pode causar anafilaxia, asma ou urticária.[137]

Eclipta alba
Erva-botão (Bhringaraj)

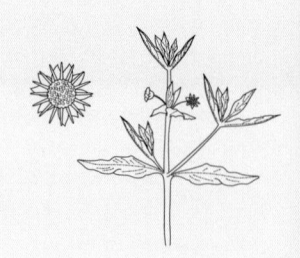

Esta erva possui flores brancas, semelhantes às margaridas; nativa da Índia, ela é tradicionalmente usada para estimular a memória e como remédio antienvelhecimento. O sabor amargo da planta indica seu efeito refrescante e anti-inflamatório.

FAMÍLIA Asteraceae
PARTES USADAS Partes aéreas, raízes, sementes
COMPONENTES QUÍMICOS Saponinas, alcaloides (ecliptina), ácido wedélico, luteolina, glicosídeos triterpênicos, flavonoides, isoflavonoides.
AÇÕES Antioxidante, tônica e desobstruente do fígado, alterativa, purgativa, antisséptica, antimicrobiana, antiviral, rejuvenescedora, febrífuga, anti-inflamatória, hemostática, anti-helmíntica.

Digestão • Melhora o apetite, estimula a digestão e a absorção. • Ajuda na eliminação de toxinas por estimular o intestino; indicada para constipação. • Excelente para problemas de fígado, incluindo cirrose e hepatite infecciosa.[138] • Protege o fígado de danos causados por fármacos, substâncias químicas e álcool. • Atua como desobstruente, promovendo o fluxo de bile. • Protege o tecido parenquimatoso do fígado na hepatite viral e em outras desordens que envolvem o aumento do fígado.
Circulação • Reduz a pressão sanguínea e as palpitações nervosas. Usada no tratamento da anemia.
Mental e emocional • Respeitada no Ayurveda como remédio rejuvenescedor. Suas propriedades antioxidantes reduzem lesões oxidativas e isquêmicas do cérebro e melhoram a função cerebral, a memória e a concentração. Previne o desencadeamento do declínio mental, relacionado com a idade, e a doença de Alzheimer. • Acalma a tensão nervosa e a ansiedade; útil na insônia, agitação mental e irritação. • Tradicionalmente usada para vertigem, tontura, diminuição da acuidade visual e problemas de audição.
Sistema respiratório • Combate infecções das vias respiratórias superiores e elimina a congestão nasal.
Pele • Ajuda o fígado em seu trabalho de purificação. A erva-botão é benéfica para problemas de pele, incluindo urticária, eczema, psoríase e vitiligo. • Reduz o prurido e a inflamação; tradicionalmente, tem a reputação de proporcionar uma cútis brilhante.
Externamente • Combinada com óleo de coco é um remédio popular para a calvície e para cabelos grisalhos prematuros por nutrir as raízes dos fios.

Elettaria cardamomum
Cardamomo

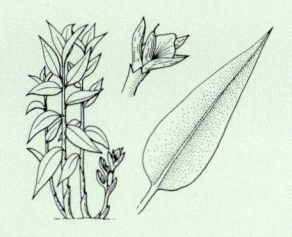

Nativo da Índia, aromático e picante, o cardamomo tem sido apreciado há muito tempo por sua capacidade de melhorar o ânimo e induzir a um estado mental calmo e meditativo. Ele pode neutralizar os efeitos estimulantes da cafeína e reduzir a propriedade de formação de muco do leite, ajudando sua digestão.

FAMÍLIA BOTÂNICA Zingiberaceae
PARTES USADAS Sementes
COMPONENTES QUÍMICOS Óleos essenciais (incluindo limoneno), cineol, terpineol, terpineno, ácido caprílico, potássio, mucilagem, resina.
AÇÕES Carminativa, antiespasmódica, descongestionante, expectorante, diaforética, digestiva, estimulante da circulação, nervina, antibacteriana, afrodisíaca.

Digestão • Como erva que aquece e revigora, o cardamomo melhora o apetite, a digestão e a absorção, além de tornar o hálito mais agradável. • As sementes mastigadas ou tomadas sob a forma de chá são indicadas para o alívio de problemas relacionados com o stress, indigestão, cólicas, gases, náusea, vômitos (incluindo a decorrente da quimioterapia) e o enjoo em viagens. Em geral, o cardamomo é combinado com o funcho. • Combate o excesso de acidez estomacal. • Evita a sonolência depois das refeições e a ressaca que se segue ao consumo de álcool. • Tem um efeito laxante suave.
Circulação • Estimula a circulação e aumenta a energia; é útil quando o paciente está debilitado ou cansado no inverno.
Mental e emocional • Para tensão e ansiedade, letargia e esgotamento nervoso. • Eleva o estado de ânimo, acalma a mente. • Melhora a memória e a concentração.
Sistema respiratório • As sementes, se mastigadas, aliviam dor de garganta e tosse seca. • Tem ação expectorante estimulante; elimina o escarro do nariz, dos seios da face, e do peito em resfriados, tosse, asma e infecções das vias respiratórias.
Sistema musculoesquelético • O óleo essencial é anti-inflamatório e analgésico, sendo usado para a dor das articulações. • Antiespasmódico nas dores e espasmos musculares.
Sistema urinário • Fortalecedor para a bexiga enfraquecida, a micção involuntária e a enurese noturna em crianças. Antibacteriano, indicado para infecções do trato urinário.[139]
Sistema reprodutor • Tradicionalmente usado como afrodisíaco e ingrediente de poções do amor.
ADVERTÊNCIA Evite grandes quantidades em casos de refluxo gastroesofágico e cálculos da vesícula biliar.

Eleutherococcus senticosus
Ginseng siberiano

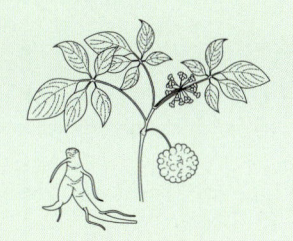

Este famoso tônico cresce na Sibéria, China, Coreia e Japão e é utilizado desde um passado remoto para aumentar a vitalidade, melhorar a performance mental e física, e para proteger do stress. A China o utiliza há 2 mil anos, mas foram as amplas pesquisas russas na década de 1960 que o colocaram em evidência.

FAMÍLIA BOTÂNICA Araliaceae
PARTES USADAS Raízes
COMPONENTES QUÍMICOS Saponinas triterpenoides: eleuterósidos A a G, polissacarídeos, glicanos.
AÇÕES Adaptógena, antioxidante, estimulante do sistema imunológico, hipocolesterolêmica, anti-inflamatória, rejuvenescedora.

Digestão • Melhora a digestão e a absorção de nutrientes; aumenta a força, aliviando a letargia, a diarreia e a sensação de estômago cheio, causada pela má digestão. • Protege o fígado; estimula a capacidade de degradação de toxinas. • Regula os níveis de açúcar no sangue.
Circulação • Reduz o mau colesterol e os triglicérides. • Alivia a angina. • Relaxa as artérias; controla a hipertensão relacionada com o stress. • Normaliza a temperatura corporal; útil na hipotermia.
Mental e emocional • Aumenta o fluxo sanguíneo, através das artérias, para o cérebro; melhora a memória e a concentração, elevando a resistência mental. Usado no tratamento do TDAH e no enfraquecimento da memória nos idosos. • Dá suporte a uma ótima função das adrenais; benéfico para a fadiga adrenal.
Sistema musculoesquelético • Excelente para atletas; tem poderoso efeito antifadiga; aumenta a resistência e a capacidade das mitocôndrias das células de produzirem energia. • Aumenta a eliminação do ácido lático, que provoca dores musculares após a prática de exercícios.
Sistema imunológico • Um grande número de pesquisas na Rússia, com atletas e trabalhadores, demonstrou que o ginseng siberiano pode ajudar na superação e na recuperação de condições adversas e também na performance física. • Estimula a imunidade contra infecções, incluindo tosse e resfriados, protege de agentes carcinogênicos, incluindo poluentes ambientais e radiação, além de inibir a formação de tumores. • Acelera a recuperação após o esforço físico; previne a imunodepleção resultante de trabalho excessivo.[140]
ADVERTÊNCIA Interação com medicamentos Evite com o uso concomitante de digoxina.

Emblica officinalis (também conhecida como *Phyllanthus emblica*)
Amalaki/Groselha indiana

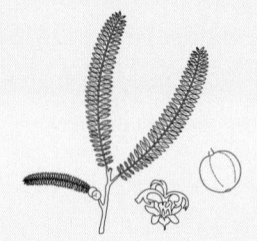

Nativa da Índia, esta fruta é uma das mais ricas fontes naturais de vitamina C; ela contém aproximadamente vinte vezes o teor de vitamina C de uma laranja. É um dos tônicos rejuvenescedores mais valorizados pela medicina ayurvédica.

FAMÍLIA BOTÂNICA Euphorbiaceae
PARTES USADAS Principalmente os frutos; em grau menor, sementes, folhas, raízes, casca, flores
COMPONENTES QUÍMICOS Ácido ascórbico, ácidos graxos, bioflavonoides, polifenóis, citocinas, vitaminas do complexo B, cálcio, potássio, ferro, taninos, pectina.
AÇÕES Rejuvenescedora, antioxidante, hepatoprotetora, hipocolesterolêmica, anti-inflamatória, laxante, hipoglicemiante, estomáquica, tônica, diurética, antifúngica.

Digestão • Estimula o apetite, a digestão e a absorção. • Possui propriedades antibacterianas e anti-inflamatórias, úteis no tratamento de úlceras pépticas, acidez, náusea, vômitos, gastrite, hepatite, colite e hemorroidas. • É um dos ingredientes da fórmula depurativa Triphala. Tônico intestinal em quadros de SII e constipação crônica. • Antioxidante, protege o fígado.
Circulação • Reduz os níveis de colesterol LDH e a aterosclerose. • Diminui o risco de formação de coágulos de sangue.
Mental e emocional • Remédio rejuvenescedor para a debilidade de uma doença, do stress ou das pessoas idosas. Principal ingrediente do tônico Chayawanprash, intensifica o bem-estar mental e físico. • Melhora a memória e a concentração e a resistência ao stress. Acalma a raiva e a irritabilidade.
Sistema respiratório • Tem atividade antibiótica contra uma ampla gama de bactérias; usada no tratamento de tosses, resfriados, gripe, infecções das vias respiratórias e asma.
Sistema imunológico • Foi demonstrado que a Amalaki retarda o crescimento de células cancerosas, provavelmente devido à sua ação de estimular a citotoxicidade natural, mediada por células. • Antifúngica; útil no combate à cândida. Age como remédio antiviral nos resfriados e na gripe. • Ativa contra uma gama de microrganismos, incluindo *Staphylococcus aureus*, *E. coli*, *L. albicans*, *Mycobacterium tuberculosis* e *Staphylococcus typhos*. • Antioxidante e imunomoduladora.
Sistema urinário • Diurético antisséptico; cura a cistite.
Externamente • Ingrediente de óleos capilares para queda de cabelo. Se loção, para inflamações dos olhos.
ADVERTÊNCIA Evite em quadros de diarreia e disenteria.

Equisetum arvense
Cavalinha

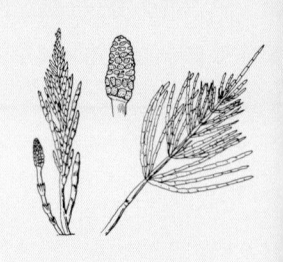

A cavalinha é uma planta perene, de aspecto pré-histórico, uma das mais antigas do planeta. Nativa da Europa, Ásia, África e América do Norte, ocorre espontaneamente onde houver solos úmidos. Ela é muito respeitada como uma fonte rica em minerais e elementos-traço.

FAMÍLIA BOTÂNICA Equisetaceae
PARTES USADAS Partes aéreas
COMPONENTES QUÍMICOS Saponinas, sílica, manganês, potássio, enxofre, magnésio, taninos, alcaloides (incluindo nicotina, palustrina e palustrinina), flavonoides (incluindo apigenina, kaempferol, luteolina e quercetina), glicosídeos, esteróis (incluindo colesterol).
AÇÕES Diurética, estíptica, anti-hemorrágica, alterativa, anódina, antibacteriana, antifúngica, anti-inflamatória, antisséptica, adstringente, diaforética, tônica renal, litotríptica, nutritiva, rejuvenescedora, tônica, vulnerária.

Digestão • Adstringente e tônica, útil no tratamento da diarreia, do prolapso retal e de hemorroidas.[141]
Circulação • Tem efeito hemostático em feridas; estanca sangramentos do nariz e dos tratos respiratório e urinário. • Bom tônico para anemia. • Protege as artérias da aterosclerose.
Sistema musculoesquelético • A cavalinha é rica em sílica solúvel, que é prontamente absorvida. Dá apoio à regeneração de ossos, cartilagens e a outros tecidos conjuntivos; aumenta sua força e elasticidade.[142] • Tem o poder de aumentar a densidade óssea em mulheres na menopausa com osteoporose. • Fortalece os dentes e unhas quebradiças. • Usada para problemas reumáticos e artríticos.
Sistema urinário • Empregada no tratamento da cistite, uretrite e de cálculos urinários. • Benéfica para problemas de próstata, prostatite aguda e crônica e hiperplasia prostática benigna. • Seus taninos adstringentes estancam a hemorragia e são tonificantes em casos de prolapso, incontinência urinária e enurese noturna em crianças.
Outros • Para sinais de deficiência nutricional, como manchas brancas nas unhas, cabelo sem brilho, queda de cabelo e unhas quebradiças. A sílica estimula a absorção e a quantidade absorvida de cálcio.
Externamente • Estanca o sangramento e acelera a cicatrização de cortes e feridas. • Tem ação antisséptica e anti-inflamatória em problemas cutâneos.
ADVERTÊNCIA A cavalinha degrada a vitamina B1. Tome, ao mesmo tempo, um suplemento vitamínico do complexo B. Evite em casos de edema.[143]

Eschscholzia californica
Papoula-da-califórnia

Esta flor amarelo-alaranjada, vibrante, é a flor-símbolo da Califórnia, sendo nativa do oeste da América do Norte. Ela foi inicialmente introduzida na Europa como uma planta ornamental e medicinal, mas, atualmente tem a reputação de 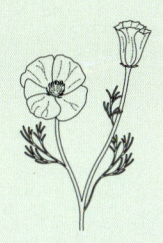 ser uma alternativa para a papoula de ópio, sem causar dependência; é utilizada como um indutor do sono e analgésico. As tribos nativas dos Estados Unidos e os colonizadores costumavam empregar a papoula-da-califórnia para tratar cólicas e dor de dente.

FAMÍLIA BOTÂNICA Papaveraceae
PARTES USADAS A planta inteira fresca, incluindo raízes e vagens de sementes
COMPONENTES QUÍMICOS Alcaloides morfínicos (incluindo protopina, sanguinarina e queleritrina), eschscholtziona, glicosídeos.
AÇÕES Sedativa, hipnótica, antiespasmódica, anódina, nervina, febrífuga.

Digestão • Antiespasmódica; relaxa os músculos do intestino, alivia cólicas do estômago e vesícula biliar.
Circulação • Por acalmar o sistema nervoso influencia o coração e a circulação; diminui a pulsação, abranda palpitações e reduz a pressão arterial.
Mental e emocional • Parente da papoula de ópio, mas muito menos potente. É um sedativo seguro para acalmar a excitabilidade, a inquietação, a ansiedade e a tensão, aliviando a insônia; adequada para acalmar crianças. • Tem efeito analgésico e relaxante no tratamento da enxaqueca, dores de cabeça, nevralgia, dor nas costas e dores musculares, artrite, ciática e herpes-zóster. • Equilibra as emoções e reduz o stress. • Útil na síndrome de abstinência, durante o tratamento da dependência de álcool, drogas ou fumo. Ajuda a manter a estabilidade mental. • Benéfica no tratamento de problemas comportamentais em crianças, como DDA e TDAH; melhora a memória e a concentração.
Externamente A papoula-da-califórnia tem aplicação tópica no tratamento da dor de dente e de cabeça.
ADVERTÊNCIA Evite na gravidez e se estiver amamentando.

Eupatorium perfoliatum
Eupatório

O eupatório é nativo do Leste da América do Norte e é encontrado em campinas e áreas pantanosas. Tinha a reputação, entre as tribos nativas dos Estados Unidos, de tratar gripe e febre. Na verdade, a planta recebeu em 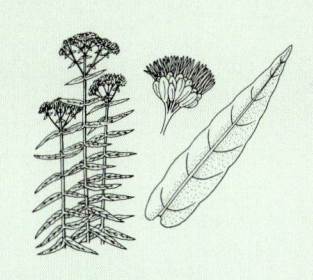 inglês o nome de *boneset* (localizada nos ossos) porque consegue aliviar as dores que acompanham a gripe e dão a sensação de estarem penetrando nos ossos.

FAMÍLIA BOTÂNICA Asteraceae
PARTES USADAS Partes aéreas
COMPONENTES QUÍMICOS Lactonas sesquiterpênicas (eupafolina e euperfolitina), polissacarídeos, flavonoides (kaempferol, quercetina, hiperosídeo e rutina), glucosídeo (eupatorina), dipertenos, ácido gálico, esteróis, óleo essencial.[144]
AÇÕES Aperiente, antiespasmódica, adstringente, amarga, carminativa, diaforética, emética, expectorante, febrífuga, imunoestimulante, laxante, estimulante, tônica, antibacteriana, analgésica e nervina.

Digestão • Elimina toxinas devido à sua ação sobre o fígado e aos seus efeitos laxantes. Útil em casos de artrite, doenças da pele e vermes.[145] • Usado para indigestão e, tradicionalmente, para má digestão em pessoas idosas.
Sistema respiratório • Em infusão quente, elimina a congestão na rinite alérgica, bronquite, catarro, resfriados e tosses.[146]
Sistema imunológico • Famoso como remédio para a gripe; promove a transpiração, reduz a febre e limpa o calor e as toxinas. • Os polissacarídeos e as lactonas sesquiterpênicas aumentam a produção de glóbulos brancos do sangue e fagócitos, elevando a imunidade contra infecções bacterianas e virais, incluindo herpes simples tipo 1 e 2.[147] • Foi demonstrado que o eupatório tem ação anti-inflamatória e antitumoral.[148] As lactonas sesquiterpênicas e a eupatorina têm atividade citotóxica.[149]
Externamente • O chá preparado com eupatório pode ser usado como banho para reduzir a febre.[150]
ADVERTÊNCIA Doses elevadas podem causar vômitos e diarreia.[151]

Eupatorium purpureum
Raiz de cascalho/Erva daninha Joe Pye

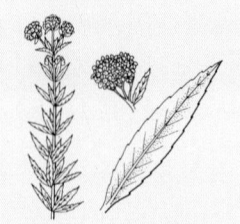

Esta atraente planta perene, com sua massa de flores rosa-púrpura, é nativa da Europa e da América do Norte; ela é encontrada em matas úmidas e à beira de riachos. Seu nome popular é uma homenagem a Joe Pye, um curandeiro da Nova Inglaterra, que tratava febres e tifo com essa planta.

FAMÍLIA BOTÂNICA Asteraceae
PARTES USADAS Rizomas, raízes
COMPONENTES QUÍMICOS Proteínas, carboidratos (polissacarídeos), flavonoides (quercetina e euparina), óleorresina (eupatorina), lactonas sesquiterpênicas, óleo essencial, resina, taninos.
AÇÕES Antirreumática, adstringente, carminativa, diaforética, diurética, emenagoga, estimulante do sistema imunológico, nervina, tônica, alterativa, antilítica.

Sistema imunológico • Usada por tribos nativas norte-americanas por sua ação diaforética, para induzir à transpiração e reduzir a febre.
Sistema urinário • Tônico diurético, estimulante e adstringente para o trato urinário. • Reduz a retenção de líquido. • O chá, feito com as raízes e folhas, e tomado morno, para refrescar, é usado na prevenção e no tratamento de cálculos renais e vesicais. • Reduz a inflamação e alivia a disúria na cistite, uretrite e prostatite. • Útil no tratamento da artrite e da gota por aumentar a eliminação de ácido úrico e de toxinas através dos rins. • Sua ação adstringente ajuda no tratamento da incontinência urinária, da enurese noturna em crianças e de hematúria.[152]
Sistema reprodutor • Tonifica e fortalece os músculos uterinos; estimula as contrações durante o parto. Recomendada em casos de ameaça de aborto e prolapso uterino.[153] • Alivia a cólica menstrual. • Anti-inflamatória e adstringente no tratamento de doença inflamatória pélvica. • Indicada para hiperplasia prostática benigna e disfunção erétil.

ADVERTÊNCIA Doses elevadas podem causar vômitos. Evite durante a gravidez. Contém alcaloides pirrolizidínicos; não tome a erva por mais de seis semanas.[154]

Euphrasia officinalis
Eufrásia

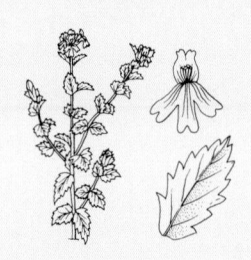

Esta delicada planta perene e florífera é parcialmente parasitária, nutrindo-se de raízes de grama que lhe estão próximas. Ela é membro da família da digitalis, originalmente nativa da Europa e da Ásia; contudo, se desenvolve bem em todo o território dos Estados Unidos.

FAMÍLIA BOTÂNICA Scrophulariaceae
PARTES USADAS Partes aéreas
COMPONENTES QUÍMICOS Glicosídeos iridoides (incluindo aucubina), saponinas, taninos, resina, flavonoides (incluindo quercitrina), óleo volátil.
AÇÕES Adstringente, digestiva, tônica hepática, alterativa, demulcente, anti-inflamatória, expectorante, antibacteriana, antiviral, antifúngica, descongestionante.

Digestão • Seus princípios ativos melhoram a digestão e a absorção, estimulam o fluxo de bile e ajudam o fígado em seu trabalho de desintoxicação, além de beneficiar os olhos.
Mental e emocional • Usada para elevar o ânimo, para "perturbações mentais" e para melhorar a memória e a concentração. • Considerada como "erva da visão", pois a ela faz bem.
Sistema respiratório • Sua ação adstringente alivia a irritação e o catarro do nariz, garganta, seios da face, ouvidos e peito. Usada para inflamação da garganta, gotejamento pós-nasal, otite média, sinusite, dores de cabeça causadas pela sinusite e tosse. • Ajuda a aliviar a rinite alérgica/febre do feno.
Olhos • A eufrásia é usada há séculos para melhorar e preservar a visão. • Tem ação adstringente e antimicrobiana nas infecções inflamatórias dos olhos, como conjuntivite, terçóis, blefarite e desordens com lacrimejamento. • Elimina muco e mantém a mucosa dos olhos limpa e saudável. • Usada para a vermelhidão e prurido nos olhos, com secreção, como na febre do feno ou no sarampo. Para olhos excessivamente sensíveis, que lacrimejam devido ao frio e ao vento, e ficam irritados em ambientes cheios de fumaça/abafados. • Reduz a inflamação de olhos cansados, submetidos a esforço, e as bolsas nos olhos. • Aumenta a circulação para os olhos; melhora a visão em pessoas idosas.
Externamente • Gargarejos são indicados para dor e catarro da garganta; como líquido para enxaguar a boca em casos de úlceras orais. • No tratamento de doenças dos olhos a eufrásia é mais eficaz se usada internamente e aplicada topicamente em solução salina estéril, sob a forma de gotas ou compressas. • Algumas gotas de tintura diluída ou infusão nas narinas são úteis para eliminar a congestão nasal.

Filipendula ulmaria
Filipêndula

Estas elegantes flores crescem nos prados úmidos e à beira de rios e de córregos. Quando amassadas, elas exalam o cheiro característico dos salicilatos, os quais oferecem benefícios semelhantes aos da aspirina.

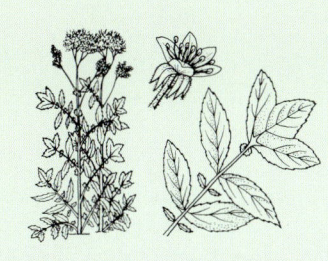

FAMÍLIA BOTÂNICA Rosaceae
PARTES USADAS Partes aéreas
COMPONENTES QUÍMICOS Óleos essenciais (salicilaldeído e metilsalicilato), ácido salicílico, espireína, gauterina, flavonoides (quercetina, rutina e espirosídeo), vanilina, cumarina, glicosídeo, mucilagem, taninos.
AÇÕES Analgésica, anódina, antiácida, antibacteriana, antiemética, anti-inflamatória, antiespasmódica, adstringente, colagoga, diaforética, diurética, relaxante, estomáquica, antisséptica das vias urinárias.

Digestão • Excelente antiácido e anti-inflamatório para a indigestão ácida, azia, gastrite, úlceras pépticas, refluxo gastroesofageano[155] e outros distúrbios inflamatórios. • Seus taninos adstringentes protegem e cicatrizam o revestimento do intestino. • Antisséptica e antiespasmódica; útil no tratamento da enterite e diarreia, SII, cólicas, flatulência e distensão.
Mental e emocional • Tem ação analgésica nas dores de cabeça e nevralgia. • Relaxante; alivia o espasmo e promove o sono.
Sistema musculoesquelético • A filipêndula é rica em vitamina C, ferro, cálcio, magnésio e sílica. Acelera a cura do tecido conjuntivo. • É anti-inflamatória e analgésica; atenua a dor e o inchaço em casos de artrite e gota.
Sistema imunológico • Apresenta atividade anti-inflamatória, analgésica e antipirética;[156] útil em infecções agudas, na febre, resfriados e gripe. • Traz à superfície erupções em infecções eruptivas, como sarampo e catapora.
Sistema urinário • Antisséptico diurético suave no tratamento da cistite e da uretrite, da retenção de líquido e de problemas renais. • Ajuda a eliminar toxinas e ácido úrico, que contribuem para a artrite, gota e problemas de pele.
Externamente • Estimula a reparação do tecido e estanca sangramentos de cortes, feridas, úlceras e irritações cutâneas.
ADVERTÊNCIA Sensibilidade a salicilatos.[157]
Interação com medicamentos Possível interação com anticoagulantes.[158] Não tome simultaneamente com suplementos minerais, tiamina ou alcaloides.[159]

Foeniculum vulgare
Funcho

Esta planta perene plumosa possui grandes umbelas de flores que portam sementes com gosto de anis. Os gregos utilizavam o funcho para dominar a obesidade e para estimular o fluxo de leite em mães que estavam amamentando.

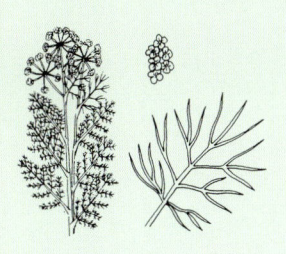

FAMÍLIA BOTÂNICA Apiaceae
PARTES USADAS Sementes, folhas, raízes
COMPONENTES QUÍMICOS Vitaminas, minerais, óleo essencial, óleo fixo, ácidos fenólicos, flavonoides, cumarinas, furanocumarinas.
AÇÕES Anestésica, antibacteriana, antiemética, antifúngica, anti-inflamatória, antiespasmódica, antitussígena, aperiente, carminativa, digestiva, diurética, expectorante, galactagoga, mucolítica, de equilíbrio dos hormônios, estimulante.

Digestão • Melhora a energia pelo fato de estimular o apetite, a digestão e a absorção. Ajuda a digerir alimentos gordurosos. • É adicionada a misturas laxantes para aliviar cólicas. • Estabiliza os níveis de açúcar do sangue e reduz a necessidade de comer açúcar.[160] Pode contribuir para a perda de peso por aumentar o metabolismo e a eliminação. • Acalma o estômago; alivia soluços, cólicas, sensação de estômago cheio, gases, náusea, vômitos, halitose, indigestão, azia, diarreia e SII. • Descongestiona o fígado; elimina a estagnação.[161] • O óleo volátil estimula a regeneração do fígado.[162]
Sistema respiratório • Em chás quentes é descongestionante e expectorante. • Relaxa os brônquios; útil na asma e tosse.
Sistema musculoesquelético • Sua ação diurética contribui para a eliminação de toxinas. Isto, por sua vez, dá suporte a seus efeitos anti-inflamatórios no tratamento da artrite e da gota.
Sistema urinário • O funcho tem um papel na eliminação de toxinas por meio dos rins; ele é usado para celulite, cistite, retenção de líquido e infecções urinárias. • Ajuda a dissolver pedras.[163]
Sistema reprodutor • Antiespasmódico; alivia dores da menstruação. • O funcho é levemente estrogênico.[164] Regula o ciclo menstrual; usado no tratamento da amenorreia, endometriose, baixa libido e TPM. • Útil durante a menopausa. • Estimula a produção de leite em mães que amamentam.
Externamente • A decocção de sementes serve como banho para olhos inflamados e conjuntivite, e para gargarejos em casos de dor de garganta.
ADVERTÊNCIA As sementes são potencialmente tóxicas; não exceda a dose recomendada.[165] Em excesso, elas podem superexcitar o sistema nervoso. Evite doses terapêuticas durante a gravidez.[166]

Fucus vesiculosus
Bodelha

Alga que cresce em águas localizadas a pouca distância das praias e nas regiões costeiras temperadas da Europa e da América do Norte. Rica em iodo, ela estimula a glândula tireoide.

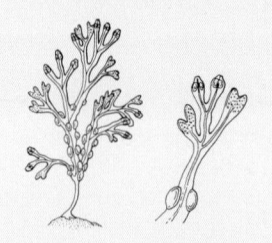

FAMÍLIA BOTÂNICA Fucaceae
PARTES USADAS A planta inteira
COMPONENTES QUÍMICOS Ácido algínico, fucoidana, fucoxantina, carragehen, minerais, mucopolissacarídeos, manitol, zeaxantina, proteínas, betacaroteno, vitaminas C, D e E.
AÇÕES Antiobesidade, estimulante da tireoide, alterativa, antimicrobiana, anti-helmíntica, antioxidante, antitumoral, demulcente, diurética, emoliente, laxante, nutritiva.

Digestão • Aumenta a energia por ser rica em nutrientes. • Estimula a digestão, sendo um laxante suave. • Probiótica para cândida e vermes intestinais.[167] • Liga estrôncio radiativo, bário e cádmio no trato gastrintestinal. • Alivia a azia, gastrite e úlceras pépticas.
Circulação • Reduz os níveis do mau colesterol por inibir a absorção de ácidos da bile. • Reduz o risco de doenças cardíacas, aterosclerose, hipotensão, hipertensão e anemia.[168]
Sistema musculoesquelético • Desintoxicante, nutritiva e anti-inflamatória no tratamento de desordens artríticas.
Sistema imunológico • Eleva a imunidade. • Contém a atividade antioxidante mais alta de todas as algas comestíveis, possivelmente devido à presença de fucoxantina;[169] ajuda a reduzir lesões celulares. • Tem propriedades antibacterianas e antifúngicas. Os polifenóis e os polissacarídeos apresentam ação antiviral e anti-inflamatória; útil no herpes simples e na atividade do HIV.[170] • Pode inibir o câncer.
Sistema urinário • A bodelha é diurética; ajuda a eliminar toxinas. • Atenua a inflamação na cistite e na uretrite.
Sistema reprodutor • Ajuda a regular o ciclo menstrual. • No Japão é usada para prevenir o câncer de mama, podendo ser útil na doença fibrocística da mama.
Tireoide • Empregada para baixa função da tireoide e bócio. • Aumenta o metabolismo,[171] demonstrando potencial para controlar o peso e a celulite.
Pele • Elimina toxinas; benéfica em casos de problemas crônicos da pele, incluindo furúnculos, eczema, psoríase e herpes.
ADVERTÊNCIA Evite em quadros de hipertireoidismo, na gravidez e na lactação.[172]
Interação com medicamentos Não use com anticoagulantes. É necessário ter cautela se estiver fazendo uso de insulina ou de drogas antidiabéticas.[173]

Galega officinalis
Galega

Esta planta arbustiva, com flores lilás-azuladas, é um atraente membro perene da família das ervilhas, sendo nativa da Europa, Rússia e Irã. No passado, ela foi importante para tratar a peste, febres e doenças infecciosas, além do diabetes melito.

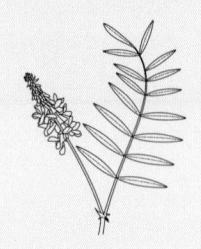

FAMÍLIA BOTÂNICA Fabaceae
PARTES USADAS Partes aéreas
COMPONENTES QUÍMICOS Alcaloide (galegina), flavonoides, saponinas, traços de cromo, glicosídeos, taninos.
AÇÕES Hipoglicemiante, antidiabética, galactagoga, diaforética, diurética, digestiva, antibacteriana, febrífuga.

Digestão • A galegina faz baixarem os níveis de açúcar no sangue[174] e ajuda a tratar diabetes de manifestação tardia. A erva contém guanidina, que reduz o açúcar do sangue, por diminuir a resistência à insulina, ajudando as células a usarem insulina para metabolizar a glicose de modo mais eficiente. • Diminui a absorção de glicose do intestino e reduz a formação de glicose no fígado; aumenta a quantidade absorvida e a utilização de glicose nas células de gordura e dos músculos (a metformina é uma substância química derivada da galega e usada para tratar diabetes). • Nas pessoas que apresentam diabetes não dependente de insulina, ajuda a regular os níveis de açúcar no sangue e, em pacientes que sofrem de diabetes insulino-dependente, a estabilizar os níveis de açúcar no sangue e a diminuir a dose de insulina. • Reduz o apetite e aumenta a perda de peso; útil na síndrome metabólica X.[175] Estimula a digestão e a função pancreática. Usada para problemas digestivos causados por falta de enzimas digestivas,[176] incluindo constipação e indigestão.
Sistema imunológico • Revela significativa atividade antibacteriana contra certos tipos de bactérias e inibe a formação de coágulos de sangue.[177] • Diaforética; reduz a febre.
Sistema urinário • A galega é diurética; reduz a retenção de líquido e contribui para a eliminação de toxinas através dos rins.
Sistema reprodutor • Estimula a produção de leite em mães que estão amamentando.
Externamente Unguentos são utilizados para acelerar a cicatrização após cirurgias.[178]
Interação com medicamentos Use com cautela em pacientes que tomam drogas antidiabéticas ou insulina.[179]

Galium aparine
Aparine/Amor-de-hortelão

Esta planta perene, comumente encontrada em sebes, é nativa da Europa e tem caules longos e pegajosos, além de sementes, que se prendem obstinadamente a tudo que tocam. Ela é membro da família das Rubiáceas, chamada "palha de cama", por ter sido uma 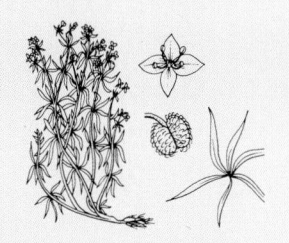 erva que as pessoas espalhavam no ambiente doméstico em épocas menos higiênicas, uma vez que exala um aroma de feno recém-ceifado.

FAMÍLIA BOTÂNICA Rubiaceae
PARTES USADAS Partes aéreas
COMPONENTES QUÍMICOS Iridoides (incluindo asperulosídeo), ácidos polifenólicos, alcanos, flavonoides, taninos, ácido cítrico, saponinas, cumarinas, escopoletina.
AÇÕES Depurativa, linfática, diurética, aperiente, tônica, adstringente, anti-inflamatória, diaforética, vulnerária, colagoga.

Digestão • Melhora a digestão. • Estimula o fluxo da bile do fígado. • Pode ser útil no tratamento da hepatite.
Circulação • Reduz a pressão sanguínea, talvez devido à sua ação diurética. • Asperulosídeo pode ter ação hipotensora.
Sistema imunológico • Tônico linfático, que estimula a circulação linfática, ajuda o corpo em seu trabalho de limpeza e imunidade e purifica o sangue. Recomendada para a congestão linfática, edema das glândulas linfáticas, febre glandular, SFC e amigdalite. • Pode ter atividade antitumoral. • Elimina o calor e resolve a inflamação; útil na artrite e na gota. • Promove a função imunológica e reduz a febre.
Sistema urinário • Diurética; ajuda na eliminação de toxinas dos fluidos, através dos rins. Usada para perder peso. • Tradicionalmente, era empregada em chás ou sob a forma de vegetal como "tônico depurativo de primavera", com o objetivo de eliminar o calor e toxinas. • Indicada para cálculos, infecções urinárias, como cistite, e para bexiga irritável.
Pele • Depurativa para desordens crônicas da pele: eczema, acne, furúnculos, psoríase e rosácea. • Ajuda a resolver infecções eruptivas, como sarampo e catapora.
Externamente • Usada sob forma de líquido para lavar a pele em casos de desordens cutâneas, cortes e esfoladuras. • Para enxaguar o cabelo no tratamento da caspa.

Ganoderma lucidum
Cogumelo Reishi

Este cogumelo cresce em árvores de madeira dura na China, Japão, Rússia e Estados Unidos. Conhecido como "cogumelo da imortalidade", o reishi foi usado durante séculos como tônico da longevidade. Ele contribui para a 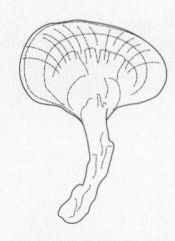 homeostase, regula o açúcar do sangue e estimula a imunidade.

FAMÍLIA BOTÂNICA Polyporaceae
PARTES USADAS Cogumelo
COMPONENTES QUÍMICOS Polissacarídeos, beta-glucanos, adenosina, triterpenos, proteínas, fitoesteróis, lipídios, ganosterona, vitaminas C e B2.
AÇÕES Tônica, imunoestimulante, hipoglicemiante, antitumoral, anti-inflamatória, antioxidante, expectorante, estimulante das adrenais, protetora contra a radiação, cardiotônica, hipocolesterolêmica, anti-histamínica.

Circulação • Estimula a função cardíaca e melhora a circulação coronária, protegendo de ataques do coração. • Alivia palpitações e arritmias; previne a formação de coágulos, normaliza a pressão sanguínea e evita a aterosclerose.[180] • Reduz os níveis de colesterol.[181] • Eleva o nível de oxigênio no sangue; usado para combater o mal da altitude.[182]
Mental e emocional • Reduz o stress e a ansiedade. • Melhora a função das adrenais e a qualidade do sono.
Sistema respiratório • Sua ação anti-histamínica ajuda no tratamento da asma alérgica e da rinite. • Expectorante para a bronquite crônica,[183] pneumonia e problemas respiratórios.
Sistema imunológico • Os beta-glucanos estimulam a imunidade e a atividade das células T, além de aumentarem a produção de leucócitos e a atividade de macrófagos; protegem contra o câncer.[184] • Antibacteriano no tratamento de bactérias *Staphylococci* e *Streptococci*. • Antifúngico; combate a cândida. • Usado para HIV, herpes, hepatite B e C, SFC, leucemia mieloide aguda e carcinomas nasofaríngeos.[185] • Tem ação protetora contra os efeitos nocivos da quimioterapia e da radioterapia.[186] • Útil em alergias; os compostos de enxofre inibem a liberação de histamina pelos mastócitos.[187] • A ganosterona é hepatoprotetora; benéfico para cirrose e hepatite. • Excelente rejuvenescedor para idosos e durante a convalescença.[188]
ADVERTÊNCIA Evite em casos de alergia a cogumelos. Em doses elevadas pode causar diarreia.[189]

Gentiana lutea
Genciana

Esta bonita planta silvestre perene, com flores amarelas em formato de estrela, precisa de solo rico em calcário e cresce a grandes altitudes nas montanhas europeias. Sua reputação como panaceia para todas as doenças é antiga; ela é um ingrediente vital de elixires da vida. Era usada para desordens do estômago e do intestino, problemas do fígado e do coração, para neutralizar venenos e prolongar a vida.

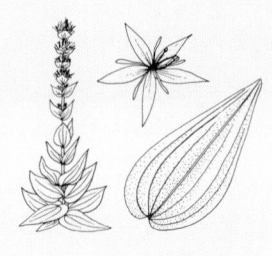

FAMÍLIA BOTÂNICA Gentianaceae
PARTES USADAS Raízes, rizomas
COMPONENTES QUÍMICOS Glicosídeos amargos (amarogentina e gentiopicrina), alcaloides, ácido quínico, inulina, xantonas, triterpenos, ferro, óleos voláteis.
AÇÕES Digestiva, tônica amarga, anti-helmíntica, antisséptica, anti-inflamatória, antibiliar, emenagoga, febrífuga, sialagoga.

Digestão • A raiz contém o glicosídeo amargo amarogentina. Os princípios amargos estimulam o fluxo de enzimas digestivas, o apetite e a digestão, particularmente de proteínas e gorduras. • Ajuda na absorção de minerais essenciais e vitaminas, melhorando a eliminação de resíduos. • Estimula o fluxo de bile do fígado. • Promove o peristaltismo e o movimento dos alimentos e de matéria residual através do intestino. • Útil em casos de falta de apetite, náusea, indigestão e gases. • Anti-inflamatória e refrescante na gastrite e colite. • Anti-helmíntica e antisséptica na eliminação de vermes e infecções.
Sistema imunológico • Tônico fortalecedor, devido ao seu efeito benéfico na digestão e absorção, que eleva a energia e a imunidade. • Tradicionalmente usada como um "amargo de primavera", para purificar o sangue. • A genciana é anti-inflamatória, nutritiva e depurativa. Alivia o reumatismo, a artrite e a gota. • Reduz a febre. • A gentiopicrina é altamente tóxica para o *Plasmodium*, o que justifica seu uso tradicional no tratamento da malária.
Sistema reprodutor • Emenagoga; restabelece e regula a menstruação. • Tônico para os nervos em quadros de TPM e alterações de humor da menopausa.

Ginkgo biloba
Ginkgo

Nativa da China, esta árvore é considerada a mais antiga do planeta, tendo supostamente se desenvolvido há 190 milhões de anos. Ela é popular por retardar os efeitos do envelhecimento, como a perda de memória e de audição, diminuindo o risco de derrames.

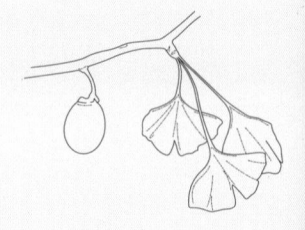

FAMÍLIA BOTÂNICA Ginkgoaceae
PARTES USADAS Folhas
COMPONENTES QUÍMICOS Ginkgolídeos terpenoides diterpenos, sesquiterpenos (bilobalides), proantocianidinas, vitamina C, flavonoides (quercetina, kaempferol e rutina), ácidos orgânicos, óleos essenciais, taninos.
AÇÕES Antioxidante, estimulante da circulação, neuroprotetora, antibacteriana, anticoagulante, antifúngica, anti-inflamatória, tônica para o cérebro, cardiotônica, descongestionante, tônica hepática, rejuvenescedora, vasodilatadora.

Circulação • Melhora o fluxo sanguíneo, especificamente a circulação cerebral; trata e protege de doenças, como o mal da altitude, a doença de Alzheimer, a demência senil e falta de memória relacionada com a idade, perda da visão e da audição. • Indicada para a circulação periférica prejudicada, gangrena, síndrome de Raynaud e neuropatias periféricas. • Melhora a circulação coronária e alivia a angina, a arteriosclerose e veias varicosas. • Diminui a viscosidade do sangue; previne a formação de coágulos. • Melhora a recuperação depois de ataques cardíacos, derrames e ferimentos na cabeça.
Mental e emocional • Alivia a ansiedade e a depressão.
Sistema respiratório • Inibe a atividade de fatores ativadores de plaquetas e de inflamações compostas, associados com alergias respiratórias, como asma e doença pulmonar obstrutiva crônica.[190] • Estimula a imunidade a infecções; ajuda a prevenir resfriados e tosse, além de infecções das vias respiratórias.
Sistema imunológico • Relata-se que o ginkgo tem atividade antitumoral.[191]
Olhos • Protege os olhos de lesões por reduzir os danos causados pelos radicais livres na retina.[192] • Usado para a degeneração macular e para o fluxo sanguíneo prejudicado na retina.[193] • Retarda ou previne o glaucoma, cataratas e retinopatia diabética.[194]
ADVERTÊNCIA Pode causar dores de cabeça. Evite uma semana antes de cirurgias e em casos de hemofilia.
Interação com medicamentos Não deve ser usado com drogas anticoagulantes.

Glechoma hederacea (também conhecida como *Nepeta hederacea)*
Hera-terrestre

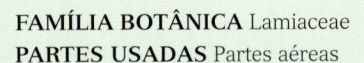

A hera-terrestre é uma planta trepadeira perene, com flores púrpura-azuladas; ela cresce profusamente em gramados, sebes e matas. Popular como remédio desde pelo menos o século II a.C., tem sido usada para tratar inflamações dos olhos, bronquite crônica e dores de cabeça de fundo nervoso. A hera-terrestre é uma erva branda, perfeita para crianças com problemas catarrais do ouvido, nariz e garganta.

FAMÍLIA BOTÂNICA Lamiaceae
PARTES USADAS Partes aéreas
COMPONENTES QUÍMICOS Óleos voláteis, taninos, princípios amargos, resina.
AÇÕES Anódina, anti-inflamatória, estimuladora do apetite, adstringente, descongestionante, digestiva, diurética, estimulante, tônica, expectorante, anti-helmíntica.

Digestão • Digestivo de sabor agradável, a hera-terrestre estimula o apetite, a digestão e a absorção de nutrientes. • Protege o revestimento do intestino de irritações e de inflamações, podendo ser usada para indigestão, gases, sensação de estômago cheio, náusea e diarreia. • Tradicionalmente, era empregada para expelir vermes.
Sistema respiratório • Adstringente, antisséptica e descongestionante; seca o excesso de muco no nariz, na garganta e no peito. • Tomada quente, constitui um bom descongestionante para resfriados, catarro, dores de cabeça congestivas, tosse e escarro dos brônquios, ajudando a aliviar a febre. • Segura e eficaz, a hera-terrestre pode ser dada a crianças para eliminar o catarro crônico e para tratar desordens crônicas, como ouvido com cera e sinusite. • Remédio tradicional para a surdez catarral e zumbido de ouvido.
Sistema urinário • Diurético antisséptico; ajuda a reduzir a retenção de líquido e a eliminar toxinas do sistema. • Usada para cistite, micção frequente e infecções do trato urinário.
Externamente • Usada em gargarejos para dor de garganta. • Proporciona uma boa loção para banhar olhos inflamados e acelera a recuperação de contusões, cortes e abrasões.

Glycyrrhiza glabra
Alcaçuz

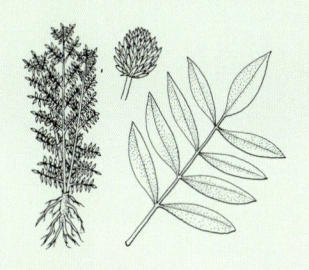

Esta planta perene, parecida com a ervilhaca, é nativa da Europa, Ásia e Américas do Norte e do Sul. Ela tem afinidade com o sistema endócrino. Na medicina tradicional chinesa acredita-se que ela harmoniza os efeitos de outras ervas.

FAMÍLIA BOTÂNICA Papilionaceae
PARTES USADAS Raiz descascada, ramificações das raízes
COMPONENTES QUÍMICOS Glicirrizina, saponinas triterpenoides, polifenóis, flavonoides (isoflavonas), princípio amargo (glicimarina), fitoestrogênios, asparagina, óleo volátil, cumarinas, taninos.
AÇÕES Demulcente, expectorante, tônica, laxante, anti-inflamatória, antipirética, diurética, adaptógena, antiácida, antitussígena, tônica das adrenais, antiviral, antialérgica, hipocolesterolêmica.

Digestão • Reduz a acidez estomacal e alivia a azia e a indigestão. • Excelente para curar úlceras.[195] • Laxante suave. • Aumenta o fluxo de bile do fígado. Útil na hepatite crônica e na cirrose.[196]
Circulação • As isoflavonas reduzem o mau colesterol e a aterosclerose.[197]
Mental e emocional • Tônico fortalecedor adaptogênico. Melhora a resistência ao stress físico e mental, possivelmente devido à sua ação sobre as glândulas adrenais.
Sistema respiratório • Anti-inflamatório; atenua a dor de garganta e a tosse seca. • Expectorante para tosses irritativas, asma e infecções das vias respiratórias. • Tem efeito antialérgico no tratamento de febre do feno, rinite, conjuntivite e asma brônquica.
Sistema imunológico • A glicirrizina se assemelha aos hormônios das adrenais e tem ação anti-inflamatória e antialérgica análoga (mas sem os efeitos colaterais) à da cortisona. Útil quando se está deixando drogas esteroides. • O alcaçuz é antiviral; usado no tratamento do citomegalovírus[198] e do herpes simples.[199] • Anti-inflamatório no tratamento da artrite e problemas cutâneos, como eczema e psoríase. • Classificado como desmutágeno; se liga a substâncias químicas tóxicas e a carcinógenos.
Sistema reprodutor • Tem propriedades estrogênicas moderadas; usado para problemas menstruais e da menopausa.
ADVERTÊNCIA O uso prolongado e doses elevadas não são aconselháveis. Pode causar hipertensão. Evite durante a gravidez.
Interação com medicamentos Responsável pela perda de potássio quando combinado com diuréticos/laxantes. Pode potencializar a prednisolona.

Gymnema sylvestre
Gymnema

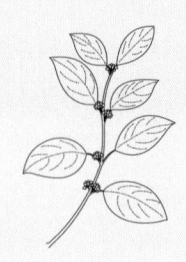

Esta planta trepadeira, nativa da Índia e da Austrália, foi usada durante milhares de anos na medicina ayurvédica para equilibrar o açúcar do sangue. Seu nome em sânscrito, *gurmar*, significa "destruidora de doces" porque a ingestão das folhas frescas faz com que os receptores dos sabores amargo e doce da língua fiquem entorpecidos.

FAMÍLIA BOTÂNICA Asclepiadaceae
PARTES USADAS Folhas
COMPONENTES QUÍMICOS Saponinas (ácidos gimnêmicos e gimnemasaponinas), gurmarina (polipeptídeo de 35 aminoácidos), ácido tartárico, estigmasterol, betaína, colina.
AÇÕES Antidiabética, adstringente, diurética, laxante, refrescante, hipocolesterolêmica, hipolipidêmica, antiobesidade.

Digestão • Reduz a vontade de comer doces e o apetite excessivo. O ácido gimnêmico se liga aos receptores de açúcar na língua durante 1 a 2 horas, bloqueando o gosto do açúcar e reduzindo o desejo de alimentos doces.[200] Útil para quem quer perder peso. • Usada no tratamento do diabetes tipos 1 e 2 e de desordens glicêmicas.[201] Aumenta a produção de insulina pelo pâncreas, ajuda a regular os níveis de glicose no sangue, contribui para a regeneração de células beta do pâncreas, que secretam insulina, e faz com que a adrenalina deixe de estimular o fígado para que este produza glicose.
Circulação • As saponinas reduzem o colesterol[202] e os triglicérides.[203]
ADVERTÊNCIA As saponinas podem causar ou agravar o refluxo gastroesofágico.[204] A erva não deve ser usada por pacientes com hipoglicemia.[205] Utilize com cautela em casos de doenças do coração, pelo fato de a erva poder estimular o coração.[206]
Interação com medicamentos Em pacientes que tomam drogas anti-hiperglicêmicas e insulina, deve-se monitorar os níveis de açúcar no sangue cuidadosamente, para que a dose dos medicamentos possa ser ajustada.[207]

Hamamelis virginiana
Hamamélis

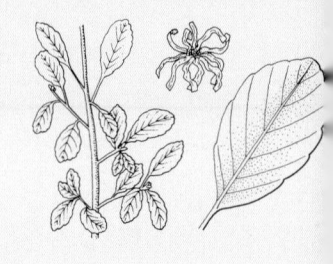

Este arbusto decíduo, nativo da América do Norte, possui flores amarelas características, que aparecem antes das folhas no início da primavera. Os nativos norte-americanos costumavam cheirá-la para hemorragias nasais e misturá-la com linhaça, empregando-a em casos de inchaços dolorosos e tumores. É um remédio útil de se ter em casa para casos de escaldaduras e queimaduras, para estancar o sangue e tratar contusões.

FAMÍLIA BOTÂNICA Hamamelidaceae
PARTES USADAS Folhas, casca, galhos finos
COMPONENTES QUÍMICOS Taninos, saponinas, colina, resinas, flavonoides.
AÇÕES Adstringente, hemostática, estíptica, vulnerária, levemente sedativa, anódina, antibacteriana, anti-inflamatória, antioxidante.

Digestão • Tradicionalmente usada para diarreia, disenteria, colite e catarro das vias respiratórias.
Sistema reprodutor • Adstringente no tratamento do prolapso uterino e do estado de debilidade após um aborto espontâneo ou parto, uma vez que tonifica os músculos uterinos.
Externamente • Os taninos estancam hemorragias, aceleram a cicatrização, reduzem a dor, a inflamação e o edema, fornecendo um revestimento protetor em cortes e feridas, que inibem o desenvolvimento de infecção. Ela pode ser usada como decocção, tintura ou na forma destilada. Duchas de hamamélis são úteis para corrimentos vaginais e irritações; gargarejos, para dor de garganta, amigdalite e laringite; e bochechos, para úlceras orais e sangramento das gengivas. Uma loção preparada com hamamélis pode ser aplicada em veias varicosas, úlceras e flebites, mordidas e picadas de insetos, músculos doloridos e capilares rompidos. • Em cataplasmas ou compressas, ela é indicada para queimaduras, problemas inflamatórios da pele, como furúnculos, seios ingurgitados, úlceras de leito, contusões, entorses e estiramentos. • Misturada com água de rosas, resulta num líquido refrescante para banhar os olhos; alivia olhos doloridos, cansados ou inflamados, como na conjuntivite. • Antioxidante potente, é usada em preparados antienvelhecimento para a pele.[208]
ADVERTÊNCIA Seu uso interno é aconselhado apenas por períodos curtos. Evite na gravidez e no período de amamentação.
Interação com medicamentos Pode prejudicar a absorção de efedrina, codeína, teofilina, atropina ou pseudoefedrina, se usada internamente.

Harpagophytum procumbens
Garra-do-diabo

Esta trepadeira arbustiva sempre-viva é nativa das areias de regiões desérticas da África. Ela foi usada por tribos africanas durante cente-nas de anos para aliviar a dor de articulações inflamadas e eliminar toxinas do corpo.

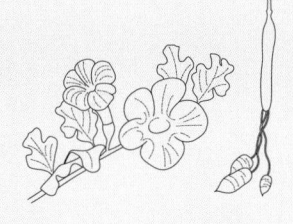

FAMÍLIA BOTÂNICA Pedaliaceae
PARTES USADAS Raízes (tubérculos secundários)
COMPONENTES QUÍMICOS Óleo essencial (principalmente ligustilide e ftalida de *n*-butilideno), ácido ferúlico, cumarinas, fitoesteróis.
AÇÕES Anti-inflamatória, antirreumática, analgésica, alterativa, antibacteriana, febrífuga, hipotensora, laxante, antiespasmódica, tônica amarga, digestiva.

Digestão • Estimula o apetite, melhora a digestão e a absorção, além de aliviar perturbações estomacais.[209] Útil no tratamento da anorexia.[210] • Tônico amargo para indigestão, flatulência, sensação de estômago cheio e constipação.
Circulação • Pode ajudar a reduzir a pressão sanguínea e a frequência cardíaca.[211]
Sistema musculoesquelético • Anti-inflamatória em casos de artrite,[212] bursite e tendinite. • Usada para desordens degenerativas,[213] osteoartrite, artrite reumatoide, mialgia, dor na região inferior das costas e gota.[214] • Suas propriedades anódinas ajudam a aliviar a dor.
Externamente • Cataplasmas podem ser aplicadas em úlceras, furúnculos e outras lesões cutâneas.[215]
ADVERTÊNCIA Seu uso não é aconselhável em casos de úlcera péptica, durante a gravidez e a lactação.
Interação com medicamentos Pode interagir com medicamentos antiarrítmicos.[216]

Humulus lupulus
Lúpulo

Planta rasteira que cresce na Europa, Ásia, América do Norte e Austrália. O lúpulo costumava ser fumado por seu efeito narcótico, colocado em travesseiros para combater a insônia e usado por monges para dominar o desejo sexual.

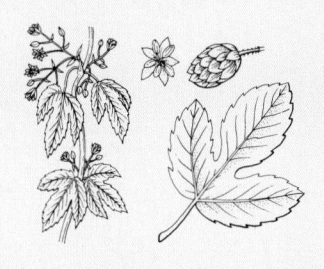

FAMÍLIA BOTÂNICA Cannabaceae
PARTES USADAS Flores femininas (estróbilos)
COMPONENTES QUÍMICOS Resina amarga (lupulina) (incluindo ácido valeriânico, humulona, e lupulona), óleo essencial (incluindo sesquiterpenos) humuleno, taninos, flavonoides, asparagina, colina, calcona estrogênica.
AÇÕES Sedativa, anafrodisíaca (em homens), tônica amarga, fitoestrogênica, antiespasmódica, digestiva, antisséptica, adstringente, diurética, anódina, anti-inflamatória, anti-histamínica, expectorante, anti-helmíntica, febrífuga.

Digestão • Seus princípios amargos estimulam o apetite e a digestão. • Alivia a tensão muscular, espasmos e inflamação; usado para cólicas, SII, diverticulite, indigestão e problemas relacionados com stress, incluindo úlceras pépticas, doença de Crohn e colite ulcerativa. • Os taninos ajudam na correção de desordens irritativas e inflamatórias, além de ter ação antidiarreica. • A lupulona e a humulona são antissépticos[217] e combatem infecções, como a gastrenterite.
Mental e emocional • Sedativo e antiespasmódico; alivia a tensão e a ansiedade, assim como a dor.
Sistema respiratório • Antiespasmódico, antimicrobiano e expectorante; alivia a tosse, as infecções das vias respiratórias, a bronquite e a asma.
Sistema musculoesquelético • Anti-inflamatório; analgésico para casos de dores das articulações e musculares.
Sistema urinário • A asparagina é um diurético calmante. • Contribui para a eliminação de toxinas e ajuda a resolver problemas de pele, como eczema e acne.
Sistema reprodutor • Acalma o desejo sexual em homens e o estimula em mulheres. • Reduz cólicas menstruais. • Ajuda a regular a menstruação, sendo útil para sintomas da menopausa. • Estimula a produção de leite em mães que amamentam.
Externamente • Adicione à água do banho da noite para aliviar a dor muscular; usado em travesseiros favorece o sono.
ADVERTÊNCIA Evite em quadros de depressão. Pode causar dermatite de contato e estimular tumores estrogênio-positivos.[218]
Interação com medicamentos Evite se estiver usando drogas depressoras do sistema nervoso central.

Hydrastis canadensis
Hidraste

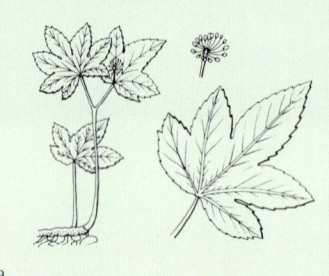

Esta planta perene é nativa de florestas da América do Norte; era uma das preferidas pelas tribos nativas norte-americanas, incluindo a dos cherokees, comanches e iroqueses. Como um potente antimicrobiano e anti-inflamatório, era usado para úlceras, feridas e infecções agudas, incluindo cólera, Giardia e disenteria amebiana.

FAMÍLIA BOTÂNICA Ranunculaceae
PARTES USADAS Rizomas, raízes
COMPONENTES QUÍMICOS Alcaloides (hidrastina e berberina).
AÇÕES Tônica amarga, anti-inflamatória, laxante, estomáquica, antitumoral, adstringente, tônica das mucosas, antimicrobiana, antisséptica, antifúngica, antiespasmódica.

Digestão • Melhora o apetite, a digestão e a absorção. • Alivia as perturbações estomacais e a indigestão. • Tem ação antimicrobiana na gastrenterite, diarreia e disenteria. • Probiótico; ajuda a restabelecer a flora intestinal e combate a cândida. • Estimula o fluxo de bile do fígado e ajuda o fígado em seu trabalho de desintoxicação.
Circulação • Estimula a função cardíaca e a circulação; usado para problemas do coração.
Sistema imunológico • Estimula a produção de glóbulos brancos do sangue, afastando a infecção. • Foi constatado que a berberina é ativa contra uma ampla gama de bactérias, incluindo *Staphylococcus* spp., *Giardia* e tênia.[219] • O hidraste é tóxico para certos tipos de células cancerosas.[220] • Reduz a febre. • Usado para dor de garganta, tosse, resfriados, catarro, gripe, infecções das vias respiratórias e coqueluche.
Externamente • Em gotas, para olhos inflamados e dor de ouvido. Em gargarejos, para garganta inflamada; como desinfetante bucal, no tratamento de úlceras e inflamação das gengivas.
ADVERTÊNCIA Evite durante a gravidez e em casos de hipertensão. Esta é uma espécie em risco de extinção e, por isso, obtenha-a somente de fontes sustentáveis.

Hypericum perforatum
Erva-de-são-joão

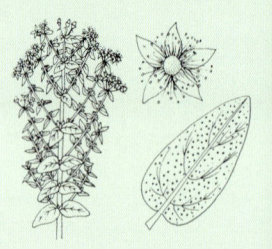

Esta planta perene floresce no meio do verão. Suas flores amarelas contêm um pigmento vermelho que, segundo se acredita, indica seu poder de cicatrizar feridas e estancar sangramentos.

FAMÍLIA BOTÂNICA Clusiaceae
PARTES USADAS Ápices florais
COMPONENTES QUÍMICOS Glicosídeos (incluindo o pigmento vermelho hipericina), hiperforina, flavonoides, taninos, resina, óleo volátil.
AÇÕES Antidepressiva, ansiolítica, antimicrobiana, antiviral, vulnerária, antineoplásica, antioxidante, anti-inflamatória, sedativa, adstringente, expectorante, diurética.

Digestão • Adstringente e antimicrobiana para gastrenterite, diarreia e disenteria. • Cicatriza úlceras pépticas e gastrite. • Protege o fígado de toxinas.
Circulação • Reduz a pressão sanguínea e a fragilidade capilar.
Mental e emocional • Tem ação nervina em casos de esgotamento nervoso, tensão, ansiedade e depressão. • Aumenta a sensibilidade à luz solar; reduz a desordem afetiva sazonal (SAD) durante o inverno e a fadiga de voo. • Melhora o sono e a concentração. • Suas propriedades, no que se refere à melhora do estado de ânimo, podem levar entre 2 a 3 meses para produzir um efeito duradouro. • Reduz a dor causada por problemas de nervos, a nevralgia do trigêmeo, a dor ciática, a dor nas costas, dores de cabeça, do herpes e dores reumáticas. • Útil após cirurgias e lacerações do tecido nervoso.
Sistema respiratório • Sua ação expectorante limpa o escarro do peito; alivia a tosse e as infecções das vias respiratórias.
Sistema imunológico • Anti-inflamatória no tratamento da gota e da artrite. • A hipericina tem atividade antitumoral.[221] • Antiviral; combate a TB e a gripe A, herpes, HIV e hepatite B e C.[222]
Sistema urinário • Diurética e adstringente. • Usada no tratamento da enurese noturna em crianças e da incontinência.
Sistema reprodutor • Para menstruações dolorosas, excessivas e irregulares, TPM e problemas emocionais da menopausa.
Externamente • O óleo alivia a dor e acelera a cura da dor nervosa, como da ciática e do herpes, de queimaduras, cortes, veias varicosas, úlceras, queimaduras do sol e desordens inflamatórias.
ADVERTÊNCIA Pode causar fotossensibilidade. Evite durante a gravidez.
Interação com medicamentos Evite com o uso concomitante de teofilina associada ao beta-2-agonista, SSRIs, inibidores de protease e ciclosporina.

Hyssopus officinalis
Hissopo

Esta atraente planta sempre-viva, membro da família da hortelã, é nativa da Europa e da Ásia. Ela era valorizada pelos romanos como remédio antimicrobiano eficaz, que protegia das doenças, incluindo a peste; foi utilizada durante a Idade Média para limpar igrejas e as casas de pessoas enfermas.

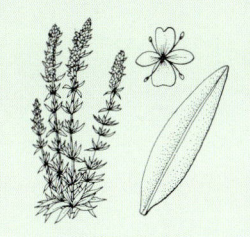

FAMÍLIA BOTÂNICA Lamiaceae
PARTES USADAS Flores, folhas
COMPONENTES QUÍMICOS Óleos voláteis, resina, gomas, sílica, princípios amargos, taninos, glicosídeos flavonoides, enxofre.
AÇÕES Expectorante, diaforética, diurética, digestiva, anti-helmíntica, antiviral, adstringente, colagoga, estimulante da circulação, descongestionante, vasodilatadora, nervina, antisséptica, carminativa, emenagoga.

Digestão • Aumenta o apetite e a digestão. • Alivia a indigestão, a constipação e a flatulência. • Antiespasmódico; reduz espasmos, cólicas e a SII.
Circulação • Picante e quente; estimula a circulação, produz transpiração, reduz a febre e eleva a eliminação de toxinas através da pele.
Mental e emocional • Tradicionalmente, o hissopo era usado no tratamento da epilepsia e como um cordial para o coração e o estado de ânimo. • Tônico para os nervos; alivia a ansiedade, a tensão, o esgotamento e a depressão, representando um apoio em períodos de stress.
Sistema respiratório • Descongestionante e expectorante estimulante, indicado para resfriados, gripe, catarro, problemas nos seios da face, febre do feno, tosse, asma e pleurisia. • Seus óleos voláteis são antissépticos e expectorantes; usados para bronquite, TB e vírus, como os dos resfriados, da gripe e do herpes simples.
Sistema imunológico • Excelente para afastar a infecção e elevar a imunidade.
Externamente • Usado em óleos e linimentos para contusões, entorses, cortes e feridas, dores nas articulações e músculos, para aliviar o inchaço e acelerar a recuperação. • O óleo, colocado num vaporizador, é utilizado para purificar o ambiente, dissipar a infecção, aumentar a clareza mental e a concentração e estabilizar os nervos quando se estuda para exames. • Gargarejos com hissopo são indicados para amigdalite e dor de garganta; a inalação, para catarro e febre do feno.
ADVERTÊNCIA Deve ser evitado por pessoas que sofrem de epilepsia.

Inula helenium
Ínula/Elecampana

Esta planta perene, de flores amarelas semelhantes às margaridas, é nativa da Europa e Norte da Ásia. Sua raiz amarga e aromática era tradicionalmente usada para tratar a tosse e o catarro em crianças.

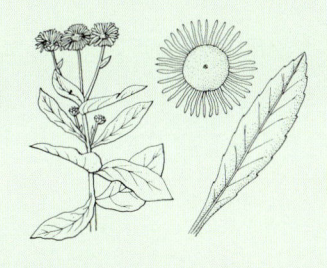

FAMÍLIA BOTÂNICA Asteraceae
PARTES USADAS Raízes, rizomas (flores na medicina tradicional chinesa)
COMPONENTES QUÍMICOS Óleos voláteis (incluindo alantolactona, azuleno e helenina), polissacarídeo inulina, esteróis, resina, pectina, mucilagem, cálcio, magnésio.
AÇÕES Antimicrobiana, expectorante, anti-inflamatória, analgésica, amarga, digestiva aromática, antiespasmódica, broncodilatadora, carminativa, descongestionante, anti-helmíntica, antibacteriana, antifúngica, emenagoga, rejuvenescedora, vulnerária, diurética.

Digestão • Estimula o apetite, a digestão e a absorção. • Relaxa a tensão e o espasmo, além de combater a infecção. • Acalma a náusea, a indigestão, a flatulência, cólicas, a SII, a diarreia e a gastrenterite. • Estimula o fluxo de bile do fígado. • Ajuda a manter uma flora intestinal saudável. • A alantolactona é ativa contra infecções por nematódeos, *Enterobius* e ancilóstomo duodenal.[223]
Sistema respiratório • Descongestionante e expectorante que aquece, excelente para catarro, resfriados, febre do feno e bronquite. A inulina é expectorante. • Antiespasmódica e antibacteriana; usada para dor de garganta, amigdalite, laringite, coqueluche, asma, enfisema, infecções das vias respiratórias, pneumonia e pleurisia. Descobriu-se que a alantolactona tem atividade contra a TB.[224]
Sistema imunológico • Eleva a imunidade e reduz a inflamação; útil na artrite e em doenças autoimunes. • Antibacteriana e antifúngica; combate a cândida e a disbiose. • Tomada quente ajuda a reduzir a febre e aumenta a circulação.
Sistema urinário • Diurético antisséptico; alivia a retenção de líquido e as infecções do trato urinário. • Antiespasmódica para bexiga irritável.
Externamente • Bom antisséptico para lavar cortes, feridas e infecções cutâneas, como escabiose e herpes. • Tradicionalmente, era usada para nevralgia facial e ciática.[225]
ADVERTÊNCIA Evite durante a gravidez. Doses elevadas podem causar diarreia, vômitos e hipersensibilidade alérgica.[226]

Iris versicolor
Íris

Esta bonita planta perene do brejo, com flores azul-púrpura, cresce na natureza, em áreas molhadas e turfosas da América do Norte; sua flor simboliza a província de Quebec, no Canadá. Ela era apreciada pelos nativos norte-americanos como remédio para doenças da pele: furúnculos, abscessos e acne.

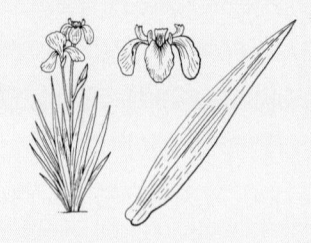

FAMÍLIA BOTÂNICA Iridiaceae
PARTES USADAS Rizomas secos
COMPONENTES QUÍMICOS Resina acre (irisina), óleo volátil, amido, salicilatos, alcaloide, tanino.
AÇÕES Alterativa, digestiva, tônica amarga, diurética, anti-inflamatória, colagoga, diaforética, sialagoga, laxante.

Digestão • Laxante; melhora a digestão e a absorção, aliviando a flatulência, constipação, azia, indigestão e náusea. • Alivia dores de cabeça, problemas de pele e a letargia relacionada com má digestão. • Melhora as funções do fígado e da vesícula biliar, contribui para a digestão de gorduras e estimula o trabalho de desintoxicação do fígado.
Sistema respiratório • Elimina a congestão do peito, garganta e nariz. • Alivia glândulas inchadas e a dor de garganta. • Tradicionalmente, tinha aplicação nas desordens da tireoide e do pâncreas.
Sistema imunológico • Estimula a circulação linfática e a imunidade. Usada para tratar edemas de glândulas, amigdalite crônica e baixa imunidade. • Tradicionalmente, era indicada para eliminar o calor e as toxinas, sendo um remédio depurativo e anti-inflamatório no tratamento de doenças da pele, como furúnculos, abscessos, psoríase, herpes e acne.
Sistema urinário • A planta é diurética; ajuda na eliminação de toxinas e do excesso de líquido por meio da urina.
Externamente • A raiz era usada em cataplasmas pelos nativos norte-americanos para aliviar a dor e o inchaço de úlceras, feridas, contusões e articulações artríticas.
ADVERTÊNCIA A raiz fresca é tóxica. Use somente a raiz seca em pequenas quantidades. Evite durante a gravidez e a lactação. Emética em doses elevadas.

Juglans regia
Nogueira

Esta árvore vistosa, nativa do Irã, cresce muito bem em toda a Ásia e Europa. As nogueiras têm uma vida longa; algumas chegam a viver mil anos. Muitas das árvores mais desenvolvidas, vistas na Europa e na Grã-Bretanha, foram plantadas por ordens monásticas, nos terrenos de conventos, por causa de suas nozes nutritivas e pelo valor medicinal de suas folhas e da casca externa verde das nozes.

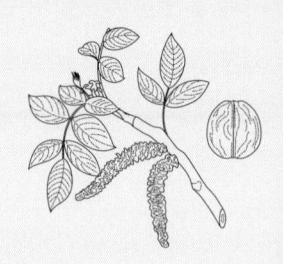

FAMÍLIA BOTÂNICA Juglandaceae
PARTES USADAS Folhas, nozes, casca do caule, casca das nozes
COMPONENTES QUÍMICOS Naftoquinonas (juglona), taninos, flavonoides, ácido elágico, ácido gálico, óleos voláteis.
AÇÕES Alterativa, adstringente, anti-helmíntica, laxante, tônica, revigorante, desinfetante.

Digestão • Sua ação adstringente combate a irritação e a inflamação do revestimento do intestino. Alivia a indigestão, a gastrenterite, a náusea e a diarreia. • Tradicionalmente, era usada para vermes e para reduzir o açúcar do sangue.
Sistema respiratório • Elimina o catarro e a tosse catarral.
Sistema imunológico • As nozes são uma boa fonte de ácidos graxos essenciais ômega-3 e de ácido linoleico, que beneficia a imunidade e protege o coração e a circulação de doenças degenerativas. • Reduz o colesterol nocivo. A casca é desintoxicante e estimula a função do sistema linfático. Elimina problemas de pele, como acne, a congestão linfática e o edema das glândulas.
Sistema urinário • Tem ação diurética e depurativa; ajuda na eliminação de toxinas por meio da urina.
Externamente • A infusão/decocção das folhas é usada como loção para herpes simples, herpes-zóster, frieiras, transpiração excessiva nas mãos e nos pés, hemorroidas, veias varicosas e úlceras, problemas inflamatórios dos olhos, como terçóis e para dor de garganta. • Aplicada como ducha para corrimentos vaginais. • As cascas das nozes fervidas são utilizadas como tintura de cabelo (para cobrir fios grisalhos) e para engrossar o cabelo. • O vinagre de nozes novas em conserva pode ser usado em gargarejos para inflamação da garganta.

Lactuca virosa
Alface-brava

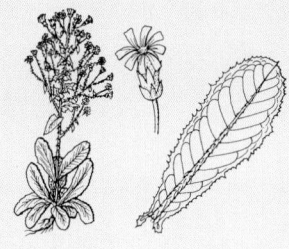

Este é o ancestral silvestre mais amargo da alface cultivada, nativo da América do Norte, Europa e Ásia. Seu nome latino deriva de *lac*, que significa "leite", devido ao látex branco que o caule fresco exsuda, que tem propriedades narcóticas e produz euforia. As folhas secas eram tradicionalmente fumadas para se obter relaxamento e aliviar a dor.

FAMÍLIA BOTÂNICA Asteraceae
PARTES USADAS Folhas, látex
COMPONENTES QUÍMICOS Alcaloides sesquiterpênicos (lactucina, lactucopicrina e ácido lactúcico), manitol, flavonoides (quercitrina), cumarinas, fenilamina.[227]
AÇÕES Sedativa, antiespasmódica, anódina, narcótica, antitussígena, diurética, febrífuga, galactagoga, anafrodisíaca, amarga, digestiva, colagoga, hipoglicemiante.

Digestão • Os princípios amargos estimulam o fluxo de bile do fígado; ajudam na eliminação de toxinas e na digestão de gorduras. • Usada para náusea, indigestão, cólica, dor e problemas digestivos relacionados com stress.
Mental e emocional • Seus alcaloides, em grande quantidade, têm efeito narcótico e eufórico, semelhante ao do ópio, mas não causam dependência. É calmante em quadros de ansiedade, ataques de pânico, hiperatividade, inquietação e agitação. Ótimo sedativo para a indução do sono. • Antiespasmódica e analgésica; alivia a dor e a tensão muscular.
Sistema respiratório • Antiespasmódica e sedativa para o reflexo da tosse; acalma tosses secas, irritativas, particularmente as que perturbam o sono. • Usada no tratamento da bronquite e da coqueluche.
Externamente • Em líquido, é refrescante para processos inflamatórios da pele, como acne, espinhas e erupções causadas pela hera venenosa.[228] • O látex, aplicado diariamente, é indicado no tratamento de verrugas.
ADVERTÊNCIA Pode causar sonolência se usada durante o dia ou em doses elevadas. O látex da planta fresca pode causar irritação e erupções nos olhos.[229]

Lavandula spp.
Lavanda

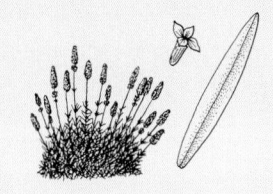

Este arbusto perene, com longos espigões de flores malva perfumadas, é nativo do Mediterrâneo. A lavanda foi muito usada durante a Idade Média como uma erva que se podia espalhar nos ambientes em que as pessoas viviam, com o intuito de perfumar e higienizar casas e igrejas, e de repelir a peste.

FAMÍLIA BOTÂNICA Lamiaceae
PARTES USADAS Flores
COMPONENTES QUÍMICOS Óleos voláteis (incluindo linalol, geraniol, cineol e limoneno), taninos, cumarinas, flavonoides, antioxidante (ácido rosmarínico), triterpenoides.
AÇÕES Carminativa, diurética, antiespasmódica, tônica para os nervos, analgésica, estimulante, digestiva, sedativa, antimicrobiana, antisséptica, diaforética, expectorante, antidepressiva, antioxidante.

Digestão • Alivia espasmos e cólicas, combatendo gases e problemas intestinais relacionados com tensão e ansiedade. • Os óleos voláteis são ativos contra bactérias e fungos.[230] Usada para infecções que causam vômitos e diarreia.
Mental e emocional • Excelente para ansiedade e sintomas relacionados com o stress, como dores de cabeça, enxaquecas, nevralgia, palpitações, insônia. • Útil no tratamento da agitação causada pela demência.[231] • Melhora o estado de ânimo. • Restaura a energia em quadros de cansaço e esgotamento nervoso.
Sistema respiratório • A lavanda é antimicrobiana; aumenta a resistência a resfriados, tosse, infecções das vias respiratórias, gripe, amigdalite e laringite. • Descongestionante e expectorante; elimina o escarro e alivia a asma. • Tem ação antiespasmódica no tratamento da asma e do crupe.
Sistema imunológico • Seus óleos voláteis são antibacterianos, antifúngicos e antissépticos.[232] • O ácido rosmarínico tem ação antioxidante e anti-inflamatória. • Tomada como chá quente reduz a febre e intensifica a eliminação de toxinas pela pele e pela urina.
Sistema reprodutor • Analgésica e antisséptica; é usada em banhos para acelerar a cicatrização e reduzir a dor depois do parto.[233]
Externamente • Age como antisséptico para problemas cutâneos inflamatórios e infecciosos, como eczema, acne, úlceras varicosas e dermatite de fraldas. • Estimula a regeneração de tecidos; minimiza a formação de cicatrizes quando o óleo é aplicado sem diluir em queimaduras, cortes e feridas, lesões e úlceras. • O óleo de lavanda repele insetos, sendo útil para tratar mordidas e picadas; alivia a dor de contusões, entorses, gota, artrite e tensão muscular.

Lentinula edodes
Cogumelo shiitake

Este delicioso cogumelo comestível é nativo da China. Conhecido como o "cogumelo da imortalidade", ele tem sido usado há milhares de anos para prevenir o envelhecimento precoce.[234]

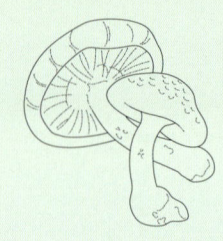

FAMÍLIA BOTÂNICA Polyporaceae
PARTES USADAS Cogumelo
COMPONENTES QUÍMICOS Aminoácidos (lisina e arginina), polissacarídeo (lentinana), eritadenina, vitaminas C, D, B2 e B12, cálcio, potássio, purinas.[235]
AÇÕES Estimulante do sistema imunológico, rejuvenescedora, antitumoral, antioxidante, antiviral, afrodisíaca, hepatoprotetora, hipocolesterolêmica, hipotensiva.

Digestão • Protege o fígado de danos causados por toxinas, substâncias químicas, álcool, medicamentos e infecções.[236] Pode reduzir níveis elevados de enzimas hepáticas.[237] • Regula o açúcar do sangue.

Circulação • Reduz o colesterol, a pressão sanguínea e a aterosclerose. Previne a formação de coágulos. • Sua ação antioxidante ajuda a evitar doenças cardiovasculares, derrames e ataque cardíacos. • Tônico fortalecedor em quadros de anemia.

Sistema respiratório • Estimula a produção de interferon, que combate vírus da gripe.[238] Eleva a imunidade; previne resfriados frequentes, tosses e bronquite. Antialérgico no tratamento da febre do feno e da asma.

Sistema imunológico • Potente imunoestimulante e revigorante natural. Fortalece o sistema imunológico de pacientes com câncer, HIV e TB,[239] doenças autoimunes, SFC e fibromialgia.[240] • Usado para alergias, artrite, doenças ambientais, fadiga e hepatite.[241] • Um composto presente no shiitake cozido (ácido tiazolidina-4-carboxílico) pode inibir a formação no estômago de nitritos, potencialmente carcinogênicos.[242] • A lentinana pode melhorar a sobrevida de pacientes com câncer, se o shiitake for usado simultaneamente com a quimioterapia.[243] • Estimula as células-tronco da medula óssea a produzirem células B e T; inibe a agregação plaquetária no sangue[244] e eleva a produção de interferon e de células matadoras naturais, que ajudam a suprimir tumores.[245] • Sua ação antiviral é útil no tratamento do herpes simples 1 e 2.

ADVERTÊNCIA Evite em casos de extrema fraqueza ou de diarreia.[246] Raramente, causa perturbações gástricas leves e erupções.[247]

Interação com medicamentos A tiroxina e a hidrocortisona inibem a atividade antitumoral da lentinana.[248] Extratos solúveis em água podem reduzir a atuação de plaquetas na coagulação do sangue; use com cautela se estiver tomando anticoagulantes.[249]

Leonurus cardiaca
Agripalma

Sebes desta planta perene são encontradas em muitas partes da Europa. Ela tem sido exaltada desde os dias dos gregos antigos como remédio relaxante para mulheres grávidas; por essa razão, seu nome em inglês é "erva das mães".

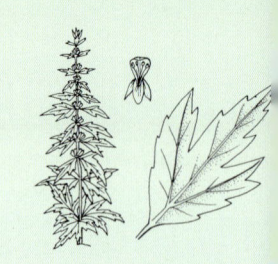

FAMÍLIA BOTÂNICA Lamiaceae
PARTES USADAS Partes aéreas
COMPONENTES QUÍMICOS Triterpenos (incluindo ácido ursólico), glicosídeos iridoides (leonurídeo), alcaloides, leonurina, taninos, resinas, vitamina A.
AÇÕES Antiespasmódica, ansiolítica, tônica cardíaca, hipotensiva, diaforética, adstringente, amarga, preparadora do parto, emenagoga, nervina, timoléptica, estimulante do sistema imunológico, antiviral, antibacteriana.

Digestão • Amarga e refrescante, a agripalma é usada para tratar a acidez e a azia. • Antiespasmódica no tratamento de problemas digestivos relacionados com stress.

Circulação • Beneficia o coração; reduz palpitações e a pressão sanguínea. • Diminui a formação de coágulos de sangue, reduz o mau colesterol e a aterosclerose.

Mental e emocional • Acalma a ansiedade e ajuda a dormir. • Pode auxiliar a controlar a mágoa. • Reduz palpitações de origem nervosa e frequências cardíacas irregulares; útil na menopausa. • Alivia dores de cabeça, contrações e espasmos musculares.

Sistema imunológico • Ativa contra vírus, como o Epstein-Barr,[250] contra o herpes e infecções bacterianas e fúngicas. • O ácido ursólico, segundo se descobriu, inibe o câncer, como leucemia, e tumores do pulmão, mama e cólon.[251]

Sistema reprodutor • Antiespasmódica e tônica; para dor e atrasos da menstruação, cólicas, dor nas costas e vaginismo. • Estimula a fertilidade e aumenta a libido. • Ajuda a preparar para o parto se tomada nas últimas semanas de gravidez; atenua a tensão ou a ansiedade em relação ao parto. • Facilita o parto. • Ajuda a prevenir a infecção pós-parto. • Ajuda a evitar a depressão pós-parto. • Estimula a menstruação; pode ser útil no tratamento da amenorreia e de fluxos escassos. • Acalma a ansiedade, a raiva e a irritabilidade; indicada para TPM e para as alterações de humor da menopausa. • Útil nas dores de cabeça relacionadas com a menstruação. • Refrescante em quadros de ondas de calor.

Outros • Pode reduzir a atividade da tireoide.

Externamente • Usada em duchas/loção para leucorreia e infecções vaginais, como candidíase.

ADVERTÊNCIA Potencialmente, aumenta o fluxo menstrual. Use somente nas últimas semanas da gravidez.

Lonicera japonica
Madressilva

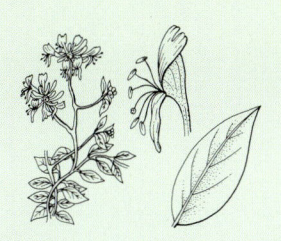

Esta trepadeira arbustiva, lenhosa e decídua, é apreciada por seu perfume melífero. Em inglês é chamada de *Honeysuckle* porque seu néctar doce pode ser sugado das flores. O xarope das flores é um remédio tradicional para crupe, cãibras e asma, e para acelerar o nascimento durante o parto.

FAMÍLIA BOTÂNICA Caprifoliaceae
PARTES USADAS Partes aéreas
COMPONENTES QUÍMICOS Óleos essenciais (incluindo borneol), mucilagem, glicosídeo, ácido salicílico, invertina.
AÇÕES Antimicrobiana, antisséptica, rejuvenescedora, alterativa, laxante, expectorante, adstringente, diaforética, diurética, hipotensiva, antiespasmódica, anti-inflamatória, vulnerária, descongestionante.

Digestão • Laxante suave. • Tem efeito anti-inflamatório e antisséptico; útil na diarreia, disenteria, intoxicação alimentar e na doença de Crohn.
Sistema respiratório • Tem propriedade anti-inflamatória, expectorante, descongestionante, antibiótica e antiespasmódica; útil para espasmos e escarros da asma, crupe, coqueluche, bronquite e infecções das vias respiratórias. • Ativa contra várias bactérias, incluindo a da TB.[252] Usada com *Forsythia suspensa* na medicina tradicional chinesa para infecções, como amigdalite, pneumonia, TB e otite média. • Os japoneses usam as flores para o tratamento da dor de garganta, resfriados, gripe, amigdalite, bronquite e pneumonia. • Em infusão quente tem indicação para resfriados, catarro, sinusite e congestão dos brônquios.
Sistema imunológico • Tradicionalmente usada na China para eliminar o calor úmido e toxinas. • Estimula a imunidade; promove a longevidade. • Seus óleos essenciais são antimicrobianos; ativa contra várias bactérias, intensificando a luta do organismo no combate às infecções. • O ácido salicílico tem uma ação semelhante à da aspirina, aliviando dores e a dor contínua, dores de cabeça, gripe, febre, artrite e reumatismo. • Pode proteger do câncer de mama.[253]
Sistema urinário • Diurética; alivia a cistite e a bexiga irritável. • Ajuda na eliminação de toxinas.
Pele • Depurativa e anti-inflamatória; elimina espinhas, furúnculos, acne, psoríase e eczema.
Externamente • A loção suaviza erupções e olhos inflamados. Em gargarejos, é usada para dor de garganta; como desinfetante bucal é indicada para úlceras orais.
ADVERTÊNCIA As bagas são tóxicas.

Marrubium vulgare
Marroio-branco

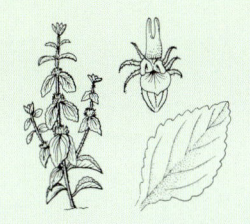

Planta perene, nativa da Europa, Ásia e Norte da África, o marroio-branco tem folhas verde-prateadas, cobertas de penugem, e um aroma almiscarado, apreciado pelas abelhas. Popular na fabricação de cervejas e licores, o marroio-branco costumava ser transformado em balas, usadas para tratar o catarro e a tosse, assim como em remédio para picadas de cobras e envenenamentos.

FAMÍLIA BOTÂNICA Lamiaceae
PARTES USADAS Partes aéreas
COMPONENTES QUÍMICOS Flavonoides (luteolina), saponinas, taninos, óleos voláteis (pineno, limoneno e campeno), mucilagem, lactona amarga, alcaloides (betonicina e estaquidrina), esteróis, álcool diterpênico (marrubiol), princípios amargos, vitamina C, ferro.
AÇÕES Expectorante, descongestionante, diaforética, tônica amarga, anti-helmíntica, antibacteriana, colagoga, digestiva, antiespasmódica, diurética, emenagoga, laxante.

Digestão • Seu sabor amargo estimula o apetite e a digestão; promove o fluxo dos sucos digestivos e da bile do fígado. • Laxante. • Antibacteriano e anti-helmíntico. • Indicado para indigestão, gases, cólicas, gastrenterite, diarreia e vermes.
Circulação • Acalma a taquicardia; dilata as artérias e normaliza a circulação. Os óleos essenciais do marroio-branco têm ação vasodilatadora. • Contém ferro; usado para anemia.
Sistema respiratório • Renomado como remédio antibacteriano, antiespasmódico e expectorante no tratamento da tosse, resfriados, catarro, gripe, crupe, asma, bronquite, infecções das vias respiratórias, enfisema e catarro brônquico. • Tradicionalmente, era usado para tratar laringite, amigdalite, pneumonia, TB e coqueluche. • Tomado quente, aumenta a transpiração e alivia a febre e a congestão catarral.
Sistema reprodutor • Estimula o útero; restabelece a menstruação quando está atrasada, corrigindo a amenorreia. • Tradicionalmente usado para expelir a placenta após o parto.
ADVERTÊNCIA Evite na gravidez. O suco fresco pode causar irritação cutânea.

Melissa officinalis
Melissa

Esta planta herbácea perene, nativa do Mediterrâneo, foi levada à Grã-Bretanha pelos romanos, que a valorizavam por melhorar a memória e elevar o estado de ânimo. Ela era uma das plantas favoritas do mundo árabe na Idade Média, uma vez que contribuía para a longevidade, o que se explica, atualmente, pela presença, entre seus componentes, do antioxidante ácido rosmarínico.

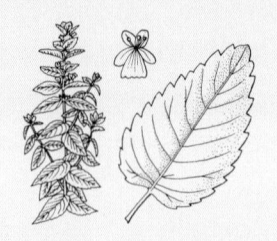

FAMÍLIA BOTÂNICA Lamiaceae
PARTES USADAS Partes aéreas
COMPONENTES QUÍMICOS Óleos voláteis (incluindo citronelal, geraniol e linalol), polifenóis, taninos, flavonoides (incluindo isoquercitrina), ácido rosmarínico, triterpenoides.
AÇÕES Diaforética, carminativa, nervina, antiespasmódica, anti-histamínica, antimicrobiana, sedativa, antiviral, de preparação para o parto, antioxidante, descongestionante.

Digestão • Reduz a dor e o espasmo. • Atenua problemas relacionados com o stress. • Estimula o fígado e a vesícula biliar.
Circulação • Acalma as palpitações de fundo nervoso e arritmias. • Reduz a hipertensão.
Mental e emocional • Sedativa e analgésica; reduz a tensão, a ansiedade e a agitação. Útil na demência[254] e insônia, dores de cabeça, enxaqueca, vertigens e zumbido de ouvido. • Eleva o estado de ânimo. • Melhora a memória e a concentração.
Sistema respiratório • Relaxante, antimicrobiano e descongestionante; ajuda a resolver resfriados, gripes, catarro, infecções das vias respiratórias, tosse e asma.
Sistema imunológico • Antiviral em quadros de herpes simples, caxumba e talvez de HIV.[255] • Seus óleos voláteis são antibacterianos, antifúngicos e anti-histamínicos; útil na febre do feno e rinite alérgica. • O ácido rosmarínico é antioxidante e anti-inflamatório, influindo na atividade do complemento.[256]
Sistema urinário Antiespasmódica e diurética.
Sistema reprodutor • Útil nas menstruações irregulares e dolorosas, TPM e depressão da menopausa. • Facilita e acelera o parto, se tomada antes e durante o nascimento do bebê.
Outros • A melissa tem efeito inibidor da tireoide; usada no controle do hipertireoidismo.
Externamente • Antisséptica para cortes e feridas. • Seus óleos diluídos são usados em massagem para dores menstruais, nevralgia, dor das articulações e dos músculos, e do herpes simples. • Em gotas, é empregada no tratamento de infecções de ouvido.
Interação com medicamentos Evite usá-la simultaneamente com drogas para a tireoide.

Mentha piperita
Hortelã-pimenta

Com seu sabor refrescante e ação estimulante, a hortelã-pimenta é tradicionalmente usada como digestivo, analgésico e descongestionante para dor de cabeça e resfriados.

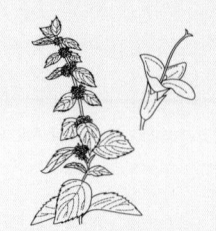

FAMÍLIA BOTÂNICA Lamiaceae
PARTES USADAS Partes aéreas
COMPONENTES QUÍMICOS Óleo volátil mentol e derivados, flavonoides, fitol, carotenoides, ácido rosmarínico, taninos.
AÇÕES Diaforética, carminativa, nervina, antiespasmódica, antiemética, antisséptica, digestiva, estimulante da circulação, analgésica, antimicrobiana.

Digestão • Alivia a dor e espasmos de estômago, cólicas, flatulência, azia, indigestão, soluços, constipação, SII e diarreia. • Estimula o apetite e a digestão. • Atenua a náusea e o mal do movimento ou cinetose. • Seus taninos protegem o revestimento do intestino da irritação e da infecção; útil na doença de Crohn e na colite ulcerativa. • Os princípios amargos estimulam a função do fígado e da vesícula biliar.
Circulação • Em infusão morna, ela melhora a circulação, traz sangue para a periferia e provoca a transpiração.
Mental e emocional • Usada como tônico para o cérebro, com o objetivo de melhorar a clareza mental e a concentração. • Acalma a ansiedade e a tensão. • Tem ação analgésica e antiespasmódica; alivia a tensão, a dor de cabeça e as dores das articulações e musculares.
Sistema respiratório • Descongestionante em infusão quente. • Limpa as passagens de ar, reduz espasmos na asma. • Traz resistência às infecções. Alivia resfriados, gripe e febre.
Sistema imunológico • Aumenta a energia e a imunidade por estimular a digestão e a absorção. • Seus óleos voláteis são antibacterianos, antiparasitários, antivirais e antifúngicos. • Ativa contra uma ampla gama de bactérias, incluindo *Helicobacter pylori*, *Salmonella enteritidis* e *E. coli*,[257] além de fungos, como cândida. • O flavonoide luteolina-7-O-rutinosídeo tem ação anti-histamínica.[258]
Sistema reprodutor • Relaxa o músculo liso do útero; reduz a cólica menstrual e cãibras.
Externamente • Os óleos/loção são úteis no tratamento do herpes simples e da tinha. • O óleo é usado como inalante para resfriados, catarro e sinusite; é acrescentado a loções para dores musculares e dor contínua nos pés. • O chá/tintura é usado para gargarejos em casos de dor de garganta; como desinfetante bucal para infecções das gengivas e úlceras orais.
ADVERTÊNCIA O óleo deve ser sempre diluído e evitado durante a gravidez. Não use em bebês ou crianças pequenas.

Myrica cerifera
Árvore-de-cera

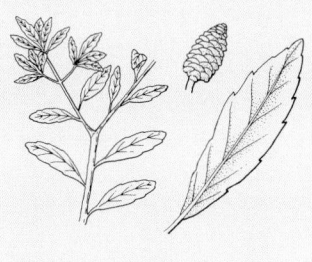

Este arbusto perene é nativo do leste da América do Norte. Seus frutos esverdeados são comestíveis e produzem uma cera que tem sido há muito usada para a fabricação de velas e sabões. Fortemente adstringente, ela é excelente para tonificar músculos flácidos.

FAMÍLIA BOTÂNICA Myricaceae
PARTES USADAS Casca, casca da raiz
COMPONENTES QUÍMICOS Taninos, triterpenos (taraxerol, taraxerona e myricadol), flavonoides (miricitrina), vitamina C, fenóis, ácidos graxos (ácidos palmítico, esteárico e mirístico), goma.
AÇÕES Adstringente, alterativa, anti-inflamatória, antibacteriana, antioxidante, estimulante da circulação, diurética, diaforética, expectorante, hepatoprotetora, estíptica.

Digestão • Seus taninos adstringentes protegem o revestimento do intestino contra a irritação e a inflamação. • Sua ação antibacteriana também ajuda a combater infecções. • Útil no tratamento da gastrite, azia, indigestão ácida, gastrenterite, diarreia, disenteria, colite e SII.
Circulação • Estimula o fluxo do sangue e da linfa; elimina a congestão linfática, dando apoio ao trabalho de desintoxicação do sistema linfático. • Usada para veias varicosas.
Sistema respiratório • Seu efeito adstringente nas membranas mucosas protege da irritação e da infecção, além de reduzir o excesso de muco. • A árvore-de-cera tem propriedades expectorantes e faz baixar a febre. • Útil para tratar resfriados, congestão nasal, tosses catarrais, gripe, sinusite, dor de garganta e amigdalite.
Sistema urinário • Diurético adstringente, reduz a retenção de líquido; recomendada para incontinência urinária e enurese noturna.
Sistema reprodutor • Reduz o fluxo sanguíneo; usada para menstruações intensas. • Tonifica os músculos pélvicos; excelente para prolapso.
Externamente • Como desinfetante bucal é usada para corrigir o sangramento das gengivas e úlceras orais; em gargarejos, para dor de garganta, e como loção, para veias varicosas. • A decocção é empregada em duchas para tratar o corrimento vaginal e combater infecções. • Utilizada no preparo de pós dentais, que são empregados no tratamento de sangramentos das gengivas.
ADVERTÊNCIA Evite durante a gravidez. Doses elevadas podem ser eméticas.

Myristica fragrans
Noz-moscada

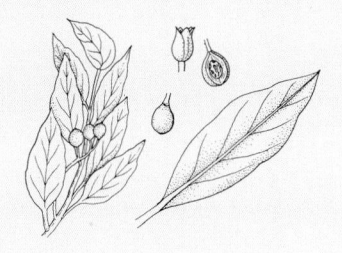

A noz-moscada é o caroço seco das sementes de uma árvore sempre-viva, nativa das ilhas Molucas indonésias. Em grandes quantidades, ela tem efeito eufórico, sendo usada há muito tempo na preparação de poções do amor, assim como de perfumes e de incenso.

FAMÍLIA BOTÂNICA Myristicaceae
PARTES USADAS Caroço
COMPONENTES QUÍMICOS Óleo essencial miristicina (borneol, canfeno, pineno, linalol e eugenol), ácidos oleico, palmítico e linoleico, saponinas.
AÇÕES Sedativa, eufórica, estimulante, anti-inflamatória, antimicrobiana, antiespasmódica, digestiva, carminativa, afrodisíaca, estimulante da circulação, adstringente.

Digestão • Relaxa os músculos de todo o intestino, estimula o fluxo de enzimas digestivas e promove o apetite, a digestão e a absorção. Alivia a halitose, a indigestão, soluços, cólicas, gases, sensação de estômago cheio e problemas digestivos de origem nervosa. • Anti-inflamatória e antisséptica no tratamento da doença de Crohn, colite, infecções, diarreia, disenteria, gastrenterite, náusea e vômitos. • Tradicionalmente usada com água de coco na Índia para o tratamento da desidratação causada por vômitos e diarreia, particularmente os causados pela cólera.
Circulação • Tem efeito protetor no sistema cardiovascular. Reduz o mau colesterol. Previne a formação de coágulos.
Mental e emocional • Embora seja um poderoso estimulante do cérebro, promove o sono. • Relaxa os músculos; alivia espasmos e a dor muscular.
Sistema respiratório • Descongestionante no tratamento do catarro.
Sistema reprodutor • Tradicionalmente, era usada para prolongar a relação sexual e aumentar a sensibilidade.
Externamente A noz-moscada moída e misturada com água pode ser aplicada na pele para problemas como pé-de-atleta e eczema. • O óleo essencial pode ser usado para atenuar a dor de dente enquanto se espera ajuda do dentista. • O óleo é anti-inflamatório e analgésico; friccionado na pele alivia a artrite, a nevralgia e a dor muscular.
ADVERTÊNCIA Não se deve ingerir mais de 3 g diariamente. Grandes quantidades podem produzir sintomas de toxicidade, como náusea, vômitos, convulsões, taquicardia, agitação, vertigem e alucinações.

Ocimum sanctum
Manjericão-sagrado/Tulsi

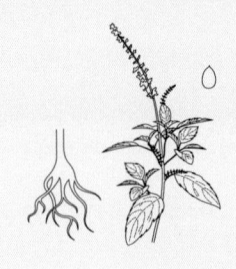

Tulsi é uma das plantas mais sagradas da Índia, sendo dedicada a Vishnu e Krishna. Ela tem um efeito estimulante e fortalecedor para a mente e para o corpo. Seu aroma é tradicionalmente usado para purificar a atmosfera.

FAMÍLIA BOTÂNICA Lamiaceae
PARTES USADAS Folhas, sementes, raízes
COMPONENTES QUÍMICOS Óleos essenciais (incluindo eugenol, carvacrol, linalol e cânfora), triterpenos, esteróis, polifenóis, flavonoides, ácidos graxos (mirístico, esteárico, palmítico, oleico, linoleico e linolênico).
AÇÕES Demulcente, antibacteriana, antifúngica, expectorante, anticatarral, antiespasmódica, anti-helmíntica, febrífuga, nervina, adaptógena, estimulante do sistema imunológico, digestiva, laxante, de melhora do ânimo.

Digestão • Antiespasmódico e aquecedor; alivia espasmos, gases e a sensação de estômago cheio. • Estimulante do apetite e digestivo, melhora a absorção. • Usado para anorexia, náusea, constipação, vômitos, dor abdominal, úlceras e vermes. • Eleva a produção de muco protetor no estômago, prevenindo a irritação causada por drogas antiácidas e toxinas.
Mental e emocional • Exalta e fortalece. Elimina a letargia e a congestão, que abatem o moral e anuviam a mente. • Reduz a ansiedade, a depressão leve, a insônia e problemas relacionados com stress, como dores de cabeça e SII. • Aumenta a resistência ao stress.
Sistema respiratório • Descongestionante, expectorante e antiespasmódico. • Protege contra o broncoespasmo induzido pela histamina; útil na asma e na rinite. • Ativo contra microrganismos, incluindo *E. coli*, *Staphylococcus aureus* e *Mycoplasma tuberculosis*, além de fungos, como *Aspergillus* spp. • Usado para tosse, resfriados, febres, inflamações da garganta e também para a gripe.
Sistema imunológico • Anti-inflamatório; inibe a produção de prostaglandina. • Protege células saudáveis da toxicidade que acompanha a radiação e a quimioterapia. • Usado para alergias, como febre do feno e rinite. • Anti-helmíntico; ativo contra patógenos entéricos e cândida.
Sistema urinário • Alivia a disúria, a cistite e infecções do trato urinário. Elimina toxinas devido ao seu efeito diurético.
Sistema endócrino • Faz baixar o açúcar do sangue, o colesterol prejudicial e os níveis de triglicérides.

Oenothera biennis
Prímula-da-noite

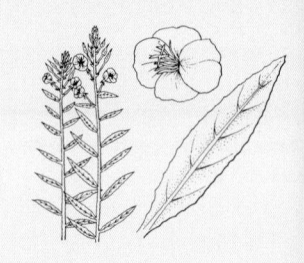

Esta planta perene bienal tem flores de aroma doce, amarelo-claro. Ela foi originalmente levada da América do Norte para a Europa. Seu óleo é uma boa fonte de ácidos graxos ômega-6, vitais para o funcionamento saudável dos sistemas imunológico, nervoso e hormonal.

FAMÍLIA BOTÂNICA Onagraceae
PARTES USADAS Óleo das sementes
COMPONENTES QUÍMICOS Ácidos graxos essenciais ômega-6 (incluindo ácido gama-linoleico/GLA, ácidos linoleico, oleico, palmítico e esteárico).
AÇÕES Antiespasmódica, nervina, sedativa, antioxidante, antialérgica, reguladora hormonal, hipotensora.

Digestão • Combate os efeitos da intoxicação alcoólica. • Estimula a regeneração do fígado danificado. Ajuda o paciente a deixar o álcool, sendo indicado para a depressão causada pelo alcoolismo.
Circulação • Reduz a hipertensão e os níveis do mau colesterol; ajuda a evitar a formação de coágulos de sangue e a doença arterial coronariana.
Mental e emocional • Levemente sedativa; útil na indigestão de origem nervosa, em casos de cólicas e hiperatividade em crianças. • Bem conhecida por seu uso benéfico na EM.
Sistema respiratório • Seu efeito antiespasmódico ajuda a aliviar a asma e a tosse paroxística, como a que ocorre na coqueluche.
Sistema imunológico • Os ácidos graxos são úteis no tratamento de alergias, como eczema, da hiperatividade, do TDAH, da asma, enxaqueca, desordens metabólicas, diabetes, colesterol elevado, infecções virais e artrite. • O GLA controla a inflamação por reduzir a prostaglandina E. • Pode inibir a produção de radicais livres e tornar mais lento o crescimento de tumores.
Sistema reprodutor • Os ácidos graxos mantêm o equilíbrio hormonal. A prímula-da-noite é indicada para TPM, irregularidades menstruais, problemas nos seios, da menopausa e para acne. • Aumenta o conteúdo de gordura do leite materno em mulheres lactantes.[259]
Pele • Fornece GLA, que não pode ser produzido pelo organismo; excelente quando a deficiência na produção de GLA a partir do ácido linoleico está relacionada com eczema ou acne.
ADVERTÊNCIA Evite em quadros de epilepsia. Suplemente simultaneamente com óleos ômega-3, na proporção de 3 para 1.

Olea europaea
Oliveira

A oliveira é uma das mais antigas plantas cultivadas do Mediterrâneo; acredita-se que ela era plantada há pelo menos 5 mil anos no Egito e em Creta por causa de seu óleo. Os atletas olímpicos massageavam a pele com o 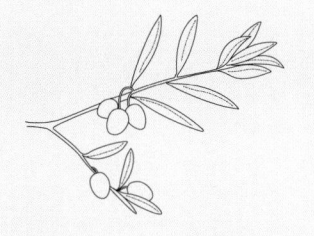 óleo de oliva para manter seus músculos e articulações flexíveis.

FAMÍLIA BOTÂNICA Oleaceae
PARTES USADAS Frutos, óleo, folhas
COMPONENTES QUÍMICOS Óleo: antioxidantes, oleína, ácido palmítico, aracluína, estearina, colesterina, cicloartanol, ácido benzoico; folha e frutos não maduros: manitol.
AÇÕES Nutritiva, demulcente, emoliente, antisséptica, adstringente, febrífuga, antioxidante, colagoga, hipotensiva, hipocolesterolêmica.

Digestão • Acalma desordens irritativas e inflamatórias, como indigestão, azia, gastrite, colite e úlcera péptica. • Enemas mornos ajudam a aliviar a constipação. • Tradicionalmente usada para lavagem gástrica, em casos de envenenamento por álcalis/corrosivos, para suavizar a mucosa irritada e acelerar a eliminação. • Estimula o fluxo de bile; usada para problemas hepáticos e da vesícula biliar. Alternada com suco de limão, dissolve e estimula a passagem de cálculos biliares. • As folhas da oliveira fazem baixar o açúcar do sangue; útil no diabetes.
Circulação • O óleo prensado a frio é rico em ácido oleico; pode reduzir o mau colesterol, a pressão sanguínea e o risco de aterosclerose, coágulos, ataques do coração e derrames. • As folhas relaxam os vasos sanguíneos e reduzem a pressão sanguínea; usadas para hipertensão, angina e outros problemas circulatórios. • A infusão quente das folhas aumenta a transpiração e reduz a febre.
Sistema respiratório • Acalma a tosse seca e irritativa, laringite e crupe. • Reduz o catarro.
Sistema imunológico • Seus antioxidantes tornam as membranas das células menos suscetíveis de destruição pelos radicais livres. Pode reduzir o câncer e retardar o envelhecimento.
Externamente • Em furúnculos, eczema, herpes simples, pele seca, unhas quebradiças, mordidas e picadas de insetos, além de queimaduras leves para acelerar a cicatrização. • O óleo morno pingado no ouvido derrete a cera; usado com óleos essenciais, como alho ou lavanda, alivia a dor de ouvido. • Massagear os rins com o óleo evita a enurese noturna. • A infusão feita com as folhas é usada como desinfetante bucal no sangramento e infecção das gengivas; em gargarejos, na dor de garganta.

Origanum majorana
Manjerona

Com suas flores brancas e folhas cinza azuladas, a manjerona é uma planta anual semirrobusta de áreas temperadas frias; é perene em regiões mais quentes da Europa e dos Estados Unidos, onde cresce espontaneamente. 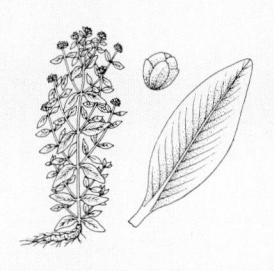 Os gregos antigos a utilizavam para nutrir o cérebro e como remédio para corrigir a digestão.

FAMÍLIA BOTÂNICA Lamiaceae
PARTES USADAS Flores, folhas
COMPONENTES QUÍMICOS Óleos essenciais (incluindo cânfora, borneol, terpineno e sabineno), mucilagem, princípios amargos, taninos, antioxidantes.
AÇÕES Digestiva, carminativa, tônica, estimulante, diaforética, antiespasmódica, diurética, antiviral, antioxidante, expectorante.

Digestão • Antiespasmódica, além de aquecer; usada para indigestão, falta de apetite, gases, cólicas, náusea, diarreia e constipação.
Circulação • Estimula o fluxo sanguíneo; tomada quente, elimina toxinas através da pele; indicada para má circulação, frieiras, artrite e gota.
Mental e emocional • Tradicionalmente usada para acalmar o desejo sexual que se quer afastar e para acalmar a solidão, o luto e a mágoa. • Relaxa a tensão mental e física; alivia a insônia, a agitação, a ansiedade, a depressão, músculos doloridos e sintomas relacionados com stress, como indigestão, além de cólicas, dor de cabeça, enxaqueca, cólicas menstruais, TPM, falta de concentração e de memória.
Sistema imunológico • Seus antioxidantes minimizam os danos causados por radicais livres e retardam o envelhecimento. • A manjerona estimula a imunidade e aumenta a circulação. • Seus óleos essenciais são antimicrobianos, com ação contra bactérias: da TB, contra vírus: do herpes simples, e contra infecções fúngicas, como candidíase; protege de infecções comuns no inverno, por exemplo, tosse e resfriados. Elimina o escarro, acalma a tosse e alivia a sinusite e a febre. • Probiótica.
Sistema urinário • Diurético antisséptico para infecções e retenção de líquido. Elimina toxinas por meio da urina.
Externamente • Os óleos essenciais diluídos podem ser usados para massagear articulações e músculos doloridos, e para tratar entorses e estiramentos.

Paeonia lactiflora, P. officinalis e P. suffruticosa
Peônia

Existem 33 espécies de peônia nativas da Europa, China e América do Norte. A P. lactiflora, com flores perfumadas vermelhas, brancas ou rosa, foi cultivada na China a partir de 900 a.C.

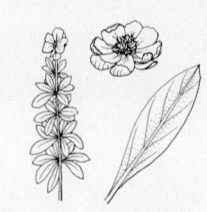

FAMÍLIA BOTÂNICA Paeoniaceae
PARTES USADAS Raízes, sementes, flores
COMPONENTES QUÍMICOS Ácido benzoico, asparagina, óleo essencial, alcaloide.
AÇÕES *P. officinalis*: diurética, emenagoga, tônica amarga, alterativa, nervina, adstringente; raiz cultivada da *P. lactiflora* (bai-shao): tônica hepática, adstringente, antiespasmódica, sedativa, antisséptica, diurética, nutritiva; raiz silvestre (chi-shao): anódina, refrescante, febrífuga; casca da raiz da *P. suffruticosa* (mudan-pi): antisséptica, diurética, nutritiva.

Digestão • Remédio para o fígado e vesícula biliar; dissolve cálculos biliares. • A raiz reduz a dor e o espasmo do estômago e do intestino; usada para diarreia, disenteria e úlceras gástricas relacionadas com stress.
Circulação • Melhora a circulação venosa de retorno; benéfica para veias varicosas e hemorroidas. • A bai-shao é utilizada na medicina tradicional chinesa para tratar hipertensão, a dor de cabeça causada pela hipertensão, febre, vertigem resultante de má circulação e deficiência de sangue com calor no fígado.
Mental e emocional • A bai-shao é calmante; relaxa espasmos no peito, intestino e útero; tem propriedades anticonvulsivas. • Remédio tradicional para espasmos, epilepsia, tiques nervosos e dança de São Vito.
Sistema imunológico • A raiz é anti-inflamatória, antibacteriana e antiviral. Elimina sinais de calor, como furúnculos. • Usada para rigidez das articulações.
Sistema urinário • Diurética; ajuda a dissolver cálculos.
Sistema reprodutor • Estimula os músculos uterinos; contribui para as contrações durante o parto e para a expulsão da placenta. A bai-shao reduz menstruações dolorosas e suores noturnos.
Externamente • Ferimentos causados por facas, com sangramento e dor, são comumente tratados com a bai-shao na medicina tradicional chinesa.
ADVERTÊNCIA Evite no início da gravidez.

Panax ginseng
Ginseng coreano

Durante séculos, no Oriente, raízes de ginseng de alta qualidade tinham mais valor do que o ouro. Existem muitos graus diferentes, em termos de qualidade, de ginseng — o silvestre, particularmente da Manchúria, é considerado o melhor.

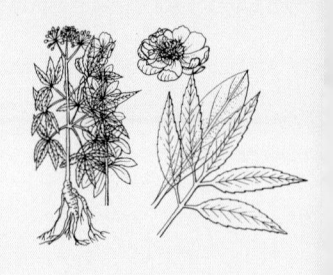

FAMÍLIA BOTÂNICA Araliaceae
PARTES USADAS Raízes
COMPONENTES QUÍMICOS Cerca de 30 saponinas semelhantes a hormônios (ginsenosídeos), óleo volátil, esteróis, amido, pectina, vitaminas B1, B2 e B12, colina, minerais (incluindo zinco, cobre, magnésio, cálcio, ferro).
AÇÕES Tônica, nervina, adaptógena, alterativa, estimulante, imunoestimulante, rejuvenescedora.

Digestão • Reduz o açúcar do sangue; útil para pessoas que sofrem de diabetes. • Melhora o apetite e a digestão, reduzindo o mau colesterol.
Mental e emocional • Tônico do "*qi*" chinês. Adaptógeno; aumenta a energia e a resistência ao stress. • Otimiza as funções da pituitária e das adrenais quando essas estão sobrecarregadas. • Aumenta a eficiência dos impulsos nervosos, estimulando a performance mental e física geral, a memória, a resistência e a força muscular. • Excelente quando se passa por um treinamento físico severo, na recuperação de doenças ou cirurgias, ao se estudar para provas ou se assumir um grande projeto no trabalho. • Tônico rejuvenescedor; reduz o impacto do processo de envelhecimento. • Acalma o espírito e concede sabedoria.
Sistema respiratório • Age como tônico para os pulmões, reduzindo o chiado e a respiração curta.
Sistema imunológico • Estimulante imunológico. Cerca de 3 mil estudos científicos confirmam sua capacidade de aumentar a resistência ao stress, causado por extremos de temperatura, esforço excessivo, doença, fome, tensão mental e problemas emocionais. • Eleva a ação dos leucócitos. • Melhora a função hepática, ajudando na resistência a hepatotoxinas e à radiação. • Reduz a depressão da medula óssea em pacientes sendo tratados com drogas antitumorais. • Diminui as respostas alérgicas.
Sistema reprodutor • As saponinas estimulam a função sexual em homens e mulheres; aumentam a produção de espermatozoides. O ginseng reduz sintomas da menopausa, como a depressão.
ADVERTÊNCIA Evite em quadros de desordens inflamatórias agudas, como bronquite.

Passiflora incarnata
Flor-da-paixão

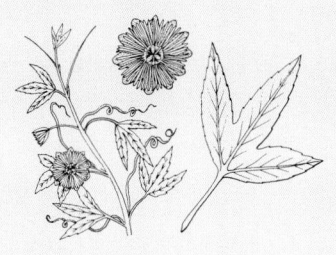

Esta trepadeira perene, nativa da América do Sul, tem flores surpreendentes de tão bonitas e complexas. Ela deriva seu nome da semelhança do centro da flor com a cruz e a coroa de espinhos, que simbolizam a Paixão de Cristo. Isto fez com que seus descobridores espanhóis, no Peru, a enviassem ao papa Paulo V, em 1605.

FAMÍLIA BOTÂNICA Passifloraceae
PARTES USADAS Vinha, flores
COMPONENTES QUÍMICOS Alcaloides, açúcar, goma, esteróis, flavonoides, derivados da cumarina, óleo essencial.
AÇÕES Anódina, anticonvulsiva, nervina, sedativa, antiespasmódica, ansiolítica, hipotensora.

Digestão • Para problemas digestivos relacionados com stress, incluindo gases, cólicas e indigestão.
Circulação • Relaxa a tensão em todo sistema arterial; reduz a pressão sanguínea e as palpitações de origem nervosa.
Mental e emocional • Excelente relaxante e sedativo para desordens relacionadas com o stress e para aquelas acompanhadas de dor. • Melhora a circulação e a nutrição para os nervos. • Acalma a ansiedade nervosa, a inquietação e a agitação. • Melhora a concentração e combate o nervosismo no momento de provas escolares. • Alivia as dores de cabeça, nevralgia, herpes, dores musculares, dor nas costas e da menstruação. • Refrescante para desordens causadas pelo excesso de calor, inflamação, raiva, intolerância e irritabilidade. • Tranquiliza, sem criar dependência, em quadros de insônia crônica. Para melhor resultado, use durante o dia, assim como antes de deitar. • Antiespasmódica na doença de Parkinson, nas contrações musculares e cãibra, hipertensão e cólicas.
Sistema respiratório • Antiespasmódica; alivia a tosse nervosa e irritativa, o crupe e a asma.
Interação com medicamentos Evite com o uso concomitante de antidepressivos inibidores da monoamina-oxidase.

Phytolacca decandra
Fitolaca

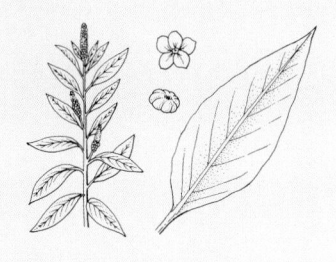

Esta erva notável, nativa da América do Norte, tem frutos de um tom avermelhado-púrpura, que são venenosos quando ao natural. A fitolaca é um potente remédio para o sistema imunológico e está sendo pesquisada quanto ao seu potencial para tratar tumores malignos, HIV, bilharzíase e artrite.

FAMÍLIA BOTÂNICA Phytolaccaceae
PARTES USADAS Raízes
COMPONENTES QUÍMICOS Saponinas triterpenoides, resina, açúcares,[260] fitolacosídeos, alcaloide (fitolacina), ácido fitolacínico, ácido fórmico, lectinas, tanino, proteínas, histaminas, ácido graxo.
AÇÕES Alterativa, anódina, anti-inflamatória, antirreumática, antitumoral, antiviral, laxante, expectorante, hipnótica, estimulante do sistema imunológico, descongestionante linfática, narcótica, purgativa, espermicida.[261]

Sistema respiratório • Fortalece a imunidade e combate infecções agudas e crônicas; usada no tratamento de inflamações e infecções da garganta, resfriados e do vírus da gripe.
Sistema musculoesquelético • Os fitolacosídeos têm uma potente ação anti-inflamatória.[262] Desintoxicante e anti-inflamatória para doenças reumáticas e artríticas.[263]
Sistema imunológico • Estimulante do sistema imunológico e depurativa. Dá apoio ao sistema linfático em seu trabalho de desintoxicação e imunológico. Usada em nodos linfáticos inchados, amigdalite, caxumba, edema dos seios e mastite. • Suas proteínas são antivirais; elas podem inibir a replicação dos vírus da influenza e do herpes simples, além do poliovírus.[264] • Utilizada no tratamento do HIV e do câncer, incluindo leucemia e câncer hepático.[265] O peptídeo PAFP-s tem atividade antifúngica.[266]
Externamente • Banho antifúngico, antisséptico e anti-inflamatório, indicado para o tratamento do pé-de-atleta, espinhas, acne, furúnculos, abscessos, psoríase, eczema, herpes, herpeszóster, catapora, sarampo, tumores, impetigo e escabiose, entorses e estiramentos acompanhados de edema.
ADVERTÊNCIA Deve ser empregada somente em pequenas doses. Evite o uso interno durante a gravidez, a lactação e em casos de irritação gastrintestinal. Não aplique em pele rompida.
Interação com medicamentos Não use com drogas imunossupressoras.[267]

Piper longum
Pimenta-longa

Nativa da Índia tropical e parente próxima da pimenta-do-reino. Ela tem uma qualidade quente e energética, e age como estimulante e tônico para pessoas que sentem frio e estão debilitadas.

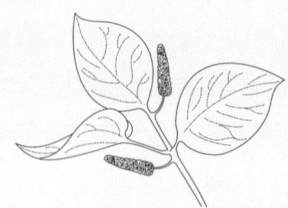

FAMÍLIA BOTÂNICA Piperaceae
PARTES USADAS Raiz, sementes
COMPONENTES QUÍMICOS Óleos voláteis, alcaloides (piperina e piplartina), lignanas, resina, ésteres.
AÇÕES Estimulante, carminativa, laxante, diurética, febrífuga, tônica, expectorante, anti-helmíntica, digestiva, antisséptica, emenagoga, rejuvenescedora, analgésica, estimulante cardíaca, hipocolesterolêmica.

Digestão • Intensifica o apetite, a digestão e a absorção em até 30%.[268] A piperina estimula uma enzima que aumenta a absorção de aminoácidos do trato gastrintestinal. Usada para tratar anorexia, dispepsia, flatulência, constipação, cólicas e má digestão. Antimicrobiana no combate à ameba, vermes e cândida. • Hepatoprotetora, estimulando a capacidade do fígado de degradar toxinas; reduz danos ao fígado.
Circulação • Vasodilatadora. • Estimula a circulação e reduz o mau colesterol. • Usada para anemia.
Mental e emocional • Promove a energia e a vitalidade. • Reduz a tensão, a ansiedade e a insônia.
Sistema respiratório • Descongestionante para resfriados, catarro, congestão dos brônquios e bronquite. • Tradicionalmente usada no leite para reduzir os broncoespasmos em quadros de asma.
Sistema imunológico • Tem ação anti-inflamatória no tratamento da gota, da artrite e da dor muscular e das costas. • Estimula a imunidade; ativa macrófagos e fagócitos. • Descobriu-se que a pimenta-longa é útil no tratamento da hepatite. • Tem atividade antibiótica de amplo espectro contra bactérias gram-positivas e gram-negativas,[269] incluindo *Staphylococcus aureus*.[270] • Reduz desordens alérgicas, incluindo febre do feno e eczema. • Antioxidante e rejuvenescedora. • Reduz a febre; tradicionalmente usada para febre tifoide e febre crônica.[271]
Sistema reprodutor • Pode ter efeito contraceptivo; reduz a contagem de espermatozoides. • Tem a reputação de ser afrodisíaca. • Antiespasmódica na dismenorreia.
Externamente • Ingrediente rubefaciente de linimentos usados para dor e inchaço.
ADVERTÊNCIA Pode aumentar a absorção de medicamentos. Use com cautela em casos de acidez. Evite na gravidez e na lactação.

Plantago major - Tanchagem
Também *P. minor* (Tanchagem menor); *P. lanceolata* (Tanchagem de folha estreita); *P. psyllium* (Psyllium)

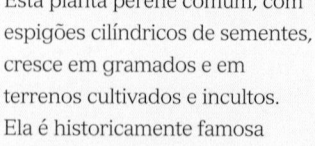

Esta planta perene comum, com espigões cilíndricos de sementes, cresce em gramados e em terrenos cultivados e incultos. Ela é historicamente famosa como cicatrizante de feridas e como antídoto para venenos.

FAMÍLIA BOTÂNICA Plantaginaceae
PARTES USADAS Folhas, sementes da *P. psyllium*
COMPONENTES QUÍMICOS Folha: glicosídeos iridoides, triterpenoides, ácido cafeico, polissacarídeos, taninos, flavonoides, sílica; semente: mucilagem, alcaloides monoterpênicos, glicosídeos, óleo fixo, ácidos graxos, açúcares.
AÇÕES Folha: adstringente, alterativa, diurética, vulnerária, demulcente, refrescante, desintoxicante, descongestionante, expectorante, antisséptica, antiespasmódica. Semente: laxante formadora de volume, demuliente.

Digestão • Folha: adstringente e calmante. Combate a irritação e a inflamação do estômago e do intestino; usada no tratamento da gastrite, diarreia, colite e infecções estomacais e intestinais. • Reduz o espasmo e a cólica. • As sementes são usadas como um laxante formador de volume.
Sistema respiratório • A folha diminui a secreção de muco nos resfriados, catarro, sinusite, congestão brônquica, e nas alergias, como febre do feno e asma. Ajuda a prevenir a cera no ouvido e as infecções. • A mucilagem protege as mucosas da irritação; acalma o reflexo da tosse. • Expectorante e antiespasmódica em quadros de tosse e asma. • Antisséptica para resfriados, amigdalite e infecção das vias respiratórias.
Sistema imunológico • Folha: seus polissacarídeos têm efeito imunomodulador.[272] • Os taninos reduzem o edema e a inflamação, estancam o sangue e estimulam a cicatrização. • Elimina o calor e as toxinas. Reduz a febre, as infecções e problemas de pele. • Antiviral contra os vírus do herpes, os adenovírus[273] e as infecções do trato urinário.
Sistema reprodutor • Adstringente no tratamento de menstruação excessiva. • Útil no aumento da próstata pela prostatite.
Externamente • Usada para cortes, e picadas de insetos.
ADVERTÊNCIA Tome as sementes com bastante água para evitar a obstrução intestinal.
Interação com medicamentos É preciso ter cautela com pacientes que fazem uso de insulina, uma vez que as sementes podem reduzir o açúcar do sangue. Faça um intervalo de 2 horas após tomar outras drogas. A tanchagem pode inibir sua absorção.

Polygonum multiflorum
Ho shou wu

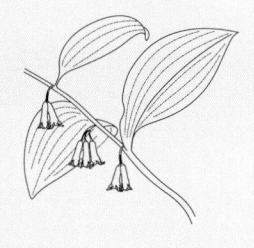

Trepadeira perene, nativa do Japão, Vietnã e China, onde é muito valorizada como adaptógeno. Na medicina chinesa o ho shou wu é usado como tônico rejuvenescedor dos rins e para evitar que o cabelo fique grisalho.

FAMÍLIA BOTÂNICA Polygonaceae
PARTES USADAS Raízes processadas
COMPONENTES QUÍMICOS Glicosídeos fenólicos, tetrahidroxiestilbeno, taninos, antraquinonas, fosfolipídios (incluindo lecitina), alantoína, minerais.
AÇÕES Adaptógena, tônica do sistema imunológico, rejuvenescedora, hipocolesterolêmica, nervina, amarga, alterativa, antibacteriana, antioxidante, afrodisíaca, demulcente, colagoga, laxante, adstringente, tônica sanguínea, cardiotônica, tônica renal, sedativa.

Digestão • Protege o fígado de danos causados por toxinas, substâncias químicas, álcool e fármacos. • Estimula a função hepática e da vesícula biliar. • Reduz a irritação intestinal. • Útil na constipação, devido à secura. O efeito do ho shou wu é maximizado em combinação com ervas digestivas, como o gengibre. • Reduz o açúcar do sangue.
Circulação • Reduz a pressão sanguínea e o colesterol nocivo; previne a aterosclerose. • Aumenta a circulação no cérebro; usado para vertigem, acompanhada de zumbido de ouvido, e anemia.
Mental e emocional • Aumenta a energia e a resistência ao stress. • Tem indicação em quadros de esgotamento nervoso e insônia. Excelente tônico para idosos e durante a convalescença. • Melhora a memória. Pode proteger da doença de Alzheimer e ser útil na doença de Parkinson.[274]
Sistema musculoesquelético • Fortalece os ossos, os músculos e os tendões.[275]
Sistema imunológico • Adaptogênico e antioxidante; estimula a imunidade e protege do câncer. • Tem efeito antienvelhecimento através da inibição da monoamina oxidase no cérebro.[276] • Aumenta a secreção dos hormônios das adrenais e da tireoide; estimula a atividade de linfócitos T e de macrófagos.[277]
Sistema reprodutor • Tônico fortalecedor e afrodisíaco, indicado para impotência, baixa contagem de espermatozoides, infertilidade e problemas da menopausa. • Usado no tratamento de sinais de fraqueza dos rins, incluindo baixa libido, má visão, joelhos fracos e cabelo grisalho.
ADVERTÊNCIA Pode causar diarreia.
Interação com medicamentos Evite com o uso concomitante de tetraciclina, estatinas e acetaminofeno.[278]

Prunella vulgaris
Prunela

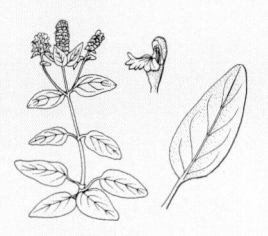

A prunela é uma pequena planta perene, com flores púrpura; ela tem ocorrência espontânea na Europa, América do Norte e China. Foi usada historicamente para problemas da garganta, uma vez que sua corola se assemelha a uma garganta com glândulas inchadas.

FAMÍLIA BOTÂNICA Lamiaceae
PARTES USADAS Partes aéreas
COMPONENTES QUÍMICOS Óleos voláteis (incluindo cânfora e fenchona), princípios amargos, saponinas, taninos, açúcar, glicosídeo (aucubina), ácido urosólico, flavonoides, antioxidantes (incluindo ácido rosmarínico).
AÇÕES Adstringente, estíptica, vulnerária, tônica, anti-inflamatória, relaxante, antibiótica, diurética, digestiva, tônica hepática, antialérgica, antioxidante, revigorante.

Digestão • Adstringente para diarreia e para problemas inflamatórios do intestino, como colite. • Seus princípios amargos estimulam o fígado e a vesícula biliar.
Mental e emocional • Usada para dor de cabeça, particularmente quando esta estiver relacionada com tensão, além de vertigem, excesso de sensibilidade à luz e hipertensão. • Utilizada na China para tratar a hiperatividade em crianças.
Sistema imunológico • Estimula a imunidade. Pesquisas indicam ação antiviral, que inclui o combate ao HIV;[279] seus polissacarídeos têm efeito imunomodulador.[280] • O ácido rosmarínico contribui para seu efeito antioxidante.[281] Pesquisas revelaram um efeito antimutagênico e uma possível aplicação como antitumoral.[282] • Para baixa imunidade, HIV, SFC e alergias. • Antibiótico contra uma gama de bactérias. • Para edema de glândulas, caxumba, febre glandular e mastite. • Desintoxicante; elimina problemas cutâneos inflamatórios. • Reduz a febre.
Sistema urinário • O ácido urosólico é diurético e tem propriedades antitumorais;[283] elimina toxinas e excesso de ácido úrico através dos rins. A prunela é recomendada no tratamento da gota.
Sistema reprodutor • Adstringente; controla o sangramento profuso durante a menstruação.
Externamente • Remédio tradicional para tratar feridas. Usada em gargarejos para dor de garganta; como desinfetante bucal para úlceras orais e sangramento das gengivas. • O chá/planta fresca é usado para estancar sangramentos, reduzir o edema em ferimentos leves, queimaduras, mordidas e picadas, hemorroidas, veias varicosas e úlceras. • Em gotas, é usada para problemas inflamatórios dos olhos, como conjuntivite.

Rehmannia glutinosa
Dedaleira chinesa/Rehmannia

Esta planta é nativa da China, onde tem reputação como tônico yin e para o sangue, aumentando a energia e a imunidade; usada como fortificante para crianças.

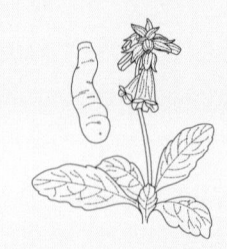

FAMÍLIA BOTÂNICA Scrophulariaceae

PARTES USADAS Raízes; frescas (sheng di) ou curadas (shu di huang)

COMPONENTES QUÍMICOS Compostos iridoides, polissacarídeos (astragalanos), ácido glucurônico, glicosídeos (jionosídeos), flavonas, isoflavonas, saponinas, b-sitosterol, arginina, manitol, estigmasterol, taninos.

AÇÕES Hemostática, adaptógena, antioxidante, antibacteriana, hepatoprotetora, tônica do sistema imunológico, antipirética, demulcente, alterativa, laxante, anti-inflamatória.

Digestão • Adstringente para diarreia. • Aumenta o apetite. • Regula o açúcar do sangue.

Circulação • Melhora o fluxo sanguíneo coronariano; ajuda a prevenir doenças cardiovasculares.

Sistema respiratório • Fortalece a energia dos pulmões; evita os resfriados, a gripe, febres, tosse, bronquite, pneumonia, asma e TB. • Reduz o escarro.

Sistema musculoesquelético • Fortalece os ossos, os músculos e os tendões; previne a fraqueza muscular e o prolapso.

Sistema imunológico • Protege de infecções, tais como a febre glandular, a causada pelo vírus Coxsackie B e a fadiga pósviral. • Inibe a formação de tumores e previne a imunossupressão causada pela quimioterapia.[284] • Usada para desordens inflamatórias, relacionadas com a depleção, incluindo TB. • A raiz fresca é útil em doenças autoimunes, como artrite reumatoide e alergias.[285] • Protege e apoia o fígado e as glândulas adrenais. Estimula a produção de corticosteroides.[286]

Sistema urinário • Fortalece os rins, estanca sangramentos e reduz a frequência urinária e a incontinência. • Previne danos causados por toxinas, fármacos e infecções.

Sistema reprodutor • A raiz preparada é usada na medicina chinesa para baixa energia renal e deficiência de yin, suores noturnos, vertigem, zumbido de ouvido, dor na parte inferior das costas; regula o fluxo menstrual. • Corrige menstruações intensas. • Reduz suores noturnos da menopausa e ondas de calor.

ADVERTÊNCIA O melhor seria preparar a dedaleira chinesa com cardamomo ou gengibre para evitar a indigestão.

Interação com medicamentos Cautela é necessária se o paciente estiver fazendo uso de drogas imunossupressoras.

Rhodiola rosea
Raiz-de-ouro

Planta perene, com flores vermelhas, rosa ou amareladas; nativa do Himalaia, a raiz-de-ouro cresce em grandes elevações na Ásia, Europa e América do Norte. Há muito tempo é considerada como um tônico para aumentar a resistência e a força física e mental.

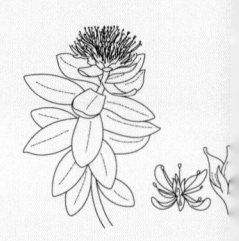

FAMÍLIA BOTÂNICA Crassulaceae

PARTES USADAS Raízes, caules, folhas, flores, sementes

COMPONENTES QUÍMICOS Fenilpropanoides (coletivamente conhecidos como rosavinas, incluem rosavina, rosarina e rosina), salidrosídeos, rosiridina, flavonoides, taninos, óleo essencial.[287]

AÇÕES Adaptogênica, tônica, antioxidante, antitumoral,[288] cardiotônica, tônica para o cérebro, timoléptica, estimulante do sistema imunológico.

Circulação • Cardioprotetora; normaliza os batimentos cardíacos após exercícios intensos. • Protege do mal da altitude. • Usada para tratar anemia e desordens cardiovasculares.[289] • Combate os efeitos do excesso de adrenalina, o que causa hipertensão e elevação de lipídios no sangue.

Mental e emocional • Tem a reputação de ser mais potente do que outros adaptógenos. Aumenta a capacidade de se lidar com o stress. • Intensifica o suprimento de sangue no cérebro e músculos. • Melhora a memória e a concentração; torna o período de atenção mais prolongado.[290] • Recomendada para melhorar o estado de ânimo na depressão.[291] • Em doses mais elevadas é um sedativo útil para insônia.

Sistema musculoesquelético • Tônico energético; aumenta a síntese de proteínas; útil para elevar a força e a resistência de atletas e de pessoas idosas.[292] Recomendada para combater a fadiga, o stress físico, a SFC e a fibromialgia.[293]

Sistema imunológico • Estimula a imunidade diretamente por aumentar as células matadoras naturais; melhora a imunidade das células T e a resistência ao stress. • Ajuda a combater infecções, incluindo TB. • Ajuda a prevenir o câncer, devido às suas propriedades antitumorais, antimetastáticas e antimutagênicas, que aumentam a resistência a toxinas e a substâncias químicas, potencialmente prejudiciais. • Dá suporte durante a quimioterapia e a radioterapia;[294] diminui o tempo de recuperação de glóbulos brancos suprimidos do sangue, após a quimioterapia e a radioterapia.

ADVERTÊNCIA Não tome simultaneamente com suplementos minerais.

Rosa spp.
Rosa

Desde sempre, as rosas têm sido muito apreciadas por sua beleza e benefícios para a saúde; são valorizadas devido às suas propriedades refrescantes e também pelo fato de fortalecerem o coração e revigorarem o espírito.

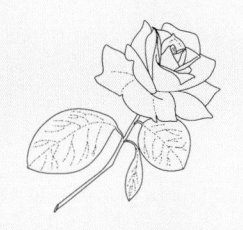

FAMÍLIA BOTÂNICA Rosaceae
PARTES USADAS Cinárrodos, folhas, flores
COMPONENTES QUÍMICOS Taninos, pectina, caroteno, ácidos de frutas, óleo graxo, nicotinamida, vitaminas C, B, E e K.
AÇÕES Diaforética, carminativa, estimulante, emenagoga, laxante, descongestionante, febrífuga, nervina, anti-inflamatória, adstringente, antimicrobiana, timoléptica, analgésica.

Digestão • Combate a infecção e ajuda a restabelecer a flora intestinal normal. • Os taninos reduzem a hiperacidez e a hiperatividade do estômago, o que causa fome excessiva e úlceras orais. Útil para diarreia e enterite. • O xarope da fruta seca (cinárrodo) ou a decocção de invólucros de sementes vazios alivia a diarreia, os espasmos estomacais, constipação e náusea.
Mental e emocional • As flores elevam o ânimo e são calmantes. Usadas para insônia, depressão, irritabilidade, raiva e para a fadiga mental e física.
Sistema respiratório • Estimula a ação do escalador mucociliar, é antimicrobiana e descongestionante; ajuda a prevenir e aliviar resfriados, gripe, dor de garganta, catarro, tosse e bronquite.
Sistema imunológico • Combate a infecção e elimina o calor e toxinas. Os cinárrodos são famosos por produzirem um xarope estimulante do sistema imunológico; rica fonte de vitaminas C, A, B e K. • Os frutos secos têm efeito anti-inflamatório;[295] reduzem a dor e aumentam a flexibilidade na osteoartrite.[296] • As folhas e as flores reduzem a febre.
Sistema urinário • As flores e sementes aliviam infecções e a retenção de líquido; aceleram a eliminação de toxinas. A rosa reduz a inflamação e dissolve cálculos.
Sistema reprodutor • As flores atenuam a congestão uterina que causa dor, além de menstruações intensas e irregulares. • Antiespasmódica e relaxante para cólicas menstruais e TPM. • Refrescante para ondas de calor da menopausa, suores noturnos e alterações de humor.
Externamente • A água de rosas limpa e tonifica a pele; elimina a infecção e a inflamação em quadros de acne, espinhas, furúnculos e dor nos olhos, pequenos cortes e feridas. • Reduz o inchaço que acompanha contusões e entorses.
ADVERTÊNCIA Evite durante a gravidez.

Rosmarinus officinalis
Alecrim

Nativo do Mediterrâneo, este arbusto perene tem sido reconhecido como um tônico rejuvenescedor do cérebro desde o tempo dos egípcios antigos, talvez pelo fato de ser rico em antioxidantes.

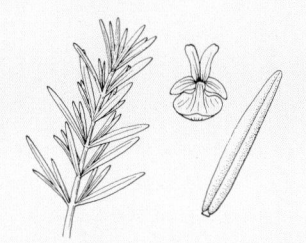

FAMÍLIA BOTÂNICA Lamiaceae
PARTES USADAS Partes aéreas
COMPONENTES QUÍMICOS Óleos voláteis, flavonoides, ácidos fenólicos, taninos, princípios amargos, resinas.
AÇÕES Diaforética, carminativa, emenagoga, nervina, antioxidante, colagoga, timoléptica, descongestionante, antiespasmódica, antimicrobiana, estimulante da circulação, febrífuga.

Digestão • Seus taninos protegem o revestimento intestinal da irritação e da inflamação, reduzindo o sangramento e a diarreia. • Antimicrobiano para infecções. • Estimula o apetite, a digestão e a absorção, alivia a flatulência e a distensão. • Aumenta a eliminação. • Os princípios amargos estimulam o fluxo de bile do fígado e da vesícula biliar, ajudam na digestão de gorduras e limpam toxinas. • Remédio tradicional para ressaca, icterícia, cálculos biliares, gota, artrite e problemas de pele.
Circulação • Estimula o fluxo sanguíneo para a cabeça, reduz a inflamação e a tensão muscular. Específico para enxaqueca e dor de cabeça. • Estimula a circulação geral, melhorando a circulação periférica. • Usado para veias varicosas, geladuras e arteriosclerose.
Mental e emocional • Excelente tônico para o cérebro, melhora a concentração e a memória.[297] • Acalma a ansiedade, resolve a depressão e atenua a exaustão e a insônia.
Sistema respiratório • Seus óleos voláteis dissipam a infecção. • O chá quente é usado para febre, catarro, dor de garganta, resfriados, gripe e infecções das vias respiratórias. • Antiespasmódico,[298] útil em casos de asma.
Sistema imunológico • Os óleos voláteis do alecrim são antibacterianos, antifúngicos e antivirais,[299] elevando a imunidade. • Antioxidante; pode ter potencial como remédio antitumoral.[300] Estimula as enzimas do fígado que desintoxicam e eliminam substâncias tóxicas, incluindo carcinógenos. • Anti-inflamatório; alivia a artrite e a gota.
Sistema urinário • Diurético; intensifica a eliminação de resíduos.
Sistema reprodutor • Reduz o sangramento excessivo durante a menstruação e abranda a dismenorreia.
Externamente • O óleo essencial diluído é usado para friccionar a pele, no tratamento de dor das articulações, dor de cabeça e falta de concentração.
ADVERTÊNCIA Evite durante a gravidez.

Rubus idaeus
Framboeseira

Nativa da Europa e de regiões temperadas da Ásia, a framboeseira é muito conhecida por seus deliciosos frutos, enquanto as folhas têm sido tradicionalmente valorizadas por suas propriedades adstringentes. Elas eram administradas para aliviar a diarreia; eram mais bem conhecidas como facilitadoras do parto, preparando mulheres para o nascimento do bebê.

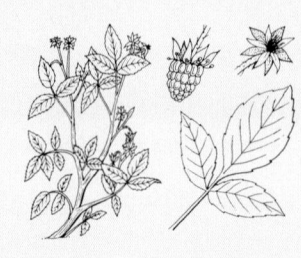

FAMÍLIA BOTÂNICA Rosaceae
PARTES USADAS Folhas, frutos
COMPONENTES QUÍMICOS Fragarina, taninos, óleo volátil, pectina, vitamina C, niacina, manganês, além de outros minerais, e oligoelementos.
AÇÕES Anti-inflamatória, adstringente, auxiliar do parto, descongestionante, oxitócica, antiemética, oftálmica, antioxidante, antisséptica, antidiarreica, diaforética, diurética, colerética, de preparação para o parto, hipoglicemiante.

Digestão • Adstringente. Protege o revestimento do intestino da irritação e da inflamação; alivia a náusea e a diarreia. • Ajuda a normalizar os níveis de açúcar no sangue. O manganês pode afetar a regulação de glicose.

Sistema respiratório • Antisséptico adstringente. Tomada como chá quente, trata a dor de garganta, resfriados, gripe e catarro.

Sistema reprodutor • Adstringente uterino usado para menstruações frequentes ou excessivas, para dores que acompanham a menstruação e outras desordens menstruais. • Alivia a náusea durante a gravidez e ajuda a prevenir abortos espontâneos. • A infusão das folhas nos últimos três meses da gravidez tonifica os músculos uterinos e pélvicos, preparando a mulher para o parto. Por relaxar músculos muito tensos e tonificar músculos muito flácidos, as folhas permitem ao útero se contrair efetivamente durante o parto, facilitando e acelerando o nascimento. • Tomadas após o parto, elas estimulam o fluxo do leite materno e aceleram a cicatrização. • As framboesas são nutritivas; úteis na gravidez para combater a anemia.

Externamente • Usada em gargarejos e desinfetantes bucais para o tratamento da inflamação de garganta, amigdalite, úlceras orais e gengivas inflamadas. • Cataplasmas/loção têm aplicação em lesões, conjuntivite, pequenos cortes e feridas, queimaduras e úlceras varicosas.

Rumex crispus
Azeda

Esta é um habitante comum de sebes, campinas, valas e beiras de estrada de regiões temperadas. As folhas são bem conhecidas por aliviarem irritações da pele causadas pela urtiga, enquanto a planta toda tem sido valorizada desde a época dos antigos gregos para a eliminação de toxinas e como auxiliar da digestão.

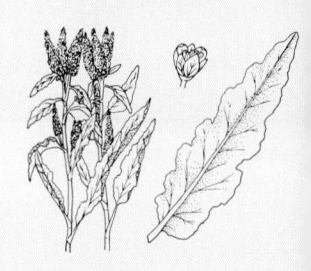

FAMÍLIA BOTÂNICA Polygonaceae
PARTES USADAS Raízes
COMPONENTES QUÍMICOS Glicosídeos antraquinônicos, taninos, ferro, princípios amargos, crisarobina, rumicina.
AÇÕES Alterativa, antiescorbútica, adstringente, antitumoral, colagoga, depurativa, laxante, tônica.

Digestão • A azeda é famosa por suas propriedades desintoxicantes. Tem ação laxante suave, devido à presença de antraquinonas, que estimulam o peristaltismo e limpam o intestino. • Os taninos adstringentes detêm a irritação e a inflamação e controlam a diarreia. • Os princípios amargos estimulam o fígado e beneficiam a digestão. Usada para problemas hepáticos e da vesícula biliar, dor de cabeça e letargia.

Circulação • A azeda tem afinidade com o sangue, enriquecendo-o com ferro, além de limpar impurezas. Tradicionalmente usada para anemia, hemorragia pulmonar e sangramento causado por hemorroidas. • Estimula a circulação linfática. Reduz a congestão linfática crônica e edemas glandulares.

Sistema imunológico • Tônico revigorante; depura e nutre. • Na medicina tradicional era usada como remédio antitumoral. • Anti-inflamatória; útil no tratamento da artrite.

Sistema urinário • Suas propriedades diuréticas aumentam a eliminação de toxinas através dos rins; útil na retenção de líquido, cistite, gota e artrite.

Pele • Erva depurativa e anti-inflamatória, uma vez que ajuda a eliminar toxinas por meio do intestino e dos rins. Recomendada para o tratamento de doenças cutâneas crônicas, como acne, eczema e psoríase.

Externamente • A loção é usada para edemas, erupções da pele, cortes, feridas, úlceras e infecções. • As folhas amassadas são aplicadas em queimaduras, escaldaduras e irritações da pele provocadas pela urtiga.

ADVERTÊNCIA Doses excessivas podem causar perturbações gástricas, náusea e dermatite.

Salix alba e *S. nigra*
Salgueiro-branco e Salgueiro-negro

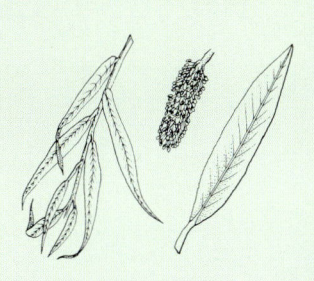

O salgueiro-branco é uma árvore grande e elegante, que cresce às margens de rios e em áreas úmidas da Europa, Norte da África e Ásia Central, enquanto o salgueiro-negro é nativo do Leste da América do Norte.

FAMÍLIA BOTÂNICA Salicaceae
PARTES USADAS Casca
COMPONENTES QUÍMICOS Glicosídeos salicílicos (incluindo salicina, salicortina e fragilina), taninos.
AÇÕES Febrífuga, analgésica, anti-inflamatória, adstringente, tônica, estomáquica, diurética, anódina, antisséptica, sedativa.

Digestão • Os taninos adstringentes protegem o revestimento do intestino da irritação e da inflamação. Alivia a diarreia e a disenteria, estancando sangramentos. • Indicado para má digestão, dispepsia, azia, acidez e vermes.
Sistema respiratório • Descongestionante para resfriados que atacam as membranas mucosas do nariz, gripe e febres. • Tônico fortalecedor após doenças.
Sistema musculoesquelético • Analgésico e anti-inflamatório, recomendado para reumatismo, artrite, gota, músculos doloridos, estágios inflamatórios de doenças autoimunes, dor nas costas, tendinite, bursite e entorses.
Sistema imunológico • Fonte original de ácido salicílico; usado como aspirina para febres, dores musculares contínuas e dores que acompanham a gripe, dores de cabeça, inflamação e dor artrítica, sem causar efeitos colaterais. • Tradicionalmente usado para febre intermitente, como a da malária.
Sistema urinário • Diurético; reduz a retenção de líquido e ajuda a eliminar toxinas do organismo através do sistema urinário.
Sistema reprodutor • Adstringente para menstruações intensas.
Externamente • Loção usada para cortes e feridas. Em gargarejos, para dor de garganta; como desinfetante bucal tem indicação em úlceras orais e sangramento das gengivas; em cataplasmas é utilizada no tratamento de articulações inflamadas.
ADVERTÊNCIA Evite em presença de problemas acompanhados de sangramento e de alergia a salicilatos. Crianças e adolescentes com catapora, gripe ou qualquer doença não diagnosticada não devem tomá-lo sem primeiro consultar um herbalista, devido a um risco teórico de desenvolvimento da síndrome de Reye.
Interação com medicamentos Cautela é necessária se o paciente estiver fazendo uso de drogas anti-inflamatórias não esteroides, como ibuprofeno e naproxeno.

Salvia officinalis
Sálvia

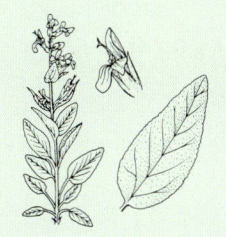

Planta arbustiva sempre-viva, nativa do Sul da Europa e do Mediterrâneo. A sálvia era considerada como a "erva da imortalidade" pelos gregos antigos, tendo sido um ingrediente vital das prescrições medievais para longevidade e dos "elixires da vida".

FAMÍLIA BOTÂNICA Lamiaceae
PARTES USADAS Folhas
COMPONENTES QUÍMICOS Óleos voláteis, taninos, ácidos fenólicos, princípios amargos, flavonoides, resinas, fitoestrogênios.
AÇÕES Antimicrobiana, adstringente, antisséptica, tônica amarga, digestiva, antioxidante, rejuvenescedora, diurética, fitoestrogênica, anti-hidrótica, carminativa, colagoga, vasodilatadora.

Digestão • Melhora o apetite, a digestão e a absorção, particularmente de gorduras. • Relaxa a tensão e a cólica. • Atenua a sensação de estômago cheio e gases. • Tem um efeito benéfico sobre o fígado e a função pancreática. Reduz o açúcar do sangue.
Mental e emocional • Reduz a ansiedade, resolve a depressão e diminui a salivação excessiva, como ocorre na doença de Parkinson.
Sistema respiratório • Descongestionante, antimicrobiana e expectorante; excelente no tratamento do catarro, resfriados e infecções das vias respiratórias.
Sistema imunológico • Antibacteriana, antiviral e antifúngica, indicada para resfriados, gripe, febres, inflamação da garganta e infecções das vias respiratórias. Eficaz contra cândida, herpes simples tipo 2 e contra o vírus II da gripe. • Tradicionalmente usada para TB e transpiração profusa. • Sua ação antioxidante justifica seus resultados rejuvenescedores.
Sistema urinário • Ajuda a eliminação de toxinas através dos rins; útil para artrite e gota.
Sistema reprodutor • Equilibra os hormônios e tem efeito antiespasmódico em casos de menstruação escassa e dolorosa. • Usada para problemas da menopausa, como suores noturnos e insônia. • Reduz a lactação excessiva.
Externamente • Loção antisséptica para cortes, queimaduras, picadas de insetos, problemas cutâneos, úlceras e queimaduras do sol; usada em gargarejos no tratamento da dor de garganta; como desinfetante bucal, corrige gengivas inflamadas e úlceras. • Suas folhas têm aplicação tópica no alívio da dor de dente. • Em cataplasmas, é indicada para entorses, inchaços e úlceras.
ADVERTÊNCIA Pode ser tóxica em doses elevadas ou se usada por um período prolongado. Evite na gravidez, enquanto estiver amamentando e em quadros de epilepsia.

Sambucus nigra
Sabugueiro

Esta árvore perfumada e decídua, com seu grande número de flores brancas, já foi chamada de "a arca de remédios das pessoas do campo", pelo fato de trazer muitos benefícios à saúde.

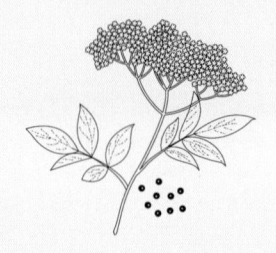

FAMÍLIA BOTÂNICA Caprifoliaceae
PARTES USADAS Flores, bagas
COMPONENTES QUÍMICOS Flor: taninos, flavonoides, óleo essencial, mucilagem, triterpenos; bago: açúcar, citocinas, vitamina C, bioflavonoides, antocianinas, ácidos de frutas.
AÇÕES Relaxante, antioxidante, adaptógena, descongestionante, diurética, intensificadora da imunidade, alterativa, adstringente, anti-inflamatória, antimicrobiana, febrífuga.

Digestão • As flores são antiespasmódicas e adstringentes para o intestino, protegendo-o da irritação e da inflamação; útil no tratamento da azia, indigestão, gastrite, da diarreia, da gastrenterite, de cólicas e gases.
Circulação • As antocianinas presentes nas bagas protegem a parede dos vasos sanguíneos contra o stress oxidativo, prevenindo a doença vascular. • As bagas reduzem o mau colesterol e ajudam a prevenir a aterosclerose.
Mental e emocional • As flores são calmantes e abrandam a tensão, a ansiedade e a depressão. • O sabugueiro promove o sono. • Suas bagas aumentam a resistência ao stress.
Sistema respiratório • A infusão quente das flores é benéfica no início de resfriados, febres, gripe, amigdalite e laringite. • Seus efeitos descongestionantes e relaxantes aliviam o catarro, a congestão brônquica, a asma e a tosse asmática. As bagas ativam a imunidade, uma vez que aumentam a produção de citocina;[301] elas também previnem os danos causados por radicais livres. Suas proteínas ajudam a regular a resposta imunológica. • As bagas têm ação antiviral, inibindo resfriados, os vírus da influenza A e B[302] e o vírus do herpes; podem ser úteis no tratamento do HIV. • Eles apresentam ação estabilizadora de colágeno e são benéficos em quadros de veias varicosas, hemorroidas, entorses e artrite.
Sistema urinário • As flores estimulam a função renal, aliviam a retenção de líquido e eliminam toxinas e o calor.
Externamente • Usado em gargarejos para dor de garganta; como desinfetante bucal, no tratamento de úlceras orais e gengivas inflamadas; banho para os olhos em casos de conjuntivite, olhos inflamados e cansados.
ADVERTÊNCIA As folhas podem causar reação em peles sensíveis. Evite o uso da raiz e da casca.

Schisandra chinensis
Esquisandra

Segundo a medicina tradicional chinesa, esses frutos vermelhos, nativos da China, e com seus cinco sabores, equilibram todos os sistemas corporais. A esquisandra é famosa como tônico para aumentar o "jing" dos rins; preserva a juventude e a beleza, estimulando a energia e a imunidade.

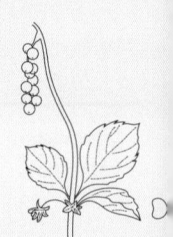

FAMÍLIA BOTÂNICA Schisandraceae
PARTES USADAS Frutos, sementes
COMPONENTES QUÍMICOS Lignanas dibenzo ciclo-octadienos (incluindo gomisinas e schisandrol), óleos voláteis, vitaminas A, C e E, ácidos orgânicos (oleico, linoleico, linolênico e palmítico).
AÇÕES Adaptógena, antibacteriana, antidepressiva, antitussígena, afrodisíaca, antioxidante, anti-inflamatória, adstringente, antiasmática, tônica para o fígado, tônica para o sistema imunológico, rejuvenescedora, hipoglicemiante, nervina, sedativa.

Digestão • As lignanas das sementes têm propriedades hepatoprotetoras contra toxinas químicas. • Além de hepatite e outras enfermidades do fígado, a esquisandra também trata infecções intestinais e gastrite crônica.
Circulação • Reduz as palpitações de origem nervosa, melhora o fluxo sanguíneo através das artérias coronárias e protege o coração de lesões isquêmicas.[303]
Mental e emocional • Aumenta a energia, a resistência e o poder de recuperação em quadros de stress. • Previne o mal da altitude. • Usada para depleção causada pelo stress, pela SFC, pela ansiedade, depressão, irritabilidade, vertigem e doença de Ménière. • Anticonvulsivante; pode ajudar na doença de Parkinson. • Melhora a memória e a concentração. • Útil em casos de nevralgia, insônia e palpitações de origem nervosa.
Sistema respiratório • Eleva a imunidade, reduz alergias e umidifica os pulmões; usada para tosse crônica e asma alérgica.
Sistema imunológico • Previne danos causados por radicais livres. • Estimula a regeneração do fígado e a recuperação após a hepatite. Aumenta a proteção de glutationas no fígado, estimula a síntese de glicogênio e de proteínas e pode proteger o fígado de tumores malignos.[304] • Estimula a produção de interferon e de linfócitos.[305] • Anti-inflamatória.
Sistema reprodutor • Alivia os suores noturnos, a micção frequente, a baixa libido, a espermatorreia, a ejaculação precoce e a baixa contagem de espermatozoides. • Aumenta a fertilidade.
ADVERTÊNCIA Evite na gravidez e em quadros de epilepsia.

Scutellaria baicalensis
Solidéu-de-baical

Uma pequena planta perene, nativa da Sibéria, Rússia, Norte da China, Mongólia e Japão, é usada na medicina tradicional chinesa e na medicina tibetana para limpar o "calor úmido" e como tônico fortalecedor dos nervos e do sistema imunológico.

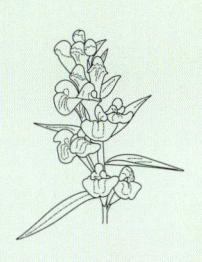

FAMÍLIA BOTÂNICA Lamiaceae
PARTES USADAS Raízes
COMPONENTES QUÍMICOS Flavonas, glicosídeos flavonoides (incluindo baicaleína, wogonina e scutelareína).
AÇÕES Anti-histamínica, antioxidante, anti-inflamatória, sedativa, antitumoral, como agente anticoagulante, vasodilatadora, antibacteriana, diurética, febrífuga, colerética, nervina.

Digestão • Limpa o calor do intestino nas infecções intestinais, diarreia e disenteria, sendo indicado para hepatite crônica e para outros problemas hepáticos.
Sistema urinário • Antisséptico diurético para infecções do trato urinário, disúria e hematúria.
Circulação • Tem efeito protetor no coração e na circulação. Dilata artérias periféricas, reduz a pressão sanguínea e previne a formação de coágulos.
Mental e emocional • Tônico energético e sedativo para os nervos, no tratamento da depleção causada pelo stress, ansiedade, convulsões, cãibras e desordens cardíacas de fundo nervoso.
Sistema imunológico • Anti-histamínico para alergias, incluindo eczema, asma, febre do feno, urticária e rinite. Inibe a secreção de histamina pelos mastócitos. Útil para problemas autoimunes, como artrite reumatoide e lúpus. • Antibacteriano, age contra uma ampla gama de microrganismos infecciosos, incluindo *Staphylococcus aureus*, *Pseudomonas aeruginosa* e *Streptococcus pneumoniae*. Tem afinidade com os tratos respiratório, urinário e digestivo. • Reduz a febre.
Sistema reprodutor • Tradicionalmente usado para prevenir abortos espontâneos.
Olhos • Elimina a dor e a inflamação relacionadas com "calor no fígado".[306]

Scutellaria laterifolia
Solidéu

Esta atraente planta perene, com bonitas flores azuis, é nativa da América do Norte, sendo encontrada em locais úmidos e nos campos. Tradicionalmente usada no tratamento de desordens nervosas e da infertilidade, e para diminuir a libido quando esta não era desejada.

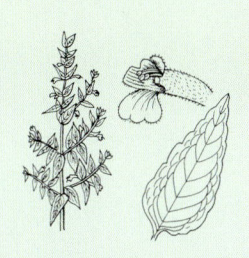

FAMÍLIA BOTÂNICA Lamiaceae
PARTES USADAS Partes aéreas
COMPONENTES QUÍMICOS Glicosídeos flavonoides (incluindo escutelarina), óleo volátil diterpenoides, princípios amargos, taninos, ácidos linoleico, oleico e palmítico, fenóis, vitaminas do complexo B, minerais (ferro, sílica, cálcio, potássio, magnésio).
AÇÕES Antiespasmódica, nervina, anticonvulsivante, anafrodisíaca, anódina, adstringente, tônica para o cérebro, diurética, emenagoga, febrífuga.

Digestão • Tônico amargo. Aumenta o apetite e a digestão e estimula a função hepática. • Reduz o espasmo e a cólica; alivia gases e a sensação de estômago cheio, além da dor de estômago de origem nervosa.
Mental e emocional • Rico em nutrientes essenciais para se manter o sistema nervoso saudável. • Útil em quadros de ansiedade, tensão, dor muscular, desordem obsessivo-compulsiva e ataques de pânico. • A escutelarina aumenta a produção de endorfinas; resolve a depressão, dissipa o cansaço e o esgotamento nervoso e promove o sono. • O solidéu pode ajudar a reconstruir a bainha de mielina e ser benéfico em casos de EM.[307] • Recomendada para dependência, quando se está deixando de tomar tranquilizantes e antidepressivos ortodoxos. • Atenua a dor de cabeça de origem tensional, a nevralgia, a dor da menstruação e a artrite. • Melhora a memória e a concentração; útil na DDA. • Antiespasmódico; usado para contrações musculares, tiques faciais, tremores, doença de Parkinson, síndrome das pernas inquietas, epilepsia (pequeno e grande mal), cãibras e palpitações.
Sistema urinário • Diurético; contribui para a eliminação do excesso de líquido e de toxinas através dos rins. Útil no tratamento da cistite e da bexiga irritável em que há um componente nervoso.
Sistema reprodutor • Antiespasmódico para a dor da menstruação. • Combinado com ervas que equilibram os hormônios, como yam mexicano e agnocasto, é útil na TPM e na irritabilidade da menopausa, depressão e alterações de humor. • Tradicionalmente usado para diminuir a libido.

Serenoa repens
Saw palmetto

Pequena planta, com bagas azuis-negras, nativa da América do Norte. Seus benefícios foram descobertos pela primeira vez por agricultores ao observarem os animais que, após comerem os frutos, pareciam saudáveis apesar da seca do verão. Nos seres humanos ele aumenta a força e a energia.

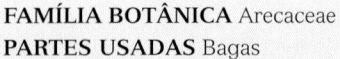

FAMÍLIA BOTÂNICA Arecaceae
PARTES USADAS Bagas
COMPONENTES QUÍMICOS Ácidos graxos (incluindo caprílico, oleico, linoleico, linolênico e palmítico), polissacarídeos, fitosteróis (beta-sitosterol e campesterol), resinas.
AÇÕES Anti-inflamatória, adaptógena, rejuvenescedora, anabólica, antiandrogênica, descongestionante, diurética, nutritiva, digestiva, demulcente, antitumoral, antibacteriana, estimulante do sistema imunológico, hipocolesterolêmica, afrodisíaca.

Digestão • Aumenta o apetite e a digestão. Usado para anorexia, diarreia e problemas da vesícula biliar.
Mental e emocional • Reduz a tensão; eleva a resistência ao stress e promove o sono.
Sistema respiratório • Acalma a irritação e resolve a infecção. • Expectorante; elimina o catarro. • Usado na coqueluche, laringite, tosse crônica, TB, bronquite e asma.[308]
Sistema imunológico • Tônico para aumentar a força e o peso. • Adaptogênico; eleva a imunidade e a resistência. Usado para infecções frequentes e alergias.
Sistema urinário • Diurético calmante; alivia a cistite, a bexiga irritável, infecções e a incontinência. • Elimina toxinas e ajuda a resolver problemas cutâneos.
Sistema reprodutor • Tônico para baixa libido, para baixa contagem de espermatozoides e disfunção erétil. • Inibe a prolactina; pode suprimir o fluxo de leite em mães que estão amamentando. • Remédio específico para HPB; melhora o fluxo de urina, alivia a dor, reduz o edema e inibe um maior crescimento da próstata por aumentar a degradação de dihidrotestosterona (DHT), sem afetar a leitura do antígeno prostático específico (PSA).[309] Reduz a inflamação na prostatite, orquite e epididimite. • Usado com agnocasto para ovários policísticos, hirsutismo, acne e problemas de fertilidade relacionados com excesso de andrógenos.
ADVERTÊNCIA Evite enquanto estiver amamentando.

Smilax ornata
Salsaparrilha

Planta trepadeira, nativa das Américas do Sul e Central, do Caribe e de partes da Ásia. Ela era famosa entre piratas como antimicrobiano e remédio depurativo para doenças venéreas.

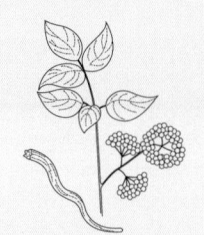

FAMÍLIA BOTÂNICA Smilacaceae
PARTES USADAS Rizomas
COMPONENTES QUÍMICOS Saponinas esteroidais, fitosteróis (incluindo beta- e e-sitosterol), amido, resina, ácido sarsápico, minerais.
AÇÕES Alterativa, antimicrobiana, anti-inflamatória, antisséptica, antitumoral, afrodisíaca, adstringente, carminativa, colagoga, demulcente, diaforética, diurética, hepatoprotetora, rejuvenescedora, estimulante, digestiva, tônica, antirreumática.

Digestão • Apoia e protege o fígado. • Reduz a carga oxidativa no intestino.[310] • Nutritiva; aumenta os processos metabólicos do organismo.
Mental e emocional • Tônico fortalecedor para debilidade e depressão, especialmente na menopausa.
Sistema musculoesquelético • Aumenta a massa muscular e melhora a força e a performance atlética. • Suas propriedades diuréticas ajudam a eliminar o excesso de ácido úrico, sendo úteis no tratamento da gota e da artrite.
Sistema imunológico • Antimicrobiana, anti-inflamatória e desintoxicante. • As saponinas esteroidais ligam-se às toxinas no intestino e inibem sua absorção. Benéfica em casos de problemas autoimunes, como psoríase, artrite reumatoide e colite ulcerativa, as quais podem estar relacionadas com toxicidade.[311] • As saponinas têm atividade antibiótica.[312] Podem ajudar no tratamento da leptospirose e da sífilis.[313]
Sistema urinário • Diurética; elimina toxinas através dos rins. Recomendada para infecções, cálculos, cólicas renais, enurese noturna e incontinência urinária.
Sistema reprodutor • A salsaparrilha é tônica e afrodisíaca em quadros de baixa libido, impotência e disfunção erétil.[314] • Regula o ciclo menstrual. Usada para menorragia, cólicas menstruais, cistos ovarianos, doença inflamatória pélvica, TPM e infertilidade. • Útil durante a menopausa para ondas de calor e suores noturnos.
Pele • Anti-inflamatória e desintoxicante. Recomendada para o tratamento de eczema e psoríase; abranda o prurido e a secura.
ADVERTÊNCIA Evite durante a gravidez.
Interação com medicamentos Evite se estiver fazendo uso de varfarina.[315]

Solidago virgaurea
Vara-dourada

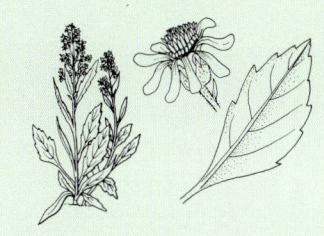

Planta perene, com flores amarelas brilhantes, nativa da América do Norte. Ela foi tradicionalmente usada para estancar hemorragias e cicatrizar feridas.

FAMÍLIA BOTÂNICA Asteraceae
PARTES USADAS Partes aéreas
COMPONENTES QUÍMICOS Flavonoides (quercetina, rutina, isoquercitrina e astragalina), saponinas, diterpenos, glicosídeos fenólicos, inulina, leiocarpósido, ácido salicílico, óleo essencial, taninos.
AÇÕES Analgésica, anti-helmíntica, anticatarral, antifúngica, anti-inflamatória, antioxidante, antisséptica, adstringente, carminativa, descongestionante, diaforética, diurética, expectorante, hemostática, hepática, hipotensiva, alterativa, estimulante, vulnerária.

Digestão • Adstringente, antiespasmódica e antisséptica; útil para conservar a flora intestinal e tratar cândida, gases, cólicas, indigestão, diarreia, gastrenterite, náusea, úlceras pépticas e vermes. • Estimula o fluxo de bile do fígado; usada para problemas hepáticos e cálculos da vesícula biliar.
Circulação • Reduz a pressão sanguínea.
Sistema respiratório • Descongestionante, expectorante e antimicrobiana; ajuda a combater as infecções de garganta, resfriados, gripe, catarro, sinusite, otite média, surdez catarral, febre do feno,[316] tosse e bronquite. Também usada para asma.
Sistema imunológico • Adstringente e antimicrobiana; combate a infecção nos tratos digestivo, respiratório e urinário. • Anti-inflamatória e analgésica; pode ser útil na artrite reumatoide e na osteoartrite.[317]
Sistema urinário • Diurético antisséptico; ajuda na eliminação de toxinas; benéfica no tratamento da gota, de problemas inflamatórios, cistite, infecções agudas e crônicas do trato urinário, enurese noturna, fraqueza da bexiga e incontinência. • Ajuda a dissolver cálculos nos rins e na bexiga.[318]
Sistema reprodutor • Usada no tratamento da hiperplasia prostática benigna. • Regula o ciclo menstrual, alivia cólicas menstruais, além de menstruações intensas e irregulares.[319]
Externamente • Cataplasmas/compressas/loção são utilizadas no tratamento da artrite, furúnculos, queimaduras, infecções por fungos, eczema, edemas e feridas. • Em gargarejos, usada para dor de garganta, laringite e cândida; e como desinfetante bucal no alívio da dor de dente.
ADVERTÊNCIA Evite em casos de edema causado por insuficiência cardíaca ou renal e em casos de alergia diagnosticada.

Stachys betonica (também conhecida como Betonica officinalis)
Betônica

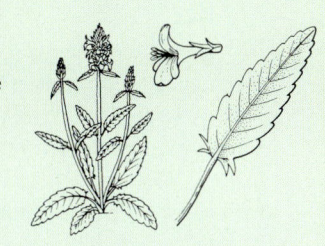

Nativa da Europa, a betônica ocorre espontaneamente em sebes e campos, sendo um remédio específico para dor de cabeça. Tradicionalmente, era ingerida, fumada e, em pó, aspirada pelo nariz; costumava, ainda, ser misturada com eufrásia para eliminar a congestão que acompanha os resfriados.

FAMÍLIA BOTÂNICA Lamiaceae
PARTES USADAS Partes aéreas
COMPONENTES QUÍMICOS Taninos, saponinas, alcaloides (betonicina, stachydrina e trigonelina), betonicina, stachydrina, trigonelina, betaína, colina, taninos.
AÇÕES Digestiva, circulatória, estimulante, tônica para os nervos, sedativa, vulnerária, adstringente, tônica para o fígado, anti-helmíntica, antisséptica, carminativa, colagoga, diurética, emenagoga, expectorante.

Digestão • Estimula o apetite e a digestão. • Seus taninos adstringentes protegem o revestimento do intestino contra a inflamação e a infecção. • Para indigestão, cólica, gases, azia, diarreia e parasitas. • Reduz problemas hepáticos e da vesícula biliar. • A trigonelina reduz o açúcar do sangue; útil no diabetes.
Mental e emocional • Tônica e sedativa para os nervos. Alivia a dor, particularmente na neuralgia do trigêmeo e a dor ciática. • Reduz a tensão e a ansiedade; resolve a depressão. • Melhora a circulação para a cabeça, estimula a função hepática e reduz a tensão; específica para dores de cabeça, quer estas sejam causadas pela má circulação, fígado preguiçoso ou tensão. • Melhora a memória e a concentração. • Tradicionalmente utilizada no tratamento de convulsões e palpitações de origem nervosa.
Sistema respiratório • Adstringente e antisséptica. • Preparada como chá quente estimula a circulação e ajuda o paciente a se desfazer de resfriados, catarro, sinusite e tosse.
Sistema urinário • Diurética; ajuda a eliminar toxinas e o excesso de ácido úrico; útil em casos de gota e artrite.
Sistema reprodutor • Alivia a dor da menstruação e a TPM. • Estimula o músculo uterino e corrige menstruações atrasadas. • Relaxante para ondas de calor, insônia e depressão da menopausa.
Externamente • Estanca sangramentos, acelera a regeneração dos tecidos e inibe a infecção de cortes e feridas, úlceras, veias varicosas e hemorroidas. • Loções/cremes são usados para contusões, entorses e estiramentos. • Faz aflorarem farpas e espinhos. • Tradicionalmente era aspirada pelo nariz para o tratamento de hemorragias nasais e dores de cabeça.
ADVERTÊNCIA Evite durante a gravidez.

Stellaria media
Morugem

Nativa da Eurásia, a morugem é muito nutritiva e considerada uma iguaria na Europa. Servida em saladas e cozida da mesma forma que o espinafre, ela atua como tônico para o sangue na primavera e durante a convalescença.

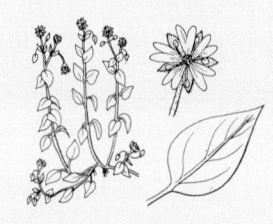

Acredita-se que ela melhora a visão por ser rica em vitamina A.

FAMÍLIA BOTÂNICA Caryophyllaceae
PARTES USADAS Partes aéreas
COMPONENTES QUÍMICOS Saponinas, mucilagem, cobre, estanho, sais de potássio, ferro, vitaminas A, C, tiamina, riboflavina, niacina, além de minerais (cálcio, fósforo, ferro, magnésio, sódio, potássio e zinco).
AÇÕES Demulcente, refrescante, anti-inflamatória, diurética, adstringente, carminativa, depurativa, emenagoga, expectorante, galactagoga, laxante, oftálmica, vulnerária.

Digestão • Ajuda suavemente a digestão e é laxante. Alivia gases, constipação, problemas inflamatórios, como gastrite, colite, indigestão ácida e SII. Limpa o excesso de calor do fígado e da vesícula biliar.
Sistema respiratório. • Expectorante e calmante; útil para dor de garganta, laringite, bronquite, asma, tosse seca e irritante; atenua a retenção de líquido, a cistite e a bexiga irritável. • Ajuda a eliminar toxinas através dos rins, o que é útil no tratamento de problemas da pele e da artrite. • Remédio tradicional para obesidade.
Sistema reprodutor • Tradicionalmente, usada como depurativo para o sangue no pós-parto. • Aumenta o fluxo de leite em mães que estão amamentando.
Pele • Excelente remédio refrescante para desordens inflamatórias da pele, como eczema, erupções causadas pelo calor, urticária, queimaduras do sol, furúnculos e espinhas.
Externamente • Remédio específico para desordens da pele acompanhadas de prurido, incluindo eczema, para roséola, veias superficiais frágeis, queimaduras, escaldaduras, úlceras, hemorroidas e abscessos. • Cicatriza feridas e úlceras. • O suco extraído da morugem é usado para lavar os olhos no tratamento de problemas inflamatórios oculares. • Cataplasmas e infusões concentradas são adicionadas a banhos com o objetivo de reduzir a inflamação e como auxiliares na regeneração de tecidos. • Ajuda a trazer toxinas e pus para a superfície.
ADVERTÊNCIA Doses excessivas podem causar diarreia e vômitos. Evite durante a gravidez e a amamentação.

Symphytum officinale
Confrei

O confrei é nativo da Europa e do Oeste da Ásia; ele cresce como planta silvestre em prados úmidos e ao longo de córregos. É muito valorizado por sua capacidade de promover a cicatrização de feridas, úlceras, e no tratamento de fraturas ósseas.

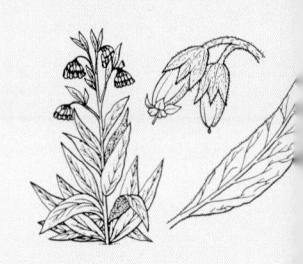

FAMÍLIA BOTÂNICA Boraginaceae
PARTES USADAS Raízes (uso externo somente), folhas
COMPONENTES QUÍMICOS Mucilagem (mucopolissacarídeos), gomas, taninos, alantoína, inulina, resina, ácido rosmarínico, alcaloides pirrolizidínicos, óleo essencial, beta-sitosterol, triterpenos, ácido salicílico, cálcio, ferro, potássio, aminoácidos, vitamina B12, zinco.
AÇÕES Demulcente, emoliente, hemostática, nutritiva, refrescante, vulnerária, expectorante, adstringente, tônica para doenças peitorais, alterativa, anti-inflamatória.

Digestão • A mucilagem suaviza a irritação e a inflamação. • Seus taninos adstringentes estancam sangramentos e protegem as superfícies da inflamação e da infecção. • Remédio refrescante e calmante para azia, gastrite, úlceras pépticas, diarreia e colite ulcerativa. • Rico em nutrientes, nutritivo e revigorante.
Sistema respiratório • A mucilagem acalma a irritação; alivia dor de garganta, laringite, amigdalite, pleurisia, tosse irritativa, bronquite, coqueluche e asma. • O ácido rosmarínico reduz as lesões pulmonares microvasculares.
Sistema musculoesquelético • A alantoína é um notável proliferante celular; estimula a produção de células responsáveis pela formação de colágeno e de tecido conjuntivo, cartilagens e ossos, acelerando a restauração de lesões. Excelente para ossos quebrados ou fraturados. • O ácido rosmarínico diminui a inflamação. Reduz a dor e o inchaço da artrite, da gota, da síndrome do túnel do carpo, da tendinite, de entorses e estiramentos.
Sistema urinário • Acalma as membranas mucosas; alivia a cistite e a bexiga irritável.
Externamente • Promove a cicatrização de feridas e a regeneração de tecidos. Principal remédio de primeiros socorros para a cicatrização de cortes, feridas, contusões, queimaduras, escaldaduras, queimaduras de sol e úlceras, com mínima formação de cicatrizes. Suaviza e rejuvenesce a pele seca, com lesões, cicatrizes e rugas.
ADVERTÊNCIA Evite as raízes para uso interno; a erva não deve ser usada em pele rompida e durante a gravidez.

Tabebuia impetiginosa
Pau-d'arco

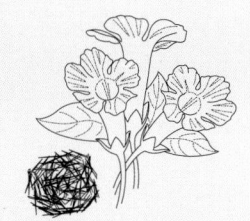

Árvore florífera sempre-viva, nativa do Brasil e da Argentina; famosa como tônico fortalecedor e estimulante da imunidade, usada para combater a infecção e como anticancerígeno.

FAMÍLIA BOTÂNICA Bigno-
niaceae
PARTES USADAS Casca interna
COMPONENTES QUÍMICOS Compostos de quinina (nafto-quinonas, lapachol, beta-lapachona, xiloidina e desoxilapachol) antraquinona tabebuína, furanoftoquinonas.
AÇÕES Estimuladora da imunidade, antitumoral, antioxidante, antimicrobiana, antiparasitária, laxante, antimalárica, antiesquistossomose, anti-inflamatória, anticoagulante.

Digestão • Tem ação antimicrobiana em infecções relacionadas com diarreia, disenteria e úlceras pépticas. Combate parasitas intestinais e cândida.[320] • Tem ação benéfica sobre o fígado. • Reduz o açúcar do sangue; indicado para diabetes.[321] • Reduz a inflamação; útil para gastrite, úlceras, acidez, colite e enterite. • Laxante.
Circulação • Aumenta o oxigênio por estimular a circulação sanguínea e linfática, e a produção de glóbulos vermelhos do sangue.[322] Usado para anemia, congestão linfática e hipertensão.
Sistema respiratório • Eleva a imunidade; repele infecções, febres, resfriados, gripe, tosse, bronquite e infecções das vias respiratórias. • Relaxa os brônquios em quadros de asma.
Sistema musculoesquelético • Anti-inflamatório e depurativo no tratamento da artrite, osteomielite, reumatismo e lúpus.
Sistema imunológico • Antibacteriano, antifúngico e antiviral; útil no tratamento do herpes, da gripe e dos resfriados.[323] • O lapachol, a beta-lapachona e a xiloidina apresentam atividade contra cândida. O lapachol tem propriedades antioxidantes, anticoagulantes, antivirais, anti-inflamatórias, antibacterianas, antimaláricas e antineoplásicas.[324] • Pode inibir o crescimento de tumores pelo fato de impedir que células cancerosas usem oxigênio.[325] • Útil para alergias e fadiga crônica. O lapachol e a beta-lapachona têm ação antibacteriana.[326]
Pele • Útil no tratamento de doenças da pele, incluindo eczema, psoríase, úlceras,[327] infecções, cândida, pé-de-atleta, herpes, impetigo, furúnculos e acne.
Externamente • Aplicado na pele para tratar infecções, eczema, psoríase, cortes e lesões, além do câncer de pele.
ADVERTÊNCIA Evite na gravidez e em quadros de desordens que levam à formação de coágulos.
Interação com medicamentos Evite com anticoagulantes.

Tanacetum parthenium (*também conhecido como Pyrethrum parthenium e Chrysanthemum parthenium*)
Tanaceto

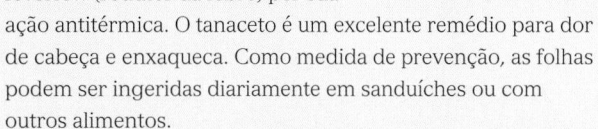

Atraente planta perene, com folhas aromáticas e flores semelhantes a margaridas, apreciadas pelas abelhas. Chamada em inglês de feverfew (redutor da febre) por sua ação antitérmica. O tanaceto é um excelente remédio para dor de cabeça e enxaqueca. Como medida de prevenção, as folhas podem ser ingeridas diariamente em sanduíches ou com outros alimentos.

FAMÍLIA BOTÂNICA Asteraceae
PARTES USADAS Partes aéreas
COMPONENTES QUÍMICOS Lactonas sesquiterpênicas, óleos voláteis, taninos, resina amarga, piretrina.
AÇÕES Diaforética, relaxante, estimulante uterina, anti-inflamatória, anti-histamínica, digestiva amarga, tônica para os nervos, analgésica, depurativa, descongestionante, colagoga.

Digestão • Aumenta o apetite e a digestão, afastando a náusea e vômitos. • Elimina o calor e toxinas. • Tônico hepático amargo. • Reduz sintomas relacionados com fígado preguiçoso, como letargia, irritabilidade, dor de cabeça e enxaqueca.
Mental e emocional • Tônico para os nervos; relaxa a dor de nervos no herpes-zóster, neuralgia do trigêmeo e na ciática. • Usado para excesso de sensibilidade à dor, irritabilidade e raiva. • Tradicionalmente usado para convulsões e para a agitação de crianças.
Sistema respiratório • A infusão quente aumenta a transpiração e reduz a febre. O tanaceto é descongestionante; elimina o catarro e a sinusite. • Usado para asma, enxaqueca e outras alergias, como febre do feno, devido às suas lactonas sesquiterpênicas, que inibem a liberação de prostaglandinas e de histamina. • Indicado para vertigem e zumbido de ouvido.
Sistema musculoesquelético • Elimina toxinas e o calor; anti-inflamatório útil no tratamento da artrite.
Externamente • A planta fresca é utilizada para tratar picadas e mordidas de insetos, aliviando a dor e o inchaço. • A tintura diluída pode ser usada como loção para repelir insetos e tratar espinhas e furúnculos.
ADVERTÊNCIA Evite durante a gravidez. As folhas frescas podem causar úlceras orais.

Taraxacum officinale
Dente-de-leão

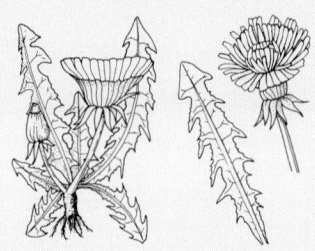

O dente-de-leão é nativo de muitas regiões da Europa e da Ásia. As folhas novas são tradicionalmente comidas na primavera como tônico amargo depurativo, com o propósito de limpar o organismo de resíduos resultantes de uma alimentação pesada e difícil de digerir, adotada no inverno, além de hábitos mais sedentários.

FAMÍLIA BOTÂNICA Asteraceae
PARTES USADAS Folhas, raízes
COMPONENTES QUÍMICOS Terpenoides, ácidos (clorogênico e cafeico), carboidratos, vitaminas A, C e vitaminas do complexo B, minerais (potássio, zinco e manganês), fitosteróis, glicosídeos, flavonoides.
AÇÕES Digestiva, tônica amarga, diurética, laxante suave, colagoga, depurativa, anti-inflamatória, antilítica.

Digestão • Atua como digestivo amargo e tônico hepático; estimula o apetite e a digestão, aumenta o fluxo de sucos digestivos, ajudando na absorção de nutrientes. • Dá suporte ao fígado como um órgão de desintoxicação importante; recomendado para desordens do fígado e da vesícula biliar, hepatite e problemas relacionados com fígado preguiçoso, como cansaço, irritabilidade, dor de cabeça e também doenças da pele. • A raiz é levemente laxante.
Sistema imunológico • A raiz do dente-de-leão é anti-inflamatória;[328] usada para artrite e reumatismo. • Pode intensificar a secreção de insulina pelo pâncreas; útil no tratamento do diabetes.
Sistema urinário • As folhas são diuréticas; a erva tem utilidade em casos de retenção de água, celulite e infecções do trato urinário. Seu alto teor de potássio repõe o que é perdido com o aumento da micção. • Dissolve cálculos e pequenas concreções. • Melhora a eliminação de ácido úrico; remédio útil para gota.
Pele • Tônico amargo depurativo; aumenta a eliminação de toxinas e matérias inúteis através do fígado e dos rins, purificando o sangue e limpando a pele. Para espinhas, acne, furúnculos e abscessos.
Externamente • O suco branco do caule pode ser aplicado em verrugas. • A infusão das folhas e flores é usada para problemas relativos à pele.
ADVERTÊNCIA Evite em casos de obstrução dos ductos da bile e da vesícula biliar.[329] O látex leitoso, presente nas folhas, pode causar dermatite.

Thymus vulgaris
Tomilho

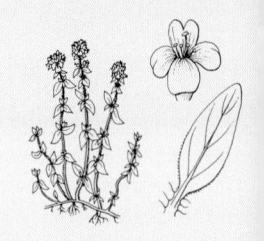

Pequena planta arbustiva perene, intensamente aromática. O tomilho é nativo do Mediterrâneo, ocorrendo espontaneamente em barrancos quentes, secos e pedregosos, além de charnecas. Ele é amplamente cultivado por suas potentes propriedades antissépticas.

FAMÍLIA BOTÂNICA Lamiaceae
PARTES USADAS Partes aéreas floridas
COMPONENTES QUÍMICOS Taninos, princípios amargos, óleo essencial, terpenos, flavonoides, saponinas.
AÇÕES Antiespasmódica, adstringente, digestiva, antisséptica, antibacteriana, descongestionante, estimulante da circulação, relaxante, estimulante do sistema imunológico, antioxidante.

Digestão • Aumenta o apetite e a digestão, estimulando o fígado. Usado para indigestão, falta de apetite, anemia, problemas relacionados ao fígado e à vesícula biliar. • Seus flavonoides têm efeitos relaxantes e aliviam gases, cólicas, SII e o cólon espástico. • Os taninos adstringentes de sua composição protegem o intestino da irritação e reduzem a diarreia. • Os óleos antissépticos combatem infecções e ajudam a restabelecer a flora intestinal após o uso de antibióticos.
Circulação • Estimulante de natureza quente; previne geladuras e combate os efeitos do frio do inverno.
Mental e emocional • Tônico fortalecedor para o esgotamento físico e mental. • Alivia a tensão, a ansiedade e a depressão. • Aumenta a concentração e a memória.
Sistema respiratório • Benéfico em casos de resfriados, dor de garganta, gripe e infecções das vias respiratórias, como bronquite, pneumonia e pleurisia. • Alivia a asma e a coqueluche. • Sua ação expectorante ajuda a expelir o escarro.
Sistema imunológico • Os óleos voláteis têm fortes efeitos antibacterianos e antifúngicos. Eles ajudam o organismo a combater infecções, particularmente dos sistemas respiratório, digestivo e geniturinário. • Anti-inflamatório, possivelmente por inibir a síntese de prostaglandina.[330] • Antioxidante, protege de problemas degenerativos. Aumenta a longevidade. • Estimula a transpiração e reduz a febre.
Sistema urinário • É diurético; atenua a retenção de água.
Sistema reprodutor • Antiespasmódico para dismenorreia. • Antimicrobiano a infecções, como candidíase e salpingite.
Externamente • Em linimentos para dor nas articulações e musculares, e desinfetar cortes e feridas. • Em gargarejos, alivia a dor de garganta; como ducha, trata infecções vaginais.
ADVERTÊNCIA Evite grandes quantidades durante a gravidez.

Tilia europaea (também conhecida como *T. americana* e *T. cordata*)
Tília

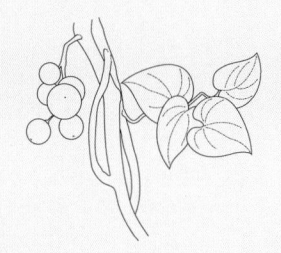

Esta é uma árvore decídua, nativa da Europa, Oeste da Ásia e América do Norte; ela é coberta por uma profusão de flores branco-amareladas, que têm o perfume do mel e são muito apreciadas pelas abelhas. Com a tília se prepara um chá delicioso, usado para reduzir a ansiedade e a febre.

FAMÍLIA BOTÂNICA Tiliaceae
PARTES USADAS Flores
COMPONENTES QUÍMICOS Óleo essencial (farnesol), taninos, flavonoides (hesperidina, quercitrina e kaempferol), mucilagem, fenóis (ácido cafeico).
AÇÕES Antiespasmódica, timoléptica, colagoga, emoliente, expectorante, hipotensiva, nervina, sedativa, estomáquica, vasodilatadora, demulcente, diaforética, diurética, oftálmica, vermífuga (raiz).

Digestão • Acalma e relaxa o intestino; usada para problemas digestivos, relacionados com ansiedade, como gases, cólicas, indigestão, diarreia, azia e acidez. • As raízes agem como vermífugo, no combate aos vermes.
Circulação • Antiespasmódica; abre as artérias, reduz a hipertensão. • Protege as paredes dos vasos sanguíneos por reduzir o acúmulo de colesterol e o endurecimento das artérias. • Útil no tratamento da enxaqueca. • Diaforética; aumenta o fluxo sanguíneo periférico. Diminui a febre. • A decocção das raízes e da casca tem sido usada no tratamento de hemorragias internas.
Mental e emocional • Antiespasmódica e sedativa; alivia a tensão, a ansiedade, a insônia, dores, dor de cabeça nervosa, enxaqueca, inquietação e agitação. Acalma o nervosismo nas provas.
Sistema respiratório • Descongestionante e expectorante calmante para resfriados acompanhados de febre leve, para gripe, catarro, tosse irritativa, bronquite e asma.
Sistema urinário • Diurético suavizador; elimina toxinas através dos rins, alivia a cistite, a uretrite e a micção frequente, relacionada com o sistema nervoso.
Externamente • A infusão das folhas é usada para banhar os olhos; cataplasmas têm indicação em queimaduras e escaldaduras. • A infusão das flores é usada topicamente para espinhas, acne, furúnculos, queimaduras e erupções, com o objetivo de limpar o calor e a irritação. • Utilizada em gargarejos no tratamento de úlceras orais. • É adicionada ao banho para acalmar crianças irrequietas.
ADVERTÊNCIA Doses elevadas podem causar náusea. O uso excessivo danifica potencialmente o coração.

Tinospora cordifolia
Guduchi

Trepadeira vigorosa que ocorre nas florestas da Índia. Erva rejuvenescedora, renomada na medicina ayurvédica; seu efeito é melhor quando ela cresce nas árvores neem, uma vez que suas propriedades combinadas fortalecem e desintoxicam.

FAMÍLIA BOTÂNICA Menispermaceae
PARTES USADAS Caules, folhas
COMPONENTES QUÍMICOS Beta-sitosterol, alcaloides (incluindo berberina e tinosporina), princípios amargos, glicosídeos, diterpenos.
AÇÕES Adaptógena, digestiva, adstringente, antifúngica, rejuvenescedora, alterativa, diurética, colagoga, anti-inflamatória, antioxidante, probiótica, vermífuga.

Digestão • Aumenta a energia por melhorar o apetite, a digestão e a absorção. • Reduz a inflamação na acidez, gastrite, úlceras pépticas, náusea e vômitos. • Restabelece a flora intestinal. Expele vermes. Antifúngica; útil para tratar cândida. • Alivia a constipação e elimina toxinas. • Usada para hepatite crônica e lesões causadas por substâncias tóxicas. Ajuda na regeneração do tecido hepático. • Estabiliza o açúcar do sangue.
Circulação • Reduz o sangramento, como das gengivas e hemorroidas. Útil na anemia. • Reduz o mau colesterol.
Mental e emocional • Adaptogênica; aumenta a resistência ao stress emocional e físico. • Aumenta a energia e, ao mesmo tempo, relaxa a tensão.
Sistema respiratório • Ajuda a resolver infecções e a congestão catarral. Indicada para tosse, resfriados, gripe, sinusite e alergias, como febre do feno e asma.
Sistema musculoesquelético • Anti-inflamatória para problemas das articulações; usada para gota; combinada com gengibre, é útil no tratamento da artrite.
Sistema imunológico • Tem atividade antioxidante e antitumoral; reduz os efeitos colaterais da radioterapia e da quimioterapia. • Estimula a produção de anticorpos e a função dos macrófagos e a resistência às infecções. • Faz baixar a febre. • Tomada antes de uma cirurgia, melhora a resistência às infecções e às complicações pós-operatórias. • Boa nos problemas autoimunes, como psoríase e lúpus eritematoso sistêmico.
Sistema urinário • Ajuda na eliminação de ácido úrico; útil para artrite e gota.
Pele • Elimina problemas de pele, como eczema e psoríase.
ADVERTÊNCIA Doses excessivas podem inibir a assimilação de vitamina B e causar náusea.

Trifolium pratense
Trevo-vermelho

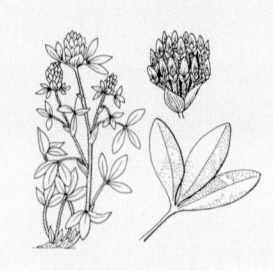

Planta perene, nativa da Europa, América do Norte e Oeste da Ásia; cresce espontaneamente nos prados. O trevo-vermelho é conhecido como remédio depurativo e estimulante do sistema imunológico, sendo também usado para tratar problemas de saúde femininos.

FAMÍLIA BOTÂNICA Fabaceae
PARTES USADAS Inflorescências
COMPONENTES QUÍMICOS Glicosídeos, flavonoides, cumarinas, minerais (incluindo cálcio, ferro, magnésio, sódio, potássio, cobre e zinco), saponinas.
AÇÕES Alterativa, antiescrofulosa, antioxidante, antiespasmódica, aperiente, antitumoral, diurética, expectorante, sedativa, estrogênica.

Circulação • Ajuda a prevenir a hipertensão. Suas cumarinas podem afetar a atividade plaquetária e reduzir lipídeos.[331]
Sistema respiratório • Antiespasmódico e expectorante para catarro, coqueluche, tosse seca, bronquite e asma.
Sistema imunológico • Tradicionalmente usado como erva desintoxicante no câncer de mama, pulmão e do sistema linfático. Foi demonstrado que seus glicosídeos flavonoides inibem o câncer por impedirem a angiogênese e a aderência das células tumorais.[332] • Indicado para doenças degenerativas crônicas e para congestão linfática.
Sistema musculoesquelético • Benéfico para mulheres na pós-menopausa; pode estimular o armazenamento de cálcio e prevenir a osteoporose. • Usado para artrite e gota.
Sistema reprodutor • Os glicosídeos flavonoides aumentam a produção do hormônio folículo estimulante[333] e são estrogênicos; úteis para problemas da menopausa, como ondas de calor, suores noturnos e insônia. • Beneficia o sistema linfático; útil na mastite. • Ajuda a prevenir problemas de próstata. • Tradicionalmente usado no câncer de mama e de ovário.
Pele • Elimina toxinas; ajuda a resolver problemas relacionados à pele, especialmente eczema e psoríase.
Externamente • Cataplasmas de trevo-vermelho têm aplicação em problemas de pele e crescimentos malignos.
ADVERTÊNCIA Evite em casos de desordens acompanhadas de sangramento, durante a gravidez e a amamentação. Trevos doentes, mesmo que nenhum sintoma da doença seja visível, podem conter alcaloides tóxicos.
Interação com medicamentos É necessário ter cautela se o paciente estiver usando anticoagulantes e contraceptivos.

Trigonella foenum-graecum
Feno-grego

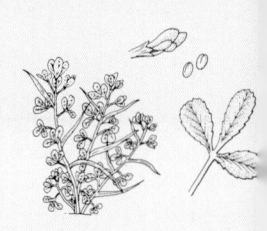

O feno-grego é membro da família da ervilha; nativo do Mediterrâneo, da Ucrânia e da Índia. Altamente nutritivas, suas sementes são bastante conhecidas como condimento em culinária, e usadas na África para substituir o café.

FAMÍLIA BOTÂNICA Fabaceae
PARTES USADAS Sementes
COMPONENTES QUÍMICOS Galactomananas (incluindo mucilagem), alcaloides piridínicos (incluindo compostos de trigonelina, gencianina e carpaína), saponinas esteroidais (incluindo diosgenina, fenogrequina e trigogenina), fibras, proteínas, aminoácidos (incluindo lisina e arginina), flavonoides.
AÇÕES Digestiva, laxante, demulcente, emoliente, nutritiva, galactagoga, expectorante, cardiotônica, diurética, antiviral, anti-hipertensiva, hipoglicemiante, hipocolesterolêmica, estrogênica.

Digestão • Aumenta o apetite, a digestão e a absorção. • A mucilagem forma uma camada no revestimento do intestino, protegendo-o da irritação e da inflamação em casos de gastrite, indigestão ácida e úlceras pépticas. • O feno-grego não é absorvido e, por isso, acrescenta fibras, agindo como um laxante que avoluma as fezes no tratamento da constipação. • Possui atividade hipoglicemiante por retardar o esvaziamento gástrico, tornar mais lenta a absorção de carboidratos e inibir o transporte de glicose. Ele também pode aumentar os receptores de insulina nos glóbulos vermelhos do sangue e melhorar a utilização de glicose nos tecidos periféricos.
Circulação • Faz baixar o colesterol prejudicial e os triglicérides. • Reduz a pressão sanguínea e inibe a formação de coágulos; ajuda a prevenir doenças cardíacas e arteriais.
Sistema respiratório • Expectorante e estimulante da imunidade em quadros de tosse e bronquite. • Antiviral.
Sistema urinário • Diurético; ajuda na eliminação de toxinas através dos rins.
Sistema reprodutor • A diosgenina é usada para criar formas semissintéticas de estrogênio. Pode aumentar o tamanho dos seios. • Reduz sintomas da menopausa, como ondas de calor, suores noturnos, secura vaginal e insônia. • Estimula o fluxo de leite em mães que estão amamentando.
Externamente • A decocção é usada como loção para furúnculos, úlceras e eczema.
ADVERTÊNCIA Evite durante a gravidez.
Interação com medicamentos Tenha cautela se estiver usando drogas antidiabéticas e anticoagulantes.

Trillium erectum
Lírio-do-bosque

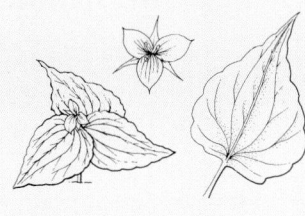

Bonita planta de regiões florestais, nativa da América do Norte; era renomada entre as tribos nativas norte-americanas por diminuir a dor durante o parto e prevenir hemorragias após o nascimento do bebê.

FAMÍLIA BOTÂNICA Trilliaceae
PARTES USADAS Rizomas, raízes
COMPONENTES QUÍMICOS Saponinas esteroidais (diosgenina e trilarina), óleos fixos, goma, óleos voláteis, taninos.
AÇÕES Adstringente, preparadora do parto, antisséptica, antifúngica, tônica uterina, reguladora hormonal, anti-hemorrágica, alterativa, expectorante.

Digestão • Adstringente; tonifica e protege o revestimento do intestino, reduzindo a inflamação e o sangramento. Recomendado para problemas inflamatórios do intestino, diarreia, disenteria e sangramentos.
Sistema respiratório • Adstringente e expectorante; seca o excesso de secreção e reduz o catarro. Útil na tosse catarral, na asma, em problemas crônicos dos pulmões e na hemoptise.
Sistema urinário • Usado para hematúria.
Sistema reprodutor • Tradicionalmente empregado para induzir o parto, estimular as contrações e reduzir a dor. • Regula hormônios e alivia problemas menstruais. • Adstringente; contrai vasos sanguíneos. Usado para fibroides, menstruação excessiva, sangramento uterino disfuncional e hemorragia pós-parto. • Reduz a hemorragia na perimenopausa e sintomas da menopausa. • Alivia dor nos mamilos. • Afrodisíaco.
Externamente • A loção de lírio-do-bosque é usada para reduzir a velocidade de sangramentos, na cicatrização de úlceras, problemas inflamatórios da pele, hemorroidas e veias varicosas, tumores, mordidas e picadas de insetos. • Ducha antisséptica/antifúngica para infecções vaginais, como as causadas por cândida e trichomonas. Reduz o corrimento.
ADVERTÊNCIA Evite durante a gravidez e em casos de refluxo gástrico.
Interação com medicamentos Pode diminuir os efeitos de glicosídeos cardíacos.

Turnera aphrodisiaca (também conhecida como *T. diffusa*)
Damiana

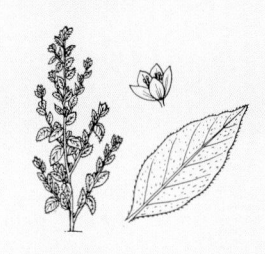

Pequeno arbusto, que cresce em todo o México, América Central, Índias Ocidentais e América do Sul. Conhecida como afrodisíaco desde a época da antiga civilização maia, a damiana tem sido há muito tempo valorizada como tônico para os sistemas hormonal e nervoso.

FAMÍLIA BOTÂNICA Turneraceae
PARTES USADAS Partes aéreas
COMPONENTES QUÍMICOS Óleos voláteis (incluindo 1,8-cineol, p-cimeno, alfa- e beta-pineno, timol, alfa-copaeno e calameno), taninos, flavonoides, beta-sitosterol, damianina, glicosídeos (gonzalitosina e arbutina).
AÇÕES Antiespasmódica, timoléptica, adaptógena, expectorante, adstringente, digestiva, laxante, tônica amarga, afrodisíaca, hipoglicemiante, sedativa, tônica, diurética.

Digestão • Reduz a tensão e os espasmos; para desordens relacionadas com stress, dor de estômago, cólicas, dispepsia, úlceras pépticas, diarreia e constipação. • Estimula a função hepática e reduz o açúcar do sangue.
Mental e emocional • Tônico para os nervos e para o cérebro; excelente em casos de debilidade, dores de cabeça e períodos de convalescência. • A damiana tem ação específica na ansiedade e na depressão, relacionadas com a inadequação sexual. • Usada para o tratamento da desordem obsessivo-compulsiva, de neuroses e paranoia. • Atenua o excesso de atividade mental e a agitação.
Sistema respiratório • Adstringente e expectorante; abranda resfriados, catarro, tosse, asma e bronquite.
Sistema urinário • Diurético antisséptico; acalma a irritação; para cistite, retenção de líquido e infecções. • Fortalece o controle muscular em quadros de incontinência e enurese noturna.
Sistema reprodutor • Seus alcaloides têm ação semelhante à da testosterona. Usada para impotência, disfunção erétil, frigidez, anorgasmia, baixa libido, orquite e espermatorreia. • Indicada para dismenorreia, dor de cabeça desencadeada pela menstruação, acne, menstruações irregulares, amenorreia e problemas de fertilidade. • Auxiliar do parto. • Útil durante a menopausa; corrige ondas de calor, suores noturnos, insônia e secura vaginal.
ADVERTÊNCIA Pode interferir com a absorção de ferro. Não deve ser ingerida juntamente com alimentos. Evite na gravidez.
Interação com medicamentos Seu uso concomitante ao de drogas antidiabéticas exige cautela.

Tussilago farfara
Tussilagem

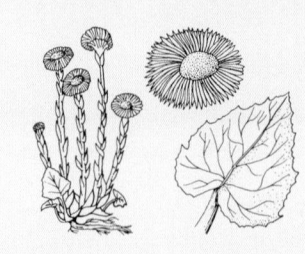

Erva perene que cresce em toda a Europa, Norte da África e Oeste e Norte da Ásia; seu hábitat são sebes, regiões florestais e prados. As flores amarelas brilhantes da tussilagem, semelhantes às do dente-de-leão, aparecem antes das folhas. É um famoso remédio para problemas respiratórios, tendo sido tradicionalmente usada em xaropes, para tratar a tosse, ou transformada em balas e consumida como um doce.

FAMÍLIA BOTÂNICA Asteraceae
PARTES USADAS Folhas, flores
COMPONENTES QUÍMICOS Flor: mucilagem, triterpenos, caroteno e outros flavonoides, taninos, arnidiol, taraxantina, alcaloides pirrolizidínicos; folha: zinco, magnésio, potássio, glicosídeos, sitosterol, inulina.
AÇÕES Antiespasmódica, anti-inflamatória, emoliente, broncodilatadora, demulcente, antitússica, diurética, adstringente, diaforética, expectorante, digestiva.

Digestão • Melhora a digestão e o apetite. Acalma a irritação do revestimento do intestino.
Sistema respiratório • Calmante, anti-inflamatória e expectorante para resfriados, catarro, dor de garganta, amigdalite, tosse seca e persistente, bronquite e asma. Particularmente útil no alívio da tosse que acompanha o enfisema crônico e a silicose. • Rica em zinco; promove a reparação dos tecidos; indicada para suscetibilidade a tosses e infecções das vias respiratórias, devido a lesões do sistema respiratório que se seguem à infecção ou são causadas pelo fumo. • Seus efeitos antiespasmódicos são úteis para atenuar o broncoespasmo em quadros de asma.
Sistema imunológico • Eleva a imunidade; ajuda a resolver a infecção e previne a agregação de plaquetas.[334]
Sistema urinário • Suaviza a irritação e a inflamação; usada para cistite e uretrite.
Externamente • Cataplasmas preparadas com as flores suavizam e promovem a cura de desordens cutâneas, como eczema, úlceras, lesões, mordidas e outras inflamações.
ADVERTÊNCIA Contém traços de alcaloides pirrolizidínicos que afetam o fígado (estes são em grande parte destruídos quando a planta é fervida para o preparo de decocções). Potencialmente tóxica em doses elevadas. Tome por um máximo de 28 dias seguidos. Evite em casos de doenças hepáticas, na gravidez e na lactação; contraindicada para crianças com menos de 6 anos.

Ulmus fulva (também conhecida como *U. rubra*)
Olmo-americano

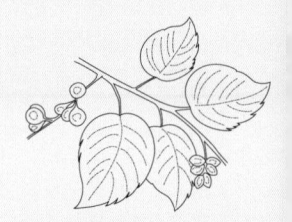

Esta bonita árvore decídua cresce em todo o território do Canadá e dos Estados Unidos. A casca interna, retirada de árvores com pelos menos dez anos de idade, era usada pelos nativos norte-americanos para acalmar o sistema digestório irritado e em cataplasmas no tratamento de feridas e úlceras.

FAMÍLIA BOTÂNICA Ulmaceae
PARTES USADAS Casca interna, geralmente em pó
COMPONENTES QUÍMICOS Mucilagem (incluindo polissacarídeos, poliuronídeos: hexoses e pentoses), taninos, cálcio, cromo, ferro, zinco, manganês, procianidinas, antioxidantes.
AÇÕES Demulcente, emoliente, nutritiva, antitússica, antioxidante, anti-inflamatória, diurética, expectorante, laxante, rejuvenescedora, vulnerária, probiótica.

Digestão • As moléculas de polissacarídeos se expandem na água e criam uma pasta que recobre o revestimento do intestino, acalmando a dor de desordens inflamatórias, o refluxo ácido, a azia, a náusea, a gastrite, a colite, úlceras pépticas, SII, diverticulite e a síndrome de vazamento do intestino.[335] • Bom laxante, formador de massa, para tratar a constipação. • Estimula o crescimento da flora intestinal normal. • Alimento nutritivo para estados de debilidade física, sendo particularmente recomendado para bebês e pessoas idosas por ser de fácil digestão.
Sistema respiratório • Umedece e reduz a irritação e a inflamação, causadas pelo calor na garganta e no peito, alivia o catarro e a tosse seca. • Tradicionalmente usado para bronquite, pneumonia e pleurisia. • Relaxa a garganta e os brônquios; empregado no tratamento da dor de garganta, rouquidão, laringite, faringite, asma e coqueluche.
Sistema musculoesquelético • Rico em cálcio; fortalece os ossos e promove sua regeneração.
Sistema imunológico • Anti-inflamatório; estimula a imunidade. • Suaviza o quadro e fortalece quando o paciente está se recuperando de uma doença ou durante a quimioterapia. O olmo-americano é um ingrediente da Essiac, a renomada fórmula para o tratamento do câncer.
Sistema urinário • Acalma o revestimento do trato urinário; reduz a dor e a inflamação da cistite e da uretrite.
Externamente • Usado em cataplasmas para expelir toxinas de furúnculos, abscessos e úlceras varicosas. • Aplicado em feridas, queimaduras e inflamação para reduzir o edema e a dor.
Interação com medicamentos Faça um intervalo de 2 horas depois de tomar fármacos; o olmo-americano pode inibir sua absorção.

Uncaria tomentosa
Unha-de-gato

Trepadeira nativa da selva amazônica, onde tem sido famosa há séculos como remédio para infecções e desordens inflamatórias, e como contraceptivo.

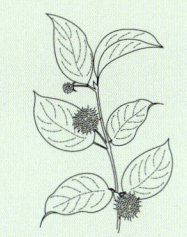

FAMÍLIA BOTÂNICA Rubiaceae
PARTES USADAS Casca, raízes, folhas
COMPONENTES QUÍMICOS Alcaloides oxindólicos pentacíclicos e tetracíclicos, triterpenos, fitosteróis, taninos, quercitrina, rutina, proantocianidinas, catequina, polifenóis.
AÇÕES Estimulante da imunidade, anti-inflamatória, hipotensiva, antioxidante, antitumoral, antimicrobiana, depurativa, diurética, vermífuga.

Digestão • Fortalece o intestino em casos de doença de Crohn, desordens inflamatórias intestinais, diverticulite e síndrome de vazamento do intestino.[336] Usada para gastrite, úlceras, diarreia, disenteria e candidíase. • Estimula a função hepática.
Circulação • Inibe a agregação de plaquetas do sangue,[337] fortalece os vasos sanguíneos e ajuda a prevenir derrames.
Sistema respiratório • Proporciona apoio imunológico em casos de asma, bronquite e febre do feno.
Sistema musculoesquelético • Anti-inflamatória, usada no tratamento da osteoartrite e da artrite reumatoide, do lúpus, da bursite e da gota.
Sistema imunológico • Os alcaloides oxindólicos estimulam a imunidade por elevar a atividade de fagócitos, macrófagos, linfócitos e leucócitos. A unha-de-gato é usada para imunodeficiência crônica e infecção por HIV,[338] fadiga crônica, alergias e suscetibilidade às infecções.[339] • Retarda o crescimento de células leucêmicas.[340] Empregada como complemento em tratamentos de tumores malignos;[341] protege dos efeitos da radiação e da quimioterapia. • Combate infecções bacterianas e virais, como herpes-zóster; reduz a febre. • Tradicionalmente utilizada para ferimentos profundos, abscessos e cistos.
Sistema urinário • Usada no tratamento de infecções do trato urinário.
Sistema reprodutor • Regula o ciclo menstrual; alivia a TPM. • Útil na prostatite.
Olhos • Reduz problemas inflamatórios, como conjuntivite e irite.
Externamente • Loções/cremes são usados para acne, herpes, herpes-zóster, pé-de-atleta, hemorroidas e cortes. A loção ocular é indicada para conjuntivite.
ADVERTÊNCIA Evite durante a gravidez.
Interação com medicamentos O uso simultâneo de unha-de-gato e drogas imunossupressoras exige cautela.

Urtica dioica (também conhecida como *U. urens*)
Urtiga

Esta planta perene, que tem sido muito difamada, ocorre na Europa toda, na Ásia, Norte da África e América do Norte. Ela é altamente nutritiva, rica em vitaminas A e C, e em minerais.

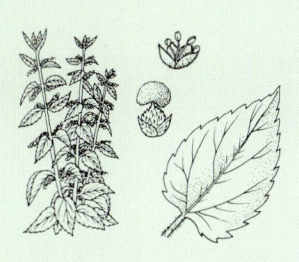

FAMÍLIA BOTÂNICA Urticaceae
PARTES USADAS Partes aéreas de plantas jovens, raízes, sementes
COMPONENTES QUÍMICOS Aminas (histamina, 5-hidroxitriptamina e serotonina), minerais (potássio, ferro e cálcio), rutina, quercetina, ácido málico, ácido fórmico e clorofila.
AÇÕES Alterativa, adstringente, hemostática, diurética, galactagoga, formadora de sangue, anti-histamínica.

Digestão • Seus taninos adstringentes protegem o revestimento do intestino contra a irritação e a infecção. • Alivia a diarreia e a flatulência. • Estimula as funções do fígado e dos rins e elimina toxinas. • Reduz o açúcar do sangue. • As sementes melhoram a função da tireoide e diminuem o bócio.
Sistema respiratório • Elimina o catarro na tosse, bronquite, febre do feno e asma. • As sementes/suco fresco são usados para febres e desordens pulmonares.
Sistema imunológico • Depurativa. • Anti-histamínica no trato de alergias, como asma e febre do feno. • Seus flavonoides têm efeitos imunoestimulantes. • Tem atividade antibacteriana; combate as bactérias *Staphylococcus aureus* e *S. albus*.
Sistema reprodutor • Estimula a produção de leite em mães que estão amamentando. • Regula a menstruação e reduz o sangramento intenso. • Rica em ferro.
Sistema urinário • Diurética; alivia a retenção de líquido, a cistite e a uretrite. • Amolece cálculos e pequenas concreções. • Ajuda a prevenir a enurese noturna e a incontinência urinária. • Aumenta a excreção de ácido úrico; benéfica no tratamento da gota e da artrite. • A raiz é usada no tratamento da HPB.
Pele • Depurativa e anti-inflamatória; limpa a pele em casos de eczema, urticária e outros problemas cutâneos crônicos.
Externamente • O suco fresco/chá é usado para cortes, feridas, hemorroidas, queimaduras e escaldaduras, mordidas/picadas, incluindo as queimaduras decorrentes do contato da urtiga com a pele. • A urtiga fresca é utilizada para irritar a pele, com o objetivo de estimular a circulação, no tratamento da má circulação periférica, da dor e do edema da artrite.
ADVERTÊNCIA Evite em casos de edema causado por função cardíaca ou renal prejudicada.
Interação com medicamentos Evite usar concomitantemente com diuréticos e drogas hipotensivas.

Vaccinium myrtillus
Mirtilo

Arbusto perene, nativo da Europa; seus frutos, pretos e brilhantes, são uma potente fonte de antioxidantes. Eles reduzem os radicais livres, contribuindo para retardar o processo de envelhecimento, além de ajudar na prevenção de doenças degenerativas e de tumores malignos.

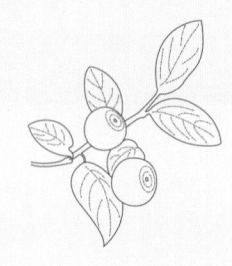

FAMÍLIA BOTÂNICA Ericaceae
PARTES USADAS Frutos, folhas
COMPONENTES QUÍMICOS Flavonoides (mais de 15 antocianosídeos), catequinas, invertase.
AÇÕES Antioxidante, anti-inflamatória, adstringente, vasoprotetora, antiespasmódica, diurética, rejuvenescedora.

Digestão • Tem efeito positivo na mucosa gástrica. Reduz a inflamação do estômago e do revestimento do intestino, além de protegê-lo do excesso de acidez. • As folhas são um remédio tradicional para diabetes (ricas em cromo), diarreia, vômitos, febre tifoide e espasmos estomacais.[342] • Os frutos reduzem o açúcar do sangue e são levemente laxantes e adstringentes; aliviam tanto a constipação quanto a diarreia.
Circulação • Antioxidante; estimula a circulação e protege as artérias dos danos causados pelos radicais livres. Útil na doença de Raynaud, em casos de fragilidade dos capilares, sangramento das gengivas, microvarizes, hemorroidas, veias varicosas e insuficiência venosa. • Os antocianosídeos estabilizam o colágeno e ajudam a reconstruir os capilares. O mirtilo reduz a agregação de plaquetas, previne a formação de coágulos e protege de ataques do coração e derrames, sem o risco de maior sangramento. • Ele é útil na prevenção e tratamento da aterosclerose.
Sistema musculoesquelético • Antioxidante e anti-inflamatório; estabiliza o colágeno; útil em quadros de artrite.
Sistema urinário • Anti-inflamatório e diurético, usado para infecções da bexiga e para cálculos.
Sistema reprodutor Antiespasmódico; alivia a dismenorreia.
Olhos • Aumenta a circulação para os olhos; melhora a visão. • Sua ação antioxidante previne danos causados pelos radicais livres, que podem provocar o aparecimento de cataratas e a degeneração macular. • Usado para retinopatia diabética ou hipertensiva; fortalece o colágeno e protege o tecido dos olhos do glaucoma e da tensão ocular. • Regenera a rodopsina, um pigmento encontrado na retina que é vital para a boa visão noturna.[343]
Externamente • Promove a cicatrização; útil após cirurgias. • Como desinfetante bucal, é usado em inflamações da boca e das gengivas; em gargarejos, para dor de garganta.

Valeriana officinalis
Valeriana

Planta silvestre perene, com bonitas flores cor-de-rosa, nativa da Europa, Ásia e América do Norte. A raiz, intensamente pungente, tem um cheiro que desagrada a muitos, mas é apreciado pelos gatos e, aparentemente, pelos ratos; afirma-se que o Flautista de Hamelin atraiu os ratos para fora da cidade com valeriana.

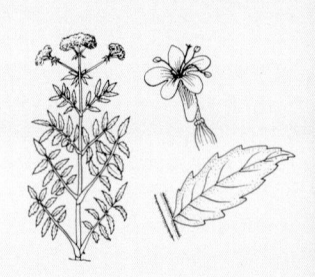

FAMÍLIA BOTÂNICA Valerianaceae
PARTES USADAS Raízes, rizomas
COMPONENTES QUÍMICOS Óleos voláteis, valepotriatos, ácido valeriânico, glicosídeos, alcaloides, colina, taninos, resinas.
AÇÕES Ansiolítica, sedativa, hipnótica, anódina, anti-helmíntica, antibacteriana, antiespasmódica, adstringente, amarga, carminativa, diaforética, diurética, hipotensiva, nervina, revigorante, estomáquica, tônica.

Digestão • Antiespasmódica e sedativa. Relaxa a tensão e o espasmo no tratamento de problemas relacionados com o stress, como dispepsia, cólica intestinal e SII.
Circulação • Reduz a pressão sanguínea. • Aumenta o fluxo sanguíneo para o coração.[344] • Acalma palpitações de origem nervosa.
Mental e emocional • Sedativo e tônico para os nervos bem conhecido; os valepotriatos são principalmente responsáveis por seus efeitos calmantes. Excelente para ansiedade, tensão nervosa, agitação, ataques de pânico, irritabilidade, insônia, dor de cabeça de fundo nervoso e esgotamento. • Fortalece e acalma o coração. Alivia as palpitações de origem nervosa. • Relaxa os músculos lisos; útil para desordens relacionadas com stress, como tensão muscular, cólicas, SII, cólicas menstruais e dor de cabeça. • Útil no tratamento de dependências (fumo ou tranquilizantes), da agressividade crônica e da DDA. Historicamente, tem sido um remédio respeitado para o tratamento de epilepsia, histeria, convulsões, enxaqueca, dor de cabeça e para a maioria dos problemas relacionados com o sistema nervoso; foi usada na Primeira Guerra Mundial para tratar a neurose de guerra e a tensão nervosa causada por incursões aéreas.
Sistema respiratório • Antiespasmódica; benéfica em quadros de tosse paroxística e crupe.
Sistema reprodutor • Tem efeito antiespasmódico nas dores menstruais.
ADVERTÊNCIA Evite o uso prolongado. Doses excessivas podem causar dor de cabeça, espasmos musculares, insônia e palpitações.

Verbascum thapsus
Verbasco

Esta impressionante planta bienal, com altos espigões de flores amarelas, é nativa da Europa, Ásia e Norte da África. Suas folhas aveludadas e flores produzem um medicamento que acalma as tosses irritativas e a dor nas infecções de ouvido.

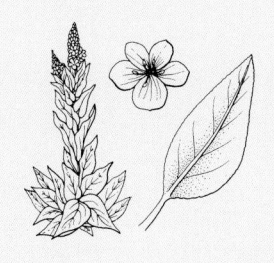

FAMÍLIA BOTÂNICA Scrophulariaceae
PARTES USADAS Folhas, flores, raízes
COMPONENTES QUÍMICOS Mucilagem, triterpenos, óleo volátil, saponinas, resinas, flavonoides, glicosídeos iridoides.
AÇÕES Expectorante, adstringente, vulnerária, sedativa, demulcente, descongestionante, anódina, antiespasmódica.

Digestão • Acalma o intestino, alivia úlceras pépticas e controla a diarreia.
Mental e emocional • Analgésico para dores de cabeça, nevralgia, artrite e reumatismo; promove o sono. • Remédio específico para dor de ouvido; é aplicado localmente e tomado para tratar a surdez catarral, o zumbido de ouvido, otites, acúmulo de cera e dor de cabeça causada pela congestão de ouvido. • Alivia a ansiedade, as palpitações de origem nervosa, irregularidades cardíacas, cãibras e cólicas de fundo nervoso. • Suas propriedades adstringentes controlam a diarreia de origem nervosa. • A decocção da raiz já foi um remédio tradicional para dor de dente e convulsões.
Sistema respiratório • Expectorante calmante da tosse seca irritativa, dor de garganta e doenças inflamatórias, como faringite, traqueíte, bronquite e bronquiectasia. Remédio tradicional para TB, coqueluche e pleurisia. • Relaxante e antisséptico; alivia resfriados, gripe, asma, crupe e infecções das vias respiratórias. • Descongestionante; elimina o escarro, a sinusite e a febre do feno.
Sistema imunológico • Estimula a imunidade. • Anti-inflamatório; atenua a dor de glândulas inchadas e da caxumba. • Tem atividade antibacteriana e antiviral contra os vírus da influenza e do herpes simples.
Sistema urinário • Diurético calmante para a ardência e a frequência miccional que acompanha a cistite e para a retenção de líquido. • Aumenta a eliminação de toxinas. Útil no tratamento da artrite, reumatismo e gota.
Externamente • Compressas preparadas com as folhas são usadas para dor nas articulações e musculares, asma, dor de cabeça, edema de glândulas e caxumba. • Acelera a cicatrização de feridas, queimaduras, lesões, úlceras e hemorroidas. • As flores são empregadas no tratamento da tinha e de outras infecções cutâneas. • O óleo de verbasco, obtido das flores, é pingado no ouvido para dor e eczema do ouvido externo.

Verbena officinalis
Verbena

Nativa da Europa, esta planta perene apresenta no verão atraentes espigões de flores malva e ocorre espontaneamente, desde a Dinamarca até o Norte da África e no Oeste da Ásia, até o Himalaia. Ela era reverenciada pelos romanos como remédio para todos os males.

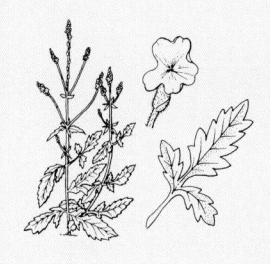

FAMÍLIA BOTÂNICA Verbenaceae
PARTES USADAS Partes aéreas
COMPONENTES QUÍMICOS Glicosídeos iridoides (verbenina, verbenalina e aucubina), flavonoides, triterpenos, esteróis, óleo volátil, taninos, alcaloides, mucilagem, derivados do ácido cafeico, adenosina, betacaroteno.
AÇÕES Timoléptica, tônica para os nervos, antioxidante, analgésica, antibacteriana, anticoagulante, antiespasmódica, antitumoral, adstringente, auxiliar do parto, depurativa, diaforética, tônica, hepática, sedativa, vulnerária, galactagoga.

Digestão • Aumenta o apetite e melhora a absorção. Pode ser útil em casos de anorexia, hipocloridria e indigestão. • Seus princípios amargos estimulam o fígado e aliviam dores de cabeça, letargia, irritabilidade e constipação. Usada para desordens hepáticas e cálculos biliares. • A raiz é adstringente; indicada para diarreia e disenteria.
Mental e emocional • Tônico excelente; acalma a irritabilidade e a ansiedade, resolve a depressão e dá apoio ao corpo durante períodos de stress. A verbena é indicada para sintomas relacionados com o stress, como dor de cabeça, indigestão, insônia, hipertensão, dores musculares e esgotamento nervoso. • Útil na convalescença, após um quadro de stress ou de doença, e na SFC. • A verbenina, segundo se pensa, bloqueia a inervação simpática do coração, dos vasos sanguíneos e do intestino.
Sistema imunológico • Tomada quente, reduz a febre.
Sistema urinário • Tomada fria, tem ação diurética e depurativa; útil no tratamento da retenção de líquido e da gota.
Sistema reprodutor • Regula a menstruação e alivia a TPM. • Estimula as contrações durante o parto. • Aumenta a produção de leite em mães que estão amamentando; indicada para lactação insuficiente, causada pelo stress.
Externamente • Como líquido adstringente para enxaguar a boca, é indicado para sangramento das gengivas e úlceras orais. • Loções de verbena são utilizadas para tratar cortes, picadas de insetos, eczema, lesões e nevralgia.
ADVERTÊNCIA Não tome simultaneamente com suplementos minerais. Evite durante a gravidez.

Viburnum opulus
Viburno-bola-de-neve

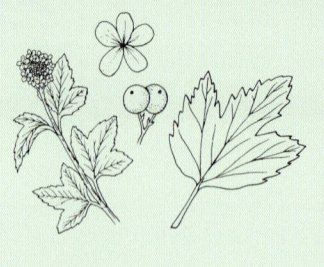

Nativa da Europa, América do Norte e Norte da Ásia, esta árvore notável, com seus frutos de um vermelho brilhante, era considerada valiosa pelas nativas norte-americanas e pelas pioneiras dos Estados Unidos como remédio para a prevenção de abortos espontâneos e para alívio da cólica menstrual.

FAMÍLIA BOTÂNICA Caprifoliaceae
PARTES USADAS Casca, casca do caule[345]
COMPONENTES QUÍMICOS Cumarinas (escopoletina e escopolina), catequina, epicatequina, princípios amargos (viburnina), arbutina, ácido valérico, salicilatos, taninos, resina.
AÇÕES Antiespasmódica, hipotensiva, nervina, vasodilatadora periférica, sedativa, carminativa, adstringente, de preparação para o parto, anódina.

Digestão • Relaxa a tensão e o espasmo. Alivia desordens relacionadas com o stress, como cólicas, náusea, gases, cãibras abdominais e SII.
Circulação • Dilata as artérias e reduz a pressão sanguínea. • Usado para palpitações e angina.[346] • Libera a tensão das artérias, atenua cãibras nas pernas; útil na síndrome de Raynaud.
Sistema musculoesquelético • Empregado como relaxante muscular geral,[347] em quadros de cãibras musculares voluntárias e involuntárias,[348] além de tensão. Famoso como remédio para cãibras das pernas. Indicado para cefaleia tensional.
Sistema reprodutor • Sedativo e tônico uterino. A esculetina e a escopoletina têm uma poderosa ação antiespasmódica, aliviando cólicas. A salicina é um bom analgésico. O viburno-bola-de-neve é utilizado no tratamento da dismenorreia espasmódica, resolvendo a dor, e também dor nas costas e coxas, sangramento intenso, endometriose, ameaça/repetição de abortos espontâneos e na preparação para o parto. • Ajuda a prevenir a irritabilidade uterina, contrações excessivamente fortes, dor do falso parto e dores que se seguem ao nascimento do bebê. • Evita o fluxo menstrual excessivo durante a menopausa.[349] • Utilizado como antiespasmódico em casos de hiperplasia prostática benigna. Sua ação adstringente é útil no prolapso.
Sistema respiratório • Relaxa o espasmo dos brônquios; benéfico no tratamento da tosse irritativa e da asma, como adjuvante.
ADVERTÊNCIA Os frutos frescos são tóxicos.[350] Evite simultaneamente com drogas anticoagulantes.

Viburnum prunifolium
Viburno

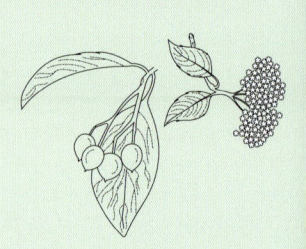

Pequena árvore decídua, nativa da América do Norte, onde seus benefícios medicinais foram transmitidos aos colonizadores pelos nativos norte-americanos. Ele era basicamente usado como remédio feminino, na preparação do útero para o parto, para aliviar a dor e reduzir o sangramento.

FAMÍLIA BOTÂNICA Caprifoliaceae
PARTES USADAS Casca, raízes
COMPONENTES QUÍMICOS Flavonoides, cumarinas (escopoletina), glicosídeos iridoides, triterpenos, taninos, ácidos de frutas, princípios amargos, resinas, arbutina.
AÇÕES Antiespasmódica uterina, adstringente, broncodilatadora, hipotensiva, diurética, sedativa, preparadora do parto.

Digestão • Alivia a náusea da gravidez. • Usado para espasmos abdominais, especialmente soluços crônicos, hérnia de hiato, cãibras gástricas ou intestinais[351] e diarreia.[352]
Circulação • Reduz a pressão arterial. • Útil para vasoespasmos e como auxiliar no tratamento da hipertensão leve a moderada.[353] • Utilizado em casos de asma.
Mental e emocional • Ajuda a acalmar a ansiedade, particularmente quando esta estiver relacionada com abortos espontâneos.
Sistema reprodutor • Tem efeito anfotérico sobre os músculos uterinos, tonificando músculos excessivamente flácidos, enquanto relaxa a tensão muscular causadora de espasmos e de dor. • A escopoletina e a esculetina revelaram exercer um efeito sedativo no útero.[354] O viburno prepara o útero para o parto. • Melhora a circulação para o útero e ovários, promovendo a nutrição para a região pélvica. • Alivia a dismenorreia acompanhada de fluxo escasso. • Pode ser usado para ameaças/repetições de abortos espontâneos e cãibras noturnas nas pernas durante a gravidez. • Facilita o parto, atenua as falsas dores e a dor do parto, prevenindo a hemorragia no pós-parto. • Contribui para a involução uterina normal depois do nascimento do bebê. • Tônico fortalecedor após um aborto espontâneo.
ADVERTÊNCIA Use com cautela em casos de cálculos renais.[355]
Interação com medicamentos Evite com anticoagulantes, como heparina e varfarina.

Vinca major e *V. minor*
Congorsa-maior e Congorsa-menor

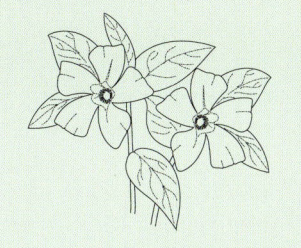

Perenes sempre-verdes, com flores azuis em formato de moinhos de vento, elas crescem como plantas silvestres em toda a Europa. As flores e folhas eram tradicionalmente mascadas para estancar sangramentos da boca e aliviar a dor de dente.

FAMÍLIA BOTÂNICA Apocynaceae
PARTES USADAS Flores, folhas
COMPONENTES QUÍMICOS Taninos, alcaloides (incluindo pubescina, vincina e vincamina), flavonoides, pectina.
AÇÕES Adstringente, sedativa, hipotensiva, hipoglicemiante, timoléptica, vulnerária.

Digestão • Seus taninos adstringentes controlam a diarreia e a disenteria, protegem a parede do intestino da irritação e da infecção e estancam sangramentos. • Remédio que cura azia, gastrite, úlceras pépticas e flatulência. • Pode ajudar a regular o açúcar do sangue e prevenir o diabetes.
Circulação • Reduz a pressão sanguínea e ajuda a evitar a aterosclerose.
Mental e emocional • Alivia a tensão e a ansiedade, resolve a depressão e a SAD, desanuvia a mente e eleva os níveis de energia.
Sistema respiratório • Adstringente; elimina o catarro crônico e o escarro.
Sistema imunológico • Descobriu-se na década de 1920 que a *Vinca rosea* (agora *Catharanthus roseus*)/ congorsa-de-madagascar reduz o açúcar do sangue no diabetes; por isso, a planta foi aclamada como um possível substituto da insulina. As congorsas maior e menor também foram empregadas no tratamento do diabetes. • Os alcaloides vinblastina e vincristina, presentes na *Vinca rosea*, têm sido amplamente usados para tratar tumores malignos, leucemia e doença de Hodgkin.
Sistema reprodutor • Reduz o excesso de sangramento durante a menstruação e o corrimento vaginal.
Externamente • As folhas eram tradicionalmente inseridas no nariz com o objetivo de combater hemorragias e presas à pele para estancar o sangramento de cortes e feridas. • Usada na preparação de duchas vaginais, visando tratar corrimentos; de loções, para o tratamento de hemorroidas, veias varicosas e problemas cutâneos, como acne e crosta láctea; o desinfetante bucal e gargarejos são indicados para úlceras orais, amigdalite e dor de garganta. • A congorsa é mascada com o objetivo de aliviar a dor de dente e estancar o sangramento das gengivas.

Viola odorata
Violeta-de-cheiro

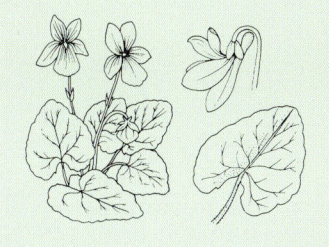

Nativa da Ásia e da Europa, a violeta-de-cheiro foi tradicionalmente usada para confeccionar guirlandas; acreditava-se que estas acalmavam a raiva, curavam dores de cabeça e ressaca, e promoviam o sono. Hipócrates recomendava essa erva para tratar melancolia, problemas de visão e inflamação do peito.

FAMÍLIA BOTÂNICA Violaceae
PARTES USADAS Flores, folhas
COMPONENTES QUÍMICOS Saponinas, salicilatos, alcaloides, óleos voláteis, flavonoides, mucilagem, ácidos fenólicos.
AÇÕES Expectorante, antitumoral, demulcente, diaforética, alterativa, antifúngica, anti-inflamatória, antisséptica, antiescorbútica, adstringente, emoliente, febrífuga, laxante, nutritiva, revigorante, vulnerária.

Digestão • Acalma a irritação e a inflamação do intestino. • Laxante suave.
Mental e emocional • Recomendada para períodos de luto e mágoa[356] e para melhorar a memória.[357] • Alivia a dor de cabeça causada pela falta de sono e ajuda a moderar a raiva.[358]
Sistema respiratório • Expectorante calmante para a tosse irritativa e infecções das vias respiratórias, pleurisia, bronquite crônica, amigdalite, asma e catarro crônico; popular na preparação de xaropes para tratar a tosse em crianças. • O chá quente faz baixar a febre e elimina resfriados e a congestão.
Sistema musculoesquelético • Refrescante em quadros de calor e inflamação; seus salicilatos são úteis no tratamento da artrite.
Sistema imunológico • Na medicina tradicional chinesa, a violeta-de-cheiro é indicada para edemas quentes, cistos e tumores. • Usada no tratamento do câncer (mama, pulmão, do trato digestório, de pele, garganta e língua).[359] • Detém a infecção.[360]
Sistema urinário • Acalma a inflamação e a dor em quadros de cistite, infecção por *trichomonas*, uretrite[361] e infecções do trato urinário.[362]
Externamente • Compressas ou cataplasmas são usadas para tratar furúnculos, conjuntivite, cistos nos seios, tumores malignos e hemorroidas.[363] • Um tecido mergulhado no chá de violeta pode ser aplicado na parte de trás do pescoço para dores de cabeça.[364]

Viola tricolor
Amor-perfeito-de-jardim

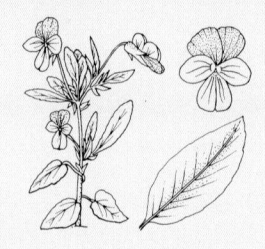

Nativa de regiões temperadas da Europa, esta encantadora planta foi historicamente conhecida por sua capacidade de eliminar problemas refratários de pele. Ela geralmente é chamada de planta que conforta o coração, devido à sua antiga reputação de curar mágoas. Hipócrates a usava como uma bebida estimulante para melhorar o ânimo e tratar doenças do coração.

FAMÍLIA BOTÂNICA Violaceae
PARTES USADAS Folhas, flores
COMPONENTES QUÍMICOS Flavonoides, mucilagem, taninos, salicilatos, saponinas, alcaloides.
AÇÕES Anti-inflamatória, antirreumática, expectorante, diurética, alterativa, laxante, antialérgica, hipotensora, demulcente, descongestionante.

Circulação • Aumenta a circulação, faz baixar a pressão sanguínea, fortalece os vasos sanguíneos e ajuda a prevenir a arteriosclerose.
Sistema respiratório • Suas propriedades calmantes e expectorantes são úteis em casos de problemas inflamatórios das vias respiratórias, bronquite, tosse seca irritativa, coqueluche, asma e crupe. • As saponinas respondem por sua ação expectorante, enquanto seu conteúdo de mucilagem acalma o peito.[365] • Tomada quente ela alivia a congestão catarral e reduz a febre.
Sistema imunológico • Usada para reduzir o calor e a inflamação, e eliminar doenças da pele. Ajuda a resolver desordens cutâneas crônicas, acompanhadas de secreção purulenta e pegajosa, eczema úmido, crosta láctea e tinha.[366] • Tradicionalmente, ela era empregada no tratamento do câncer de pele, da dermatite seborreica, da acne, do impetigo, do prurido vulvar e da crosta láctea.[367] • Os salicilatos são úteis para tratar artrite e gota.
Sistema urinário • Diurético calmante; alivia a cistite e a retenção de líquido, eliminando toxinas. • Atenua a micção dolorosa e frequente.[368]
Externamente • A loção é usada para tratar dermatite seborreica, acne, impetigo, prurido vulvar e crosta láctea.[369]
ADVERTÊNCIA Evite em quadros de alergia a salicilatos.[370]
Interação com medicamentos Pode potencializar a ação de salicilatos (aspirina).[371]

Viscum album
Visco-branco

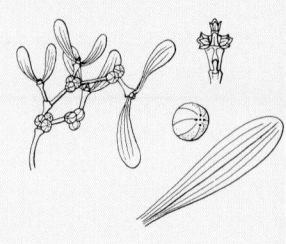

Planta parasita parcial, sempre-verde, nativa da Europa, Norte da África e Ásia; ela extrai nutrientes e componentes medicinais da árvore decídua hospedeira. Quando usado para fins medicinais, o visco-branco normalmente é retirado de macieiras.

FAMÍLIA BOTÂNICA Loranthaceae
PARTES USADAS Folhas, ramos jovens
COMPONENTES QUÍMICOS Mucilagem, lignanas, fenilpropanoides, óleo fixo, resina (viscina), saponinas, taninos, alcaloides, flavonoides, polipeptídeos (lectinas e viscotoxina), alfa- e beta-viscol histamina (os componentes variam, de acordo com a árvore hospedeira), proteínas, fitosteróis, triterpenoides.
AÇÕES Vasodilatadora, hipotensiva, diurética, nervina, antiespasmódica, estimulante do sistema imunológico, cardiotônica, antitumoral, narcótica, sedativa.

Circulação • Regula o coração e a pressão sanguínea, normaliza o pulso e acalma a taquicardia e as palpitações de origem nervosa. • Dilata as artérias. • Útil em casos de angina e de estreitamento das artérias pela aterosclerose. • Fortalece as paredes dos capilares, melhora a circulação e relaxa os músculos.[372] • Alivia dores de cabeça causadas pela hipertensão.[373] • Útil para veias varicosas.
Mental e emocional • Sedativo, relaxante muscular e tônico para os nervos; utilizado no tratamento da epilepsia, de convulsões, ataques de pânico, debilidade nervosa, músculos tensos e doloridos, ansiedade, insônia, cãibras, dor de cabeça de fundo nervoso, enxaqueca e vertigem. • Aumenta a resistência ao stress.
Sistema imunológico • Estimula a imunidade, especificamente a função da glândula timo e do pâncreas, acelerando a produção de anticorpos; usado para baixa imunidade, infecção crônica por cândida, SFC e HIV. • Seus alcaloides citotóxicos e lectinas podem ter efeitos antitumorais; a "viscoterapia", ou injeção de extratos frescos de visco no tratamento do câncer se originou na Suíça, com base nas descobertas de Rudolf Steiner. • Contribui para a recuperação da energia e do apetite, seguindo-se ao tratamento convencional de tumores malignos. • Pode ter efeito anti-inflamatório em casos de gota. • Uma forma injetável de lectinas do visco tem sido usada para reduzir os sinais e sintomas da hepatite.[374]
ADVERTÊNCIA O visco-branco fresco é tóxico, assim como seus frutos.[375] Use somente sob orientação profissional e em pequenas doses.[376] Pode causar entorpecimento temporário, vômitos, além de diminuir a frequência cardíaca. Evite durante a gravidez.[377]

Vitex agnus castus
Agnocasto

Atraente arbusto, nativo de regiões litorâneas da Europa, Norte da África e Ásia; ele apresenta longos espigões de flores malva e sementes muito aromáticas. O agnocasto recebeu esse nome, devido à sua reputação de acalmar o desejo sexual, particularmente nos homens.

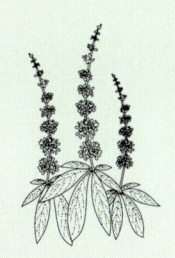

FAMÍLIA BOTÂNICA Verbenaceae
PARTES USADAS Frutos
COMPONENTES QUÍMICOS Óleos essenciais (incluindo monoterpenos e sesquiterpenos), flavonoides (casticina, isovitexina e orientina), alcaloides (vitexina), iridoglicosídeos (agnusídeos, aucubina e eurostosídeos).
AÇÕES Carminativa, diaforética, galactagoga, anafrodisíaca, antiandrogênica, aromática, diurética, emenagoga, febrífuga, oftálmica, fitoprogesterônica, sedativa, estomáquica, vulnerária.

Sistema urinário • Diurético; alivia a retenção de líquido, especialmente na TPM.
Sistema reprodutor • Age sobre a glândula pituitária, regulando a produção do hormônio folículo-estimulante (FSH), do hormônio luteinizante (LH) e de prolactina.[378] Esta propriedade medicinal leva a um aumento da produção de progesterona durante a segunda metade do ciclo, equilibrando os hormônios que regulam a menstruação e a fertilidade.[379] • Abranda sintomas relacionados com altos níveis de estrogênio e baixos níveis de progesterona, como enxaqueca, sensibilidade nos seios, sensação de inchaço, alterações de humor, cólicas, retenção de líquido, constipação, herpes (relacionado com a menstruação), acne pré-menstrual, TPM e ameaça de aborto.[380] • Tomado durante 3 a 6 meses ele regula o ciclo menstrual e atenua menstruações dolorosas, a doença fibrocística da mama, a TPM, a acne e a endometriose. • Reduz a secreção de prolactina; útil para problemas benignos da mama, fibroides e para hiperplasia prostática.[381] • Estimula a fertilidade e melhora a amenorreia e a menorragia causadas pela insuficiência de corpo lúteo.[382] • Útil no tratamento da síndrome do ovário policístico, da endometriose, de cistos (nos seios, ovários e útero) e da ameaça de aborto. • Estimula o fluxo de leite em mães que estão amamentando. • Usado para sintomas da menopausa, como ondas de calor, secura vaginal e depressão. • Regula o ciclo menstrual em mulheres que estão deixando de tomar pílulas anticoncepcionais.[383] • Benéfico após histerectomias[384] e partos.
Interação com medicamentos Evite concomitantemente com a terapia de reposição hormonal (TRH) ou com drogas contraceptivas.

Vitis vinifera
Videira

A videira comum é nativa do Mediterrâneo, da Europa central e do Sudoeste da Ásia. Suas sementes contêm um óleo que possui uma ação antioxidante mais potente do que a da vitamina C, ajudando a prevenir danos causados por radicais livres no organismo.

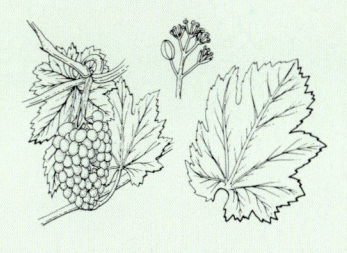

FAMÍLIA BOTÂNICA Vitaceae
PARTES USADAS Semente e casca do fruto
COMPONENTES QUÍMICOS Polifenóis, catequina, epicatequina, proantocianidinas oligoméricas, flavonoides, resveratrol, ácidos graxos essenciais (ácidos linoleico, oleico e palmítico), tocoferóis, taninos.
AÇÕES Antioxidante, adstringente, estabilizadora do colágeno, tônica da circulação, anti-inflamatória, probiótica.

Digestão • Seus taninos adstringentes protegem o trato gastrintestinal da irritação e da inflamação. • Usada no tratamento da gastrite, de úlceras e da pancreatite. • Os ácidos graxos essenciais e os tocoferóis protegem o fígado e previnem a oxidação da vitamina E. • Ajuda a regular a flora intestinal na disbiose.
Circulação • Melhora a circulação e o retorno venoso; útil para doenças vasculares periféricas, como a doença de Raynaud, para insuficiência venosa, veias varicosas e hemorroidas. • Fortalece a parede dos vasos sanguíneos. Tem indicação na fragilidade capilar e na retinopatia causada pelo diabetes e pela hipertensão. • Protege o colágeno da degradação e reduz o mau colesterol e a pressão sanguínea. • Inibe a atividade plaquetária sem prolongar sangramentos. • Antioxidante; ajuda a prevenir doenças cardiovasculares.
Sistema musculoesquelético • Reduz a dor e a inflamação de articulações e protege o líquido sinovial e o colágeno.[385]
Sistema imunológico • Restabelece a população bacteriana normal do intestino. • Seus antioxidantes podem proteger contra a formação de tumores,[386] especialmente dos seios, do estômago, cólon, próstata e pulmões. • Tem efeito benéfico após radioterapia para tratamento de tumores malignos. • Pode ajudar a proteger o fígado de danos provocados por toxinas e pela quimioterapia.
Sistema reprodutor • Usada no tratamento de cloasmas e da dismenorreia congestiva.
Olhos • Inibe a degeneração macular na retinopatia diabética; melhora a visão de perto.[387]
Externamente • Fortalece o tecido conjuntivo e promove a cicatrização.

Withania somniferum
Ashwagandha/Cereja-de-inverno

Nativa da Índia, a ashwagandha é uma das mais importantes ervas da medicina ayurvédica. Como remédio revigorante e rejuvenescedor, ela tem uma posição tão elevada quanto a do ginseng na medicina tradicional chinesa. Estimula a força e a vitalidade.

FAMÍLIA BOTÂNICA Solanaceae
PARTES USADAS Raízes
COMPONENTES QUÍMICOS Lactonas esteroidais (withanolídeos), alcaloides tropânicos, fitosteróis, saponinas, ferro.
AÇÕES Sedativa, antiespasmódica, anticonvulsivante, tônica para os nervos, diurética, adstringente, nutritiva, rejuvenescedora, anti-inflamatória, antitumoral, protetora do coração, hipotensora, adaptógena, antioxidante, afrodisíaca, imunomoduladora, de equilíbrio da tireoide.

Mental e emocional • Tônico excepcional para os nervos. Promove a energia e a vitalidade. • Adaptógena; modifica os efeitos prejudiciais do stress sobre a mente e o corpo. Gera calma e clareza mental. Excelente para stress, ansiedade, depressão, situações de excesso de trabalho, ataques de pânico, esgotamento nervoso e insônia. • Para problemas de comportamento, memória e concentração, TDAH e desordens relacionadas com o abuso de drogas/dependência. • Para deficiências da idade, como perda de energia e força muscular, artrite e insônia.
Sistema respiratório • Estimula a imunidade e tem ação antimicrobiana; aumenta a resistência às infecções. • Alivia alergias, como rinite e asma.
Sistema imunológico • Anti-inflamatória para problemas das articulações. • Reduz os danos causados pelos radicais livres e retarda o processo de envelhecimento. • Eleva a imunidade; usada para a deficiência imunológica crônica, fibromialgia, HIV, problemas autoimunes, como EM, espondilite anquilosante, lúpus e artrite reumatoide. • Pode inibir o crescimento de tumores malignos. • Apoia o organismo durante a quimio e a radioterapia.
Sistema geniturinário • A ashwagandha é usada para problemas urinários, dismenorreia, menstruações irregulares e escassas, além de endometriose. • Tem renome no tratamento da infertilidade e como tônico para o aparelho reprodutor masculino.
Externamente • O óleo é utilizado para tratar articulações artríticas, ombro congelado e nevralgia, como dor ciática, além de espasmos musculares e dor nas costas. • Indicada para feridas, lesões e desordens cutâneas, acompanhadas de pele seca e prurido, como eczema e psoríase.
ADVERTÊNCIA Evite tomar mais de 3 g ao dia na gravidez.

Zanthoxylum americanum
Freixo-espinhento

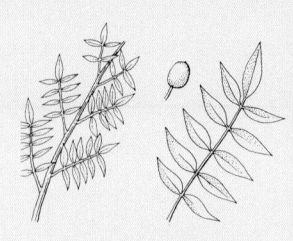

Arbusto alto, nativo da América do Norte. Ele tem natureza quente e efeito estimulante; era bastante conhecido entre os nativos norte-americanos para aliviar a dor da artrite e a dor de dente.

FAMÍLIA BOTÂNICA Rutaceae
PARTES USADAS Casca
COMPONENTES QUÍMICOS Alcaloides, lignanas, resinas, óleos essenciais, xantoxilina, alquilamidas, tanino, cumarinas, fenol.
AÇÕES Estimulante da circulação, diaforética, sialogoga, alterativa, analgésica, anti-helmíntica, antibacteriana, anti-inflamatória, antiespasmódica, adstringente, emenagoga, imunoestimulante, nervina, rubefaciente, digestiva.

Digestão • Quando mascado, ele estimula o fluxo de saliva e de outros sucos digestivos. • Melhora a digestão e a absorção, além de aumentar as funções do pâncreas e do fígado. • Usado para constipação, causada por deficiência de secreções, cólicas, sensação de estômago cheio e gases.
Circulação • Aumenta o fluxo sanguíneo periférico; usado para geladuras, claudicação intermitente, doença de Raynaud, doença de Buerger, doença cerebrovascular, veias varicosas, hemorroidas e cãibras nas pernas. • Previne a agregação de plaquetas do sangue e regula a pressão sanguínea. • Estimula a circulação linfática. • Aumenta a produção de urina e a função cardíaca.
Mental e emocional • Estimulante fortalecedor; usado para debilidade e esgotamento nervoso. • Útil no tratamento da nevralgia e da síndrome das pernas inquietas.
Sistema respiratório • Benéfico para faringite crônica e do catarro pós-nasal. • Diaforético, quando tomado quente; resolve calafrios, resfriados, tosse, gripe, febre e dor de garganta.
Sistema musculoesquelético • Suas propriedades alterativas são úteis na osteoartrite, reumatismo, gota e lumbago.
Sistema imunológico • Aumenta no organismo o combate às infecções e neoplasias malignas. • Estimula os capilares para resolver doenças eruptivas, como sarampo e catapora.
Sistema reprodutor • Estimula o fluxo do sangue para o útero; alivia cólicas uterinas e a dismenorreia.
Externamente • Rubefaciente, melhora a circulação e alivia a dor reumática, a dor nas costas e a dor de dente.
ADVERTÊNCIA Evite durante a gravidez e em casos de inflamação gastrintestinal.
Interação com medicamentos Evite com o uso de anticoagulantes e anti-hipertensores.

Zea mays
Estigmas de milho

Estigmas de milho são os
fios amarelos dentro das
espigas de milho, colhidos
antes da polinização. O milho
é nativo das Américas
Central e do Sul; seus
estigmas são ricos em
nutrientes. Eles contêm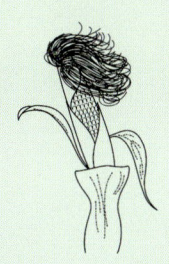
silício, vitaminas do complexo B, ácido para-amino benzoico e
pequenas quantidades de ferro, zinco, potássio, vitamina K,
cálcio, magnésio e fósforo. Para obter melhores resultados use
estigmas de milho frescos.

FAMÍLIA BOTÂNICA Poaceae
PARTES USADAS Estilos, estigmas
COMPONENTES QUÍMICOS Mucilagem, taninos, ácido ascórbico, ácido pantotênico, flavonoides (antocianinas), ácido
málico, alcaloides, saponinas, esteróis (sitosterol e estigmasterol), alantoína, resina.
AÇÕES Demulcente para o trato urinário, antilítica, diurética,
tônica hepática, hipoglicemiante, hipotensiva, alterativa, anti-inflamatória, antisséptica, galactagoga, tônica, vulnerária.

Digestão • Estimulam o fluxo da bile a partir do fígado e contribuem para o trabalho de desintoxicação do fígado. • Ajudam
a regular o açúcar do sangue.
Circulação • Dilatam as artérias, reduzem a pressão sanguínea
e o tempo de coagulação do sangue.[388] • Boa fonte de vitamina
K; ajudam a controlar sangramentos, por exemplo, durante o
parto.
Sistema urinário • Diuréticos e demulcentes para cistite, disúria, uretrite e enurese noturna. • Seus efeitos anti-inflamatórios
são úteis no tratamento da prostatite aguda e crônica e de doenças inflamatórias da bexiga e dos rins. • Excelentes para sintomas relacionados com a hiperplasia benigna da próstata. •
Reduzem a retenção de líquido e ajudam na eliminação de toxinas e do excesso de ácido úrico através dos rins; úteis no tratamento da gota, da artrite e de problemas cutâneos crônicos,
como furúnculos. Contribuem para a dissolução de cálculos e de
pequenos agregados de cristais. • Têm efeito benéfico na retenção de líquido relacionada com TPM.
Outros • Erva anti-inflamatória para artrite, problemas de pele
e para a síndrome do túnel do carpo.
Externamente • Pulverizados e aplicados topicamente, os estigmas de milho acalmam e aceleram a cicatrização da pele.
ADVERTÊNCIA Evite em casos de alergia ao milho.

Zingiber officinale
Gengibre

Uma especiaria esplendidamente
picante, o gengibre é nativo do Sul
da Ásia. Sua propriedade quente e
seu efeito energético foram
mencionados nos escritos de
Confúcio quinhentos anos antes de
nossa era, e em textos médicos
chineses e indianos, elaborados há
2 mil anos.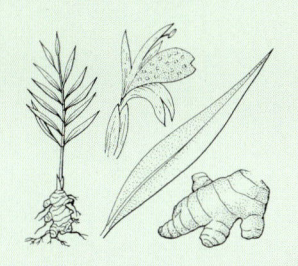

FAMÍLIA BOTÂNICA Zingiberaceae
PARTES USADAS Rizomas, folhas
COMPONENTES QUÍMICOS Óleos voláteis (incluindo zinge-
rona, gingerol, canfeno, borneol, felandreno e citral).
AÇÕES Estimulante da circulação, carminativa, digestiva, expectorante, diurética, afrodisíaca, antiemética, analgésica, anti-
inflamatória, diaforética, antiespasmódica, tônica para o sistema
imunológico, antimicrobiana, antioxidante.

Digestão • Estimulante digestivo que aquece; melhora o apetite e
a digestão. Útil no tratamento da anorexia. • Remove o acúmulo
de toxinas, estimulando a imunidade. • Alivia a dor e o espasmo,
a indigestão, a distensão e os gases, náusea, SII e alergias a alimentos. • Atenua cólicas intestinais que acompanham a diarreia, a
doença do movimento e a náusea matinal, além de ressaca.
Circulação • Estimula o coração e a circulação; reduz a formação de coágulos; usado para má circulação periférica, calafrios
e doença de Raynaud.
Sistema respiratório • Antiespasmódico e expectorante; alivia
a asma, a tosse catarral, infecções das vias respiratórias, bronquite e bronquiectasia. • O chá quente, tomado ao se manifesta-
rem os primeiros sinais de dor de garganta, resfriados ou gripe,
faz baixar a febre, limpa o catarro e ajuda a resolver a infecção.
Sistema imunológico • Seus óleos voláteis dissipam infecções
agudas, bacterianas e virais, como resfriados, gripe, bronquite,
disenteria bacteriana e malária. Usado no Oriente em epidemias,
como a de cólera. • Anti-inflamatório e antioxidante; inibe a síntese de prostaglandina, estimula a imunidade e a circulação; empregado no tratamento da osteoartrite e da artrite reumatoide.
Sistema reprodutor • Promove a menstruação; indicado para
menstruações atrasadas/escassas e para coágulos. • Alivia o espasmo, a dor durante a ovulação e a menstruação, e da endometriose.
• Tem uma reputação antiga como afrodisíaco. Suas propriedades
revigorantes são úteis no tratamento da impotência.
ADVERTÊNCIA Evite em quadros de úlceras pépticas e cálculos
biliares.
Interação com medicamentos Evite se estiver fazendo uso de anticoagulantes.

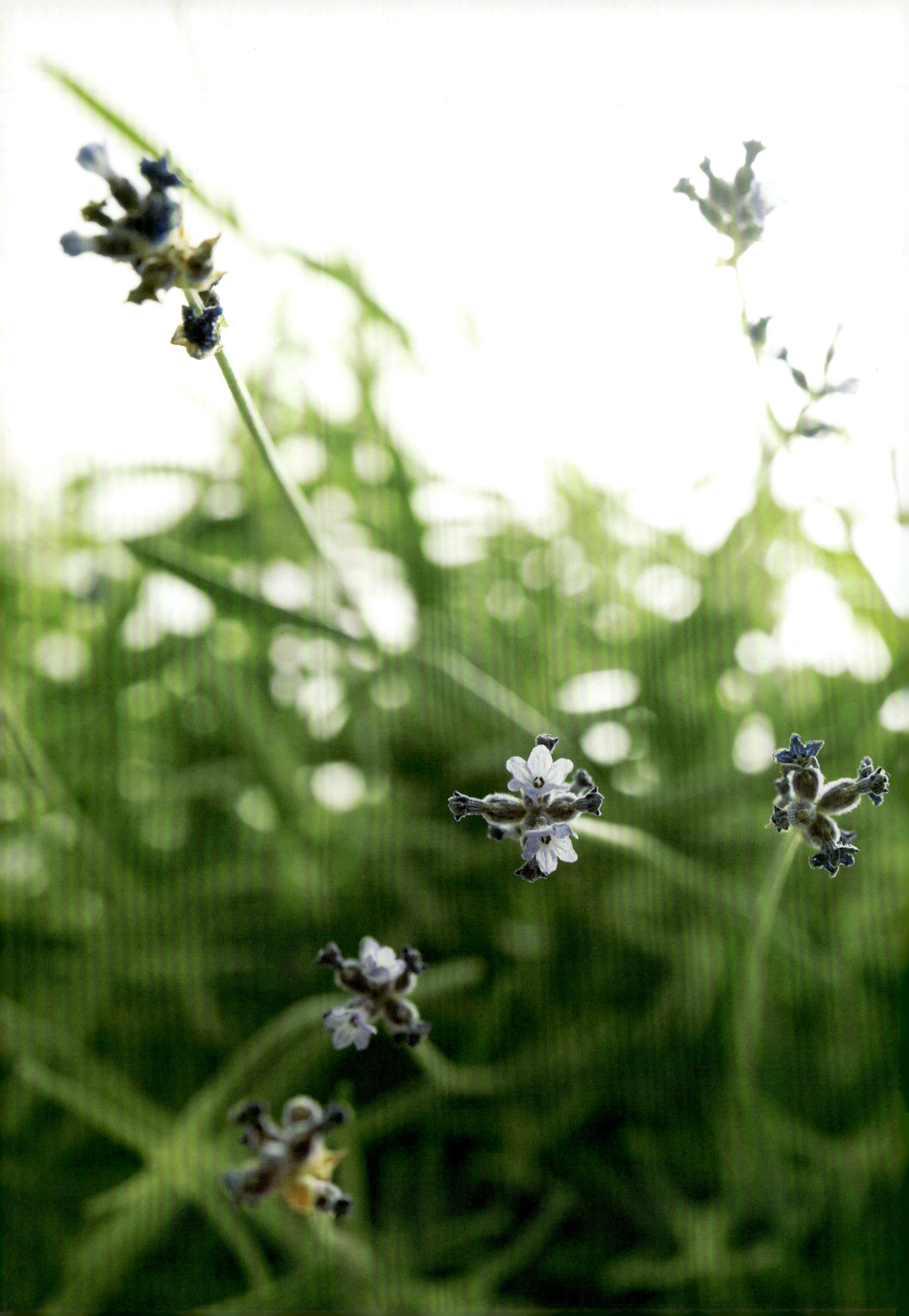

Tratamento das doenças mais comuns

Os problemas de saúde mais comuns e que respondem aos remédios de ervas são abordados neste capítulo. As desordens foram organizadas de acordo com os sistemas corporais; cada um dos protocolos de tratamento oferece orientação quanto às ervas a serem usadas e aos métodos efetivos de administração. Medidas de apoio são sugeridas para cada doença, incluindo mudanças na alimentação e estilo de vida, além de suplementos que poderiam intensificar o tratamento com ervas. Breves estudos de casos ilustram a eficácia desses tratamentos.

O sistema nervoso

O nosso sistema nervoso é uma surpreendente rede de comunicações, pela qual o cérebro e as células nervosas enviam mensagens, por meio dos neurotransmissores, agindo nas sinapses, de uma célula nervosa para outra ou para um feixe de fibras musculares. O sistema nervoso é um maravilhoso exemplo da ligação íntima entre mente e corpo – na verdade, ambos são a mesma coisa e compõem uma unidade.

Como parte de nosso corpo físico, o sistema nervoso é formado por células nervosas (neurônios) e fibras, que compreendem o cérebro e a medula espinhal, por nervos periféricos e pelo sistema nervoso autônomo. Este sistema corporal é responsável pela execução de ações físicas e pelo registro de sensações, enquanto, ao mesmo tempo, constitui a ferramenta que usamos para experimentar e expressar todos os nossos pensamentos e sentimentos. O desconforto físico e a doença podem afetar a maneira como pensamos e sentimos; cada um dos pensamentos e emoções que temos exerce um efeito direto em nosso estado físico. Pensamentos e sentimentos negativos, por exemplo, solapam a nossa energia e vitalidade, reduzindo a nossa resistência natural às doenças; eles podem ser expressos como sintomas, incluindo enxaqueca, úlceras pépticas e doenças cardíacas. A felicidade e as atitudes positivas também influenciam diretamente o nosso corpo físico, afetando a química de nossos tecidos e as secreções corporais para melhor; elas ajudam a produzir saúde e vigor.

Distúrbios do sistema nervoso

O stress faz parte de nossa vida diária e temos uma possibilidade muito pequena de escapar dele; contudo, algumas pessoas lidam melhor com ele do que outras. A nossa força e resistência podem ser desgastadas por dificuldades mentais ou emocionais prolongadas, trauma agudo, excesso de trabalho, falta de sono, doenças crônicas ou recorrentes, uma alimentação inadequada e problemas digestivos, que inibem a absorção de nutrientes. Quando isto ocorre, talvez tenhamos uma reação exagerada às situações desafiadoras ou não tenhamos capacidade para lidar com elas, criando mais stress. Todos nós já experimentamos a tendência de ficarmos mais irritáveis quando estamos cansados ou esgotados. Numa mesma situação, quando a nossa energia está num patamar ótimo, podemos nos sentir absolutamente não estressados.

Problemas físicos relacionados com o stress podem se beneficiar de uma abordagem psicológica, como aconselhamento ou psicoterapia, enquanto o stress e os problemas psicológicos podem ser tratados, trabalhando-se através do corpo com, por exemplo, massagem, yoga, exercícios de respiração, relaxamento, exercícios físicos, ervas e uma alimentação adequada.

Uma boa digestão e uma dieta saudável podem transformar radicalmente o nosso estado mental e emocional. Vitaminas B, C e E, cálcio, magnésio, zinco e ácidos graxos essenciais têm um papel vital no funcionamento normal do sistema nervoso e podem precisar ser aumentados durante períodos de stress, quando sua absorção pelo organismo pode crescer drasticamente. Uma alimentação rica em alimentos destituídos de nutrientes – como carboidratos refinados, açúcar e *junk foods* – pode resultar em deficiências de nutrientes essenciais, enquanto a cafeína também pode ter um efeito poderosamente negativo; o melhor será evitá-la por completo, com o objetivo de otimizar a resistência natural.

Ervas e o sistema nervoso

Existem muitas ervas extraordinariamente benéficas, que têm efeito direto sobre o sistema nervoso; o mundo vegetal oferece uma gama de estratégias terapêuticas para o tratamento de problemas nervosos específicos. Há ervas para melhorar o estado de ânimo, acalmar a ansiedade, relaxar músculos, aumentar a memória e a concentração e ajudar a dormir. Existem ainda outras ervas, conhecidas como adaptógenos, que revelam uma impressionante capacidade de estimular a energia e a vitalidade, e de aumentar a resistência ao stress. Há até mesmo ervas que atuam num nível mais emocional, restabelecendo corações partidos e combatendo a baixa autoestima, por exemplo. Recomendações específicas de ervas são dadas para queixas comuns relacionadas com o sistema nervoso nas pp. 180-83.

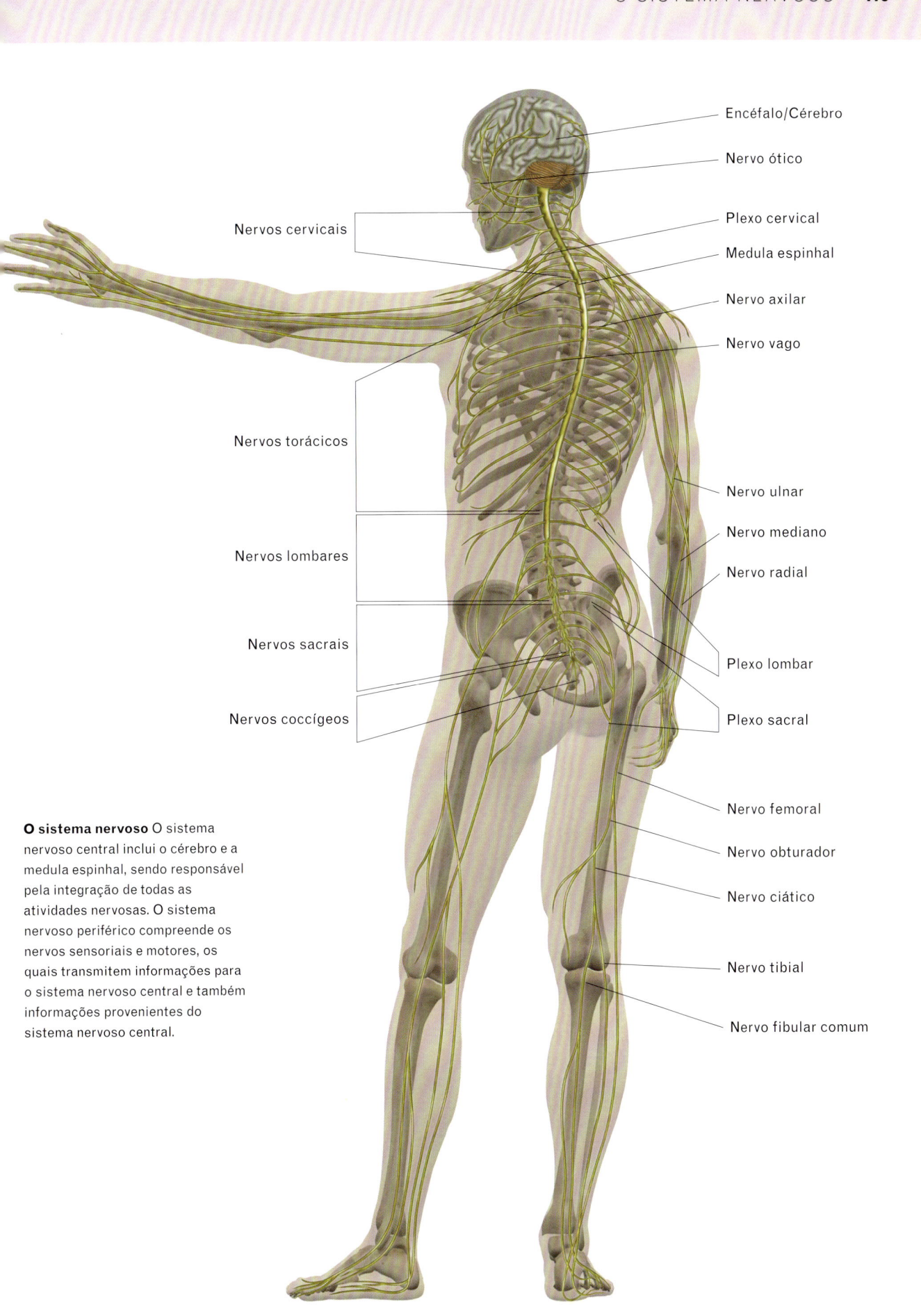

Encéfalo/Cérebro

Nervo ótico

Plexo cervical

Medula espinhal

Nervo axilar

Nervo vago

Nervo ulnar

Nervo mediano

Nervo radial

Plexo lombar

Plexo sacral

Nervo femoral

Nervo obturador

Nervo ciático

Nervo tibial

Nervo fibular comum

Nervos cervicais

Nervos torácicos

Nervos lombares

Nervos sacrais

Nervos coccígeos

O sistema nervoso O sistema nervoso central inclui o cérebro e a medula espinhal, sendo responsável pela integração de todas as atividades nervosas. O sistema nervoso periférico compreende os nervos sensoriais e motores, os quais transmitem informações para o sistema nervoso central e também informações provenientes do sistema nervoso central.

Tensão e ansiedade

A tensão ou ansiedade é uma resposta normal às situações difíceis; ela deveria desaparecer quando o problema que a desencadeou fosse resolvido. A tensão pode se tornar habitual quando nos sentimos extenuados, devido a um período prolongado de stress, a deficiências nutricionais, excesso de álcool e cafeína ou à falta de exercício e de sono.

Tratamento Ervas efetivamente calmantes, usadas no tratamento da ansiedade aguda, são flor-da-paixão, alface-brava, solidéu e aveia-selvagem; elas podem ser tomadas a cada 2 horas se necessário. O chá de camomila ou de melissa também é relaxante. Para problemas crônicos, adaptógenos, como ginseng, esquisandra, shatavari, erva-botão, alcaçuz e manjericão-sagrado fortalecerão os nervos. Outras ervas ansiolíticas eficazes incluem verbena, erva-de-são-joão, papoula-da-califórnia, rosa, agripalma, tília, lúpulo, lavanda, alecrim e peônia.

Banhos quentes de ervas e massagem, usando-se óleos essenciais relaxantes de manjericão-sagrado, noz-moscada, lavanda, alecrim, rosa ou camomila, em base de óleo de gergelim, irão liberar a tensão muscular e reduzir a ansiedade.

Outras medidas Exercícios aeróbicos regulares são recomendados para estimular a secreção de endorfinas e aumentar a resistência. A meditação cultiva a calma e um sentido de controle; o *pranayama* (exercícios respiratórios) acalma, e a inalação de óleo de franquincenso aprofunda a respiração. Evite cafeína, açúcar, álcool e quaisquer medicamentos desnecessários.

Depressão

Tratamento Ervas que elevam o estado de ânimo, como aveia-selvagem, verbena, solidéu, erva-de-são-joão e ginseng siberiano, se tomadas 3 vezes ao dia podem melhorar o humor sensivelmente e repor nutrientes essenciais, necessários para o bom funcionamento do sistema nervoso. Melissa, damiana, borragem, erva-de-são-joão, aveia-selvagem, manjericão-sagrado e betônica, tomadas de 3 a 6 vezes por dia, podem ser benéficas na depressão aguda. A adição de óleos essenciais de lavanda, alecrim, camomila ou rosa ao banho/óleos de massagem também pode ajudar.

Alecrim, raiz-de-ouro, gotu kola, ginseng siberiano, alcaçuz e aveia-selvagem são poderosos adaptógenos, excelentes para o tratamento da debilidade e da depressão que se seguem a doenças ou a longos períodos de stress. Rosa, shatavari, agnocasto, prímula-da-noite, erva-de-são-cristóvão e erva-de-são-joão são particularmente apropriadas para a depressão relacionada com o desequilíbrio hormonal (pré-menstrual ou da menopausa).

Outras medidas Exercícios regulares são importantes porque estimulam a secreção de opiatos naturais (endorfinas), criando uma sensação de bem-estar.

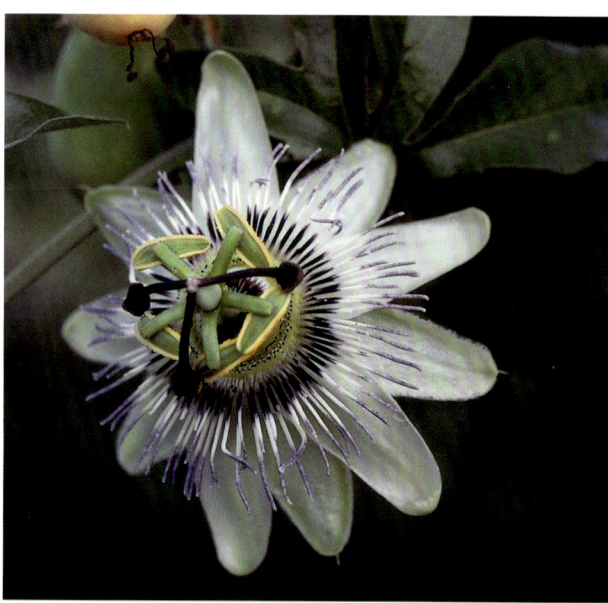

A flor-da-paixão é uma erva eficaz para acalmar a ansiedade, relaxar músculos tensos e favorecer o sono.

ESTUDO DE CASO **ANSIEDADE**

PERFIL DA CLIENTE

Kate, de 42 anos, em geral se sentia ansiosa desde que seu marido havia morrido dois anos antes e estava tendo dificuldade para dormir. À noite, o cansaço a fazia adormecer com facilidade; contudo, ela acordava nas primeiras horas da madrugada, entre 2 e 3 horas, e não conseguia mais dormir até aproximadamente às 6 horas da manhã.

TRATAMENTO COM ERVAS

Sugeri que à noite, antes de deitar, Kate tomasse leite quente, de arroz ou de amêndoas, contendo uma colher de chá de pó de ashwagandha e um pouco de mel e, em seguida, fizesse uma massagem com óleo morno de gergelim. Depois de 10 a 15 minutos, ela deveria tomar um banho de imersão morno, acrescentando à água algumas gotas de óleos essenciais de lavanda e rosa. Eu lhe dei uma receita para nutrir seu sistema nervoso, que incluía aveia-selvagem, solidéu, flor-da-paixão, manjericão-sagrado, alcaçuz e ashwagandha, para tomar 3 a 6 vezes por dia.

Recomendei-lhe que evitasse completamente a cafeína e tentasse estabelecer horários regulares para as refeições, os exercícios e para dormir. Isso iria acalmar seu sistema nervoso e também lhe permitiria se assegurar de que estaria relaxada à noite.

Esse tratamento ajudou-a a se manter calma e aumentou sua resistência ao stress. Segundo Kate, a qualidade de seu sono melhorou muito.

Insônia

Tratamento Se tiver dificuldade para adormecer use lúpulo, flor-da-paixão, camomila, melissa, tília, aveia-selvagem, alface-brava, ashwagandha ou valeriana sob a forma de chá, ou então 1 a 3 colheres de chá de tintura antes de deitar. Uma colher de chá de ashwagandha ou noz-moscada é eficaz se tomada com leite quente na hora de dormir.

Se o seu problema for acordar durante a noite, tente tomar ashwagandha, bacopa, aveia-selvagem, solidéu, lúpulo, flor-da-paixão, erva-de-são-joão ou valeriana.

Ervas nervinas nutritivas, como aveia-selvagem, solidéu, verbena, alecrim, manjericão-sagrado, alcaçuz e ashwagandha têm um efeito benéfico quando a insônia está relacionada com o cansaço ou o esgotamento; essas ervas podem ser tomadas 3 vezes ao dia.

Uma massagem com óleo morno de gergelim, seguida 10 a 15 minutos mais tarde de um banho de imersão antes de deitar pode realizar milagres. Acrescente infusões fortes/óleos de lavanda, camomila, neroli ou rosa ao banho para intensificar seu efeito.

Outras medidas É importante reservar um período de 45 minutos para ficar em silêncio, se tranquilizar antes de dormir. O melhor será evitar totalmente a cafeína, fazer refeições regulares, exercícios e estabelecer um horário para ir dormir, além de não dormir durante o dia, para acalmar o sistema nervoso.

Dor de cabeça e enxaqueca

Estas podem ser sinais de advertência para um estado de stress ou fadiga; elas podem ainda estar relacionadas com fadiga ocular, sinusite, desequilíbrios hormonais, alergia, problemas hepáticos e digestivos, disbiose, poluição, alimentação inadequada, hipertensão, hipoglicemia, álcool ou problemas de coluna. A melhor maneira de lidar com a dor de cabeça é compreender sua causa, de forma que possa efetivamente evitá-las.

Tratamento Ervas preventivas eficazes incluem melissa, alecrim, tanaceto, betônica, gotu kola, bacopa e ginkgo.

Aos primeiros sinais de dor, tome ervas relaxantes e analgésicas, como flor-da-paixão, papoula-da-califórnia, lúpulo, anêmona, erva-de-são-joão, alface-brava, alecrim, solidéu, camomila ou verbena, repetindo a dose se necessário. Você também poderá usar ervas anti-inflamatórias: filipêndula, salgueiro-negro, gengibre, pimenta-caiena ou lavanda. Inale óleos de lavanda, hortelã-pimenta ou alecrim, ou massageie as têmporas com eles.

As ervas para o fígado dente-de-leão, bardana, verbena, cardo-santo e cardo-mariano são importantes para desintoxicar o organismo. Agnocasto, shatavari ou yam mexicano e óleo de prímula-da-noite irão ajudar a tratar desequilíbrios hormonais. A massagem, particularmente na cabeça e pescoço, e pés, com óleo de gotu kola pode trazer alívio.

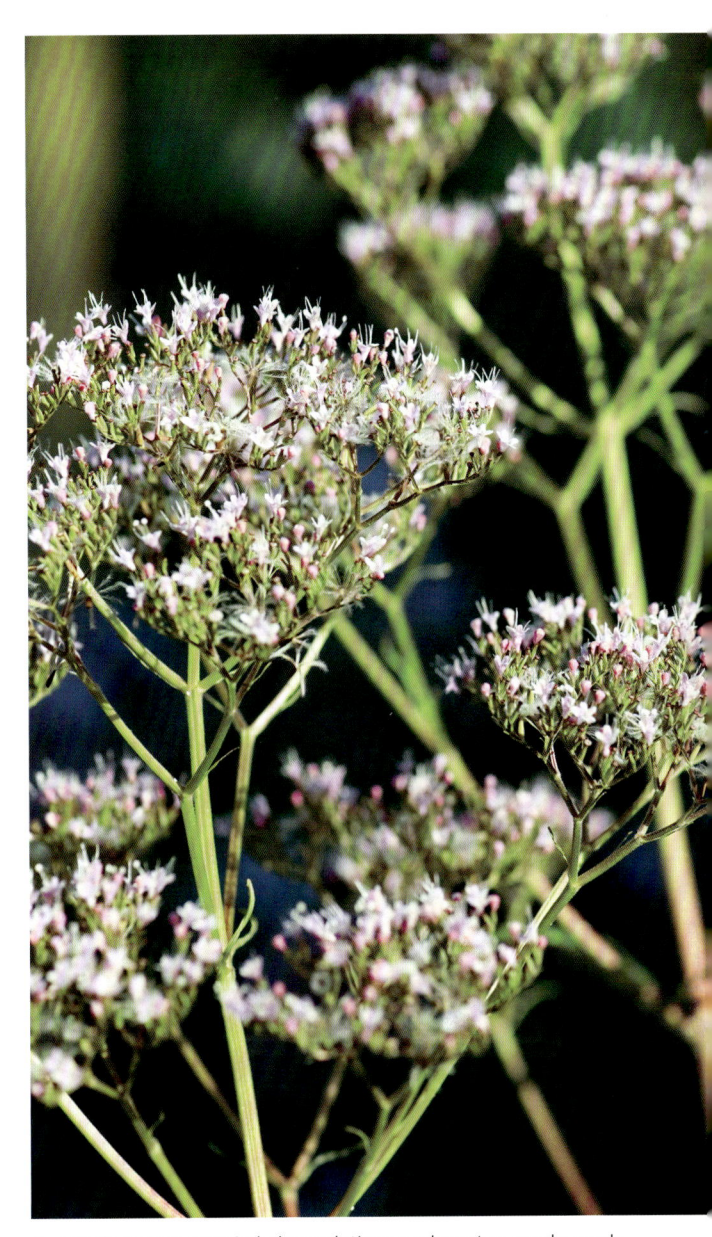

A valeriana tem propriedades sedativas e relaxantes, sendo usada como indutora do sono.

Outras medidas Evite totalmente a cafeína e o açúcar, assim como substâncias que são conhecidas por provocar enxaqueca — chocolate, queijo, álcool e frutas cítricas.

Memória fraca e problemas de concentração

O cérebro pode ser afetado por longos períodos de stress, medicamentos, fumo, toxicidade alimentar e ambiental, e por danos causados pelos radicais livres; esses fatores, com o tempo, podem alterar o fluxo sanguíneo para o cérebro e prejudicar sua função. Falta de memória e concentração também podem resultar da sobrecarga mental, em decorrência do stress, cansaço ou esgotamento, devido a doenças, deficiências nutricionais, mudanças hormonais, incluindo baixa função da tireoide, TPM ou menopausa.

Tratamento Algumas ervas, entre elas bacopa, gotu kola, raiz-de-ouro, hortelã-pimenta, alecrim, congorsa e ginkgo, têm o efeito de melhorar a função cerebral, pelo fato de aumentarem o fluxo de sangue e de nutrientes para o cérebro, estimulando a produção de neurotransmissores.

Ervas antioxidantes, como ginkgo, ginseng, crataegos, ashwagandha, tomilho, erva-de-são-joão, raiz-de-ouro, amalaki, ho shou wu e esquisandra protegem as células do cérebro e a parede das artérias por prevenirem danos causados pelos radicais livres. Outros tônicos benéficos para o cérebro incluem aveia-selvagem, damiana, melissa, betônica, solidéu e verbena.

Outras medidas Suplementos de vitaminas do complexo B, vitaminas antioxidantes A, C e E, zinco, selênio, colina, lecitina, coenzima Q10 e ácidos graxos essenciais ômega-3 podem ser úteis.

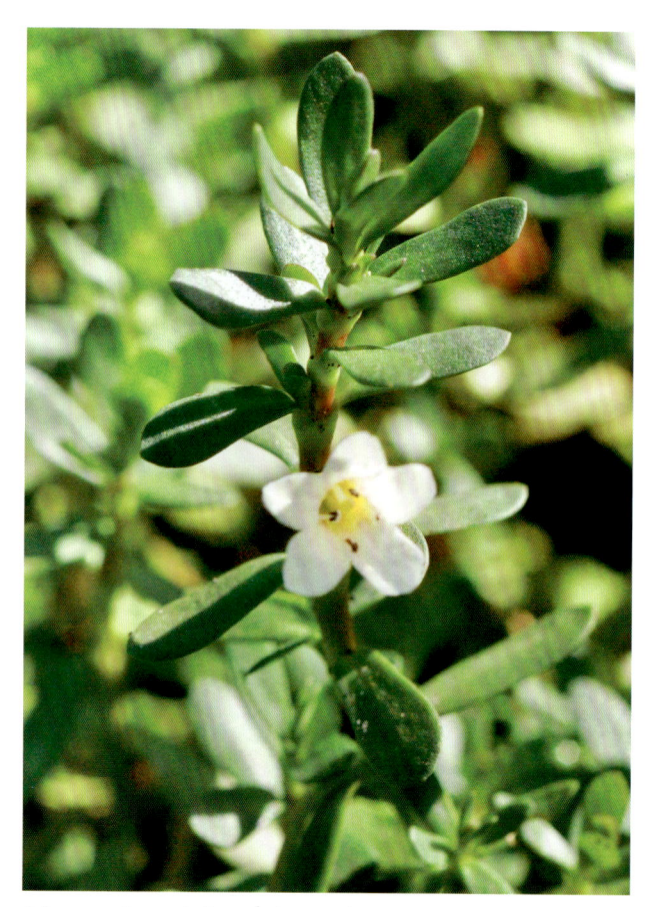

A bacopa é apreciada na Índia por elevar a acuidade mental, incluindo a concentração e a lembrança de informações e acontecimentos do passado.

DDA e TDAH

A desordem do déficit de atenção (DDA) e o transtorno do déficit de atenção com hiperatividade (TDAH) têm sido relacionados com metais tóxicos, disbiose, sensibilidade a alimentos, deficiências nutricionais (vitaminas do complexo B, magnésio, ácidos graxos essenciais, ferro e zinco) e com o excesso de açúcar. O metabolismo prejudicado da glicose também pode ser um importante fator auxiliar, sendo causado pela ingestão de grandes quantidades de carboidratos simples e de alimentos pobres em nutrientes (*junk food*). A falta de ar fresco e de exercício, a hipoglicemia e a superexposição a atmosferas enfumaçadas, ruídos, computadores e televisão podem igualmente afetar o cérebro de maneira adversa.

Tratamento Trevo-vermelho, pau-d'arco, folha de coentro, bodelha e urtiga ajudam na eliminação de metais pesados. Essas ervas podem ser combinadas com as ervas depurativas cardo-mariano, cúrcuma, videira, uva-espim, dente-de-leão ou bardana para desintoxicar o organismo e proteger de danos tóxicos.

Ervas nervinas, que promovem o funcionamento normal do cérebro e a produção de neurotransmissores, têm um papel importante: gotu kola, bacopa, ginkgo, erva-de-são-joão, aveia-selvagem, solidéu e verbena.

Para favorecer o sono, use ashwagandha, papoula-da-califórnia, camomila, flor-da-paixão, lúpulo ou tília. O alcaçuz é útil como adaptógeno e tônico para as adrenais.

Outras medidas Evitar alimentos alergênicos, incluindo corantes e aditivos alimentares, laticínios, salicilatos, trigo ou glúten, milho, chocolate, cafeína, ovos e frutas cítricas pode contribuir para o tratamento dessas desordens. Suplementos de vitaminas do complexo B, magnésio e ácidos graxos essenciais ômega-3 são recomendados.

Nevralgia e ciática

A inflamação ou a lesão de um nervo produz, com frequência, uma dor excruciante, como a experimentada por qualquer pessoa que tenha sofrido de ciática, lumbago ou nevralgia do trigêmeo. Nervos podem ser traumatizados por ferimentos, queimaduras, cortes, hérnias de disco, vértebras fora de alinhamento, tumores ou espasmos musculares. Metais pesados, como chumbo ou mercúrio, têm o potencial de danificar nervos, assim como o alcoolismo e o diabetes. Para assegurar a recuperação, a causa da dor precisa ser identificada e tratada. Se um nervo estiver pinçado devido a um problema de coluna, consulte um quiropraxista ou osteopata.

Tratamento Para aliviar a dor de nervos, tente usar papoula-da-califórnia, lúpulo, erva-de-são-joão, betônica, anêmona, tanaceto, filipêndula ou erva-de-são-cristóvão, em doses agudas se for necessário. Viburno-bola-de-neve, valeriana, flor-da-paixão, solidéu, lavanda, alecrim, camomila ou yam mexicano ajudarão a relaxar músculos tensos e doloridos. A aveia-selvagem é um excelente "alimento para os nervos" e auxilia na reparação do tecido nervoso. Em casos de má circulação na área afetada, crataegos, canela e gengibre levarão sangue e nutrição para o local.

Externamente, a região dolorida poderá ser delicadamente massageada com óleo de erva-de-são-joão, que é específico para nervos lesados e nevralgia, além de um excelente analgésico. A adição de algumas gotas de tintura de pimenta-caiena ao óleo irá aumentar suas propriedades analgésicas. Comece com 1 a 2 gotas, aumentando gradualmente a proporção de pimenta-caiena, uma vez que esta tem a tendência de causar uma sensação de ardência em algumas pessoas com nervos hipersensíveis.

Outros óleos essenciais aliviam a dor e podem ser usados para massagem, em base de óleo de gergelim; entre estes se incluem gengibre, alecrim, lavanda, hortelã-pimenta, camomila e coentro.

Herpes-zóster

O herpes-zóster é um problema inflamatório de nervos, doloroso, causado por uma reativação do vírus latente da varicela zóster, que causa a varicela ou catapora. O vírus do herpes produz uma erupção ao longo do trajeto de um nervo, geralmente no abdômen ou no rosto, o que resulta em formigamento e dor, com frequência séria, seguida pelo aparecimento de bolhas (vesículas) cheias de líquido na pele. Cansaço, stress, má nutrição e depleção da imunidade aumentam o risco de se desenvolver herpes-zóster após contato com a varicela.

Tratamento Ervas antivirais, como erva-de-são-joão, melissa, uva-espim, lavanda, pau-d'arco, kalmeg, neem, equinácea ou folha de oliveira irão ajudar a combater a infecção por herpes. Para reduzir a dor dos nervos e a inflamação, use papoula-da-califórnia, erva-de-são-joão, flor-da-paixão, solidéu, anêmona, filipêndula ou gotu kola, se necessário em doses agudas.

As ervas adaptogênicas alcaçuz, ashwagandha, shatavari, aloe vera, aveia-selvagem e os cogumelos shiitake e reishi fortalecem a imunidade, ajudam a acelerar a recuperação e previnem a nevralgia pós-herpética.

Externamente, o óleo de erva-de-são-joão, com algumas gotas de óleo essencial de lavanda (5 gotas por 5 ml/1 colher de chá), poderá ser aplicado suavemente na erupção. O gel de aloe vera também tem o potencial de acalmar.

Outras medidas Quando ocorrer a infecção, evite alimentos que inibem a imunidade e estimulam a inflamação, como gorduras saturadas, alimentos refinados e açúcares, cafeína e álcool. Uma dieta pobre em arginina (aminoácido), que pode ativar o vírus, e rica em lisina, que tem a capacidade de suprimi-lo, é recomendada.

Suplementos de betacaroteno, zinco e vitamina C e E elevam a imunidade e aceleram a cicatrização da pele.

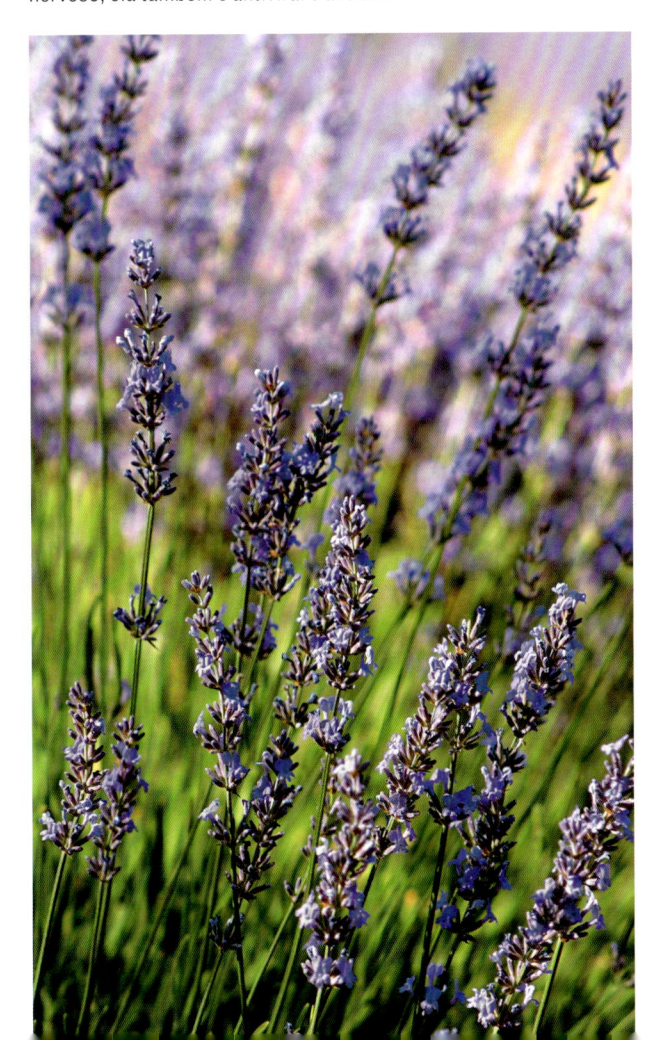

A lavanda ajuda a reduzir a dor e tem efeito calmante no sistema nervoso; ela também é antiviral e antibacteriana.

O sistema imunológico

O sistema imunológico consiste do sistema linfático, dos glóbulos brancos do sangue, além de células e substâncias químicas especializadas, que incluem os anticorpos. Quando a infecção ameaça dominar os nossos mecanismos homeostáticos – que mantêm o organismo num estado estável e são vitais para a saúde – invadindo o corpo, o sistema imunológico concentra suas defesas na luta contra ela.

Em resposta à infecção, o sistema linfático produz uma quantidade mais elevada de linfócitos e macrófagos, que atuam com as citoquinas na destruição dos invasores. A glândula timo contribui para a produção e armazenagem de glóbulos brancos do sangue, conhecidos como células T, os quais atacam células infectadas por bactérias, fungos e vírus. O baço, o fígado, as tonsilas (amígdalas), as adenoides e a parede do intestino também contêm tecido linfático. O tecido linfático que reveste o intestino é responsável por preservar a capacidade de os linfócitos reagirem a todos os organismos infecciosos (antígenos), introduzidos no corpo através dos alimentos que chegam ao trato digestório.

Se esses mecanismos de proteção falharem, respostas imunológicas específicas irão ocorrer. Moléculas presentes na superfície de antígenos estimulam os linfócitos e produzem anticorpos com o objetivo de destruí-los. Essas moléculas têm memória, de forma que os antígenos serão reconhecidos se houver a recorrência da infecção, permitindo ao organismo reagir efetivamente aos agentes patogênicos antes que uma infecção se desenvolva.

A preservação na vida diária

Um estilo de vida saudável é a chave para um sistema imunológico eficiente. É essencial ingerir muitos alimentos nutritivos, naturais, de preferência alimentos orgânicos, manter um equilíbrio entre trabalho e lazer, exercício e relaxamento, dormir o suficiente e haver um mínimo de poluição no ambiente onde se vive. Também é importante criar uma atitude positiva ao se lidar com o stress, assim como cultivar práticas que promovem a paz de espírito. Uma perspectiva positiva, diversão, risos, serenidade, um ambiente de beleza e de paz, além de ar limpo, são fatores que podem aumentar a imunidade. A nossa imunidade natural é debilitada pelo stress físico e emocional, por excesso de trabalho ou diversão, má alimentação, toxinas, fumo e consumo excessivo de álcool.

A importância da boa digestão geralmente é negligenciada quando se considera a imunidade. Se o nosso "fogo digestivo"

for bom, os alimentos ingeridos serão eficientemente digeridos e assimilados, e o remanescente de resíduos a serem eliminados do corpo será mínimo. Se, contudo, o fogo digestivo estiver reduzido, grande parte do é que comido irá permanecer no intestino, como alimentos parcialmente digeridos ou não digeridos, fermentando e produzindo toxinas que podem minar os mecanismos imunológicos locais do intestino. Essas toxinas irão potencialmente permear o corpo e, por sua vez, diminuir a resistência a uma gama de problemas imunológicos.

Para manter uma boa digestão o melhor seria evitar alimentos pesados e ricos em gordura, como carnes gordurosas, creme de leite e queijo, pão, doces e açúcar, excesso de álcool e de água gelada. É recomendável comer uma grande quantidade de vegetais cozidos no vapor, grãos e grãos de leguminosas, e tomar chás de ervas que aquecem, para estimular a digestão. Especiarias, como gengibre, canela, cardamomo, coentro, cravo-da-índia, pimenta-do-reino e assa-fétida são alguns dos melhores remédios para a digestão e para elevar a imunidade.

O mundo das ervas está repleto de estimulantes do sistema imunológico, os quais executam seu trabalho de várias maneiras. Algumas ervas aumentam a produção e a atividade de macrófagos – células que o sistema imunológico envia para digerir invasores – enquanto outras também estimulam a produção de substâncias de defesa, como interferon, que protege as células não infectadas do ataque de vírus. As ervas podem, ainda, estimular a produção e a função das células T – células vitais do sistema imunológico, que matam vírus, fungos e determinadas bactérias. Ervas que aumentam a imunidade incluem ginseng, guduchi, unha-de-gato, ashwagandha, alcaçuz, astrágalo, equinácea, folha de oliveira, alho, cogumelos shiitake e reishi, e cúrcuma.

Uma rede de vasos produz e permite o transporte de linfócitos por todo o corpo. Estes glóbulos brancos do sangue contêm anticorpos que oferecem proteção contra bactérias e vírus.

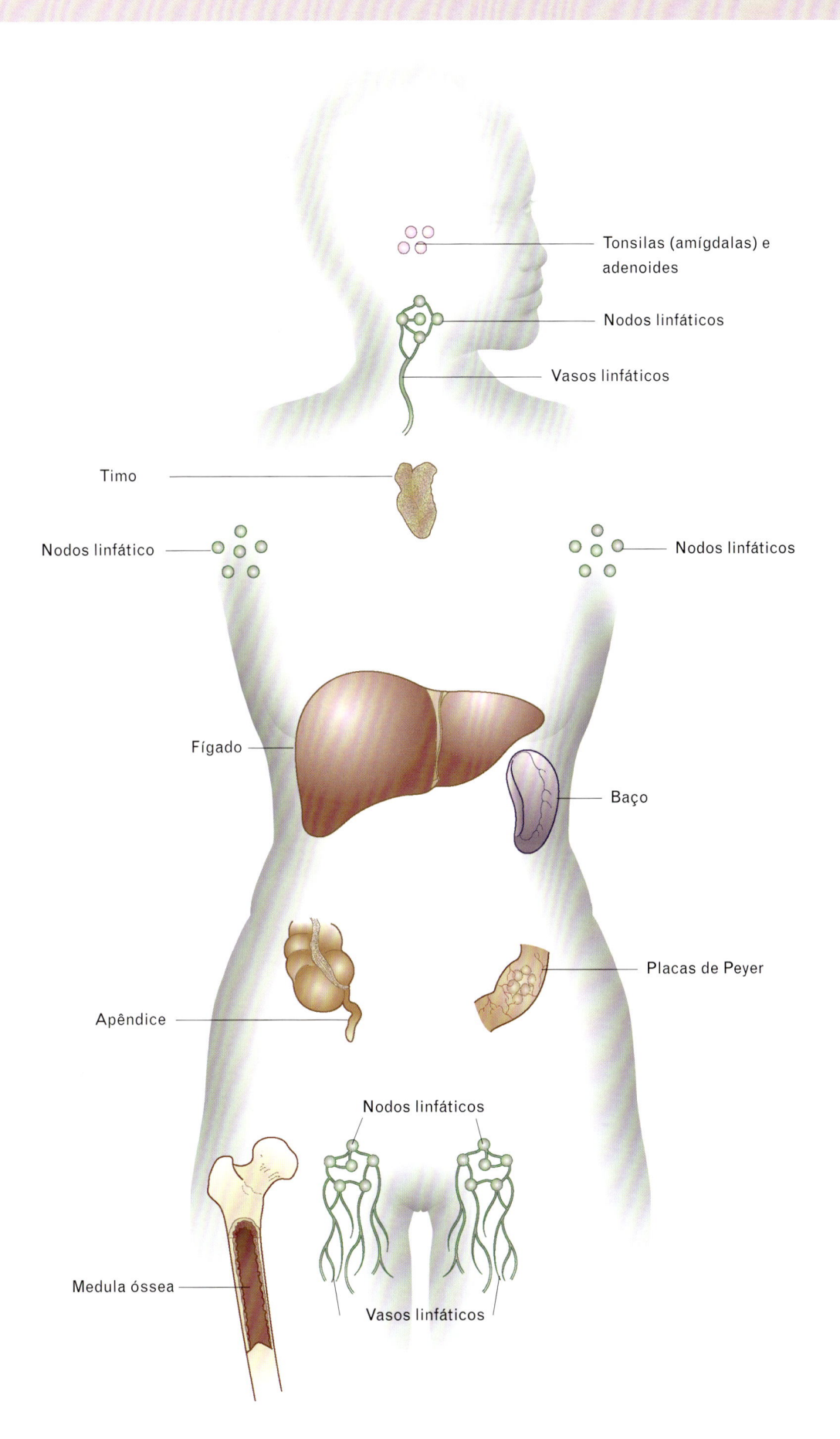

Tonsilas (amígdalas) e adenoides

Nodos linfáticos

Vasos linfáticos

Timo

Nodos linfático

Nodos linfáticos

Fígado

Baço

Placas de Peyer

Apêndice

Nodos linfáticos

Medula óssea

Vasos linfáticos

Febres

A febre é a reação vital do corpo a uma infecção e um sintoma de que o organismo está lutando contra invasores, quer eles sejam bacterianos, virais ou fúngicos. A elevação do termostato interno permite ao corpo vencer a infecção, uma vez que esse mecanismo tem um efeito antibiótico e antiviral natural.

Tratamento Ao primeiro sinal de febre, o mais recomendável é a pessoa ficar em jejum, com o objetivo de apoiar o sistema imunológico, e beber muito líquido para ajudar na eliminação de toxinas. Se houver desconforto, tome chá quente de ervas diaforéticas, como camomila, tília ou filipêndula a cada 2 horas para fazer com que o calor venha à superfície, cause transpiração e acelere a eliminação de calor e toxinas.

Outras ervas úteis para reduzir a febre incluem casca de salgueiro, verbena, aparine, rosa, manjericão-sagrado, eupatório, flor de sabugueiro, milefólio, hortelã-pimenta, lavanda e melissa. Tome isoladamente ou em combinações a cada 2 horas e passe uma esponja no corpo, molhando-a com infusões mornas. Tome ainda ½ colher de chá de tintura, escolhendo entre equinácea, kalmeg, pau-d'arco, neem, mirra ou unha-de-gato a cada 2 horas para combater a infecção.

Advertência Não administre ervas que contenham salicilatos a crianças com menos de 12 anos.

Infecções

Tratamento Existem muitas ervas estimulantes do sistema imunológico, que fortalecem e dão apoio aos nossos mecanismos inatos de defesa, ajudando a prevenir infecções. Um grande número de ervas medicinais tem efeitos antivirais e antibacterianos poderosos no caso de sucumbirmos à infecção. Para prevenção, adicione especiarias que aumentam a imunidade, como gengibre, noz-moscada, coentro, cúrcuma, pimenta-longa ou canela, diariamente, aos alimentos, e beba chá de gengibre antes do café da manhã. Ervas adaptogênicas, como os cogumelos shiitake e reishi, unha-de-gato, astrágalo, guduchi, erva-botão, ashwagandha, shatavari e ginseng são bons preventivos.

Aos primeiros sinais de infecção, jejue para estimular a imunidade, beba muito líquido para ajudar na eliminação de toxinas e tome ½ colher de chá de tintura de equinácea, índigo-selvagem, hidraste, mirra, pau-d'arco ou eupatório a cada 2 horas. Coloque alcaçuz, com propriedades antivirais e estimulantes do sistema imunológico. Beba chás antimicrobianos durante todo o dia: endro, calêndula, salsão-selvagem, melissa, camomila, lavanda, sálvia, tomilho, ínula, alecrim ou rosa.

Outras medidas Uma dieta saudável, boa digestão (grande parte de nossa imunidade está localizada no intestino), um programa adequado de exercícios físicos, além de descanso e relaxamento, darão apoio ao sistema imunológico.

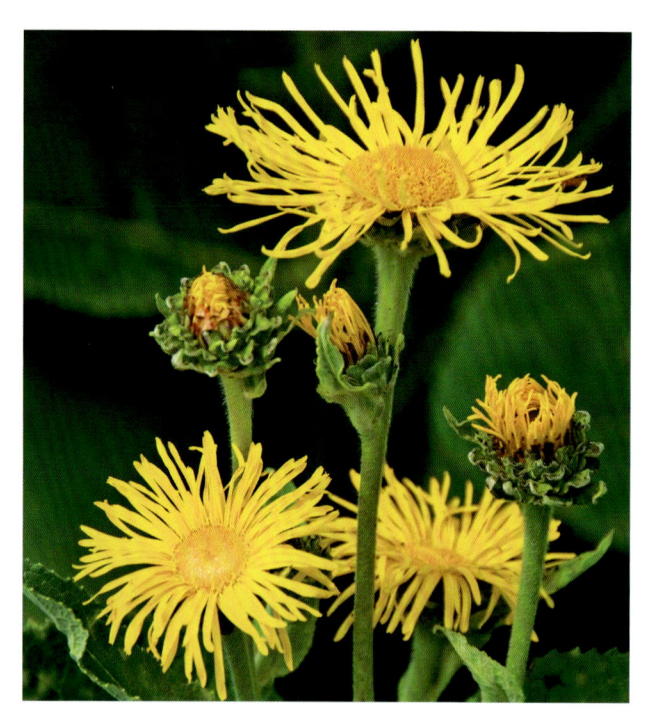

A ínula é um excelente tônico para o sistema respiratório; ela combate a infecção e elimina a congestão.

MRSA

O *Staphylococcus aureus* resistente à meticilina (MRSA) é um "supermicrorganismo" que resiste aos antibióticos, incluindo meticilina. A bactéria implicada é o *Staphylococcus aureus*, encontrada na pele de uma entre três pessoas; ela geralmente não causa problemas, a menos que a imunidade esteja diminuída e essa bactéria penetre na pele rompida. Nesse caso, poderá causar furúnculos e abscessos ou infecções mais sérias na corrente sanguínea, ossos ou articulações. Eclosões são comuns em hospitais.

Tratamento Apesar do fato de o MRSA ser resistente a drogas farmacêuticas, ele não resiste a ervas antimicrobianas, como pau-d'arco, alho, cardo-mariano, hidraste, cúrcuma e mirra. Estas podem ser usadas internamente, 3 a 6 vezes por dia, ou, externamente, para banhar a pele.

Ervas que estimulam a imunidade, por exemplo, ginseng, equinácea, astrágalo, guduchi, ashwagandha, alcaçuz e shatavari irão aumentar a resistência e ajudar a prevenir infecções. Pesquisas recentes demonstraram que os betaglucanos, presentes em cogumelos medicinais, como shiitake e reishi, podem elevar significativamente a imunidade por ativarem os leucócitos.

Chá-verde, óleo de árvore-do-chá, mel manuka, extrato de semente de grapefruit (toranja) e sal marinho são todos excelentes para uso externo.

Alergias

Quando o sistema imunológico de uma pessoa reage a substâncias que não são infecciosas ou prejudiciais, ela é alérgica. Sintomas de alergia incluem espirros, coriza, congestão nasal, prurido no nariz e nos olhos, distúrbios digestivos, eczema e asma. Stress, má alimentação, deficiências nutricionais, poluição ambiental, medicamentos, ferimentos, cirurgias, problemas digestivos, disbiose e tendências genéticas podem predispor às alergias. O tratamento envolve cuidados para melhorar a nutrição, evitando-se temporariamente o alérgeno, e o reequilíbrio dos sistemas digestivo e imunológico.

Tratamento As ervas adaptogênicas ashwagandha, guduchi, amalaki, alcaçuz, os cogumelos shiitake e reishi, shatavari, aloe vera e ginseng aumentam a imunidade e ajudam a prevenir reações alérgicas.

Unha-de-gato, nogueira, bardana, cúrcuma, gengibre, mirra, canela e kalmeg irão combater a disbiose, que predispõe à síndrome do vazamento do intestino e às alergias.

Camomila, urtiga, melissa e milefólio acalmam a resposta alérgica e inibem a histamina, que é responsável por sintomas inflamatórios.

O óleo de prímula-da-noite ou o óleo de semente de borragem fornecem o ácido gama-linoleico (GLA), a deficiência do qual está relacionada com várias desordens alérgicas.

Outras medidas Minimize o consumo de alimentos alergênicos, como laticínios, frutas cítricas, chocolate, amendoim, trigo ou glúten, frutos do mar, corantes alimentares e conservantes. Evite cafeína, álcool, fumo, açúcar e alimentos sem valor nutritivo (*junk food*), os quais aumentam a suscetibilidade às alergias.

A gravidade da resposta inflamatória pode ser diminuída pela vitamina C (500 mg 2 vezes ao dia), somada a bioflavonoides e ao magnésio (500 mg diariamente), que são anti-histamínicos naturais. Quercetina, um bioflavonoide encontrado nas frutas cítricas, ajuda a inibir a secreção de histamina, leucotrienos e prostaglandinas. Outros alimentos e ervas que contêm flavonoides podem se revelar igualmente úteis, uma vez que apresentam propriedades anti-inflamatórias e antioxidantes. O magnésio, que fortalece os capilares, juntamente com vitaminas do complexo B e vitamina C, tem ação anti-histamínica[1] e pode ser tomado quando os sintomas aparecerem.

Síndrome da fadiga crônica (SFC)

Também conhecida como síndrome da fadiga pós-viral ou encefalomielite miálgica, a SFC é comum entre as idades de 25 e 45 anos, sendo caracterizada por fadiga prolongada e outros sintomas, incluindo má memória e concentração, inchaço de glândulas, dor muscular/das articulações, dor de cabeça, perturbação do sono e mal-estar depois de um esforço. Ela tende a se manifestar após uma infecção viral aguda, quando a imunidade foi comprometida pela toxicidade, e também devido a medicamentos ou ao álcool, alimentação inadequada, depressão, disbiose ou stress causado por um acontecimento importante na vida, como a perda de um ente querido ou de emprego.

Tratamento As ervas adaptogênicas ashwagandha, shatavari, astrágalo, alcaçuz, guduchi, amalaki, dedaleira chinesa, os cogumelos shiitake e reishi, raiz-de-ouro ou ginseng siberiano são excelentes para aumentar a resistência ao stress e para fortalecer a imunidade.

Ginkgo e gotu kola estimulam a memória e a concentração e aliviam a depressão. Erva-de-são-joão, melissa e verbena são bons antidepressivos.

Erva-de-são-cristóvão, cúrcuma, franquincenso, garra-do-diabo, solidéu e gengibre ajudam a atenuar a dor das articulações e músculos.

Tome chá de gengibre antes do café da manhã para melhorar a digestão e kalmeg, unha-de-gato, bardana, neem, mirra e folha de oliveira para combater a disbiose.

Outras medidas Elimine alimentos inflamatórios, incluindo carboidratos refinados, gorduras saturadas, álcool e cafeína, e tome suplementos vitamínicos, coenzima Q10, magnésio, vitaminas do complexo B e zinco para fortalecer o sistema imunológico e aumentar a energia. Um suplemento de bromelina, extraída do abacaxi, é recomendada para reduzir a dor das articulações e as dores musculares.

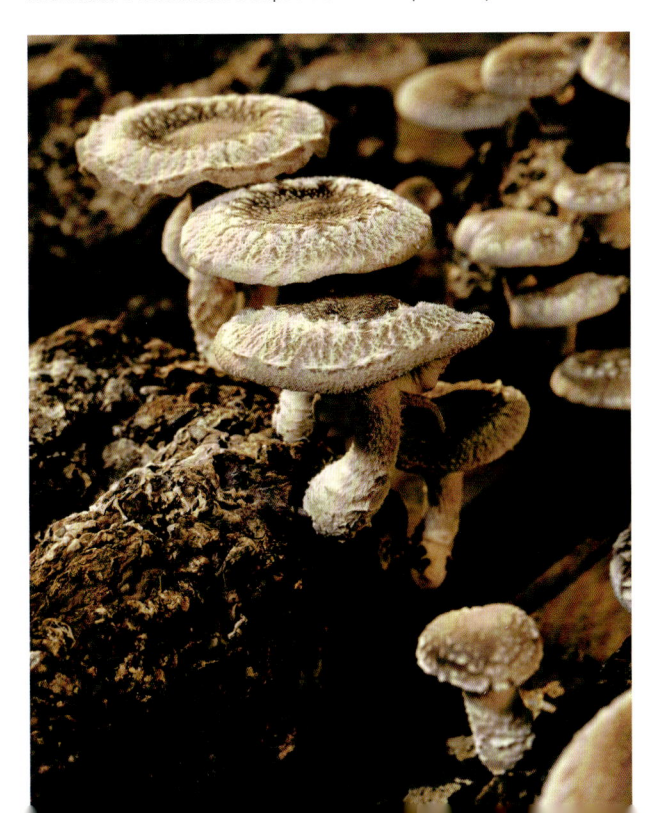

Os cogumelos shiitake são adaptógenos; eles estimulam a imunidade e aumentam a capacidade do corpo de suportar o stress.

O sistema respiratório

O sistema respiratório é responsável pelo suprimento de oxigênio para o sangue. Este, por sua vez, transporta o oxigênio para as células do corpo, que precisam dele para desempenhar suas funções vitais. Ao usarem o oxigênio, as células liberam dióxido de carbono, como matéria residual; este subsequentemente é levado aos pulmões e eliminado durante o processo de expiração.

O oxigênio é inspirado pela boca e pelo nariz, passando depois, através da laringe e da traqueia, para a cavidade torácica. A traqueia se divide em dois brônquios que se ramificam em numerosos tubos brônquicos, penetrando nos pulmões, onde se subdividem em muitos tubos menores que se ligam a minúsculas estruturas saculares, chamadas alvéolos. Os nossos pulmões contêm cerca de 600 milhões de alvéolos; estes permitem que o oxigênio se difunda, através deles, para os capilares ao seu redor, e que o dióxido de carbono das veias entre no sistema respiratório para ser exalado, refazendo o mesmo percurso. A respiração é realizada por movimentos do diafragma, uma lâmina muscular localizada na base do tórax. Quando ele se contrai, o oxigênio é levado para dentro dos pulmões; quando ele relaxa, o dióxido de carbono é bombeado para fora.

O sopro de vida

Podemos ser capazes de nos conservar vivos sem alimentos ou água durante dias, mas sobrevivemos apenas alguns minutos sem ar. Para assegurarmos uma absorção suficiente de oxigênio, precisamos manter o sistema respiratório saudável, além de muito ar puro e exercícios, e de respirar corretamente. A congestão das passagens aéreas devido ao excesso de catarro reduz a quantidade de oxigênio inspirada. A qualidade do ar também é de vital importância. Poluentes ambientais, tabagismo, monóxido de carbono, chumbo dos escapamentos dos automóveis, e assim por diante, trazem a poluição para dentro dos pulmões, e ela é depois transportada pelo sangue para o corpo todo e para as células.

Na Índia o ar é chamado de "*prana*" ou "sopro de vida"; ele inclui os gases que são vitais para o funcionamento normal de nossas células e tecidos, assim como a energia da atmosfera à nossa volta, que se irradia das árvores e de outras plantas verdes e, em última análise, do sol. A respiração correta é importante para os nossos nervos e músculos, possibilitando relaxamento e repouso, e também para gerar uma mente clara e alerta. Em muitas culturas e religiões, o uso da respiração tem um papel central nas práticas espirituais, como yoga e meditação, e para movimentos tradicionais, como T'ai chi e QiGong.

Medidas protetoras

O sistema respiratório se abre para a atmosfera por meio do nariz e da boca, sendo por isso, vulnerável à irritação e à infecção transportadas pelo ar. Ele também atua como um caminho para a eliminação de toxinas, juntamente com a pele, o intestino e o trato urinário. Se o organismo estiver sujeito a uma quantidade excessiva de toxinas ele poderá sobrecarregar o sistema respiratório e levar ao aparecimento de problemas. Por essa razão, a nossa saúde como um todo precisa ser considerada ao tratarmos desordens respiratórias.

Uma alimentação saudável, composta de muitas frutas e vegetais frescos, ricos em antioxidantes, incluindo as vitaminas A, C e E, é essencial para a saúde do aparelho respiratório e para protegê-lo das infecções e dos efeitos da poluição. Deficiências nutricionais, níveis reduzidos de ácido hidroclorídrico no estômago e a falta de zinco e magnésio são frequentemente encontrados em pessoas que sofrem de doenças respiratórias. Se você tiver a tendência de desenvolver esse tipo de problema, o melhor será evitar alimentos formadores de muco, particularmente trigo, leite e açúcar, e alimentos sem valor nutritivo (*junk food*). A abordagem da medicina herbalista, no que se refere ao tratamento de problemas respiratórios é, antes de tudo, a prevenção através da dieta, do estilo de vida e da prescrição de ervas, com o objetivo de maximizar a imunidade e a resistência às infecções. Ervas como equinácea, alho, tomilho, gengibre e cúrcuma têm uma ação eficaz como estimulantes do sistema imunológico, além de serem antimicrobianas.

O sistema respiratório O oxigênio é inalado sob a forma de ar através do nariz e da boca, sendo levado aos pulmões, onde passa por difusão pelas paredes dos alvéolos, às células sanguíneas. Ao mesmo tempo, o dióxido de carbono é absorvido do sangue, penetrando nos alvéolos, e expelido por meio da expiração.

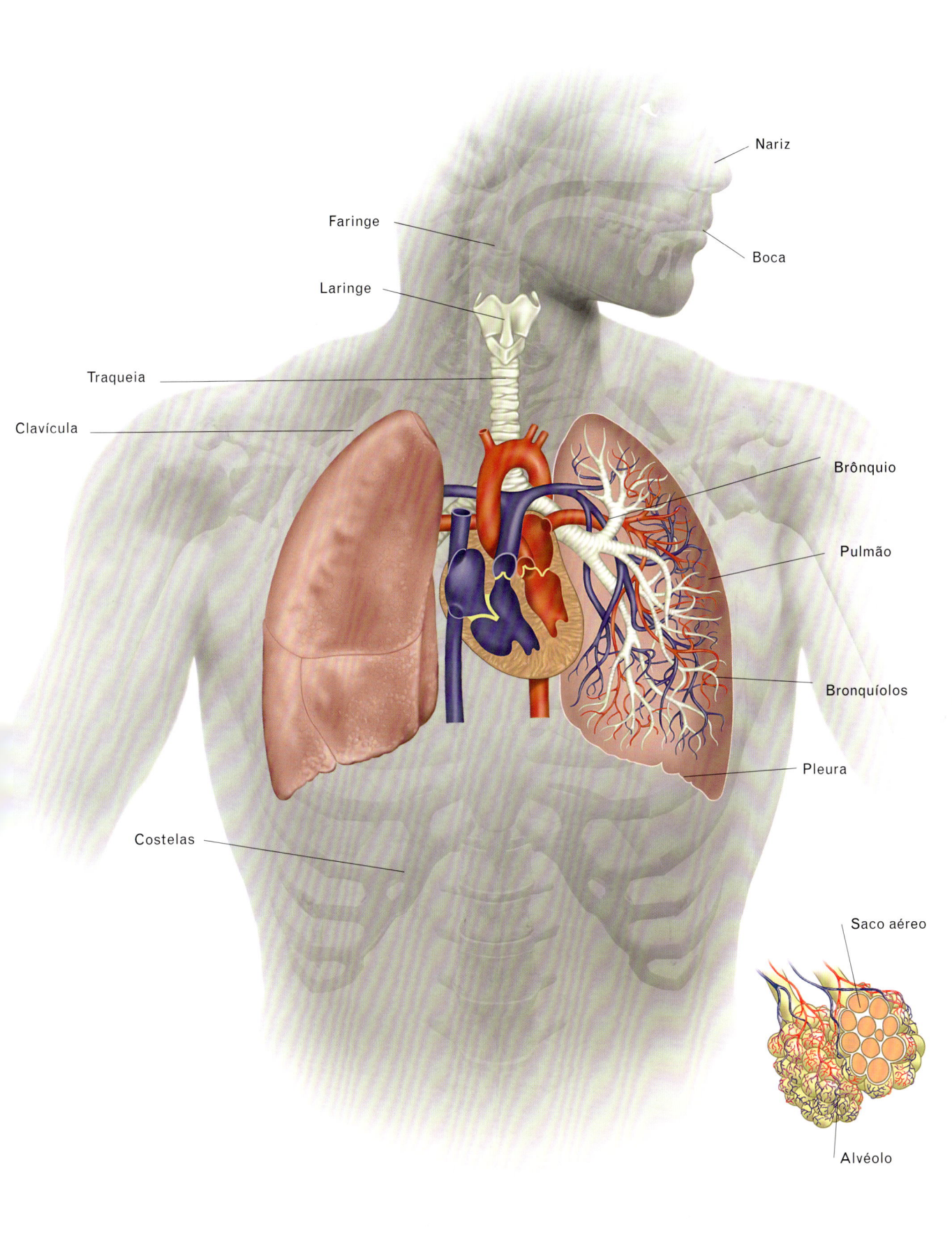

Nariz

Faringe

Boca

Laringe

Traqueia

Clavícula

Brônquio

Pulmão

Bronquíolos

Pleura

Costelas

Saco aéreo

Alvéolo

Resfriados e gripe

O vírus do resfriado comum somente poderá se desenvolver quando as condições do organismo forem favoráveis; isto ocorre, mais provavelmente, quando estamos fracos ou exaustos, estressados, não nos exercitamos o suficiente, temos um intestino preguiçoso, uma alimentação incorreta, disbiose ou estamos sobrecarregados de toxinas. Os sintomas resultantes, particularmente a febre e o catarro, são a forma que o corpo encontra de eliminar toxinas.

Tratamento Aos primeiros sinais de infecção tome uma infusão quente de eupatório, flor de sabugueiro, hortelã-pimenta e milefólio a cada 1 a 2 horas para aliviar o desconforto e a dor, reduzir a febre e limpar o catarro. Chá de gengibre ou limão quente com mel são excelentes. Ao mesmo tempo, tome ½ colher de chá de tintura de equinácea e 500 mg de vitamina C a cada 2 horas. Outras especiarias, que aumentam a imunidade, são antimicrobianas e descongestionantes, como canela, cardamomo, fenogrego, cúrcuma e coentro melhoram a digestão e equilibram a flora intestinal, podendo ser usadas de forma semelhante. Kalmeg, fruto e flor de sabugueiro alho, hidraste, melissa, pau-d'arco, unha-de-gato, amalaki e losna também são remédios eficazes para combater a infecção e fazer baixar a febre.

Inalações aromáticas ou banhos quentes dos pés com alecrim, lavanda, tomilho, canela ou camomila irão reduzir o inchaço das membranas mucosas, soltar e eliminar o catarro. Um escalda-pés de gengibre ou mostarda também poderá ser eficaz.

Outras medidas Suplementos de vitamina C e zinco ajudarão a prevenir e a diminuir a duração de um resfriado.

Catarro e sinusite

A irritação e a inflamação das passagens nasais e dos seios da face ou seios paranasais, devido à infecção ou a poluentes que são inalados, provoca uma secreção maior de muco – que se acumula como catarro – e constitui um mecanismo de proteção. Este quadro pode dar origem à sinusite, que pode produzir muita dor e resultar em dor de cabeça e gotejamento pós-nasal, causando problemas recorrentes de garganta e das vias respiratórias. Catarro crônico e sinusite podem resultar de infecção, poluição, má alimentação ou de alergia a alimentos, ou, ainda, ser um sinal de disbiose intestinal e de toxicidade.

Tratamento Tome as ervas antimicrobianas hidraste, índigoselvagem, fruto do sabugueiro, kalmeg, equinácea, neem, amalaki, cúrcuma, alho ou mirra para aumentar a imunidade, combater infecções do sistema respiratório e eliminar a toxicidade do intestino. Estas têm melhor efeito se forem combinadas com descongestionantes e adstringentes, como gengibre, canela, coentro, tomilho, hera-terrestre, milefólio, flor de sabugueiro, camomila, eufrásia, agrimônia, filipêndula e hortelã-pimenta, sob a forma de chás quentes.

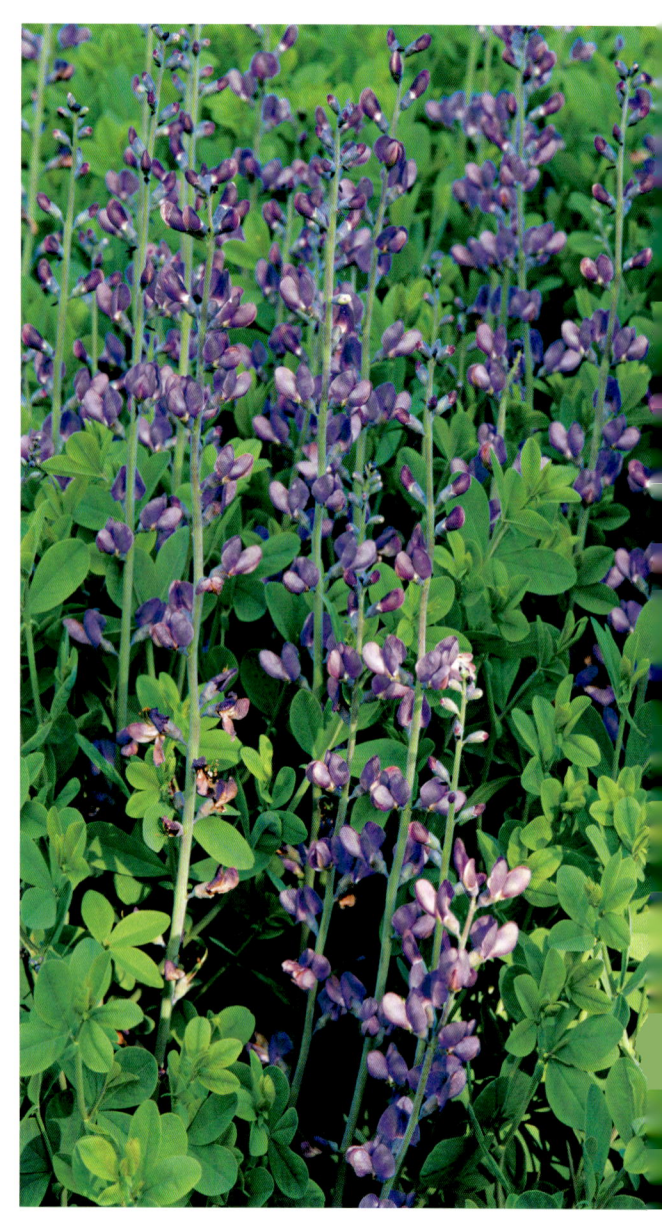

O índigo-selvagem é uma erva antimicrobiana com propriedades antissépticas, sendo usado para estimular respostas imunológicas do organismo.

Demulcentes, como olmo-americano, alteia, verbasco e tanchagem, acalmam a irritação e a dor dos seios paranasais.

Os óleos de lavanda, hortelã-pimenta, alecrim, tomilho ou camomila são úteis em inalações e banhos, ou para massagem ao redor do nariz e dos seios paranasais.

Outras medidas A lavagem dos seios paranasais, através da aspiração de água e sal, pode produzir milagres. A omissão de trigo ou glúten, laticínios e açúcar da dieta e um suplemento de vitamina C são recomendados.

Dor de ouvido

Esta pode ser resultado da dor e a da inflamação de garganta, das amígdalas, gengivas, dentes, das glândulas parótidas ou da inflamação do ouvido externo. A infecção aguda no ouvido médio (otite média) provoca dor aguda, sendo comum em crianças. Crianças tratadas com antibióticos são propensas a desenvolver cepas de infecção de ouvido recorrentes e resistentes aos antibióticos, além de ouvido com cola. Outras causas subjacentes incluem disbiose, ser um fumante passivo, catarro crônico e infecção de garganta, amígdalas e seios paranasais.

Tratamento Para infecções de ouvido, use uma combinação de ervas internas e tópicas. A camomila é excelente como antimicrobiano, anti-inflamatório e analgésico para crianças. A equinácea intensifica a luta do sistema imunológico contra a infecção. Frutos do sabugueiro, alho, hidraste, kalmeg, índigo-selvagem e unha-de-gato também são bons antimicrobianos e irão combater a infecção e reduzir a febre. A flor de sabugueiro, tanchagem, tomilho, hera-terrestre e filipêndula ajudam a eliminar o catarro e a aliviar a dor. A anêmona é específica para dor. Aparine, dente-de-leão, íris e fitolaca ajudam a reduzir o edema de glândulas, que causa, potencialmente, congestão no ouvido médio.

Desde que não haja pus, como decorrência de tímpano perfurado, pingue óleo morno de verbasco, erva-de-são-joão ou de oliva, com algumas gotas de óleo de lavanda, alho ou camomila no ouvido e proteja-o com algodão para atenuar a inflamação ou a infecção. Evite alimentos que produzem muco, como açúcar, alimentos sem valor nutritivo (*junk food*) e laticínios.

Amigdalite (tonsilite) e laringite

Infecções agudas da garganta podem ser causadas por infecção viral ou bacteriana. A amigdalite faz com que as amígdalas fiquem inchadas e cheias de pus, provocando uma dor de garganta bastante séria, dificuldade para engolir, febre e mal-estar. A laringite é a inflamação ou infecção da laringe, que gera dor de garganta, agravada quando se fala, tosse seca, rouquidão e febre. As amígdalas são massas de tecido linfático cujo papel é limpar o sangue de toxinas. A tonsilite crônica se desenvolve quando outros meios de eliminação (intestino, rins e pulmões) estão sobrecarregados, colocando o sistema linfático sob uma pressão extra; em geral ela tem relação com alergias.

Tratamento Antimicrobianos potentes, como alho, kalmeg, neem, hidraste, índigo-selvagem, equinácea, fitolaca, unha-de-gato, pau-d'arco, cúrcuma, losna ou mirra tomados a cada 2 horas, ao aparecerem os primeiros sinais, irão ajudar a combater infecções agudas.

Alteia, olmo-americano, verbasco, aloe vera, alcaçuz, tussilagem ou confrei acalmam a sensibilidade e a dor e podem ser combinados com ervas analgésicas, como anêmona, erva-de-são-cristóvão ou camomila. Em infecções agudas use gargarejos, *sprays* ou inalações com vapor de mirra, sálvia, tomilho, folha de framboeseira, alteia, tussilagem ou cúrcuma, ou óleos essenciais de lavanda, tomilho ou camomila a cada 2 horas.

Para amigdalite crônica, ervas estimulantes da imunidade — shatavari, ashwagandha, guduchi, cogumelos shiitake e reishi, esquisandra ou amalaki irão ajudar a reduzir alergias e a inflamação crônica, enquanto os estimulantes linfáticos aparine, fitolaca, calêndula, íris, bardana e trevo-vermelho estimulam a desintoxicação e a imunidade.

Outras medidas Recomenda-se evitar laticínios, açúcar e alimentos sem valor nutritivo (*junk food*).

Advertência Procure assistência médica em caso de amigdalite aguda para afastar o diagnóstico de infecção estreptocócica, que pode causar sérias infecções secundárias.

A equinácea, bastante conhecida na tradição herbalista como estimulante do sistema imunológico, é prescrita para prevenir e tratar todas as infecções respiratórias agudas.

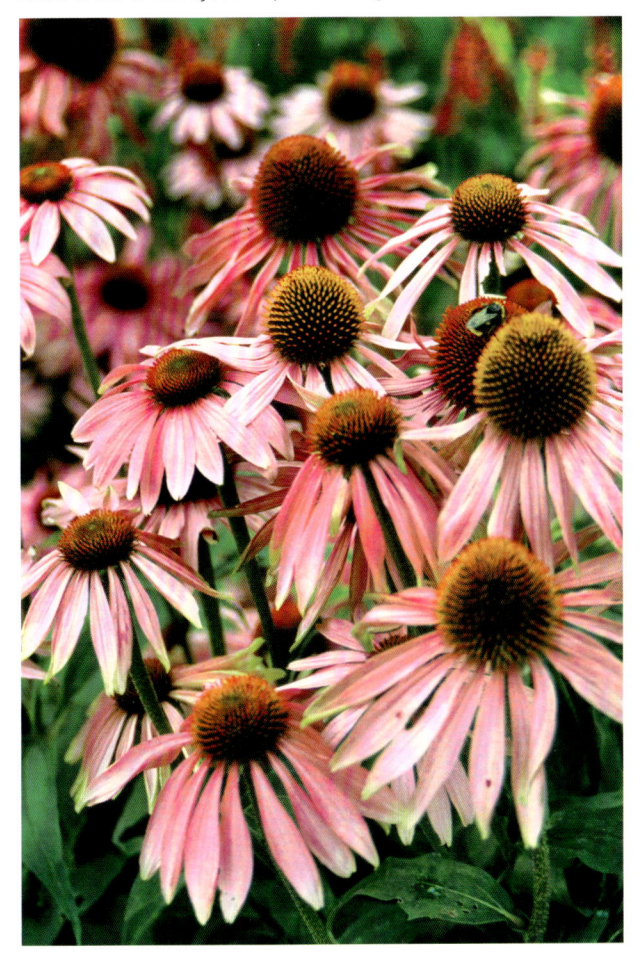

Dor de garganta e gânglios inchados

Geralmente o prelúdio de uma infecção bacteriana ou viral, a dor de garganta também pode ser causada pela irritação do revestimento da garganta, resultante do fumo, do gotejamento pós-nasal, de alergias, do refluxo ácido, do calor seco e pela ação de gritar. O edema das glândulas linfáticas do pescoço indica que o organismo está tentando combater a infecção ou que ele está sobrecarregado de toxinas tendo, por isso, aumentado o trabalho do sistema linfático para eliminação de matérias residuais.

Tratamento As ervas antimicrobianas equinácea, índigo-selvagem, cúrcuma, alho, losna, unha-de-gato, pau-d'arco, mirra ou kalmeg podem ser tomadas quando surgirem os primeiros sintomas, para evitar a infecção.

Ashwagandha, shatavari, guduchi, solidéu-de-baical, astrágalo, dedaleira chinesa, os cogumelos shiitake e reishi, esquisandra e amalaki têm o efeito de fortalecer a imunidade e, por isso, ajudam a reduzir alergias e a inflamação provocada por irritantes ambientais.

As ervas demulcentes alteia, olmo-americano, verbasco, aloe vera, alcaçuz, tussilagem e confrei umedecem a acalmam a irritação das membranas mucosas da garganta.

Aparine, fitolaca, calêndula, íris, bardana e trevo-vermelho estimulam o sistema linfático em sua ação depurativa e imunológica.

Gargarejar ou borrifar sálvia, tomilho, manjerona, cúrcuma, mirra ou água e sal na garganta também será benéfico para o tratamento da dor de garganta e do edema de glândulas.

Outras medidas Suplementos de vitaminas A, B e C aumentam igualmente a imunidade.

Advertência Se uma criança apresentar febre, além de dor de garganta aguda e amígdalas inchadas, procure ajuda médica. Este quadro poderia indicar uma infecção estreptocócica, com risco de complicações mais graves, como nefrite e febre reumática.

Asma

Esta é causada pela liberação de substâncias químicas inflamatórias, que inflamam e estreitam os tubos brônquicos, dificultando a respiração. O aumento da produção de muco agrava o bloqueio das passagens aéreas. A asma pode ser desencadeada por alergias a alimentos, por poluentes ambientais, infecções respiratórias, problemas imunológicos (provocados pela supressão de eczema e infecções das vias respiratórias, por exemplo), por problemas emocionais, distúrbios digestivos ou disbiose. A prevenção é a melhor linha de tratamento. Ervas podem ser tomadas, juntamente com outros medicamentos ou inalantes (talvez precisem ser tomadas durante vários meses). Trate os primeiros sinais de infecção respiratória vigorosamente para impedir que a asma se torne progressivamente mais grave.

Tratamento Ervas expectorantes, como ínula, tomilho, hissopo, alho, tussilagem, gengibre, alcaçuz e verbasco liquefazem e eliminam o muco dos tubos brônquicos, fortalecem e relaxam os músculos brônquicos, abrindo as passagens aéreas. Tomilho, ínula, erva daninha de borboleta, angélica, pau-d'arco e manjerona são excelentes para combater infecções das vias respiratórias.

As ervas adaptogênicas esquisandra, ashwagandha, shatavari, alcaçuz, cúrcuma ou os cogumelos shiitake e reishi, estimulam a imunidade, reduzem a inflamação e aumentam a resistência ao stress.

Ginkgo, camomila, milefólio, tanaceto, solidéu-de-baical ou urtiga ajudam a diminuir as respostas alérgicas que podem desencadear a asma.

Ervas relaxantes, como solidéu, manjericão-sagrado, rosa, lavanda, madressilva, aveia-selvagem ou camomila contribuem para a redução da tensão.

Advertência Procure assistência médica em caso de asma aguda.

ESTUDO DE CASO **ASMA**

PERFIL DO PACIENTE

David, de 8 anos, apresentava chiado no peito (sibilância) e tosse seca todas as vezes que fazia algum esforço, como correr durante as aulas de educação física na escola ou jogar futebol. Ele também tinha uma tendência de acordar nas primeiras horas da madrugada com acessos leves de asma. Os sintomas pioravam durante os meses frios do inverno e quando ele ficava ansioso.

TRATAMENTO COM ERVAS

Elaborei para David uma prescrição de ervas antiespasmódicas e demulcentes que têm o efeito de relaxar e acalmar os brônquios, e abrir as passagens aéreas. Ela incluía alteia, ínula, tomilho, hissopo, tussilagem, alcaçuz e verbasco. Acrescentei ashwagandha e shatavari para estimular a imunidade e aumentar a resistência ao stress, um pouco de gengibre, com a finalidade de auxiliar a digestão e a eliminação de toxinas do intestino, e sugeri que ele tomasse chá de camomila e urtiga para diminuir qualquer resposta alérgica que pudesse provocar a asma.

Recomendei aos pais de David que retirassem laticínios e trigo de sua dieta, uma vez que ele comia pizza e macarrão com frequência. Também sugeri que eles se certificassem de que a dieta de David fosse rica em cálcio de outras fontes, como vegetais verdes, peixes ósseos, castanhas e sementes.

Com esse tratamento a asma de David melhorou em algumas semanas.

Febre do feno

A febre do feno, que também é conhecida como rinite alérgica, é uma doença atópica comum, ocorrendo em sua maior parte quando altas concentrações de pólen são liberadas no fim da primavera e no verão, especialmente se o tempo estiver quente. Os sintomas familiares são causados pela secreção de histamina e de outras substâncias químicas inflamatórias; em geral, o quadro piora de manhã e à noite, o que coincide com as mudanças de temperatura do ar. A poeira doméstica e pelos de animais também podem produzir reações semelhantes. A febre do feno, além de outras afecções atópicas, como eczema e asma, tende a ser genética e ocorrer quando a imunidade se apresenta diminuída, por exemplo, devido ao stress prolongado e à disbiose.

Tratamento Como preventivo, tome as ervas estimulantes do sistema imunológico ashwagandha, astrágalo, guduchi, amalaki, ginseng siberiano ou equinácea e 1 a 2 colheres de sobremesa de mel local no favo, em todas as refeições durante 2 a 4 meses anteriormente à época de maior incidência de febre do feno.

As ervas anti-histamínicas e anti-inflamatórias cúrcuma, equinácea, hidraste, camomila, urtiga, melissa, tanaceto, solidéu-de-baical ou milefólio, com um pouco de alcaçuz, ajudam a reduzir os sintomas quando estes se iniciam e podem ser tomadas a cada 2 horas, se necessário. Elas também podem ser usadas como chá para inalações, com o objetivo de atenuar sintomas.

Agrimônia, flor de sabugueiro, tanchagem e eufrásia tonificam as membranas mucosas e promovem sua dessensibilização a alérgenos. Alteia e olmo-americano acalmam a irritação das mucosas.

Gengibre, alho, tomilho, bardana ou calêndula combatem a disbiose, enquanto bardana, dente-de-leão, agrimônia e cardo-mariano apoiam o fígado.

Outras medidas Suplementos de vitamina C e magnésio são recomendados. Também será útil tirar o trigo ou o glúten e os laticínios da alimentação. Óculos de sol podem ajudar a reduzir a irritação ocular.

Tosses e bronquite

A tosse é uma resposta reflexa, um mecanismo criado pelo organismo para remover irritantes, como poeira, toxinas, microrganismos e muco quando este estiver bloqueando a garganta ou os tubos brônquicos; ela, porém, pode se tornar crônica e debilitante, perturbando o sono. A tosse pode ser agravada pelo stress e pelo frio.

Tratamento Ervas demulcentes, como alteia, verbasco, tanchagem, alcaçuz, tussilagem ou olmo-americano acalmam a irritação e a inflamação nas tosses secas e irritativas.

Expectorantes e descongestionantes, incluindo tomilho, ínula, hera-terrestre, marroio-branco, hissopo, gengibre, angélica e

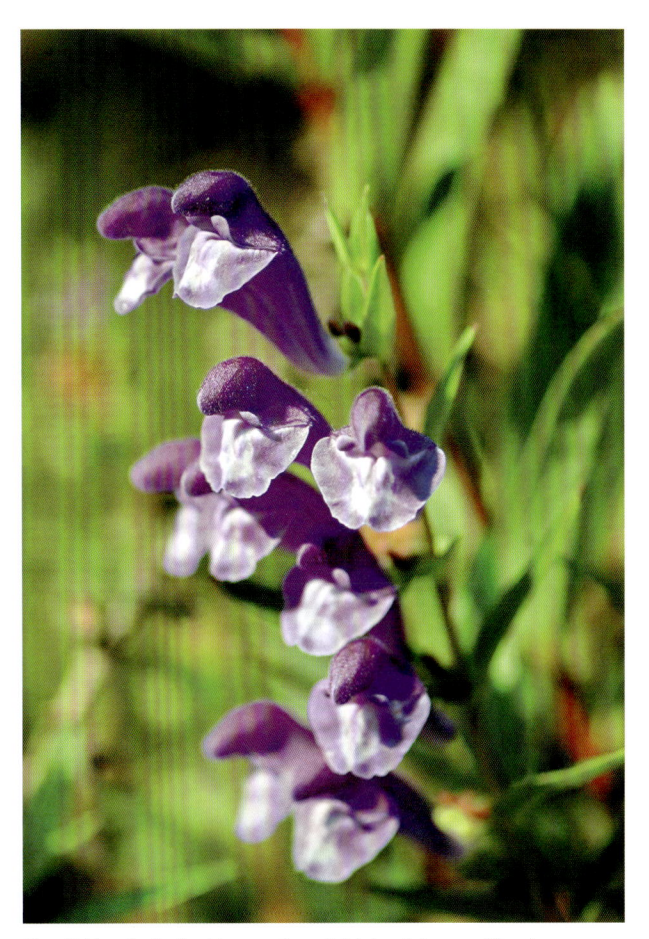

O solidéu-de-baical tem ação anti-histamínica, auxiliando no tratamento da febre do feno.

manjerona liquefazem e eliminam o escarro. A vitamina C, presente nos frutos do sabugueiro e no mirtilo, assim como infusões de pétalas de rosa, estimulam o escalador mucociliar, limpam o escarro e protegem os pulmões da infecção.

Tosses nervosas podem ser abrandadas com ervas relaxantes, como camomila, melissa e manjericão-sagrado. Ervas antimicrobianas, incluindo tomilho, ínula, hissopo, unha-de-gato, pau-d'arco, alho, canela e erva daninha de borboleta combatem a infecção e dão apoio ao sistema imunológico. Uma fórmula para tosse precisará consistir de uma combinação dessas ervas, dependendo da natureza da afecção.

Óleos essenciais de alecrim, rosa, tomilho, gengibre ou canela podem ser usados em banhos e inalações.

Advertência Febre e mal-estar, além de tosse, escarro verde ou falta de ar podem indicar bronquite aguda ou pneumonia. Procure assistência médica.

O sistema digestório

Uma digestão eficiente é absolutamente essencial para a boa saúde. O sistema digestório permite ao nosso corpo converter os alimentos que comemos na energia necessária para todas as minúsculas reações bioquímicas que nos mantêm vivos. Ele também proporciona a via mais importante de eliminação de toxinas do nosso organismo.

A saúde e a vitalidade dependem em grande parte não apenas de uma dieta excelente, mas também da eficiência com a qual a nossa digestão torna disponíveis para nós os nutrientes dos alimentos e, por outro lado, elimina os resíduos não digeridos dos alimentos e o material inútil resultante do metabolismo.

O trato digestório é revestido por uma membrana mucosa protetora, que também serve para secretar sucos digestivos; estes contêm enzimas cuja finalidade é desdobrar os alimentos, transformando-os de forma que o nosso corpo consiga absorvê-los. Outras enzimas digestivas são fornecidas ao trato digestório pelo fígado, vesícula biliar e pâncreas. A conversão dos alimentos no trato digestório proporciona energia, mas ela também requer que essa energia realize todas as reações bioquímicas essenciais, envolvidas no processo. Se a nossa energia digestiva estiver baixa ou desordenada, ela poderá provocar sintomas digestivos, como intumescimento (sensação de estômago cheio), dor de estômago SII (síndrome do intestino irritável), diarreia e constipação; além disso, também poderá afetar fundamentalmente a nossa saúde e a nossa energia geral, predispondo à letargia, à diminuição da imunidade, a problemas nervosos, falta de concentração e perturbações do sono.

Fatores que influenciam a digestão e a eliminação

A boa digestão e eliminação dependem de vários fatores. Precisamos comer uma quantidade suficiente de fibras, encontradas em alimentos integrais, frutas e vegetais, e tomar bastante líquido, para assegurar a regularidade dos movimentos peristálticos que irão impelir os alimentos ao longo do tubo digestivo. Uma alimentação correta é vital para a saúde e para a função normal do trato digestório. Alimentos muito refinados, açúcar em grande quantidade, bebidas gaseificadas, sorvete, alimentos fermentados e fritos podem irritar e gerar perturbações. Alimentos indigestos, como pão, queijo, carne vermelha e o excesso de alimentos duros e crus poderão deixar resíduos parcialmente digeridos ou não digeridos no intestino, que tendem a fermentar e predispõem a um estado tóxico no intestino. Precisamos eliminar resíduos de alimentos todos os dias, assim como o material inútil resultante do metabolismo celular, para ajudar a prevenir

a fermentação e a toxicidade, além da absorção dessas toxinas pelo organismo. A disbiose ou estado tóxico do intestino, que envolve uma perturbação da população bacteriana no intestino está sendo reconhecida, cada vez mais, como a causa subjacente de muitos problemas de saúde, incluindo SII, alergias, doenças autoimunes e obesidade.

Há uma constante interação entre o cérebro e o sistema digestório, o que torna a digestão suscetível aos efeitos da mente e das emoções, e, portanto, ao stress de várias naturezas. O sistema nervoso regula a circulação sanguínea no trato digestório, assim como a secreção de sucos digestivos. A tensão e a ansiedade podem reduzir o fluxo de enzimas digestivas e inibir a boa digestão. Por outro lado, o stress pode provocar uma secreção excessiva de ácido hidroclorídrico no estômago, o qual tem o potencial de irritar, inflamar e, em alguns casos, de ulcerar o revestimento do estômago ou do intestino.

A matéria médica herbalista oferece uma enorme gama de remédios para quase todos os tipos de desordens digestivas. Por exemplo, especiarias que aquecem, como gengibre, canela e pimenta-longa irão estimular a secreção de enzimas digestivas; ervas ricas em mucilagem, incluindo olmo-americano e alteia acalmam a irritação; funcho, hortelã-pimenta e camomila aliviam a dor e o espasmo, e ervas amargas, como dente-de-leão, agrimônia e bardana apoiam o fígado.

O sistema digestório
Os alimentos ingeridos são degradados no tubo digestivo, até atingirem uma forma que possa ser assimilada pelo organismo. A digestão se inicia na boca, com a ação da saliva sobre os alimentos, porém a maior parte do processo é realizada dentro do estômago e do intestino delgado.

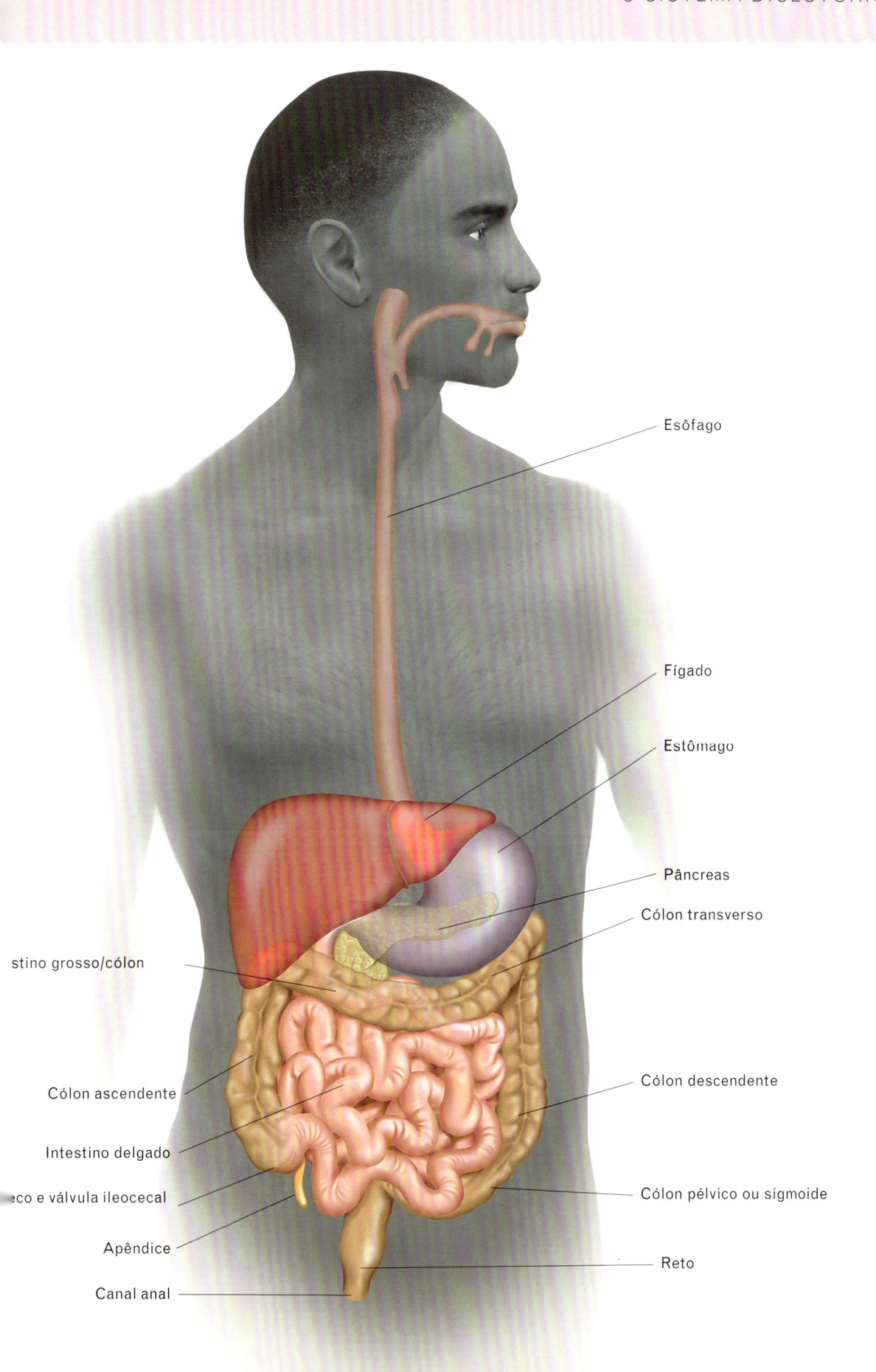

Esôfago

Fígado

Estômago

Pâncreas

Cólon transverso

stino grosso/cólon

Cólon ascendente

Cólon descendente

Intestino delgado

co e válvula ileocecal

Cólon pélvico ou sigmoide

Apêndice

Reto

Canal anal

Disbiose

As bactérias intestinais num intestino sadio sintetizam vitaminas, degradam toxinas presentes nos alimentos, tornando-as menos prejudiciais, e estimulam a imunidade local (inibem infecções como as causadas por salmonella, o que diminui o risco de intoxicação alimentar) e estimulam a imunidade em geral. Quatro quintos do sistema imunológico do corpo são encontrados no revestimento do intestino. O uso de antibióticos e esteroides, assim como a má digestão e o stress, levam à proliferação de fungos e bactérias patogênicas; estes criam toxinas, destroem vitaminas, tornam enzimas digestivas inativas e conduzem à formação de substâncias químicas carcinogênicas. Provocam doenças inflamatórias, como colite ulcerativa, doença de Crohn e artrite (por causarem reações autoimunes), síndrome de vazamento do intestino, além de problemas hepáticos. Sintomas da proliferação exagerada de fungos incluem candidíase vaginal, diarreia crônica, reações alérgicas, asma, urticária, psoríase, eczema, enxaqueca, infecções de repetição, dor abdominal, cistite, catarro, depressão e letargia.

Tratamento Unha-de-gato, alho, mirra, kalmeg, hidraste, folha de oliveira e cogumelo reishi são excelentes para combater microrganismos patogênicos. Uva-do-óregon, ínula, endro, bardana, uva-ursi, calêndula, equinácea, funcho, amalaki e bodelha agem de forma semelhante.

O suco de aloe vera (25 ml 2 vezes por dia) é calmante, estimula a imunidade e combate a disbiose.

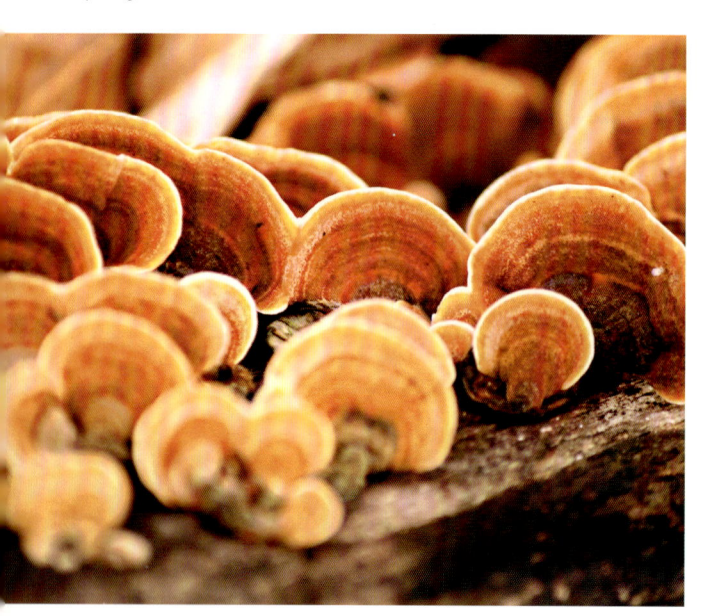

Os cogumelos reishi podem ajudar na cura da disbiose intestinal pelo fato de combaterem o crescimento de microrganismos patogênicos.

As especiarias antimicrobianas cúrcuma, canela, gengibre e pimenta-longa aumentam a secreção de enzimas digestivas e podem ser adicionadas diariamente aos alimentos. Óleo de prímula-da-noite e de linhaça também são úteis.

Outras medidas Suplementos de *Lactobacillus acidophilus* ajudam a restaurar a população bacteriana normal do intestino. Vitamina C (500 mg por dia) e ácido caprílico (1 g com as refeições) também têm efeito benéfico.

Constipação

Um dos pontos fundamentais é determinar e tratar as causas da constipação sem confiar apenas em medicamentos laxantes; estes podem ser tomados por um curto período, mas, com o tempo, provavelmente irão agravar o problema. As causas da constipação incluem falta de exercício, ignorar o sinal de que o intestino quer funcionar, idade avançada, hemorroidas, SII, diverticulite, alergia a alimentos, disbiose, deficiências nutricionais, excesso de alimentos refinados, quantidades insuficientes de fibras, obtidas de frutas, vegetais e grãos integrais, e tensão no intestino devido ao stress. É importante tratar a constipação; de outro modo, as toxinas geradas pela reabsorção no intestino poderão causar doenças crônicas.

Tratamento Use semente de linhaça, de feno-grego ou de psyllium para aumentar o volume do conteúdo do intestino e empurrá-lo para fora. Coloque de molho 1 a 2 colheres de chá de sementes numa xícara de água quente por 2 horas, acrescente limão e mel, se desejar, e tome quando for deitar. Lembre-se de beber muita água. Alcaçuz, raiz de dente-de-leão e raiz de bardana, tomados como decocção 3 vezes por dia também são eficazes no tratamento da constipação leve. Se for necessário, acrescente ervas laxantes mais estimulantes, como azeda ou vagens de sene, com um pouco de gengibre, durante uma ou duas semanas.

Para a constipação relacionada com stress, adicione camomila, melissa, endro, lúpulo ou viburno-bola-de-neve. Alho, tomilho, bardana ou calêndula agem de forma eficaz na disbiose.

Outras medidas Iogurte vivo, lactoacidophilus ou extrato de semente de grapefruit também ajudam em casos de candidíase, que pode predispor à constipação. Trinta minutos de exercícios diários são recomendados.

Advertência Se a constipação persistir, se desenvolver subitamente ou causar dor, procure ajuda de seu médico.

Diarreia

A diarreia representa uma tentativa por parte do corpo de se livrar de venenos e irritantes (incluindo fármacos, substâncias químicas e alérgenos), de inflamação ou infecção intestinal; por essa razão, torna-se importante não contê-la, mas abordar as causas subjacentes a ela. É vital beber muito líquido para repor a água e os eletrólitos perdidos.

Tratamento Use as ervas adstringentes agrimônia, árvore-de-cera, canela, folha de framboeseira ou milefólio para secar as secreções e tonificar o intestino. As ervas demulcentes olmo-americano e alteia acalmam a irritação e agem como prebióticos para apoiar a flora benéfica no intestino. Camomila, lúpulo, yam mexicano, endro e melissa reduzem a ansiedade em quadros de diarreia relacionada com stress. As ervas digestivas gengibre, canela, cúrcuma e coentro, tomadas regularmente, sob a forma de chá ou com os alimentos, estimulam a secreção de enzimas digestivas.

Para infecção como causa de gastrenterite e disbiose, use antimicrobianos, incluindo hidraste, tomilho, camomila, canela, pau-d'arco, alho e gengibre.

Antiespasmódicos, como hortelã-pimenta, gengibre, endro e camomila aliviam a dor do espasmo; camomila, lúpulo, hidraste, filipêndula e milefólio abrandam a inflamação.

Outras medidas Trigo ou glúten e laticínios podem causar intolerância a alimentos, enquanto a carne vermelha e o excesso de alimentos duros, crus, podem ser indigestos e agravar o quadro; por isso, será melhor evitá-los até a recuperação completa. Suplementos de acidophilus também são úteis.

Advertência Se a diarreia persistir ou for acompanhada de febre; se houver muco ou sangue nas fezes procure um médico.

Síndrome do intestino irritável (SII)

O intestino pode ficar irritado devido a alimentos mal digeridos e em putrefação; a síndrome é causada pela má digestão, stress, alimentação inadequada e perturbação da flora intestinal, por exemplo, a causada por antibióticos. Acúmulo de toxinas, perda da flora benéfica e aumento de organismos patogênicos dão origem à disbiose, que leva à síndrome de vazamento do intestino, intolerância a alimentos e diminuição da imunidade. Os sintomas resultantes incluem diarreia e constipação, alternadamente, flatulência e desconforto abdominal.

Tratamento Ervas anti-inflamatórias e antiespasmódicas, como camomila, yam mexicano, viburno-bola-de-neve, filipêndula, hortelã-pimenta, lúpulo ou mirra podem ser úteis. Demulcentes, como olmo-americano, aloe vera e alteia são calmantes e cicatrizantes, enquanto as ervas adstringentes milefólio, tomilho, agrimônia e árvore-de-cera protegem a parede intestinal da irritação. Relaxantes, como melissa, verbena, endro, lúpulo ou

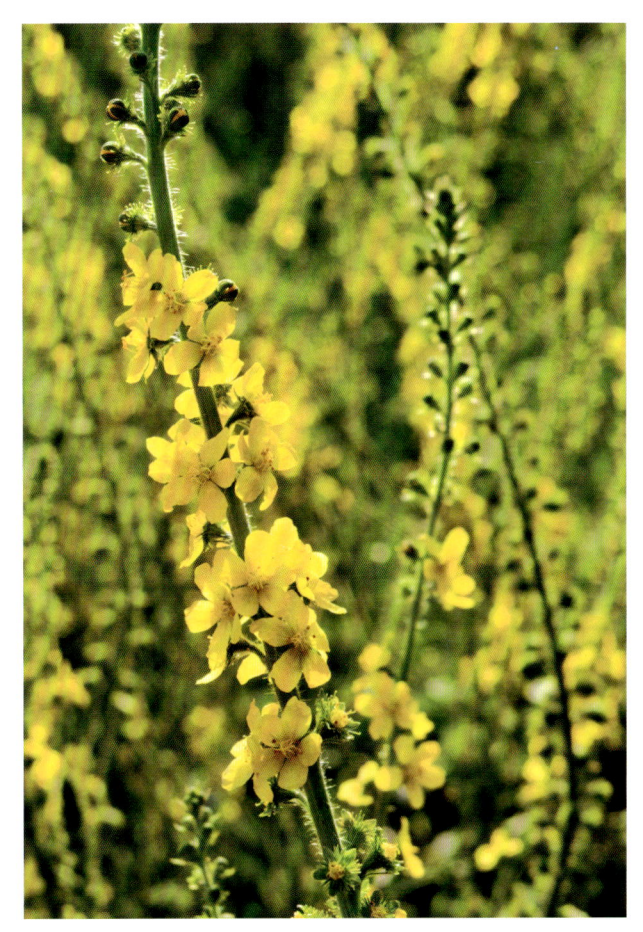

A agrimônia é um bom adstringente e digestivo tônico, e pode ajudar a diminuir a diarreia.

valeriana podem ajudar a reduzir o stress. O mirtilo é útil em caso de diarreia, e bardana e alcaçuz podem ser usados para constipação.

Para o tratamento da disbiose e para aumentar a imunidade, unha-de-gato, camomila, canela, hidraste, equinácea, mirra, amalaki, aloe vera, folha de oliveira, videira, alho ou cúrcuma são recomendados.

O chá de gengibre, tomado antes das refeições, e a adição de especiarias suaves aos alimentos durante sua preparação irão estimular a secreção de enzimas digestivas e ajudar a manter a flora intestinal saudável.

Outras medidas Em muitos casos, a intolerância a alimentos está implicada na síndrome; por isso, é recomendável excluir temporariamente de sua dieta chá, café, laticínios, ovos e trigo ou glúten.

Advertência Se houver muco ou sangue nas fezes, ou dor abdominal forte, consulte seu médico.

Má absorção

O sistema digestório saudável retira nutrientes dos alimentos, de forma que eles possam ser absorvidos, entrando na corrente sanguínea. A secreção inadequada de enzimas digestivas e lesões na vilosidade do intestino delgado, onde os nutrientes são absorvidos, poderá resultar em má absorção, fermentação e gases, aumento da acidez e de peso, além da redução de antioxidantes no organismo. Stress, doenças, cansaço, idade avançada, disbiose e diarreia crônica podem inibir as enzimas digestivas; lesões da vilosidade resultam, com frequência, de inflamação, infecção, mudanças súbitas na alimentação, excesso de trigo ou intolerância ao glúten, como na doença celíaca.

Tratamento Para melhorar a digestão e a absorção, comece o dia tomando chá preparado com gengibre fresco ou água quente com um pouco de suco de limão. Mastigar ou acrescentar sementes, como endro, cardamomo, funcho e coentro aos alimentos, irá estimular o fluxo de enzimas digestivas e favorecer a absorção. A pimenta-longa é uma das boas ervas para melhorar a absorção.

O chá quente de hortelã-pimenta, camomila, manjericão-sagrado, funcho, alecrim, tomilho, gengibre ou canela, antes e depois das refeições, irá ajudar a digestão. Relaxantes, como camomila, lavanda, melissa, lúpulo, verbena, funcho e rosa são recomendados para stress.

Em caso de disbiose, unha-de-gato, canela, equinácea, mirra, amalaki, aloe vera, folha de oliveira, videira, alho ou cúrcuma irão contribuir para o restabelecimento da flora intestinal benéfica.

Outras medidas Evite alimentos indigestos, como saladas, sementes cruas e castanhas, assim como queijo e pão até a digestão melhorar.

Obesidade

A obesidade pode predispor à hipertensão, ao aumento de colesterol, a doenças cardíacas, derrames, câncer e diabetes, especialmente se houver um histórico familiar. A obesidade está relacionada com uma complexa interação entre hormônios, digestão, metabolismo, função hepática e toxicidade, bem como a fatores dietéticos e falta de exercício. A função marginalmente diminuída da tireoide e a resistência à insulina (síndrome X) com frequência têm um papel nessa desordem.

Tratamento Suplementos de bodelha, guggulu e cromo ajudam a regularizar os hormônios da tireoide e aumentam o metabolismo. Crataegos, gotu kola, neem, funcho, amalaki, canela e cúrcuma, tomados com regularidade, e especiarias, como pimenta-caiena, alho, coentro, gengibre, canela e cúrcuma nos alimentos irão estimular a digestão e o metabolismo.

Chás de aparine, folha de dente-de-leão e morugem têm a reputação de contribuir para a perda de peso e excesso de líquido, devido à sua ação diurética.

O metabolismo geralmente muda depois da menopausa, causando aumento de peso. Yam mexicano, agnocasto, agripalma, funcho e erva-de-são-cristóvão têm um papel na regulação dos níveis hormonais.

Gymnema é útil na síndrome X e bloqueia os receptores para o sabor doce na língua, ajudando a dominar a vontade de comer alimentos doces. A erva forskohlii está se tornando bem conhecida por seu efeito no metabolismo da tireoide e da síndrome X.

Outras medidas Ácidos graxos essenciais, presentes em peixes oleosos, castanhas, sementes, grãos integrais, óleo de prímula-da-noite e de linhaça contribuem para o aumento da taxa de metabolismo. É importante perder peso gradualmente: não mais do que 1 kg por semana.

ESTUDO DE CASO **MÁ ABSORÇÃO**

PERFIL DO PACIENTE

Peter, de 35 anos, me consultou a respeito de problemas intestinais. Ele sofria de dor abdominal intermitente, funcionamento irregular do intestino, fezes sob a forma de pequenas bolas redondas, gases e sensação de estômago cheio. Ele percebia que o quadro havia piorado desde que tivera gastrenterite em uma viagem pelo Egito. Sua língua estava pálida e apresentava uma saburra branca na parte de trás, o que indicava má digestão e toxicidade no intestino; marcas de mordidas ao redor da margem da língua revelavam má absorção de nutrientes.

TRATAMENTO COM ERVAS

Prescrevi a Peter ervas antiespasmódicas, digestivas e probióticas para regular a digestão e restabelecer a flora intestinal. A prescrição incluía gengibre, endro, alteia, camomila, alcaçuz, amalaki e cúrcuma.

Sugeri que Peter removesse temporariamente trigo e laticínios de sua dieta, e eliminasse o café. Eu lhe recomendei que substituísse o café por chá de camomila, hortelã e funcho e tomasse suco de aloe vera com chá de gengibre, de manhã, antes da primeira refeição. Mencionei que ele deveria adicionar especiarias aos alimentos para estimular a digestão e a absorção de nutrientes.

Esse tratamento ajudou o intestino de Peter a voltar ao normal num período de um mês.

Doença inflamatória do intestino (IBD)

A inflamação crônica do intestino é uma doença séria, que envolve ulceração e sangramento, necessitando algumas vezes de cirurgia. Seus sinais são uma forte dor abdominal, náusea, diarreia ou constipação, sangue nas fezes, falta de apetite, perda de peso, febre, além de letargia. As formas mais comuns de IBD são as desordens autoimunes, como colite ulcerativa e doença de Crohn, que podem ser desencadeadas por uma infecção bacteriana ou viral, e resultar em má absorção e deficiências nutricionais as quais, por sua vez, levam a quadros de anemia e osteoporose.

Tratamento Cúrcuma e franquincenso são notáveis ervas antiinflamatórias, muito eficazes na redução da dor e da inflamação. O chá de camomila, tomado com frequência durante o dia, é excelente. Alcaçuz, unha-de-gato, hidraste, mirra, lúpulo, hortelãpimenta, milefólio, filipêndula e salsaparrilha também são úteis. Sementes de linhaça moídas, ingeridas com água ou óleo de linhaça, suco de aloe vera, alteia e olmo-americano suavizam o revestimento do intestino e ajudam a regular seu funcionamento.

Melissa, lúpulo, camomila, solidéu, aveia-selvagem, ashwagandha e flor-da-paixão reduzem a tensão e a ansiedade.

Outras medidas Evite possíveis alérgenos alimentares, particularmente trigo ou glúten, e laticínios, assim como alimentos ácidos e condimentados, frutas cítricas, tomate, álcool e café. A bromelina, extraída do abacaxi e a papaína, obtida do mamão, ajudam a resolver a inflamação e aceleram a cicatrização. Evite, ainda, se cansar e ficar sob stress, uma vez que isso poderá agravar os sintomas.

Advertência Procure assistência médica se houver sangue nas fezes, uma mudança nos hábitos intestinais por mais de dez dias, ou os sintomas acima que não melhorarem com o tratamento.

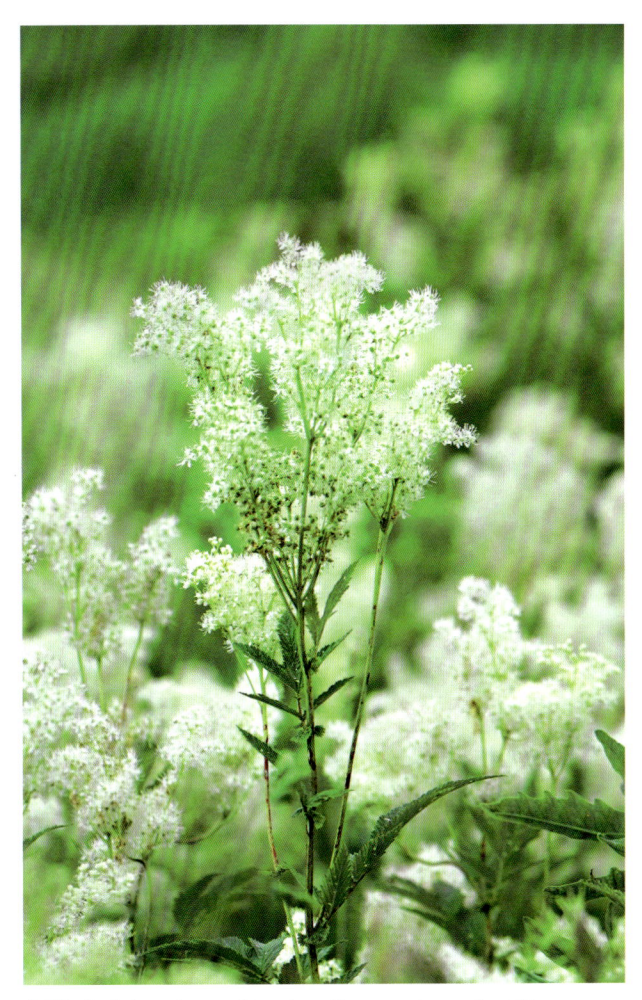

A filipêndula reduz a acidez do estômago e tem ação antiinflamatória no intestino.

Náusea e vômitos

Estes podem ocorrer devido a reações adversas a alimentos ou a medicamentos, tensão nervosa, enxaqueca, ou infecções, que causam irritação e inflamação do estômago. Outras causas incluem início de gravidez, mal do movimento ou cinetose, úlceras pépticas, gastrite, choque, obstrução intestinal, pressão no cérebro, causada por líquido no mal da altitude, tumor ou, ainda, a perda de equilíbrio resultante de infecção do ouvido interno. É importante beber muito líquido para prevenir a desidratação.

Tratamento O melhor e mais delicioso remédio é o gengibre fresco, consumido sob a forma de chá ou simplesmente mastigado. Ele é particularmente útil na gravidez, quando outras ervas podem estar contraindicadas. Chá de camomila, funcho ou hortelã-pimenta também acalmam o estômago.

Se a desordem tiver como causa o stress emocional, chás ou tinturas de melissa, camomila, lavanda, lúpulo, endro ou flor-dapaixão serão potencialmente benéficos.

Para uma infecção ou intoxicação alimentar use alho, cúrcuma, camomila, equinácea, canela, pau-d'arco ou hidraste a cada 2 horas.

Tanaceto, betônica ou alecrim são mais eficazes quando há dor de cabeça ou enxaqueca, enquanto alteia e olmo-americano acalmam a irritação; filipêndula, genciana e bardana podem reduzir o calor e a inflamação do estômago.

Advertência Se os sintomas persistirem ou vômitos graves ocorrerem, além de febre alta, procure ajuda de seu médico.

Úlceras orais

As úlceras podem ser consequência de pequenas lesões causadas pela borda áspera de um dente, ou por dentaduras mal-ajustadas, por exemplo; elas podem se apresentar como úlceras aftosas, indicando que a imunidade está diminuída devido ao stress físico ou psicológico, ou que há deficiência de vitamina B12, ácido fólico ou ferro. Úlceras aftosas também podem ser provocadas por vírus, como do herpes, e pela doença da mão, pé e boca, alergias a alimentos, disbiose, reações adversas a medicamentos ou a restaurações de dentes, contendo mercúrio, cigarros, álcool, colite ulcerativa ou doença de Crohn.

Tratamento Enxaguatórios calmantes, preparados com lavanda, calêndula, alteia ou camomila, e usados 3 vezes por dia, irão ajudar a aliviar a dor e a inflamação. Antissépticos bucais de sálvia, equinácea, pau-d'arco, tomilho, melissa, mirra e mirtilo combatem a infecção e podem ser tomados como chás para aumentar a imunidade.

Solidéu, ginseng siberiano, aveia-selvagem, verbena e ashwagandha são tônicos nutritivos para os nervos se o quadro for de debilidade. Os cogumelos shiitake e reishi, além da erva raiz-de-ouro, também estimulam a imunidade.

O gel de aloe vera é calmante e cicatrizante, formando uma camada protetora sobre a úlcera. Um *spray* para uso local, preparado com hidraste, alcaçuz ou mirra irá atuar como anestésico e acelerar a cicatrização. A urtiga é uma boa fonte de ferro, caso a deficiência deste elemento seja um dos fatores que contribui para o aparecimento de úlceras orais.

Outras medidas Suplementos de vitaminas B e C, além de ácido fólico, são recomendados.

Advertência Úlceras que não cicatrizam deveriam ser sempre examinadas por um médico porque podem ser indicativas de câncer oral.

Azia e acidez

Estas indicam uma desordem do estômago, hiperacidez e refluxo gastroesofágico, os quais podem ser causados por constipação crônica, obesidade ou stress. Eles também são desencadeados pelo álcool, pelo chocolate, açúcar, carboidratos refinados, chá, café, cigarros, alimentos cremosos, gordurosos, condimentados e ácidos, como tomates e frutas cítricas, pela perturbação emocional e quando se come muito depressa. A azia e a acidez podem ser agravadas se o paciente se curvar, se agachar ou permanecer deitado.

Tratamento Tente tomar chá de camomila aos goles, com frequência. A filipêndula também refresca e acalma. Surpreendentemente, algumas pessoas acreditam que mastigar gengibre fresco pode aliviar a sensação de desconforto.

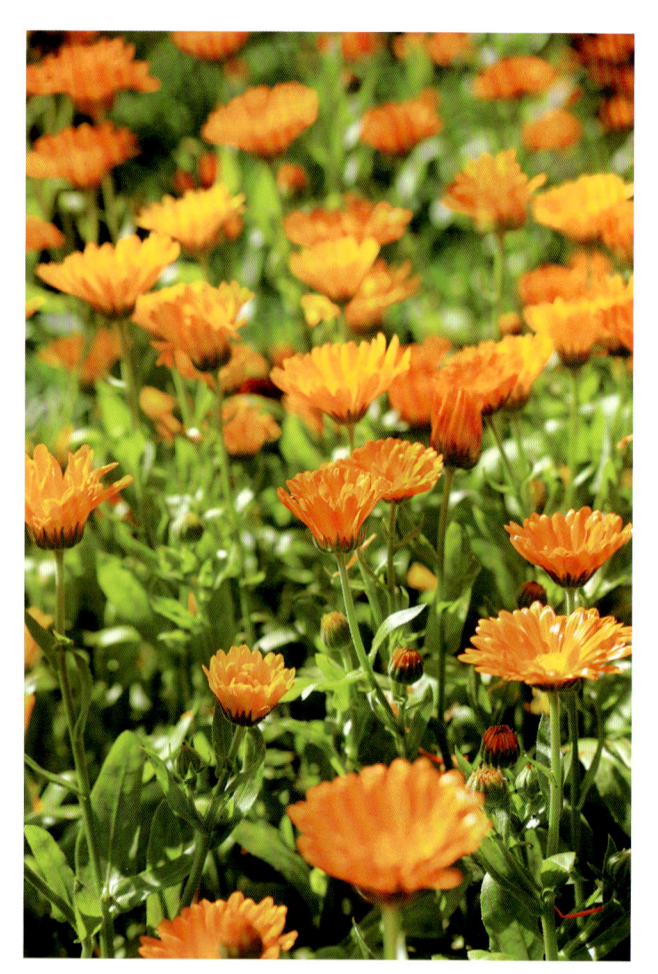

A calêndula melhora a digestão e pode ajudar a combater a infecção causada pela diverticulite.

Ervas demulcentes, como alteia ou alcaçuz, podem atenuar a dor e reduzir a acidez. Uma pasta, preparada com 1 a 2 colheres de chá de pó de olmo-americano e água morna poderá trazer alívio quase imediato. Outra medida eficaz será tomar 25 ml de suco de aloe vera 2 vezes ao dia; essa erva refresca o calor e a inflamação, combatendo os sintomas provocados pela disbiose.

Hortelã-pimenta, melissa, manjericão-sagrado e endro são excelentes digestivos e diminuem a tensão no intestino, enquanto ervas amargas, como raiz de dente-de-leão e bardana têm efeito laxante leve, estimulam a digestão e reduzem o calor e a sensação de queimação. Camomila, lúpulo, verbena ou melissa são eficazes quando a azia está relacionada com stress.

Diverticulite

A diverticulite é a inflamação e infecção que se desenvolve em pequenas bolsas, localizadas em áreas enfraquecidas do intestino. Ela tende a ocorrer com maior frequência em pessoas acima dos 50 anos, geralmente como resultado da falta de exercício, de uma dieta excessivamente refinada e da constipação prolongada. A diverticulite pode causar espasmos sérios, funcionamento irregular do intestino, provocar o aparecimento de sangue nas fezes, em alguns casos, além de flatulência e febre.

Tratamento Sementes de linhaça ou psyllium, deixadas de molho na água até que inchem e liberem uma substância gelatinosa, ou pó de olmo-americano misturado com água, podem ser tomados à noite para regular e suavizar o intestino. Alteia e aloe vera também são ervas antibacterianas e demulcentes.

A camomila é anti-inflamatória e antisséptica, e tem um efeito excelente se tomada aos poucos durante todo o dia. Yam mexicano e lúpulo são antiespasmódicos e anti-inflamatórios, podendo ser combinados com alcaçuz e hortelã-pimenta.

Unha-de-gato, cúrcuma, calêndula, equinácea ou pau-d'arco ajudam a combater a infecção e são particularmente úteis em casos de ataques agudos, se forem tomados a cada 2 horas.

Outras medidas Coma muitos alimentos ricos em fibras, mas evite trigo, laticínios e alimentos irritantes, como farelo de cereais, castanhas e sementes, vegetais duros crus e frutas com sementes, como as da framboesa, tomate e amora. Beba muito líquido para assegurar o funcionamento regular do intestino. Evite bebidas cafeinadas e faça bastante exercício.

Gases e sensação de estômago cheio

A maior parte dos gases é gerada no intestino pela fermentação de carboidratos não digeridos. O intestino não produz enzimas em número suficiente para digerir certos carboidratos, particularmente os presentes no feijão e nas hortaliças brássicas. Os gases também podem ser indicativos de disbiose, intolerância ao trigo e aos laticínios, por exemplo, de maus hábitos alimentares, baixa produção de enzimas digestivas, stress, gastrite e úlceras pépticas, doenças da vesícula biliar, constipação e SII.

Tratamento Ervas carminativas são específicas para aliviar os gases e a sensação de estômago cheio; sua ação melhora a digestão e a absorção, além de reduzir a inflamação e a disbiose. Os carminativos recomendados são funcho, endro, alecrim, hortelã-pimenta, gengibre, canela, melissa e camomila. Sementes de coentro, cardamomo, funcho e endro são excelentes quando mastigadas ou adicionadas aos alimentos. O chá de gengibre é recomendado antes das refeições.

Ervas antimicrobianas, como pau-d'arco, amalaki, alho, bardana, equinácea, folha de oliveira, hidraste, cúrcuma, alecrim,

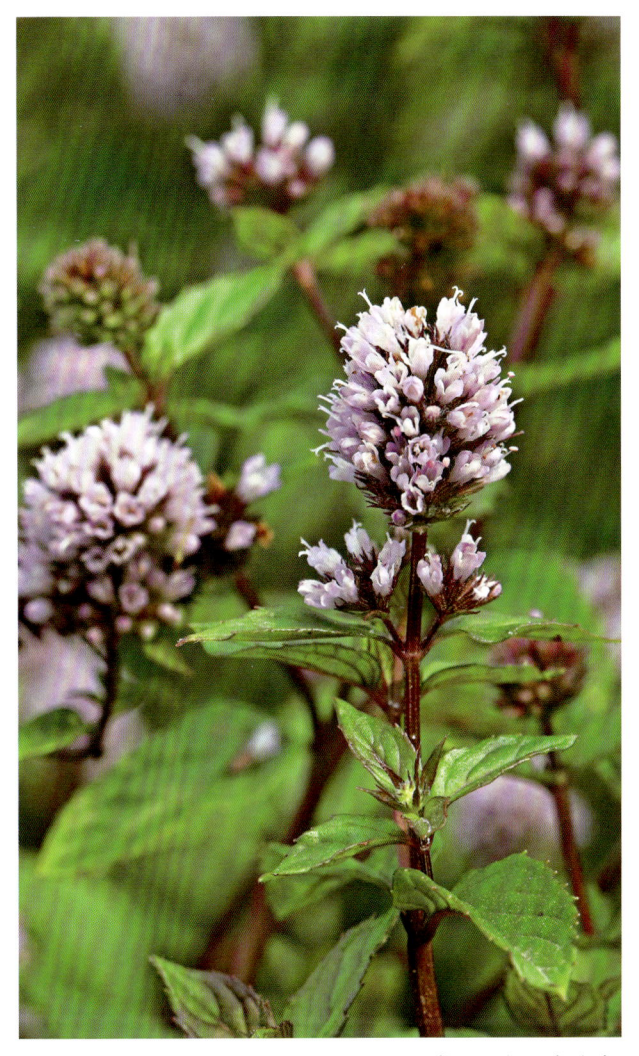

A hortelã-pimenta acalma e relaxa o sistema digestório, reduzindo a sensação de estômago cheio e os gases.

camomila, tomilho ou manjerona irão ajudar a eliminar toxinas e bactérias da putrefação.

A massagem leve do abdômen no sentido horário, usando-se óleos diluídos de canela, gengibre, cravo-da-índia ou hortelã-pimenta pode ser muito eficaz no alívio dos gases e do desconforto.

Outras medidas É importante comer devagar e num estado de relaxamento, não comer tarde da noite e adotar um programa de exercícios, para estimular a digestão. A eliminação de trigo ou glúten e laticínios da dieta pode se revelar útil.

Gastrite e úlceras pépticas

O estômago pode se tornar irritado e inflamado, devido à má digestão, a uma alimentação inadequada, a fármacos (como ibuprofeno e aspirina) ou ao stress; esses fatores causam um excesso de secreção de ácido hidroclorídrico no estômago, o que leva à gastrite. À medida que a doença piora, o revestimento do estômago ou do intestino delgado pode sofrer ulceração. As úlceras estomacais às vezes são resultado de infecção por *Helicobacter pylori*. A gastrite e as úlceras pépticas tendem a ser agravadas pelo fumo, pelo álcool, chá e café e por alimentos refinados, picles e frutas ácidas, como laranja e tomate.

Tratamento Os objetivos da abordagem herbalista da gastrite e da ulceração são resolver a inflamação e promover a cicatrização do revestimento lesado do estômago; ao mesmo tempo, ela visa aliviar a tensão e o stress. A camomila é uma excelente erva no combate às úlceras; ela pode ser usada como chá forte ou sob a forma de tintura: ½ colher de chá num copo de água morna 4 vezes por dia; o estômago deverá estar vazio. Alcaçuz, tanchagem, alteia e confrei são notavelmente calmantes.

Ervas adstringentes, como filipêndula, flor de sabugueiro, milefólio e tomilho protegem o revestimento do intestino da irritação e da inflamação, enquanto hidraste, mirra, cúrcuma, paud'arco e calêndula resolvem a infecção, devido à sua ação antimicrobiana.

A pasta de olmo-americano, feita com 1 a 2 colheres de chá de pó e água morna, proporciona alívio rápido da dor e, pelo fato de envolver o revestimento do intestino, protege-o da irritação e da acidez. Tome 25 ml de suco de aloe vera 2 vezes ao dia para reduzir o calor e a inflamação.

As ervas camomila, melissa, lúpulo, ashwagandha ou verbena são recomendadas para o tratamento da ansiedade e da tensão.

Advertência A dor abdominal aguda, juntamente com uma história conhecida de úlceras, pode indicar perfuração e exige cuidados médicos imediatos.

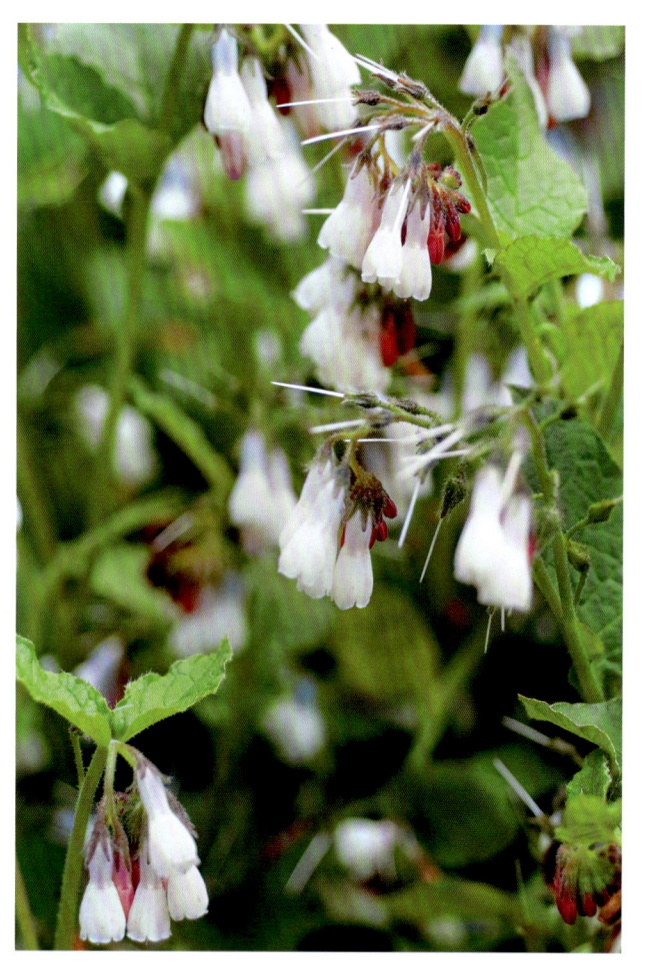

O confrei, por ter um efeito anti-inflamatório e reparar tecidos lesados, é usado no tratamento de úlceras pépticas.

Cálculos biliares e problemas da vesícula biliar

A vesícula biliar armazena a bile suprida pelo fígado até que ela seja requisitada para a quebra de gorduras alimentares. A vesícula pode se tornar infectada ou inflamada, causando indigestão, dor de estômago e da vesícula, especialmente após o consumo de alimentos gordurosos. Os cálculos biliares se formam a partir da concentração excessiva de bile e de sais de cálcio ou colesterol. Se um cálculo ficar alojado no ducto da bile, através do qual esta é levada ao intestino delgado, ele irá provocar uma forte dor.

Tratamento Para cólicas biliares agudas, ervas anti-inflamatórias e analgésicas são necessárias. Camomila e yam mexicano têm uma ação excelente quando tomados a cada 2 horas. Ervas que têm afinidade com a vesícula biliar e aptidão para dissolver cálculos e resolver a inflamação, como raiz de dente-de-leão, hortelã-pimenta, alecrim, agrimônia, raiz de uva-do-óregon ou calêndula, também podem ser tomadas isoladamente ou em combinação com outras ervas. Se a dor for intensa, adicione anêmona, valeriana ou yam mexicano.

Para dor crônica e intermitente, provocada pela ingestão de alimentos gordurosos, tome as ervas acima 3 vezes ao dia, até que todos os sintomas cedam. Alcachofra, cardo-mariano, cúrcuma, vara-dourada e verbena estimulam o fluxo da bile a partir do fígado e evitam a estagnação na vesícula biliar, sendo especialmente úteis para a prevenção da recorrência (reativação) dos sintomas.

Advertência O aparecimento de icterícia pode indicar obstrução por cálculos e exige intervenção médica.

Problemas do fígado

O fígado é o maior e talvez o órgão mais sobrecarregado de trabalho do corpo; ele executa muitas funções vitais, incluindo a filtração e a degradação de toxinas do sangue, a síntese de aminoácidos para a produção de proteínas, o metabolismo de carboidratos, proteínas e gorduras, a armazenagem de nutrientes absorvidos do intestino, produção de colesterol, bile e ureia. As doenças do fígado são principalmente causadas pelo álcool, pela hepatite, por doenças autoimunes, toxinas ou fármacos, ou por desordens herdadas geneticamente. A doença menos séria, porém de grande incidência, é a má função hepática, que causa uma ampla gama de problemas metabólicos e hormonais, função imunológica deficiente, doenças da pele e alergias.

Tratamento As ervas colagogas são amargas, como uva-espim, azeda, uva-do-óregon, alecrim, verbena, losna, bardana, dente-de-leão e guduchi, e podem ser tomadas para estimular o fluxo de bile e apoiar o fígado em seu trabalho.

Uva-espim, hidraste, cúrcuma, cardo-mariano, calêndula, alcaçuz, erva-botão, neem, amalaki e erva-de-são-joão são antivirais, com indicação para infecções agudas do fígado.

Algumas ervas adaptogênicas notáveis, incluindo guduchi, kalmeg, neem, cardo-mariano, esquisandra, astrágalo, alcachofra, os cogumelos shiitake e reishi, salsaparrilha e dedaleira chinesa protegem o fígado contra danos causados por fármacos e substâncias químicas tóxicas.

Outras medidas É importante evitar o álcool, medicamentos desnecessários, cafeína e alimentos sem valor nutritivo (*junk foods*).

Parasitas

A maioria das pessoas apresenta algum tipo de parasita intestinal, por exemplo, nematódeos, anciléstomos ou tênia, ou então protozoários, como ameba e giárdia. Sua presença aumenta a tendência às alergias, o sangramento, a perda de nutrientes, as perturbações intestinais, a dor e o desconforto, e até mesmo a enxaqueca. Os parasitas de disseminam facilmente, muitas vezes por intermédio de animais domésticos. Seus ovos podem ser ingeridos com vegetais ou frutas ou ao se colocar dedos contaminados na boca. Se for constatado que uma pessoa tem vermes, trate a família inteira e também os animais domésticos.

Tratamento Ervas anti-helmínticas eliminam parasitas e o tratamento deve durar 1 a 2 semanas. Corte 1 a 2 dentes de alho em pedacinhos bem miúdos e misture-os com uma colher de chá de mel ou leite morno, ingerindo-os 30 minutos antes do café da manhã. Folha de oliveira, pau-d'arco, erva-botão, kalmeg, neem, mirra, losna, uva-espim, calêndula, gotu kola, gengibre, cenoura-selvagem, manjericão-sagrado, ínula ou nogueira são igualmente eficazes se tomados com o estômago vazio. Acrescente os

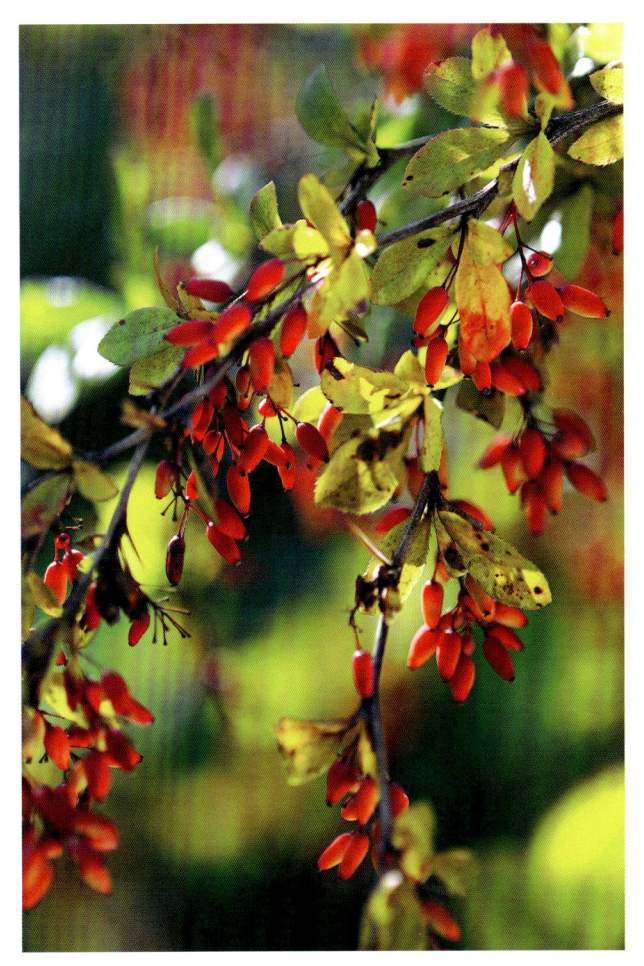

A uva-espim estimula o fígado a secretar a bile e a vesícula biliar a regular seu fluxo, ajudando no tratamento de problemas nesses órgãos.

laxantes alcaçuz, azeda ou raiz de dente-de-leão para acelerar a expulsão dos vermes.

Aplique óleo de lavanda, neem, alecrim ou tomilho, sob a forma de unguento, no ânus, à noite, para impedir que os vermes ponham ovos e também para aliviar o prurido.

Raiz-forte, pimenta-longa e pimenta-caiena são tóxicas para os vermes e podem ser adicionadas aos alimentos, juntamente com sementes de abóbora, cebola crua, cenoura ralada e suco de cenoura.

Observe as fezes diariamente para detectar a presença de vermes e repita o tratamento após 2 semanas.

Outras medidas Evite alimentos doces, carboidratos refinados, e tome iogurte vivo todos os dias.

O sistema urinário

O sistema urinário consiste dos rins, bexiga e ureteres. Durante a circulação, o sangue passa através dos rins, que atuam como um elaborado sistema de filtração. Eles removem água usada e inútil, minerais, ureia e resíduos do sangue, que depois se transformam em urina, reabsorvendo o que ainda é necessário para o organismo na corrente sanguínea.

Além de controlar a quantidade de água e sais que são reabsorvidos pelo sangue e o que é excretado como matéria residual, os rins também ajudam a manter o correto equilíbrio ácido/alcalino do corpo. Eles fazem a urina convergir para a bexiga ao longo de dois tubos – os ureteres. A bexiga armazena a urina até que contrações musculares a empurram para fora através da uretra. A cada dia, seus rins produzem aproximadamente 1,5 litro de urina. Os chineses respeitam os rins como a sede da energia vital, conhecida como *"jing"* dos rins, a qual promove a longevidade e a imunidade.

Problemas urinários

O trato urinário é suscetível de danos relacionados com os efeitos de um estilo de vida insalubre, alimentação inadequada e poluição. Solventes, tintas, fragrâncias e corantes sintéticos, conservantes e resíduos nitrogenosos de uma dieta rica em proteínas têm que ser eliminados do organismo por meio da urina; todos esses fatores criam uma sobrecarga para os rins e podem contribuir para problemas urinários. Infecções do trato urinário afetam potencialmente a uretra, passam subsequentemente para a bexiga, causando cistite. Da bexiga, a infecção pode caminhar ao longo dos ureteres e atingir os rins, provocando o aparecimento de pielonefrite.

Outras infecções renais podem se desenvolver como infecções secundárias, a partir de outras, como uma infecção estreptocócica da garganta, responsável pela amigdalite. Infecções em bebês e crianças podem estar relacionadas com anormalidades estruturais. As infecções são mais frequentemente causadas pela bactéria *E. coli* do intestino, que faz sua ascensão pelo organismo lentamente, a partir do ânus; essa jornada é favorecida ao se fazer a higiene local do sentido posterior para o anterior, e não ao contrário, após a micção ou o funcionamento do intestino. As infecções do trato urinário tendem a afetar mais meninas do que meninos, devido às suas diferenças anatômicas, uma vez que a passagem da uretra para a bexiga é muito menos longa nas meninas. Infecções vaginais, como candidíase, também podem estar relacionadas com infecções do trato urinário.

É importante beber bastante líquido para dar apoio aos rins em seu trabalho de desintoxicação e também para eliminar toxinas e resíduos metabólicos e evitar que estes causem irritação do trato urinário ao longo do percurso. Numerosas ervas, que têm ação sobre o sistema urinário, podem ser usadas de forma preventiva e terapêutica. Ervas mucilaginosas, como alteia, estigmas de milho, folha de confrei e aveia-selvagem acalmam a irritação e a inflamação. Ervas aromáticas, ricas em óleos voláteis antimicrobianos, com ação diurética, incluindo camomila, funcho, melissa, tomilho e coentro, tomadas regularmente como chás, ou ingeridas com os alimentos, são excelentes para ajudar a prevenir a infecção. Oxicoco e mirtilo também são valiosos porque ajudam a evitar a infecção pelo fato de impedirem que bactérias patogênicas se prendam às paredes do trato urinário. Durante qualquer tipo de infecção ou processo inflamatório, ervas diuréticas, como semente de salsão-selvagem, aparine, folha de dente-de-leão, estigmas de milho, grama-de-ponta e uva-ursi — que têm como objetivo aumentar o fluxo de urina — contribuem para que o organismo elimine o acúmulo de toxinas e resíduos, produzido como resultado da luta do sistema imunológico contra a infecção e a inflamação.

Os rins Estes órgãos são responsáveis pela excreção de resíduos nitrogenosos, do sangue, principalmente ureia. Os néfrons, no interior do córtex e da medula, filtram o sangue sob pressão e depois reabsorvem água e outras substâncias úteis, levando-os de volta ao sangue.

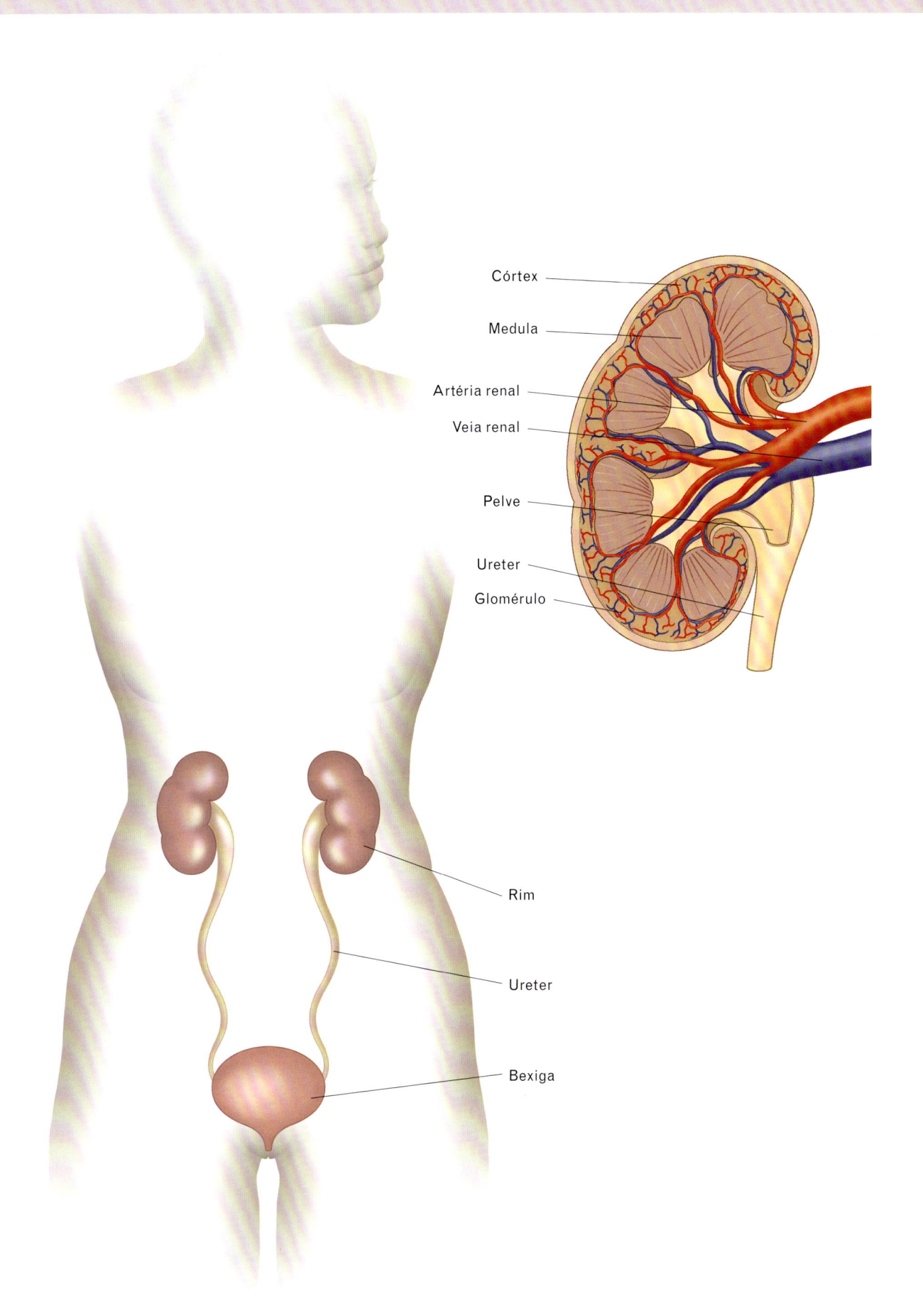

Córtex

Medula

Artéria renal

Veia renal

Pelve

Ureter

Glomérulo

Rim

Ureter

Bexiga

Infecções do trato urinário

As infecções tendem a afetar mais as mulheres do que os homens, devido a diferenças anatômicas, porém, em homens, elas podem ser causadas por problemas da próstata. A cistite se refere a sintomas urinários desagradáveis, produzidos pela irritação, assim como pela infecção, cuja origem, na maioria das vezes, é a bactéria *E. coli*. Causas subjacentes incluem baixa imunidade, disbiose, deficiências nutricionais, ingestão de líquido em quantidade insuficiente, stress, excesso de álcool e cafeína, problemas de açúcar no sangue e sexo.

Tratamento Os diuréticos antissépticos buchu, uva-ursi, hidraste, vara-dourada, camomila, funcho, coentro, salsaparrilha ou milefólio ajudam a combater a infecção e a eliminar bactérias, resíduos e irritantes. As ervas calmantes alteia, tanchagem, olmo-americano, folha de confrei, estigmas de milho e grama-de-ponta aliviam a irritação, a dor e a inflamação. A cavalinha suaviza e cicatriza, sendo particularmente útil na reparação de lesões após infecções de repetição. Para irritação como causa de incontinência ou enurese noturna, use alteia, árvore-de-cera, cavalinha, raiz de cascalho ou milefólio.

Tome chá, entre morno e frio, de qualquer uma dessas ervas a cada 1 a 2 horas em infecções agudas, e 3 vezes ao dia se o problema for crônico. Para aliviar a sensação de queimação/de que se está urinando vidro quebrado, faça um banho de assento com chá forte de camomila durante 10 a 15 minutos.

O mirtilo impede que as bactérias se fixem nas paredes do trato urinário e é excelente como preventivo. Sopas e sucos preparados com cenoura, salsa, aspargo, salsão, alho-poró e alho também são úteis.

Outras medidas Como tratamento preventivo da infecção e da irritação, tome 3 a 4 litros de líquido diariamente; isso limpará toxinas e bactérias do organismo. Em caso de infecção, beba muita água, chás de ervas ou água de cevada, que traz alívio, durante todo o dia.

Retenção de líquido

O excesso de água nos tecidos resulta em edema, celulite, intumescimento e desconforto, especialmente nos pés e nas pernas, onde o líquido se acumula primeiro (devido à gravidade). Este quadro pode se desenvolver temporariamente em mulheres antes da menstruação e durante a gravidez, quando o tempo está quente e em voos de longa distância. Uma retenção mais crônica de líquido pode ser causada por problemas da tireoide, obesidade, má circulação, veias varicosas e alimentação inadequada, em particular se houver insuficiência de proteínas. O edema pode indicar problemas renais e cardíacos, os quais exigem cuidados profissionais.

Tratamento Ervas diuréticas, incluindo folha de dente-de-leão, semente de salsão-selvagem, urtiga, aparine, funcho, coentro, buchu, filipêndula, estigmas de milho, camomila e uva-ursi ajudam a eliminar água através dos rins e a reduzir a retenção de líquido. Adicione agnocasto e alquemila para tratar desordens pré-menstruais, incluindo seios sensíveis e intumescidos.

Milefólio, ginkgo, gotu kola, hidraste, alho, tília e crataegos melhoram a circulação venosa e aliviam o inchaço e o desconforto nas pernas e tornozelos. Antioxidantes, como mirtilo, fruto do sabugueiro e castanha-da-índia fortalecem e regeneram os vasos sanguíneos. Bodelha e guggulu são úteis no tratamento do hipotireoidismo e para a redução de peso.

Outras medidas O excesso de sódio, presente em alimentos salgados, aumenta a retenção de líquido e, por isso, deveria ser evitado, enquanto o potássio, encontrado em alimentos como banana, tomate e vegetais verdes, estimula a eliminação de sódio. É importante praticar exercícios, levantar os pés quando se estiver sentado e eliminar chá, café e álcool. Para problemas pré-menstruais, tome suplementos de vitaminas do complexo B.

A uva-ursi age como antisséptico do trato urinário, graças às suas propriedades antibacterianas.

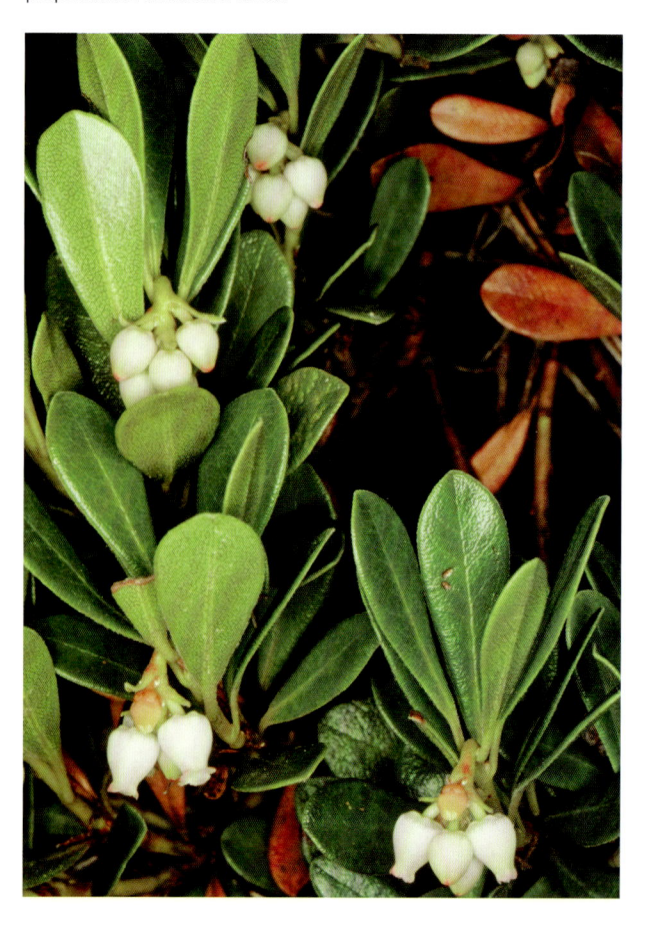

Cálculos renais (pedras nos rins)

A infecção e a irritação renal, além da ingestão insuficiente de líquidos, podem levar à formação de cristais, os quais se desenvolvem, transformando-se em cálculos e pequenas concreções. Estes são principalmente compostos de oxalato de cálcio, fosfato de cálcio e ácido úrico. Ao se moverem, provocam uma dor súbita e excruciante, que desaparece quando os cálculos são expelidos da bexiga.

Tratamento Use ervas antilíticas e diuréticas, incluindo cenoura-selvagem, raiz de cascalho, mirtilo, buchu, folhas de dente-de-leão, vara-dourada ou uva-ursi para dissolver e facilitar a eliminação de cálculos e agregados de cristais. Essas ervas também combatem infecções do trato urinário.

As ervas demulcentes diuréticas alteia, folha de confrei, estigmas de milho e grama-de-ponta reduzem a inflamação, aliviam e regeneram os túbulos urinários que estão irritados, dissolvem cálculos e concreções, tornando mais fácil sua eliminação.

As ervas antiespasmódicas camomila, viburno-bola-de-neve, yam mexicano, flor-da-paixão e valeriana podem contribuir para a diminuição da dor e dos espasmos musculares do trato urinário, causados pela passagem de cálculos.

Outras medidas Líquidos em abundância, além de alimentos ricos em magnésio e vitaminas do complexo B, ajudam a reduzir a formação de cálculos.

Problemas da próstata

A próstata é uma glândula do tamanho de uma noz, que envolve a uretra; esta leva a urina da bexiga para o pênis. A próstata aumentada ou intumescida obstrui o fluxo de urina e causa a sensação de pressão, hesitância ou urgência para esvaziar a bexiga. O esvaziamento incompleto da bexiga predispõe às infecções urinárias e perturba o sono, devido às idas frequentes ao banheiro. A hiperplasia prostática benigna (HPB) comumente afeta os homens a partir do final dos 40 anos e está relacionada com o declínio dos níveis de testosterona e com a conversão de testosterona em diidrotestosterona (DHT), que está ligada a deficiências de zinco, vitamina B6 e ácidos graxos essenciais. Infecção (prostatite) e câncer também podem causar o aumento da próstata.

Tratamento A melhor erva para contrair a próstata é saw palmetto, quando esta é tomada por um período prolongado. O alcaçuz previne a conversão de testosterona em DHT, evitando, assim, a hiperplasia. Outras ervas úteis incluem hidraste, raiz de urtiga, trevo-vermelho, cavalinha, dente-de-leão, raiz de cascalho, ginseng siberiano, extrato de semente de uva preta, óleo de prímula-da-noite ou óleo de semente de borragem, angélica chinesa, equinácea ou vara-dourada.

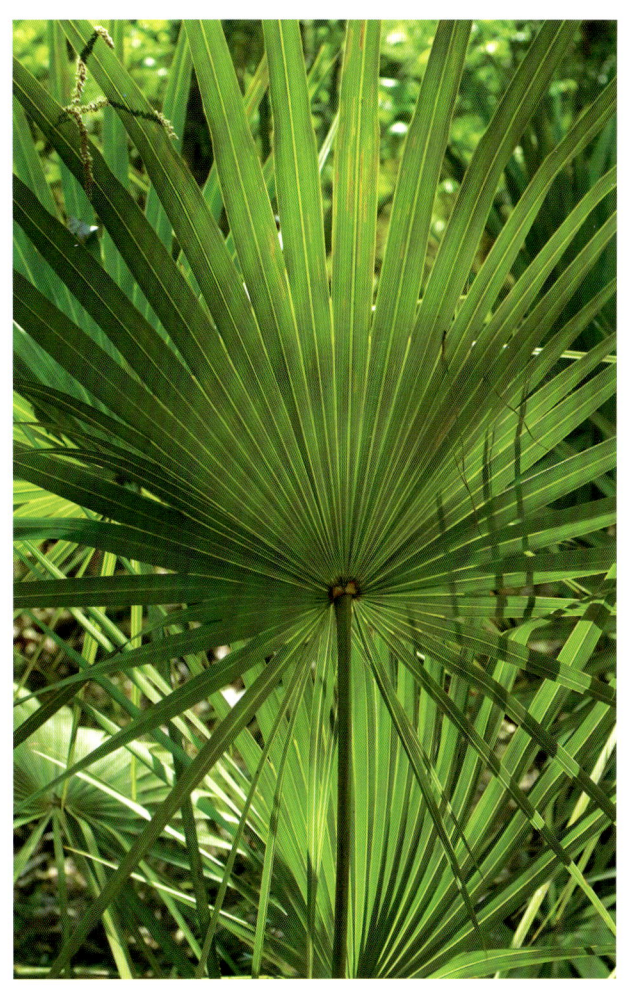

O saw palmetto, tradicionalmente considerado como uma erva para homens, é receitado para reduzir a próstata aumentada.

Para prostatite, use raiz de urtiga, equinácea, hidraste, alho, buchu, uva-ursi, camomila ou grama-de-ponta, em doses agudas se necessário, e beba suco de oxicoco ou mirtilo, além de muita água.

Para a dor de espasmos, causada pela infecção ou pela inflamação, use viburno-bola-de-neve, camomila ou angélica chinesa.

Outras medidas Uma dieta rica em proteínas ajuda a manter bons níveis de testosterona. Aumente a ingestão de zinco e ácido graxo essencial, comendo sementes de abóbora todos os dias e tomates cozidos, os quais são ricos em licopeno; tome, ainda, suplementos de vitaminas A, C e E, selênio e zinco.

Advertência Se você suspeitar de problemas de próstata deverá procurar assistência médica.

O sistema circulatório

Cada um de nós tem cerca de 5 litros de sangue; este consiste de plasma, glóbulos vermelhos ou hemácias, glóbulos brancos ou leucócitos e plaquetas, sendo continuamente transportado pelo corpo todo através do sistema circulatório. Sua função é levar oxigênio, hormônios, gases e nutrientes a cada célula do corpo e retirar produtos residuais do metabolismo.

O sangue também é responsável pela manutenção da temperatura corporal e do pH correto do corpo. O sistema circulatório inclui, adicionalmente, o transporte de linfa através do corpo. O sistema linfático faz a distribuição de células imunológicas, chamadas linfócitos, os quais protegem o organismo das infecções, absorve lipídios do intestino, levando-os para o sangue. Por meio do sistema circulatório, ele devolve fluidos e proteínas plasmáticas das células e dos tecidos para o sangue, conservando, assim, o equilíbrio de líquidos.

O coração bombeia oxigênio e sangue rico em nutrientes para o interior da aorta, a principal artéria, de onde ele flui, percorrendo cerca de 96 mil quilômetros, através das artérias e capilares – uma vasta rede de vasos de diferentes tamanhos – para alcançar e nutrir todos os tecidos do corpo. Uma vez que produtos residuais, incluindo dióxido de carbono, tenham sido recolhidos das células, o sangue não oxigenado flui para as veias, sendo conduzido de volta ao coração e pulmões, onde dióxido de carbono e oxigênio são trocados. Em sua jornada por todo o corpo, o sangue passa através dos rins, que filtram grande parte dos resíduos do sangue. Ele também atravessa o intestino delgado, chegando ao interior da veia porta, que passa através do fígado, onde açúcares do sangue são filtrados e armazenados.

Causas de problemas circulatórios

A maior parte dos problemas circulatórios ocorre como resultado da obstrução de artérias, causada pela aterosclerose, ou endurecimento das artérias. Para que o músculo cardíaco funcione eficientemente, ele necessita de seu próprio suprimento de sangue oxigenado, que é transportado por quatro pequenas artérias coronárias. Se essas artérias ficarem bloqueadas e impedirem o fluxo sanguíneo para o músculo do coração, uma lesão cardíaca grave poderá ocorrer.

Vários fatores contribuem para os problemas circulatórios, incluindo hipertensão, colesterol elevado, tabagismo, obesidade, hereditariedade, falta de exercício e stress emocional. Danos ou tensão no revestimento interno dos vasos sanguíneos podem causar inflamação e levar, com o tempo, a um acúmulo de matérias estranhas e estreitamento das artérias, predispondo à obstrução. Níveis altos de homocisteína favorecem o desenvolvimento de placas arteriais e o stress emocional pode causar a liberação de substâncias bioquímicas que contribuem para a lesão dos tecidos arteriais. Devido ao excesso de gordura animal na alimentação ou a falhas no metabolismo do colesterol pelo fígado, o colesterol LDL (*low-density lipoprotein*) poderá, da mesma forma, revestir e estreitar as artérias, tornando-as suscetíveis ao depósito de placas. Portanto, seria sensato reduzir a ingestão de gorduras animais e aumentar o consumo de gorduras poli-insaturadas e monossaturadas. O ácido fólico e outras vitaminas B ajudam a baixar os níveis de colesterol e de homocisteína.

Frutas, vegetais e ervas, incluindo mirtilo (ou arando/uva-do-monte) e ginkgo, que contêm altas concentrações de antioxidantes, protegem as artérias da oxidação e reduzem o depósito de placas, enquanto várias outras ervas — tília, gotu kola e crataegos regulam a pressão sanguínea, nutrem o coração e fortalecem as artérias. Fibras presentes em carboidratos complexos, como na aveia-selvagem, retiram o colesterol das células, tecidos e artérias, levando-o para o fígado, de onde ele é excretado. A limitação do consumo de sal e açúcar, exercícios aeróbicos regulares e a manutenção de um peso corporal ideal também são boas medidas preventivas contra desordens circulatórias.

O sistema circulatório Uma rede complexa de veias, artérias e capilares permite que o sangue circule pelo corpo. Isso possibilita o transporte de nutrientes e de oxigênio para todas as partes do organismo, assim como a remoção de produtos residuais.

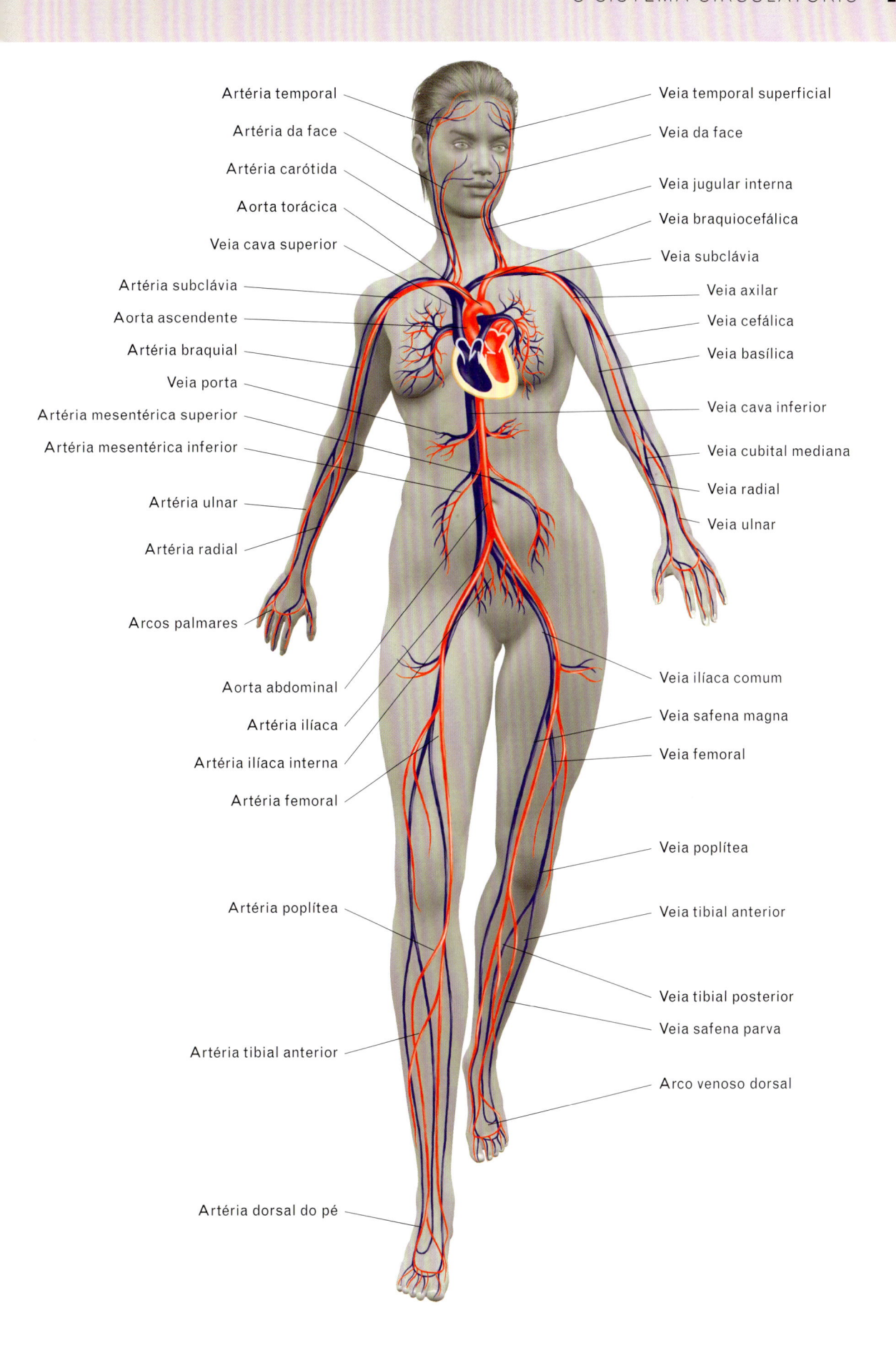

Artéria temporal

Artéria da face

Artéria carótida

Aorta torácica

Veia cava superior

Artéria subclávia

Aorta ascendente

Artéria braquial

Veia porta

Artéria mesentérica superior

Artéria mesentérica inferior

Artéria ulnar

Artéria radial

Arcos palmares

Aorta abdominal

Artéria ilíaca

Artéria ilíaca interna

Artéria femoral

Artéria poplítea

Artéria tibial anterior

Artéria dorsal do pé

Veia temporal superficial

Veia da face

Veia jugular interna

Veia braquiocefálica

Veia subclávia

Veia axilar

Veia cefálica

Veia basílica

Veia cava inferior

Veia cubital mediana

Veia radial

Veia ulnar

Veia ilíaca comum

Veia safena magna

Veia femoral

Veia poplítea

Veia tibial anterior

Veia tibial posterior

Veia safena parva

Arco venoso dorsal

Anemia

Falta de ferro, que é obtido através dos alimentos, perda excessiva de sangue (devido a menstruações intensas, hemorroidas, sangramento das gengivas ou úlceras pépticas) e problemas digestivos, resultando numa deficiência de ferro, são as causas mais comuns de anemia. A deficiência de vitamina B12 ou de ácido fólico também pode causar anemia, enquanto outros problemas mais sérios, como leucemia ou radioterapia podem provocar um distúrbio das células vermelhas do sangue.

Tratamento Ashwagandha, folhas de dente-de-leão, mirtilo, folhas de framboeseira, urtiga, raiz de azeda, codonopsis, amalaki, guggulu e folhas de coentro são todas ricas em ferro e ácido fólico. A angélica chinesa tem grandes concentrações de vitamina B12 e ácido fólico, e aumenta a produção de glóbulos vermelhos do sangue.

Para melhorar a absorção de ferro, tome ervas digestivas, ricas em ferro, como bardana, verbena, crataegos, solidéu, genciana ou lúpulo. Uma xícara de chá quente, preparado com gengibre fresco, antes das refeições, também irá contribuir para a absorção de ferro. O ginseng siberiano aumenta a resistência e a força em quadros de anemia.

Outras medidas Coma muitos alimentos com alta concentração de vitamina C, vegetais vermelhos, amarelos e verdes, além de frutas vermelho-escuro, como mirtilo, amora-preta e groselha-preta para intensificar a absorção de ferro. Evite chá, café e bebidas alcoólicas, uma vez que estes podem inibir a absorção de ferro. Assegure-se de adotar uma dieta rica em ferro, ácido fólico, proteínas e vitaminas E e B12.

Doenças do coração

Muito pode ser feito para prevenir e curar problemas cardíacos, incluindo mudanças na alimentação, exercícios, suplementos nutricionais e ervas. Ervas antioxidantes, como cúrcuma, mirtilo, crataegos, os cogumelos shiitake e reishi, e ginkgo, podem reduzir lesões oxidativas do coração e dos vasos sanguíneos, causadas por radicais livres, fortalecendo o músculo cardíaco pelo fato de melhorarem o fluxo do sangue através das artérias coronárias.

Tratamento Muitas ervas, como guggulu, folha de oliveira, crataegos, pimenta-caiena, extrato de semente de uva preta, gengibre, cúrcuma, prímula-da-noite, angélica chinesa e alho reduzem significativamente a pressão sanguínea e o colesterol de baixa densidade (LDL) e previnem, ou até mesmo revertem, a formação de placas ateroscleróticas, reduzindo, por isso, a propensão aos ataques cardíacos.

A planta forskohlii relaxa as artérias, faz baixar a pressão sanguínea e melhora o fluxo do sangue pelo coração, sendo indicada na insuficiência cardíaca congestiva, arteriosclerose e angina. A angélica é um bloqueador do canal de cálcio no coração, sen-

do útil na hipertensão, em casos de angina e arritmias cardíacas. O astrágalo é um bom antioxidante e diurético, indicado para hipertensão. Ele melhora o fluxo sanguíneo do coração e a função cardíaca, sendo benéfico no tratamento da doença cardíaca isquêmica e da angina.

Crataegos, agripalma, tília, melissa, flor-da-paixão e alecrim estabilizam as contrações cardíacas e reduzem as palpitações. Se estas estiverem relacionadas com calores da menopausa, acrescente sálvia ou erva-de-são-cristóvão.

Outras medidas Reduza ou suspenda a ingestão de cafeína — café, bebidas de cola e chá.

Advertência Se você estiver tomando medicamentos para uma doença do coração consulte seu médico antes de iniciar um tratamento com ervas.

A prímula-da-noite é prescrita para ajudar a baixar a pressão sanguínea e impedir a agregação de plaquetas nos vasos sanguíneos.

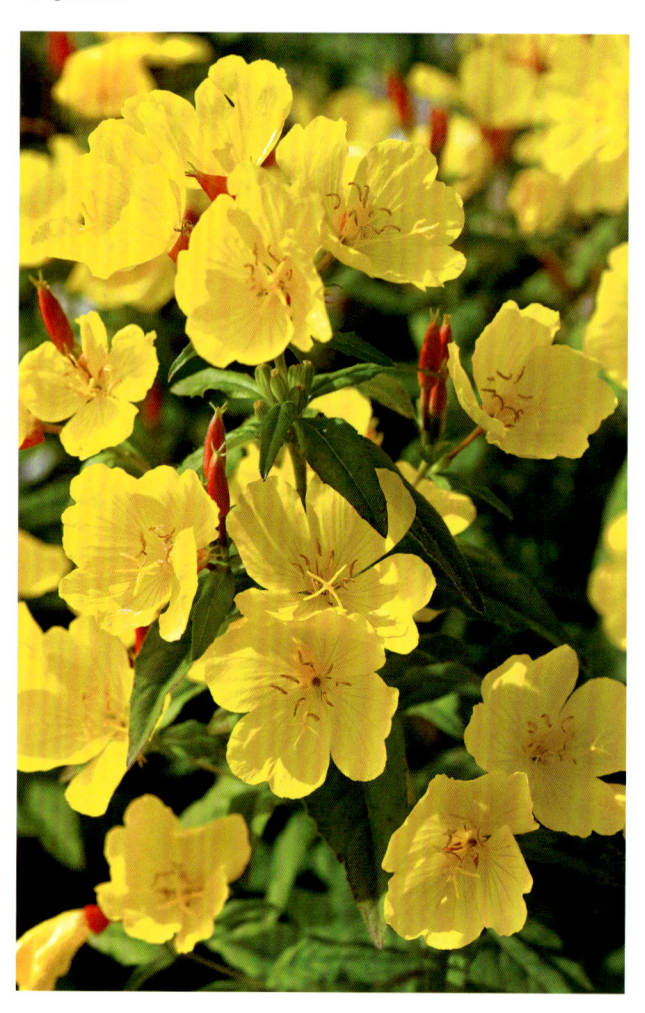

Má circulação

A má circulação nas extremidades manifesta-se como mãos e pés frios, aumentando a tendência às frieiras e à cãibra. As frieiras são regiões intumescidas da pele, vermelhas, doloridas e com prurido – nos dedos das mãos ou dos pés – que se desenvolvem pelo fato de oxigênio e nutrientes serem levados para a região afetada pelo sangue em quantidade insuficiente. A má circulação é causada pela constrição das artérias e pode ser hereditária. Ela é agravada pela falta de exercício, fumo, cafeína, dieta inadequada, cansaço e stress. A síndrome de Raynaud e problemas circulatórios, relacionados com doença cardíaca ou arterial, também podem causar desordens circulatórias.

Tratamento Estimulantes circulatórios incluem gengibre, alho, pimenta-caiena, gotu kola, coentro, canela, freixo-espinhento e crataegos. Chás quentes de milefólio, hortelã-pimenta, flor de sabugueiro, alecrim e tília aumentam o fluxo sanguíneo, dilatam as artérias e reduzem a cãibra. O mirtilo e a castanha-da-índia melhoram a circulação e fortalecem os vasos sanguíneos. Os óleos de prímula-da-noite e de semente de borragem também estimulam a circulação.

Banhos quentes, escalda-pés ou massagem com óleos de gengibre, canela, coentro, manjerona, tomilho ou alecrim relaxam músculos tensos e estimulam o fluxo do sangue. O creme de calêndula e gotu kola, e óleo de lavanda acalmam as frieiras.

Outras medidas Suplementos de vitamina C e bioflavonoides, ácidos graxos ômega-3 e exercícios regulares são recomendados.

Cãibra

Esta é causada por espasmos musculares e pode ser muito dolorosa. Mulheres grávidas e pessoas idosas estão mais sujeitas à cãibra; ela pode ser um sinal de níveis baixos de cálcio, deficiência de vitaminas B ou D, de enzimas digestivas, má absorção ou problemas de circulação. Veias varicosas, cansaço, falta de exercício, quantidade insuficiente de líquidos e tensão nervosa também podem ser fatores que contribuem para o aparecimento de cãibras.

Tratamento Estimulantes da circulação incluem gengibre, alho, gotu kola, cúrcuma, ginkgo, crataegos, freixo-espinhento, canela e pimenta-caiena. Amalaki, guggulu e coentro também são úteis. Chás quentes de gengibre, canela, cardamomo, milefólio, hortelã-pimenta e flor de sabugueiro também promovem a circulação e evitam a cãibra. Gotu kola, mirtilo e ginkgo irão ajudar o retorno venoso se houver veias varicosas.

Para cãibras relacionadas com stress, tensão e cansaço, use viburno-bola-de-neve, flor-da-paixão, alecrim, solidéu, gotu kola, manjericão-sagrado, tília ou ashwagandha.

Urtiga, endro, aveia-selvagem, semente de salsão-selvagem, borragem, filipêndula, folhas de dente-de-leão e buchu são ervas ricas em cálcio e podem ser tomadas regularmente como chás.

Massageie com óleos essenciais de gengibre, canela, alecrim, tomilho ou manjerona, numa base de óleo de gergelim, para aliviar rapidamente a dor.

Outras medidas É aconselhável mover o membro afetado vigorosamente, andar e alongar os músculos. Tome suplementos de vitamina B e C, cálcio e magnésio para dar apoio ao sistema nervoso e ajudar a circulação.

Mal da Altitude

Áreas de grande altitude em regiões montanhosas contêm menos oxigênio do que áreas mais baixas. Quando se viaja ou se pratica alpinismo numa situação desse tipo, é aconselhável realizar a subida gradualmente para permitir que o organismo se adapte. Uma ascensão rápida faz com que os líquidos passem do sangue para os tecidos, o que resulta em desidratação; isto é agravado pelo exercício intenso e pelo álcool. Quando o sangue se torna espesso devido à perda de líquido, ele inibe a eliminação de toxinas, causando dores de cabeça, fadiga, mal-estar e sede extrema. Uma das melhores medidas preventivas é tomar muito líquido.

Tratamento Cravo-da-índia, semente de cenoura-selvagem, canela e manjerona contêm eugenol, que ajuda a afinar o sangue. Alho, gengibre, endro, funcho, pimenta-caiena e semente de aipo silvestre atuam de forma semelhante. Alho, gengibre, pimenta-caiena, gotu kola e ginkgo aumentam a circulação do sangue e o suprimento de oxigênio no corpo todo, incluindo o cérebro.

Os adaptógenos rhodiola, reishi (cogumelo), ginseng siberiano e coreano, ashwagandha e outras ervas com altas concentrações de antioxidantes, como crataegos, cardo-mariano e esquisandra, fazem com que o corpo desenvolva uma capacidade maior de se adaptar a mudanças nos níveis de oxigênio, uma vez que muitos dos sintomas do mal da altitude parecem estar relacionados com a atividade de radicais livres.

Outras medidas Suplementos de vitamina C e E, ácido alfa-lipoico, coenzima Q10, glutationa, l-glutamina e flavonoides podem aumentar a resistência a altitudes maiores.

Hipertensão

Um aumento de pressão no interior de artérias que sofreram estreitamento de seu calibre enfraquece o coração e as artérias, impede o fluxo sanguíneo para órgãos vitais, como rins, cérebro e olhos, e predispõe aos ataques do coração e aos derrames. As causas mais comuns de pressão sanguínea alta são hereditariedade, stress, obesidade, problemas renais, excesso de álcool e fumo e enrijecimento das artérias.

Tratamento As melhores ervas anti-hipertensivas, que relaxam e dilatam as artérias, incluem crataegos, tília, alho, ginkgo, agripalma, viburno-bola-de-neve, valeriana e gotu kola. As ervas antioxidantes amalaki, manjericão-sagrado, prunela, cúrcuma, pimenta-caiena, cogumelo shiitake, mirtilo, frutos do sabugueiro, gengibre, extrato de semente de uva preta e guggulu evitam a lesão das artérias, causada pelos radicais livres, e reduzem o risco de ataques cardíacos e derrames.

Para problemas relacionados com ansiedade e tensão, acrescente à sua prescrição viburno-bola-de-neve, alecrim, aveia-selvagem, camomila, flor-da-paixão ou solidéu. O chá de tília é relaxante e dilata as artérias, reduzindo a pressão sanguínea.

Para excesso de líquido, tome ervas diuréticas: folhas de dente-de-leão, estigmas de milho, uva-ursi, aparine ou vara-dourada.

Outras medidas Uma dieta amplamente vegetariana e óleos vegetais prensados a frio são recomendados. Evite chá, café, bebidas alcoólicas e fumo, e faça exercícios aeróbicos regularmente. Meditação e yoga podem ser muito úteis.

Advertência Procure cuidados médicos se você for hipertenso.

Doença arterial

O endurecimento das artérias (arteriosclerose) e depósitos de colesterol (aterosclerose) na parede das artérias levam a um estreitamento do calibre delas, limitando o fluxo sanguíneo para os tecidos, o que resulta em má circulação nos membros, como na doença de Buerger. Quando as artérias do coração apresentam estreitamento ou estenose, a falta de sangue no músculo cardíaco provoca angina e aumenta o risco de ataques cardíacos. A doença arterial está relacionada com a hipertensão, com desordens da concentração de açúcar no sangue, níveis altos de homocisteína, consumo exagerado de gordura animal, carboidratos refinados, açúcar e álcool, excesso de fumo, falta de exercício e obesidade.

Tratamento Ervas antioxidantes previnem lesões na parede das artérias, que podem levar ao desenvolvimento de placas, e à oxidação de colesterol LDL (*low-density lipoprotein*), responsável pela formação de depósitos. Crataegos melhora o fluxo sanguíneo do coração e artérias, reduzindo a inflamação, regulando a pressão sanguínea, baixando o colesterol e impedindo o desenvolvimento de depósitos e formação de coágulos. Outras ervas benéficas incluem pimenta-caiena, cúrcuma, cogumelo shiitake, mirtilo, frutos do sabugueiro, alho, gengibre e extrato de semente de uva preta. A erva guggulu baixa o colesterol e elimina placas existentes nas artérias. Gengibre, ginkgo, cúrcuma, mirtilo e frutos do sabugueiro são antioxidantes que fortalecem e estabilizam a parede das artérias, prevenindo a formação de coágulos.

Outras medidas Suplementos de vitaminas B, coenzima Q10, selênio, óleos ômega-3 e antioxidantes são recomendados. Evite chá, café, bebidas alcoólicas e cigarros, e faça exercícios regularmente.

Colesterol elevado

Há dois tipos de colesterol: lipoproteína de baixa densidade (LDL), que aumenta o risco de ataques cardíacos, e lipoproteína de alta densidade (HDL), que, na verdade, reduz esse risco. O colesterol é uma substância gordurosa, cerosa, 25% da qual se originam dos alimentos; o restante é produzido no fígado. Excesso de açúcar, carboidratos refinados, gordura e desordens do metabolismo do fígado são amplamente responsáveis pelo LDL alto.

Tratamento Ervas antioxidantes, como crataegos, pimenta-caiena, extrato de semente de uva preta, guggulu, mirtilo, frutos do sabugueiro, gengibre, prímula-da-noite, angélica chinesa e alcaçuz, protegem as artérias, inibem a formação da placa aterosclerótica, baixam o colesterol e ajudam a prevenir doenças cardiovasculares.

Os cogumelos shiitake e reishi, além da aveia-selvagem, contêm beta-glucanas, que ajudam a reduzir o colesterol. Um dente de alho por dia poderá fazer baixar os níveis de colesterol substancialmente, e o trevo-vermelho reduz sua absorção.

Outras medidas A niacina (vitamina B3) reduz o colesterol total, assim como o colesterol LDL, os triglicérides e o fibrinogênio, uma proteína do sangue responsável pela formação de coágulos. Ela eleva, ainda, o HDL. Tome um suplemento de vitaminas do complexo B. Reduza alimentos ricos em gordura, carnes vermelhas e frituras. Substitua óleos saturados por monossaturados, como azeite de oliva e óleo de abacate, e por gorduras poli-insaturadas, contidas nas castanhas, sementes, linhaça e óleos de peixe. As fibras vegetais podem reduzir o colesterol e, por isso, uma dieta rica em frutas, vegetais e grãos integrais, com um mínimo de gordura, ajuda a manter o colesterol em níveis normais. Faça exercícios aeróbicos regularmente.

Veias varicosas, úlceras e hemorroidas

A dilatação e aumento das veias das pernas são a causa das veias varicosas; quando elas ocorrem na região anal, dão origem às hemorroidas. Estas desordens tendem a ser hereditárias e também podem ser causadas pela estagnação do sangue nas veias e agravadas quando se fica muito tempo em pé, falta de exercício, gravidez, prisão de ventre, obesidade, respiração superficial e stress. Quando há má circulação nas pernas, geralmente relacionada com veias varicosas, os tecidos e a pele começam a sofrer rupturas. Se houver uma batida na perna, a pele irá se romper facilmente, podendo ficar ulcerada e levar muito tempo para sarar.

Tratamento Para prevenção e tratamento use milefólio, ginkgo, gotu kola, hidraste, alho, tília ou crataegos, que melhoram a circulação venosa e aliviam a dor e o desconforto. Antioxidantes, como mirtilo, frutos do sabugueiro e castanha-da-índia fortalecem e restauram vasos sanguíneos. Além disso, a castanha-da-

índia melhora o tônus das veias e a circulação através delas, podendo ajudar de forma dramática no tratamento da insuficiência venosa crônica.

Use ervas adstringentes, como calêndula, hamamélis, rosa, agrimônia, cavalinha e confrei externamente, em cremes e loções, para tonificar e aliviar veias varicosas e hemorroidas. O gel de aloe vera (babosa) também pode ser útil.

Cataplasmas de confrei e calêndula alternadas, de manhã e à noite, agilizam a cicatrização de úlceras varicosas e aliviam a dor da inflamação. A região poderá ser banhada com chá de camomila ou calêndula no intervalo entre os curativos. Se a úlcera estiver infeccionada ou inflamada acrescente alho, pau-d'arco, neem, equinácea e calêndula à fórmula de uso interno.

Outras medidas Suplementos de vitamina E e C, bioflavonoides e zinco irão ajudar a fortalecer as veias. O mel manuka também é recomendado. Exercícios regulares, alimentos ricos em fibras e evitar a posição sentada ou em pé por longos períodos de tempo são importantes.

Os frutos do sabugueiro são ricos em flavonoides e antioxidantes; eles tonificam a parede dos vasos sanguíneos pequenos.

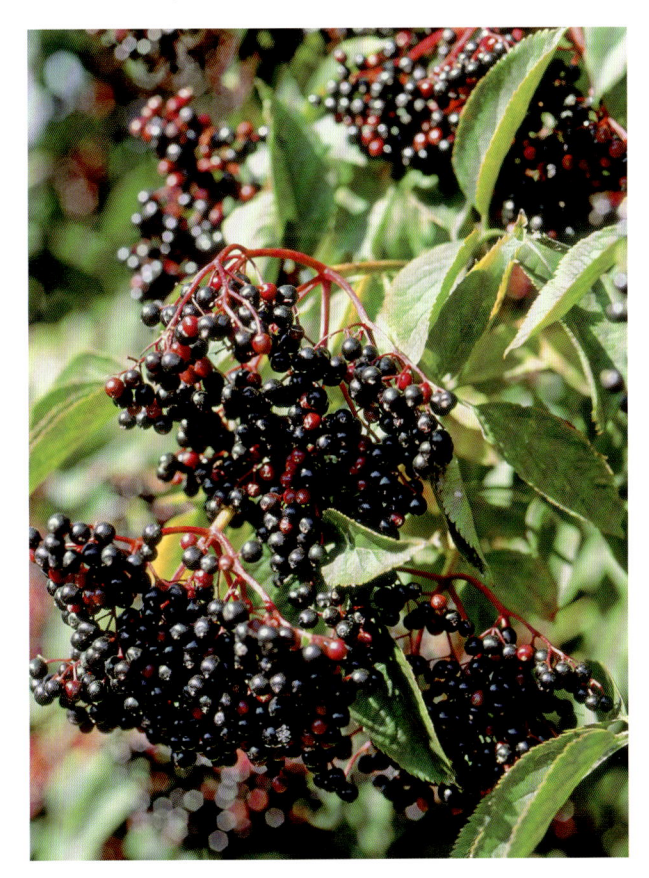

O sistema musculoesquelético

O nosso sistema musculoesquelético consiste de ossos, músculos, tendões, ligamentos, articulações, cartilagem e outros tecidos conjuntivos que, reunidos, fornecem a forma e a estabilidade do corpo e permitem o movimento. Os ossos proveem a estrutura do corpo e protegem as delicadas estruturas internas, como o cérebro, o cordão espinhal, os pulmões e o coração. Eles contêm medula óssea, onde células especializadas, incluindo as células-tronco, produzem os glóbulos vermelhos do sangue.

Embora o osso pareça sólido e rígido, as células ósseas são constantemente criadas e substituídas; um osso é recomposto por completo a cada dez anos. Sua parte externa rígida é constituída principalmente de proteína, como colágeno, e de hidroxiapatita, que consiste, basicamente, de cálcio e de outros minerais. Os ossos dependem de minerais – o cálcio e a vitamina D são extremamente importantes – para a sua densidade e força, e também da atividade e de exercícios de levantamento de peso, assim como da ação de hormônios, incluindo os hormônios do crescimento e da paratireoide, estrogênio, testosterona e calcitonina. Além disso, os ossos precisam de um bom suprimento de sangue, trazido até eles por vasos que penetram através de sua membrana externa – o periósteo, onde a maior parte do conjunto de nervos está localizada.

As junções entre os ossos são as articulações, algumas das quais têm mobilidade e permitem uma ampla gama de movimentos, como no caso das articulações dos ombros e dos joelhos, e outras, como as da cabeça, são imóveis. As articulações foram projetadas para proporcionar estabilidade e proteger de lesões, causadas pelo uso. Elas são guarnecidas de líquido sinovial, que fornece alimento para a cartilagem na superfície articular dos ossos e evita a fricção quando eles se movem. A cartilagem é um tecido vigoroso e resistente, composto de colágeno e proteoglicanos, que também impedem a fricção à medida que as articulações se mexem. Os ligamentos são cordões fortes, elásticos e fibrosos, compostos primariamente de colágeno (tecido conjuntivo) que envolve as articulações; sua ação as fortalece e lhes dá estabilidade. A elasticidade dos ligamentos permite o movimento e protege as articulações, garantindo que esses movimentos ocorram somente em certas direções.

Existem três tipos de músculos: estriado esquelético, liso e estriado cardíaco. Os músculos esqueléticos são feixes de fibras elásticas, ligados aos ossos e às articulações; eles se contraem e relaxam, permitindo movimentos suaves e controlados, além de manter a postura. A ação do músculo esquelético é voluntária, comandada pela mente consciente, ao contrário dos músculos lisos da parede dos vasos sanguíneos, do tórax, dos órgãos abdominais e do músculo cardíaco no coração, em que ela é involuntária. O crescimento, força e elasticidade dos músculos dependem do hormônio do crescimento e da testosterona e são conservados e aumentados por exercícios regulares.

Alívio dos problemas

A saúde do nosso sistema musculoesquelético depende de uma boa dieta e de uma digestão eficiente, absorção e eliminação. Ela também depende do excesso de uso ou da negligência de certos grupos de músculos, da postura, quantidade de ar puro e dos exercícios que fazemos. O stress e a incapacidade de relaxar exercem pressão sobre o sistema e podem contribuir para o aparecimento de problemas nas articulações e nos músculos, porém o fator mais importante é a idade. A partir de 30 anos, aproximadamente, a nossa densidade óssea começa a diminuir; esse processo se acelera em mulheres após a menopausa; isto significa que os nossos ossos se tornam mais frágeis e sujeitos a fraturas. Mudanças na cartilagem e tecido conjuntivo afetam a força e a estabilidade das articulações. O desgaste da cartilagem torna a articulação mais suscetível às lesões e à deterioração pelo uso, predispondo à osteoartrite. O tecido conjuntivo dos ligamentos e tendões se torna menos elástico, o que pode causar rigidez e limitação dos movimentos. O tecido muscular também é afetado e as dimensões e força dos músculos gradualmente diminuem, significando menor sustentação e estabilidade geral; isso afeta particularmente as articulações e faz com que elas fiquem mais expostas às lesões. Exercícios regulares, moderados ou de baixo impacto, entretanto, podem contribuir em grande escala para que esse processo seja mais lento. Massagem, alongamento, manipulação, descanso e determinadas ervas também podem ser úteis.

A cavalinha e o confrei nutrem os ossos; aloe vera, salsão-selvagem, bardana, garra-do-diabo e alcaçuz ajudam a evitar e a tratar problemas das articulações, enquanto viburno-bola-de-neve, alecrim, solidéu, lúpulo e erva-de-são-joão ajudam a relaxar músculos tensos e evitar lesões.

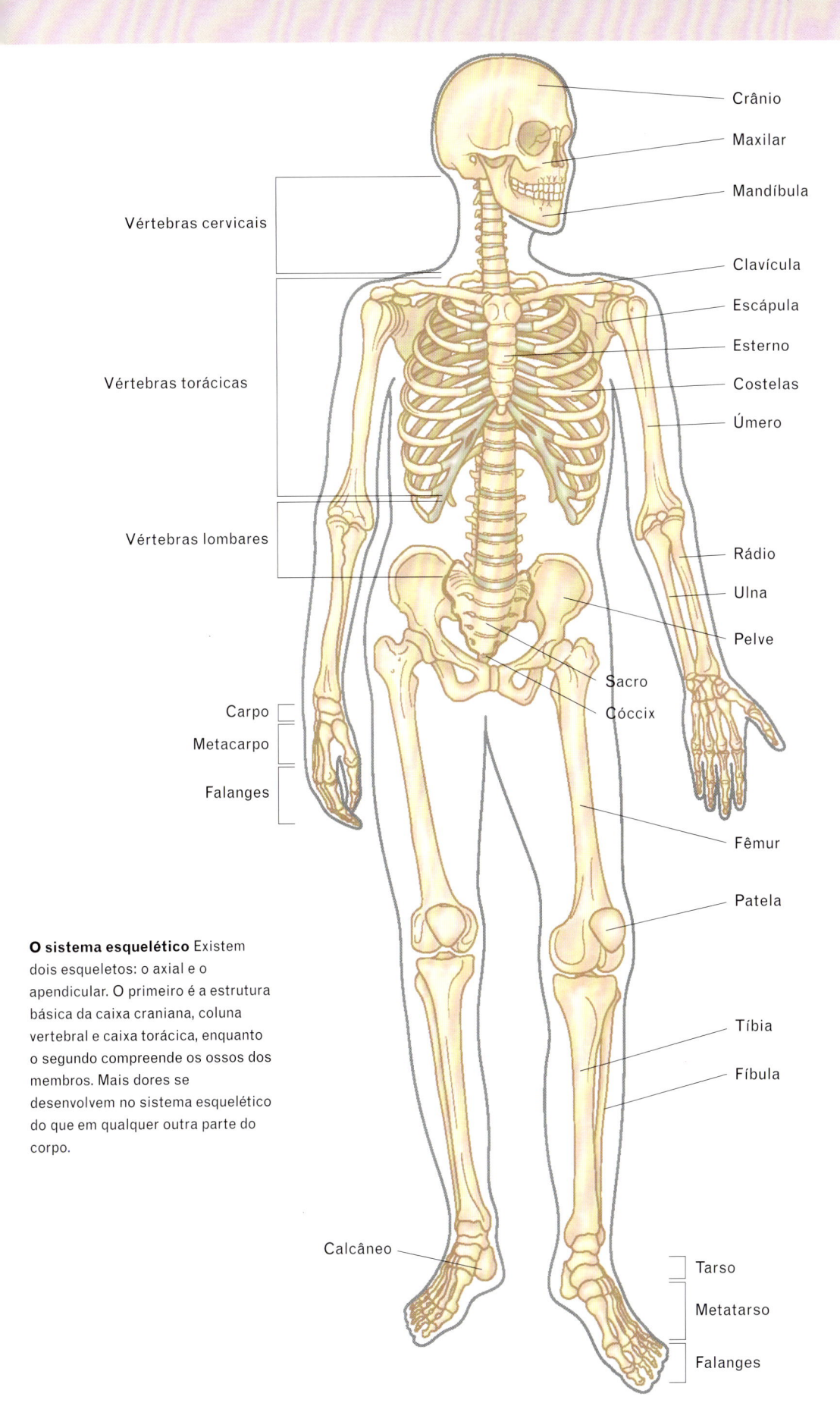

Crânio

Maxilar

Mandíbula

Vértebras cervicais

Clavícula

Escápula

Esterno

Vértebras torácicas

Costelas

Úmero

Vértebras lombares

Rádio

Ulna

Pelve

Sacro

Cóccix

Carpo

Metacarpo

Falanges

Fêmur

Patela

O sistema esquelético Existem dois esqueletos: o axial e o apendicular. O primeiro é a estrutura básica da caixa craniana, coluna vertebral e caixa torácica, enquanto o segundo compreende os ossos dos membros. Mais dores se desenvolvem no sistema esquelético do que em qualquer outra parte do corpo.

Tíbia

Fíbula

Calcâneo

Tarso

Metatarso

Falanges

Artrite

A artrite causa rigidez das articulações e inflamação, podendo levar à degeneração das articulações, à desfiguração e à dor. A osteoartrite, que resulta do desgaste pelo uso é muito comum; a artrite reumatoide é uma doença autoimune, mais séria e progressiva. Suas causas subjacentes incluem uma dieta inadequada, problemas digestivos, disbiose, toxicidade, danos provocados pelos radicais livres, idade, stress e infecção crônica. A má digestão e a prisão de ventre produzem deficiência nutricional e acúmulo de toxinas no intestino, as quais são absorvidas pela circulação e contribuem para problemas nas articulações.

Tratamento Cúrcuma e franquincenso podem ser usados no tratamento da osteoartrite e da artrite reumatoide, uma vez que são antioxidantes potentes, elevam a imunidade, reduzem a dor e a inflamação e têm afinidade com músculos e ossos. Garra-do-diabo e mirra são excelentes anti-inflamatórios, diminuindo a dor e a rigidez. A erva-de-são-cristóvão é anti-inflamatória e analgésica, mostrando-se excelente no tratamento da artrite na pós-menopausa. O alcaçuz tem uma ação semelhante à da cortisona, além de ação anti-inflamatória, aumentando a tolerância ao stress físico e emocional. Ashwagandha, com seu efeito analgésico e anti-inflamatório, além de propriedades imunoestimulantes, é ideal para doenças autoimunes, como artrite reumatoide. Pimenta-longa, cúrcuma e canela melhoram a digestão, enquanto bardana, urtiga, azeda, calêndula e aparine eliminam toxinas. Outras ervas benéficas incluem filipêndula, bodelha, gotu kola, cogumelo shiitake, equinácea, yam mexicano, tanaceto, salgueiro e angélica.

Estudos demonstraram que a urtiga alivia a dor da artrite; ela tem, ainda, propriedades diuréticas e depurativas.

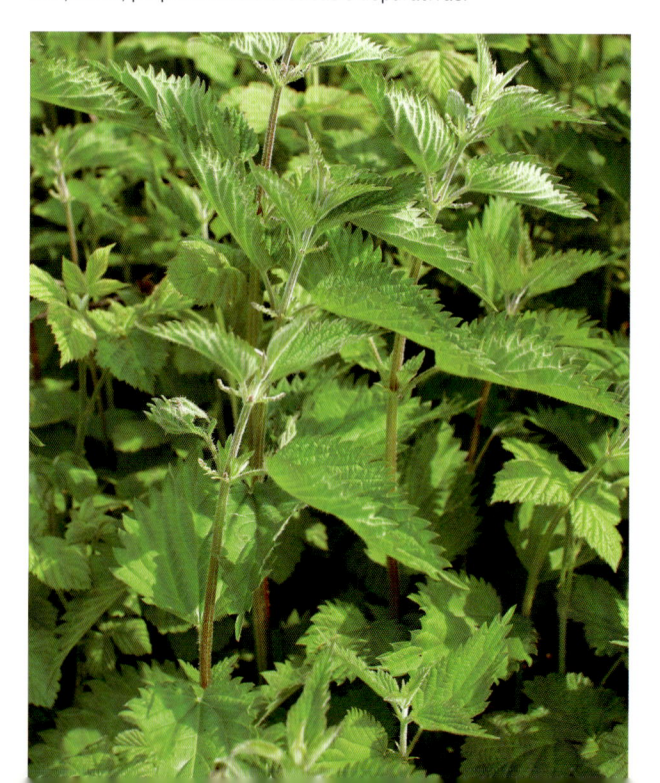

Tome chá de gengibre diariamente, como um anti-inflamatório e antioxidante, para reduzir a dor e o inchaço, e a bursite associada à artrite reumatoide.

Faça massagens com linimentos, contendo óleos essenciais de alecrim, hortelã-pimenta, lavanda ou manjerona e algumas gotas de tintura de pimenta-caiena para estimular a circulação nas articulações e diminuir a dor.

Outras medidas Suplementos de óleo de prímula-da-noite, sulfato de glicosamina, metilsulfonilmetano (MSM), fruto da roseira, óleos ômega-3 e selênio protegem e promovem a restauração da cartilagem.

Gota

A gota é causada pelo aumento de ácido úrico no sangue. O ácido úrico é um subproduto do metabolismo das proteínas no fígado; quando ele atinge determinado nível, cristais de ácido úrico se formam e se acumulam nas articulações, causando intensa dor, inchaço e inflamação. Normalmente, a gota começa no dedo grande do pé. Tende a ser uma doença com precedentes familiares, sendo mais comum em homens com peso acima do normal; ela está relacionada com hipertensão e triglicérides.

Tratamento Diuréticos, especialmente semente de salsão-selvagem e urtiga, mas também raiz de cascalho, funcho, palha de aveia-selvagem, aparine ou vara-dourada, que ajudam os rins a eliminarem o excesso de ácido úrico e outras toxinas. Você poderá combinar essas ervas com garra-do-diabo, cúrcuma, alcaçuz, unha-de-gato, fruto da roseira, folha de oliveira, salgueiro, filipêndula, franquincenso, gengibre, salsaparrilha ou yam mexicano, que são anti-inflamatórias, para reduzir a dor nas articulações e o inchaço, e também com ervas que dão apoio ao fígado, como bardana, genciana, cardo-mariano ou alecrim.

Externamente, as juntas doloridas podem ser massageadas com óleos essenciais de hortelã-pimenta, alecrim ou lavanda, em óleo de gergelim.

Outras medidas A gota está relacionada com o excesso de alimentos gordurosos, purinas (da carne vermelha, carnes de órgãos internos, frutos do mar), solanáceas (batata, pimenta, berinjela e tomate), queijo, frutas cítricas e bebidas alcoólicas (particularmente cerveja) e, por isso, você deverá adequar sua alimentação. A gota também pode ser desencadeada por certas drogas, dietas com privação extrema de nutrientes e exercícios, sendo necessária, portanto, uma ação preventiva. A bromelaína, extraída do abacaxi, é excelente para ataques agudos de gota, podendo ser tomada como suplemento, juntamente com quercitrina e vitamina C da cereja, para prevenir futuros ataques.

Osteoporose

A perda de tecido ósseo na realidade começa em nossa terceira década de vida, mas se intensifica após a menopausa, devido aos baixos níveis de estrogênio. Os fatores que também contribuem para o processo são má digestão e absorção, falta de cálcio e outros importantes nutrientes para os ossos, incluindo ácidos graxos essenciais, vitamina D, magnésio e boro na alimentação, tabagismo, falta de exercício e história de histerectomia total. Mulheres que estão abaixo do peso, fizeram regimes alimentares frequentes e sofreram de doença celíaca apresentam maior risco, uma vez que o estrogênio é armazenado no tecido adiposo. Tendência a fraturas, dor nas costas, perda de altura em decorrência de compressão da espinha e espasmos musculares são indícios de perda de tecido ósseo.

Tratamento Use ervas com ação estrogênica, como shatavari, angélica chinesa, trevo-vermelho, calêndula, yam mexicano, alcaçuz, sálvia, lúpulo ou ginseng siberiano, combinadas com ervas que melhoram a digestão e a absorção, incluindo pimenta-longa, gengibre, funcho ou coentro.

Óleo de prímula-da-noite ou óleo de semente de borragem ajudam no equilíbrio hormonal.

Ervas ricas em cálcio também são importantes: urtiga, folha de dente-de-leão, cavalinha, bodelha, endro, semente de salsão-selvagem, aveia-selvagem, borragem, codonopsis, crataegos e amalaki.

Outras medidas Muito exercício e suplementos de vitaminas E e D, magnésio e boro são recomendados.

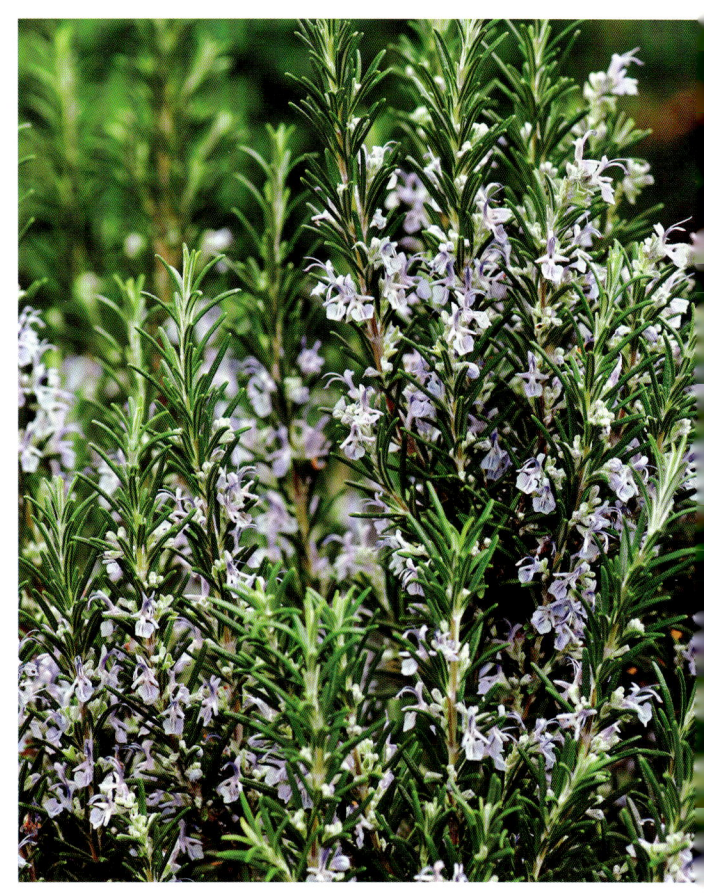

O alecrim estimula a circulação sanguínea e tem efeito restaurador sobre o corpo e a mente.

Dor muscular e fibromialgia

Músculos sensíveis, rígidos e doloridos podem se manifestar depois de exercícios não habituais, enquanto uma dor muscular mais extrema é causada por cãibra, estiramento ou outras lesões, como compressão de nervos; os músculos afetados ou os músculos adjacentes podem apresentar espasmos, o que aumenta ainda mais a dor. Se a tensão muscular ou o espasmo se prolongarem, massas doloridas, ou nódulos fibróticos, poderão se desenvolver. Dor muscular generalizada, combinada com fadiga e mal-estar pode ser um sintoma de stress crônico, excesso de trabalho, cansaço, gripe e fibromialgia (que está ligada à síndrome de fadiga pós-viral).

Tratamento Massageie músculos tensos e doloridos com óleos essenciais de alecrim, tomilho, manjericão-sagrado, lavanda, camomila ou gengibre, diluídos em óleo de gergelim. Isto irá estimular a circulação na área afetada, diminuir a tensão e o espasmo e reduzir a dor. O óleo de gergelim é rico em cálcio e magnésio, o que ajuda a liberar a tensão muscular. As ervas relaxantes musculares alecrim, tomilho, camomila, gengibre, lavanda, manjericão-sagrado, solidéu, erva-de-são-cristóvão, yam

mexicano e ashwagandha podem ser usadas internamente; esta última tem uma afinidade especial com o tecido muscular.

Para a inflamação, seguindo-se a uma lesão ou estiramento muscular, use ervas anti-inflamatórias, como franquincenso, garra-do-diabo, alcaçuz, filipêndula, gengibre, salgueiro-negro, cúrcuma, erva-de-são-cristóvão ou unha-de-gato.

As ervas adaptogênicas, estimulantes do sistema imunológico e tônicas, como ashwagandha, ginseng siberiano, cogumelo shiitake e astrágalo, são úteis em estados de depleção e fibromialgia.

Outras medidas Deixe os músculos doloridos repousarem, se a dor ocorrer devido ao excesso de uso, mas somente por 2 a 3 dias; depois desse período, comece a alongá-los delicadamente. Suplementos de cálcio e magnésio podem ajudar a reduzir a dor muscular e o espasmo.

A pele

A pele é o espelho da saúde; ela desempenha muitos papéis importantes no organismo. Ela nos protege da sujeira, das infecções, de extremos de temperatura e clima, do sol, da poluição e de ferimentos físicos. A pele secreta substâncias antissépticas para nos defender das infecções, auxiliada pela flora benéfica que vive nela e pela camada de ácido formada pelo suor, que também ajuda a inibir a infecção.

Sob a camada exterior da pele, a epiderme, encontra-se a derme – uma camada espessa, forte e elástica de tecido, fartamente abastecida de vasos sanguíneos, glândulas sudoríparas e sebáceas, além de terminações nervosas. Quando faz frio, os vasos sanguíneos se contraem para conservar o calor dentro do corpo; se o tempo está quente, eles se dilatam com o objetivo de trazer o sangue à superfície e ajudar o corpo a perder calor e a manter sua temperatura correta.

Vários milhões de glândulas sudoríparas permitem que a pele seja um dos principais órgãos de excreção. O suor contém água, sais minerais, dejetos de nitrogênio e outras toxinas, sendo semelhante em conteúdo à urina. A maioria dos adultos excreta cerca de 600 ml de líquido pela pele diariamente e até dez vezes mais quando faz exercícios vigorosos ou se estiver fazendo calor. É importante se exercitar o suficiente para produzir suor de forma regular, com o propósito de limpar toxinas e prevenir a sobrecarga das outras vias de eliminação, os rins e o intestino. A produção de suor também ajuda a manter um ambiente interno estável, regulando a água e o equilíbrio eletrolítico no corpo; nesse sentido, a pele atua em íntima associação com os rins.

A pele também é um órgão dos sentidos, amplamente dotado de terminações nervosas, as quais transmitem mensagens ao cérebro a respeito de sensações que têm origem no meio ambiente, calor ou frio, prazer ou dor. Ela pode ser uma ferramenta útil de diagnóstico, refletindo os efeitos do nosso ambiente externo, assim como o nosso estado interno, físico e emocional. Quando estamos saudáveis, a nossa pele brilha; se não estivermos bem, ela poderá parecer mais pálida e opaca. As erupções e o eczema podem ser resultado do contato com alérgenos externos, microrganismos, substâncias químicas, sol, poluentes ou de uma dieta inadequada, ou ainda estar relacionados com problemas emocionais, como ansiedade ou tristeza.

Para manter uma pele saudável

A resistência da pele às perturbações externas e internas está apoiada nos nutrientes trazidos a ela pelos vasos sanguíneos subjacentes, os quais também removem produtos residuais. Uma pele saudável não permitirá que a infecção prolifere por-

que seus mecanismos imunológicos locais são eficazes; contudo, se a pele tiver sua função prejudicada, ela permitirá que a infecção se dissemine, por ser incapaz de concentrar suas defesas e resolver a infecção sem ajuda externa. Para um bom fluxo sanguíneo, exercite-se regularmente e evite o fumo, que contrai os vasos sanguíneos e impede o fluxo de sangue, de oxigênio e de nutrientes para a pele.

Para uma pele saudável, consuma muita proteína, ácidos graxos essenciais, particularmente os ômega-3, de peixes mais gordurosos, e da linhaça, além de antioxidantes, presentes nas frutas e nos vegetais orgânicos frescos.

A deficiência de minerais, vitaminas e elementos-traço ou oligoelementos, e o excesso de alimentos sem valor nutritivo (*junk foods*), que produzem toxicidade, podem prejudicar a resistência da pele e predispô-la a várias desordens. As ervas podem aumentar o fluxo sanguíneo da pele, fornecendo-lhe nutrientes vitais e ajudando-a a eliminar toxinas.

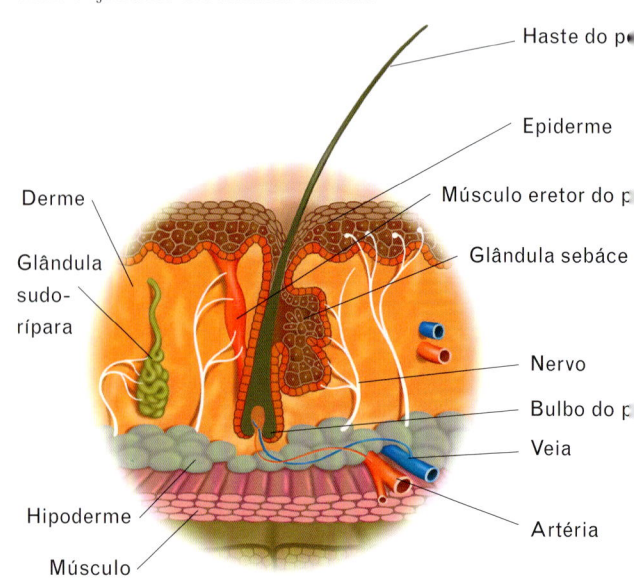

A pele tem três camadas, epiderme, derme e tecido subcutâneo. A hipoderme liga a pele ao músculo e ao osso.

Eczema

O eczema é um problema sistêmico e não simplesmente uma irritação externa. Com frequência há o envolvimento de uma reação alérgica a alimentos como trigo, glúten ou ao leite e seus derivados, ou a irritantes externos, como o material, semelhante à caspa, que cai do corpo de animais e a ácaros, presentes na poeira da casa. Os mecanismos imunológicos locais da pele podem sofrer pressão, devido ao uso insuficiente dos outros caminhos de eliminação – intestino e rins – ou pode ter havido uma queda na imunidade, como consequência de deficiências alimentares, toxicidade crônica, má digestão, disbiose e stress. Também é possível que reações adversas a drogas e irritantes, como sabão em pó, estejam implicadas.

Tratamento Para diminuir a resposta alérgica, use as ervas anti-histamínicas camomila, milefólio, tanaceto, urtiga, solidéu-debaical ou melissa. As ervas adaptógenas ashwagandha, guduchi, amalaki, esquisandra, alcaçuz, e os cogumelos shiitake e reishi, aloe vera e ginseng elevam a imunidade geral e melhoram a resistência ao stress. Relaxantes suaves, como camomila, solidéu, verbena, lavanda, alecrim reduzem a tensão e a ansiedade.

As ervas purificadoras dão apoio ao trabalho de desintoxicação do fígado, tirando a pressão da pele. Bardana, trevo-vermelho, aparine, urtiga, neem, dente-de-leão, alcachofra, cardo-mariano e aloe vera eliminam o calor e a inflamação.

Cremes ou óleos que contêm camomila, óleo de prímula-da-noite, calêndula, morugem, confrei, lavanda ou gel de aloe vera, atuam no sentido de aliviar a inflamação. O óleo de prímula-da-noite ou o óleo de semente de borragem fornecem ácido gama-linolênico (GLA), do qual geralmente há deficiência no eczema.

Outras medidas Vitaminas A, B, C e E, zinco, magnésio, cálcio e ferro também são essenciais.

Acne

O excesso de atividade das glândulas sebáceas, devido, em parte, a mudanças hormonais, especialmente durante a adolescência, torna a pele oleosa. O sebo bloqueia os folículos dos pelos, causando inflamação e infecção, o que produz os característicos cravos e espinhas. A acne também é indicativa de deficiências nutricionais, toxicidade, disbiose, adrenais sobrecarregadas, síndrome do ovário policístico (SOP) e alergias a alimentos.

Tratamento É importante dar apoio ao fígado e ao intestino em sua ação de desintoxicar o organismo para aliviar a carga da pele, como órgão de eliminação, prevenindo o aumento de hormônios no corpo. Use bardana, cardo-mariano, dente-de-leão, trevo-vermelho, guduchi, aparine, alcaçuz ou azeda. Se houver prisão de ventre, tome 1 a 2 colheres de chá de linhaça ou sementes de tanchagem (psyllium), deixadas de molho em um pouco de água morna, antes de deitar.

Para purificar a pele use ervas antimicrobianas e anti-inflamatórias, como equinácea, neem, mirra, cúrcuma, amalaki, uva-do-óregon e índigo-selvagem. Outras ervas depurativas incluem urtiga, erva-botão, borragem, aloe vera, pau-d'arco, unha-de-gato, amor-perfeito-dos-jardins e hormônio andrographis. As ervas que restabelecem o equilíbrio incluem agnocasto, yam mexicano, óleo de prímula-da-noite e saw palmetto.

Não mexa na pele; limpe-a diariamente com água de rosa, aplique, depois, infusões de calêndula, flor de sabugueiro ou lavanda e nunca esprema espinhas. Quando a pele estiver recuperada, use algumas gotas de óleo de néroli ou de lavanda, num creme aquoso, creme de confrei ou de vitamina E para eliminar as cicatrizes.

Outras medidas Evite alimentos gordurosos, leite e laticínios, chocolate, bebidas alcoólicas, doces, carnes vermelhas, alimentos ricos em iodo, chá e café.

ESTUDO DE CASO **ECZEMA**

PERFIL DA PACIENTE

Daisy, de 3 anos, apresentava eczema vermelho e inflamado no rosto, membros e abdômen. O processo havia começado durante a introdução de sólidos em sua alimentação, aos quatro meses de idade, e piorava com o calor. Várias vezes sua pele tinha ficado infeccionada por causa de arranhões; antibióticos orais e em cremes foram receitados para o tratamento.

TRATAMENTO COM ERVAS

Na receita de Daisy eu combinei urtiga, bardana, guduchi, camomila, alcaçuz, gotu kola e aparine, com um gliceróleo de rosa para adoçar o gosto das ervas, tornando-as mais palatáveis. Além disso, eu lhe recomendei um creme, contendo neem, cúrcuma e rosa para aliviar a inflamação e prevenir a infecção, juntamente com um suplemento de óleo de prímula-da-noite.

Dei instruções aos pais de Daisy para que eles excluíssem temporariamente de sua dieta leite e laticínios, açúcar e pão, uma vez que ela, provavelmente, era alérgica a esses alimentos, além de apresentar disbiose em algum grau, devido aos antibióticos. Também sugeri que evitassem lhe dar frutos ácidos, como frutas cítricas, groselha-preta e tomates, além de alimentos salgados – batata frita em pacotes – e marmite (da categoria dos alimentos intensificadores de sabor, e usado para passar no pão, torradas etc.), que pode ter um efeito de aquecimento. Eu lhes pedi para darem a Daisy chá de camomila pelo menos 3 vezes ao dia, para ajudar a suavizar a resposta alérgica e refrescar.

Com essa prescrição, a pele de Daisy melhorou muito num período de três semanas.

Infecções cutâneas

Vários tipos de microrganismos podem invadir a pele. Furúnculos e abscessos se desenvolvem a partir de infecções das raízes dos pelos e das glândulas sudoríparas, causadas por estafilococos e corpúsculos brancos mortos. O impetigo é uma infecção bacteriana, altamente contagiosa, que começa como uma erupção de pequenas bolhas, formando, a seguir, crostas amarelas em volta dos lábios, nariz e orelhas. Ele pode se apresentar como uma infecção secundária da pele em locais já afetados por eczema, escabiose e herpes simples. A tinha ou pé-de-atleta é uma infecção contagiosa, causada por fungos, que se dissemina em condições de calor e umidade, como, por exemplo, as existentes ao redor de piscinas e em banheiros, podendo ser difícil de erradicar. Produzida por minúsculos ácaros, que escavam túneis sob a pele, a escabiose ou sarna tem como característica principal um intenso prurido e é altamente contagiosa. Quando os ovos eclodem, eles podem ser facilmente transmitidos por contato direto ou através de lençóis, peças de roupa (onde conseguem sobreviver por cerca de duas semanas) ou animais domésticos.

Tratamento Equinácea, calêndula, tomilho, sálvia, pau-d'arco, unha-de-gato, índigo-selvagem ou cúrcuma são ervas antimicrobianas úteis para aumentar a imunidade e combater a infecção. O alho é excretado pelos poros, desinfetando a pele ao ser eliminado.

Aparine, urtiga, morugem, dente-de-leão, bardana, cardomariano ou trevo-vermelho ajudam a eliminar o calor e as toxinas do organismo, que predispõem à infecção, além de aumentar a imunidade.

Externamente, a aplicação de cataplasmas quentes de alteia ou bardana, com óleos antissépticos de lavanda ou tomilho, fará com que a pele da região central dos furúnculos aflore e se rompa. Além disso, a pele infectada poderá ser banhada com chás mornos de calêndula, mirra, hidraste, equinácea, unha-de-gato ou neem, ou com óleos diluídos de lavanda, alecrim ou hortelã-pimenta.

Advertência O aparecimento repetido de furúnculos indica um estado de saúde debilitado e exige uma investigação mais profunda; eles poderiam ser um sinal de diabetes.

Verrugas e verrucae

Verrugas são pequenos crescimentos, compostos de células mortas e causados por um vírus (HPV ou papilomavírus humano). Elas se propagam facilmente, por contato direto, ou em locais molhados, como banheiros e ao redor de piscinas, e ocorrem mais comumente nas mãos e nos pés, onde são chamadas de verrugas plantares ou *verrucae*. Elas também se formam em volta dos genitais; em mulheres, podem predispor à displasia cervical (mudanças pré-cancerosas no cérvix). O desenvolvimento de verrugas, especialmente quando várias se manifestam ao mesmo tempo, indica imunidade reduzida, sendo importante abordar o problema sistêmica e localmente.

Tratamento O remédio que dá melhores resultados é o suco fresco de erva-andorinha ou celidônia (*Chelidonium majus*), aplicado 2 vezes ao dia. O suco branco do dente-de-leão fresco, suco fresco de frutos do sabugueiro, suco de aloe vera, melissa fresca, alho, gengibre, ou folha de oliveira, também podem ser aplicados em verrugas.

São ainda recomendadas ervas estimulantes do sistema imunológico e antivirais, como melissa, índigo-selvagem, erva-de-são-joão, pau-d'arco, unha-de-gato, aloe vera, uva-espim, alho, equinácea e folha de oliveira para uso interno.

Bardana, aparine, raiz de dente-de-leão, íris, trevo-vermelho e fitolaca ajudam a eliminar toxinas do organismo e são indicadas para todos os tipos de problemas de pele.

Advertência Procure cuidados médicos se uma verruga crescer ou mudar de aparência subitamente; isto poderia indicar câncer de pele.

A erva-andorinha ou celidônia estimula a cicatrização da pele e suas enzimas dissolvem verrugas.

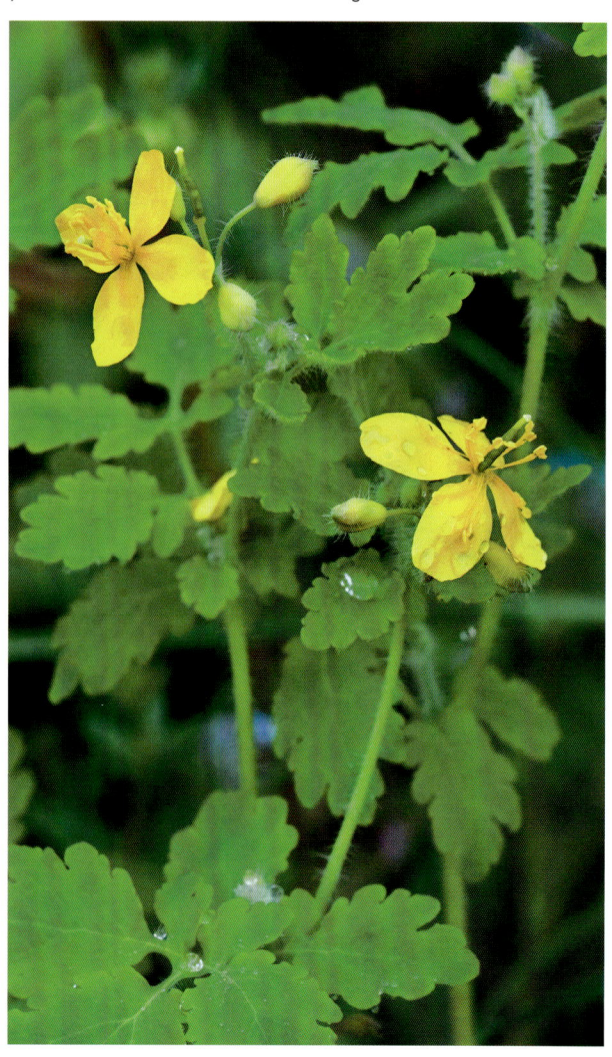

Psoríase

Uma complexa doença autoimune da pele, a psoríase acelera o crescimento normal e a renovação da pele, aumentando-a em cinco a dez vezes. Produz a formação de placas de escamas, que podem aparecer em qualquer ponto do corpo. Pode afetar as unhas das mãos, deixando-as descoloridas, escavadas ou partidas e, algumas vezes, está relacionada com a poliartrite. Pode ser hereditária ou ser desencadeada por excesso de álcool, queimaduras do sol, lesões da pele, stress ou choque; ela pode melhorar com a exposição à luz solar e visitas ao mar Morto. Alergia a alimentos, digestão incompleta de proteínas, disbiose, função hepática prejudicada e deficiências nutricionais também podem contribuir para a doença.

Tratamento Ervas que contêm psoralens (também chamados psoralenes), como angélica, cenoura-selvagem, semente de salsão-selvagem e funcho ajudam a limpar a pele, especialmente em combinação com banhos de sol. Ervas antioxidantes, tais como uva-do-óregon, uva-espim, hidraste ou extrato de semente de uva preta reduzem os danos causados pelos radicais livres na pele e diminuem a inflamação. Os alcaloides presentes na uva-do-óregon tornam mais lenta a proliferação das células cutâneas. Cardo-mariano e forskohlii também podem diminuir o crescimento dessas células. Salsaparrilha, madressilva, franquincenso, raiz crua de dedaleira chinesa, neem, cúrcuma, óleo de prímula-da-noite e peônia são também bons anti-inflamatórios.

Para apoiar o fígado em seu trabalho de desintoxicação use bardana, azeda, trevo-vermelho, cúrcuma ou dente-de-leão. Guggulu também é excelente.

Externamente, cremes, contendo camomila, alcaçuz, cúrcuma, óleo de lavanda, óleo de prímula-da-noite, suco de aloe vera, uva-do-óregon, capsaicina, componente ativo da pimenta-caiena, ou aveia-selvagem podem ajudar a recuperar a pele.

Outras medidas Suplementos de ácidos graxos essenciais ômega-3, vitamina A e zinco são recomendados.

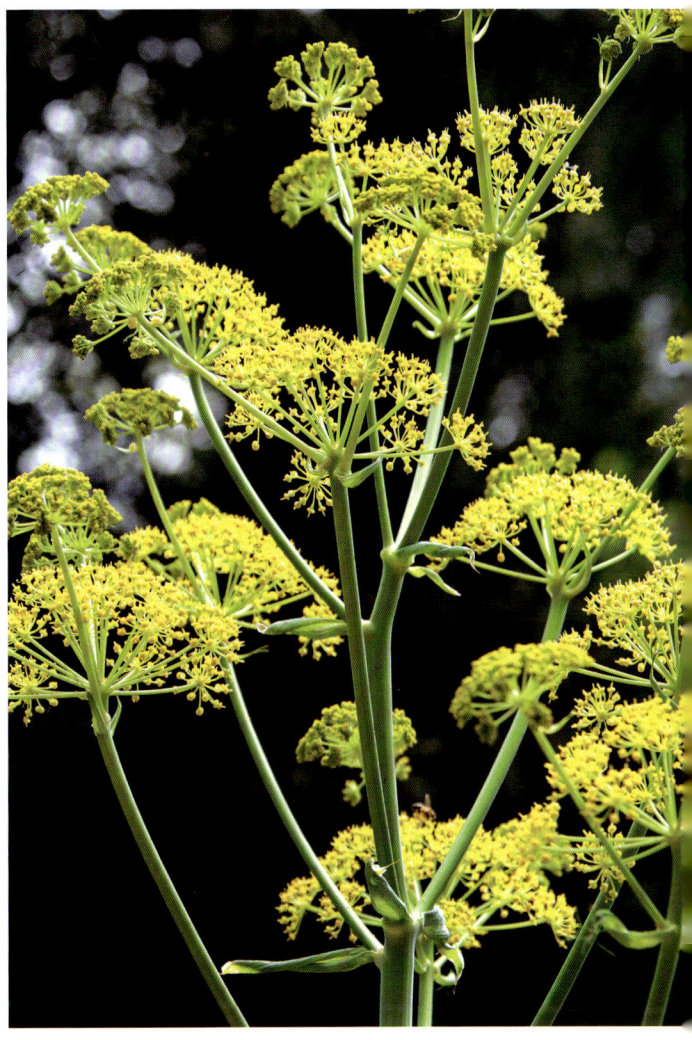

O funcho tem um efeito de limpeza e purificação nas doenças da pele e é uma erva anti-inflamatória.

Problemas da boca e das gengivas

Uma boa higiene oral e um sistema imunológico saudável manterão afastadas, em situações normais, infecções que podem se desenvolver a partir de muitos microrganismos geralmente existentes na boca. Imunidade reduzida, devido a uma má alimentação, doenças como diabetes, desordens digestivas, disbiose, alergia a alimentos, álcool, fumo, stress, cansaço e obturações de mercúrio podem predispor a infecções e a inflamações, incluindo sangramento das gengivas e úlceras orais.

Tratamento Ervas antimicrobianas e anti-inflamatórias, como equinácea, unha-de-gato, mirra, sálvia, tomilho, calêndula, camomila, hidraste ou hortelã-pimenta podem ser usadas para enxaguar a boca e combater infecções bucais; elas podem, ainda, ser usadas internamente, visando melhorar a imunidade e tratar problemas do intestino e disbiose. Ervas amargas, que desintoxicam, como bardana, dente-de-leão, cardo-mariano, guduchi, amalaki ou azeda poderão ser acrescentadas como auxiliares das funções hepáticas.

Adstringentes: tanchagem, tomilho, calêndula, agrimônia, rosa, verbena, congorsa e milefólio são bons desinfetantes bucais. Fortalecem as gengivas e fazem parar o sangramento, enquanto ervas antioxidantes, usadas internamente, como guduchi, mirtilo, crataegos, unha-de-gato, prunela, uva comum, usada para a fabricação de vinho, e manjerona ajudarão a proteger os vasos sanguíneos de danos causados pelos radicais livres.

Outras medidas Como medida preventiva, é importante usar fio dental e enxaguar a boca diariamente com antissépticos de ervas.

Os olhos

Muitas vezes descritos como "janelas da alma", os olhos são um dos órgãos dos sentidos e expressam emoções como alegria, entusiasmo e felicidade, assim como medo, ansiedade, raiva, tristeza e sofrimento. Dessa forma, eles transmitem a outras pessoas muitas informações sobre o nosso estado de saúde, tanto físico quanto mental.

A parte branca e opaca do olho, a esclera, o protege e atua como ligação para os músculos que movem os olhos. A luz passa através da córnea transparente – a abóbada na parte da frente do olho – para a íris e para a pupila. A íris, ou parte colorida, compreende músculos cuja função é controlar a quantidade de luz que entra no olho; a pupila é o orifício que deixa a luz entrar no olho. O humor aquoso se encontra entre a lente e a córnea, e o humor vítreo é o líquido na maior parte do olho. A lente dos olhos, o cristalino, situado atrás da pupila, focaliza a luz sobre a retina, que é composta de milhares de minúsculas estruturas, conhecidas como bastonetes e cones, responsáveis pela transmissão de mensagens para o cérebro, por meio do nervo óptico, o que resulta na visão.

A luz influencia a nossa saúde física, mental e emocional. A luz do sol, ao entrar no olho, estimula a secreção de endorfinas (opiatos) pela glândula pineal, criando uma sensação de bem-estar. O grande número de horas de escuridão durante o inverno no hemisfério norte pode predispor à desordem afetiva sazonal (SAD) e reduzir a resistência às infecções; por isso, é importante ficar algum tempo ao ar livre sob o sol, mesmo num dia nublado.

Os olhos são responsáveis pela produção de lágrimas, as quais contêm endorfinas que nos ajudam a liberar a dor emocional e nos acalmam quando choramos. Quantidades minúsculas de lágrimas constantemente lavam a superfície dos olhos, protegendo-os de lesões e eliminando corpos estranhos. A superfície interna e externa dos olhos é coberta por uma delicada membrana mucosa, a conjuntiva; esta é lubrificada pelas lágrimas, drenadas através de canais que passam dentro do nariz. As pálpebras também protegem os olhos.

Nutrientes e ervas protetoras

Certos nutrientes são vitais para a saúde dos olhos. Os carotenoides luteína e zeaxantina protegem os olhos do stress oxidativo e da luz de alta energia; eles são encontrados em vegetais de folhas verde-escuro, como o espinafre, na couve-galega, nas ervilhas e brócolis, calêndula, abóbora, milho e ovos. A luteína está presente na mácula, uma pequena área da retina responsável pela visão central; uma dieta rica em luteína ajuda a prevenir a formação de cataratas e a degeneração macular, à medida que envelhecemos; altos níveis de vitaminas antioxidantes, A, C e E também têm esse efeito. Ácidos graxos essenciais, incluindo ômega-3, encontrados em peixes mais gordurosos, nas nozes, soja em grão, feijão e linhaça também são vitais. O cobre, presente nas castanhas, nas sementes de girassol, no fígado, no feijão e na lentilha é outro bom antioxidante para os olhos. O zinco das ostras, castanhas, feijão, carne vermelha e aves ajuda a manter uma boa visão através de uma função macular saudável.

Os frutos do sabugueiro e mirtilos são ricos em antocianosídeos antioxidantes, que contêm ou estimulam a ação da glutationa, um antioxidante presente no humor aquoso, ajudando a prevenir cataratas. As antocianidinas protegem os vasos sanguíneos dos olhos, prevenindo a cegueira noturna e desordens da retina. Ervas com uma ação semelhante incluem raiz de astrágalo, cardo-mariano, cúrcuma e alho. Camomila, calêndula, alteia e flor de sabugueiro são usadas para tratar problemas das pálpebras e da conjuntiva.

O olho Cada um dos olhos é protegido por uma sobrancelha, cílios e pálpebra, enquanto as glândulas lacrimais secretam um líquido que os mantém úmidos e livres de infecção. O movimento dos olhos é controlado por três pares de músculos extrínsecos oculares.

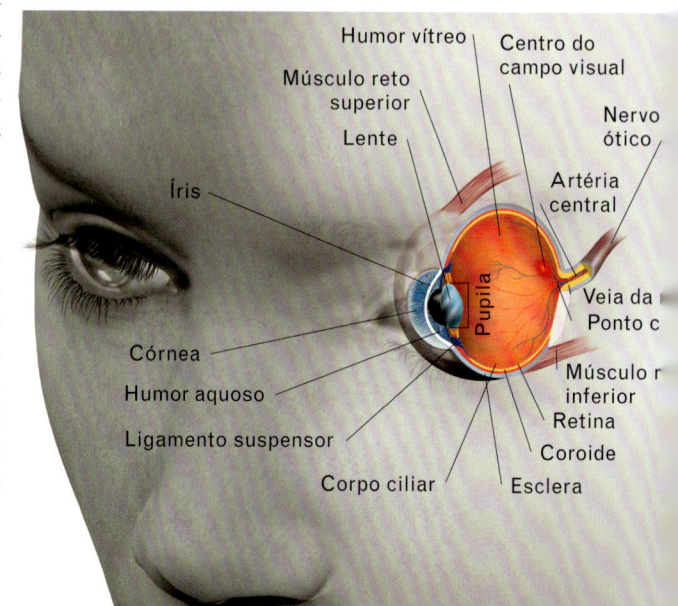

Humor vítreo
Centro do campo visual
Músculo reto superior
Nervo ótico
Lente
Artéria central
Íris
Pupila
Veia da
Ponto c
Córnea
Músculo r inferior
Humor aquoso
Retina
Coroide
Ligamento suspensor
Corpo ciliar
Esclera

Conjuntivite, blefarite e terçol

Na conjuntivite, a membrana que reveste a parte da frente do globo ocular se apresenta irritada devido à infecção, alergia, como febre do feno e rinite, poeira ou poluição na atmosfera. O olho fica vermelho e inflamado e, com frequência, lacrimeja. Na blefarite, as pálpebras se tornam vermelhas e inflamadas, geralmente indicando depleção na imunidade, organismo intoxicado ou alergia. O terçol resulta da inflamação ou infecção das glândulas situadas na base dos cílios e tende a ocorrer quando a pessoa está debilitada ou cansada.

Tratamento Para aliviar olhos irritados e inflamados, infusões feitas com as ervas adstringentes e antissépticas eufrásia, calêndula, camomila, flor de sabugueiro e rosa podem ser usadas internamente e para banhar os olhos.

O chá-preto é um remédio útil para lavar os olhos; outra opção é colocar um saquinho de chá de camomila morno sobre cada um dos olhos por 10 a 15 minutos. Infusões mornas de eufrásia, camomila, flor de sabugueiro, tanchagem ou calêndula podem ser aplicadas sob a forma de compressas.

As ervas antimicrobianas equinácea, hidraste, pau-d'arco, bardana, trevo-vermelho ou alcaçuz podem ser tomadas para combater a infecção, elevar a imunidade e desintoxicar o organismo. Camomila, urtiga, melissa, milefólio, tanaceto e solidéu-de-baical têm ação anti-histamínica, o que ajuda a aliviar doenças alérgicas dos olhos.

Para conjuntivite e blefarite crônicas, tome suplementos de óleo de semente de borragem ou óleo de prímula-da-noite.

Outras medidas A conjuntivite e a blefarite crônicas de maneira geral respondem bem a uma alimentação da qual foram excluídos o leite e seus derivados, além do chá e do café; a introdução de suplementos de vitamina C e B também é útil nesses casos.

Advertência Sempre utilize um líquido esterilizado para banhar os olhos e soluções diferentes para cada um dos olhos. Todos os chás usados para lavar os olhos devem ser preparados como decocções e fervidos durante 10 minutos para se ter certeza de que foram esterilizados.

Desordens oculares

A tendência para se apresentar problemas nos olhos, incluindo cataratas, glaucoma e degeneração macular aumenta com a idade, basicamente devido aos danos causados pelos radicais livres. Essa tendência é agravada pelo fumo, stress e drogas, como os esteroides. Lesões da retina relacionadas com diabetes e aterosclerose, e doenças inflamatórias dos olhos, incluindo episclerite e irite, podem responder ao tratamento com ervas.

Tratamento: Ervas antioxidantes incluem mirtilo, frutos do sabugueiro, frutos do crataegos, alecrim, tomilho, sálvia, manjerona, bodelha, prunela, dedaleira chinesa, shatavari, amalaki, ashwagandha, ginkgo, unha-de-gato e semente de uva preta. Elas fortalecem os vasos sanguíneos no interior dos olhos e inibem a degeneração macular e a retinopatia diabética. Forskohlii aumenta a circulação interna dos olhos e reduz a pressão intraocular no glaucoma.

Alecrim, ginkgo, eufrásia, verbena e hortelã-pimenta aumentam a circulação sanguínea para os olhos e dos olhos na direção oposta.

Anêmona e camomila são recomendadas para doenças inflamatórias dos olhos acompanhadas de dor, como esclerite e irite. Cúrcuma, raiz de peônia, franquincenso, genciana, raiz de dente-de-leão e amalaki também são úteis. Saquinhos de chá de camomila tépidos colocados sobre os olhos durante 10 a 15 minutos podem aliviar rapidamente a dor.

Outras medidas Alimentos que contêm vitaminas A, B e C, além de suplementos de antioxidantes, incluindo luteína, protegem contra danos causados por radicais livres e ajudam a prevenir a degeneração macular e cataratas.

Advertência Procure assistência médica imediatamente se tiver dor nos olhos ou mudanças súbitas na visão.

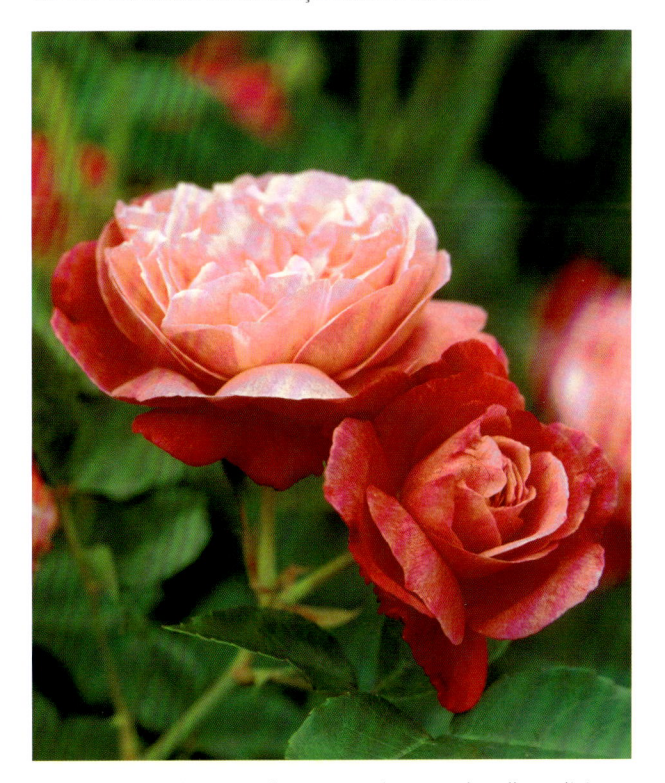

A rosa, preparada como infusão para a lavagem dos olhos, alivia olhos doloridos ou inflamados.

O sistema hormonal

O sistema hormonal ou endócrino é um sistema de transmissão de mensagens químicas. Seu propósito é a comunicação entre funções e a coordenação de muitas funções diferentes no corpo, que possibilitam a homeostase – a manutenção de um estado estável, vital para a saúde, no organismo. Essas funções incluem a dos tecidos, do metabolismo e da produção de energia, a reprodução, o humor, o crescimento e o desenvolvimento.

Esses feitos grandiosos são realizados através de uma rede de glândulas endócrinas e órgãos, que produzem, armazenam e secretam hormônios, à medida que estes são requeridos pelo organismo. Essa rede hormonal atua em conjunto com o sistema nervoso, com o sistema reprodutor, rins, intestino, fígado e pâncreas. Os hormônios são substâncias químicas especiais, criadas por uma célula ou grupo de células e levadas pela corrente sanguínea para alvos específicos, os quais podem ser órgãos, tecidos ou células. Diferentes tipos de hormônios têm diferentes efeitos nas células ou tecidos do corpo. As glândulas endócrinas estão localizadas em muitas regiões do corpo e incluem o hipotálamo, que controla a pituitária, ou glândula mestra do organismo, que, por sua vez, governa todas as outras glândulas produtoras de hormônios, como tireoide, paratireoides, timo e glândulas adrenais, pâncreas, ovários e testículos.

Desequilíbrios hormonais

Para um funcionamento saudável de nosso sistema endócrino, as glândulas precisam executar sua tarefa corretamente, o sangue precisa levar os hormônios eficientemente para seus pontos-alvo, e os receptores nas células-alvo precisam responder adequadamente, de forma que os hormônios entrem nas células e façam seu trabalho. O excesso ou a falta de qualquer um dos hormônios secretados por essas glândulas pode causar transtornos no organismo. Por exemplo, um excesso de hormônio do crescimento, secretado pela glândula pituitária, irá significar uma altura exagerada; se houver uma deficiência, a pessoa será muito baixa. A quantidade insuficiente de insulina produzida pelo pâncreas causa diabetes. O excesso de hormônios da tireoide gera um aumento do metabolismo, o que sobrecarrega o sistema nervoso e o coração, enquanto a função baixa da tireoide causa letargia e problemas de peso. Desequilíbrios nos hormônios sexuais provocam uma ampla gama de problemas menstruais, sexuais e ginecológicos e afetam a fertilidade. Esses desequilíbrios hormonais podem ser causados por problemas com os locais dos receptores das células ou com a regulação hormonal na corrente sanguínea, ou, então, o corpo pode ter dificuldades para controlar os níveis de hormônios pela inadequada quebra e excreção de hormônios do organismo, devido a uma função reduzida do fígado ou dos rins.

Para que o nosso sistema hormonal funcione bem, precisamos ter uma alimentação saudável, que contenha quantidades elevadas de ácidos graxos essenciais, minerais (particularmente magnésio), oligoelementos ou elementos-traço, além de nutrientes antioxidantes, incluindo betacaroteno, zinco, selênio e vitaminas B, C e E. Stress, excesso de café e de bebidas alcoólicas e deficiências nutricionais, podem perturbar significativamente o equilíbrio hormonal.

Ervas como alcaçuz e equinácea dão apoio à glândula timo em seu trabalho imunológico; bodelha e ashwagandha têm ação sobre a tireoide; o agnocasto ajuda a regular a glândula pituitária; alcaçuz, yam mexicano, ginseng e borragem afetam as adrenais; yam mexicano, erva-de-são-cristóvão, agnocasto, shatavari, ashwagandha e ginseng auxiliam na regulação dos hormônios sexuais. Ervas amargas, como raiz de dente-de-leão, cardo-mariano e bardana ajudam o fígado a degradar hormônios para que estes sejam excretados do corpo depois de terem feito seu trabalho.

O sistema endócrino As glândulas endócrinas produzem hormônios, os "mensageiros químicos", e os liberam na corrente sanguínea. Elas incluem a pituitária, a tireoide, as paratireoides e adrenais, assim como os ovários e testículos, parte do pâncreas e a placenta.

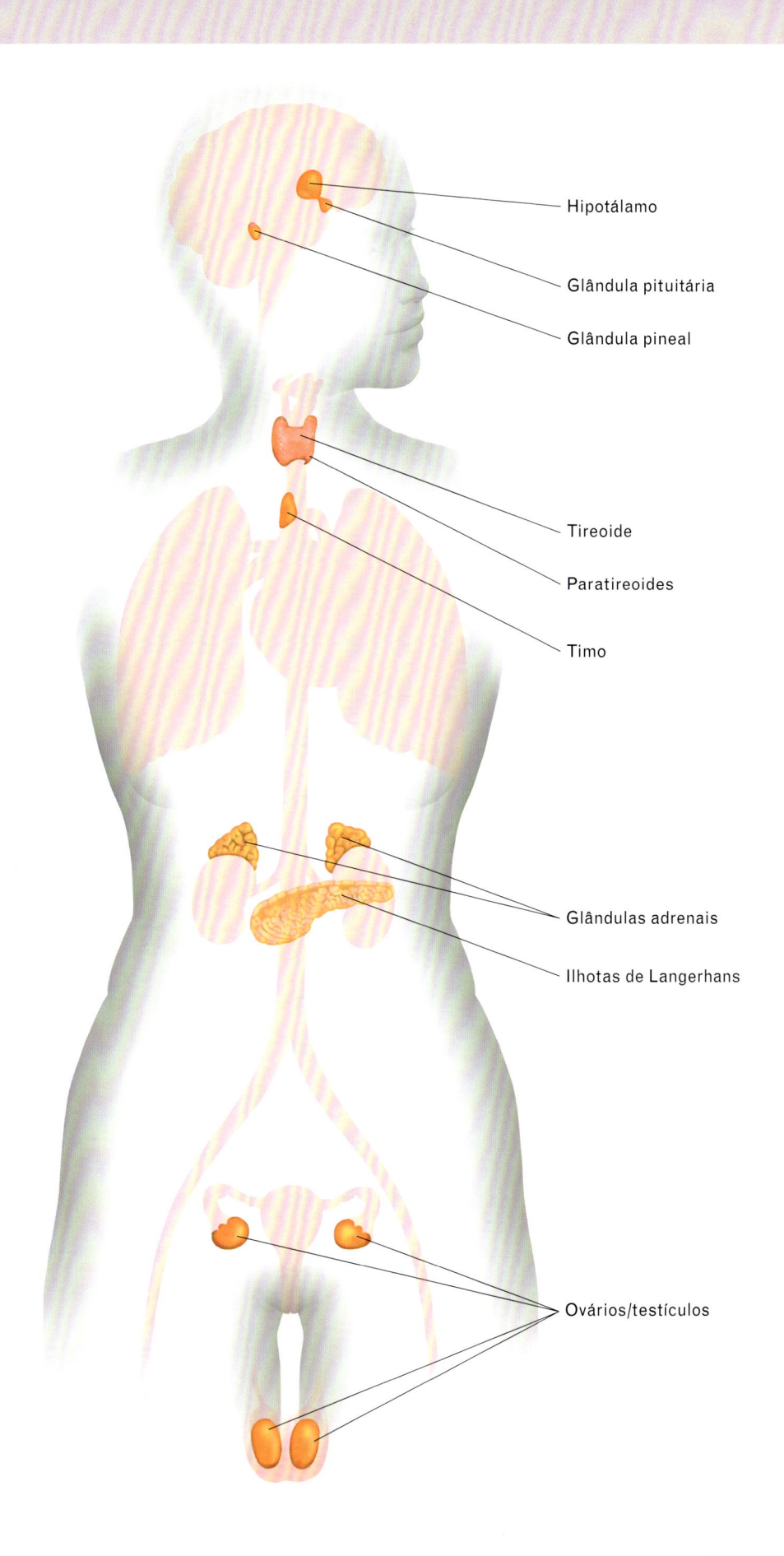

Hipotálamo

Glândula pituitária

Glândula pineal

Tireoide

Paratireoides

Timo

Glândulas adrenais

Ilhotas de Langerhans

Ovários/testículos

Síndrome pré-menstrual (TPM)

Os sintomas familiares, físicos, mentais e emocionais da TPM, na segunda metade do ciclo menstrual, geralmente estão ligados ao excesso de estrogênio em relação à progesterona. Toxinas do meio ambiente, originadas dos plásticos, bifenis policlorados (PCBs) e pesticidas que imitam o estrogênio no organismo, assim como resíduos estrogênicos presentes na água de torneira e na carne, além da incapacidade apresentada pelo fígado de degradar estrogênio, perturbam o equilíbrio hormonal normal. Deficiências de nutrientes, particularmente de magnésio, de vitaminas do complexo B, de zinco e de ácidos graxos essenciais com frequência também são responsáveis pela síndrome.

Tratamento O agnocasto é a melhor erva conhecida para aumentar a progesterona; ele geralmente é tomado como tintura: meia colher de chá, 30 minutos antes do café da manhã. As ervas adaptogênicas, yam mexicano, alcaçuz, ashwagandha, shatavari, angélica chinesa e erva-de-são-cristóvão são ricas em saponinas esteroidais e aumentam a resistência ao stress, equilibrando os hormônios. Ervas com propriedades nervinas ajudam a estabilizar as emoções; elas incluem aveia-selvagem, solidéu, camomila, gotu kola, erva-botão e agripalma.

Ervas para o fígado, como bardana, dente-de-leão, guduchi, cardo-mariano, uva-espim e azeda são importantes por ajudarem na degradação de hormônios.

As ervas diuréticas aparine, dente-de-leão, estigmas de milho, funcho, coentro, salsão-selvagem e cenoura-selvagem contribuem para aliviar a retenção de líquido, o inchaço e o desconforto dos seios.

Um suplemento de óleo de prímula-da-noite também é recomendado para diminuir os sintomas da TPM.

Outras medidas Suplementos de cálcio, magnésio, complexo B e vitamina E podem aliviar significativamente os sintomas da TPM.

Problemas menstruais

Estes se devem basicamente ao desequilíbrio hormonal e a deficiências nutricionais. A ausência de menstruação ou ciclos irregulares estão relacionados com exercícios muito intensos, deficiência nutricional, perda súbita de peso, medicamentos e stress psicológico ou choque. Outras desordens endócrinas podem estar envolvidas. Menstruações dolorosas estão relacionadas com má circulação, stress, excesso de trabalho e tensão muscular, falta de exercício, má postura e cafeína. Perdas grandes de sangue podem ser causadas por fibroides, pólipos, doenças da tireoide, congestão uterina e perimenopausa.

Tratamento Para regular hormônios, use as ervas agnocasto, yam mexicano, angélica chinesa ou shatavari, acompanhadas de alcaçuz e óleo de prímula-da-noite. Você poderá combiná-las com ervas para o fígado, como bardana, cardo-santo, uva-do-óregon ou dente-de-leão, para ajudar a degradar hormônios.

No caso de cólicas intensas, com pouca perda de sangue, viburno-bola-de-neve, viburno, agripalma, anêmona e erva-de-são-cristóvão são excelentes e devem ser tomadas a cada 2 horas, quando necessário. Para tensão associada ao quadro, acrescente valeriana, flor-da-paixão, camomila ou lúpulo. Óleo de camomila, lavanda ou alecrim, passado suavemente no abdômen, ajuda a aliviar a dor.

Se o sangramento for intenso, ervas adstringentes, como lírio-do-bosque, milefólio, congorsa, alquemila, agrimônia, uva-ursi, dedaleira chinesa, árvore-de-cera e rosa podem ser tomadas 3 a 6 vezes ao dia, de acordo com a necessidade.

Alimentos e ervas que contêm ferro, como urtiga, folha de coentro, codonopsis, amalaki, bodelha e azeda são auxiliares no combate da anemia.

Outras medidas Evite cafeína, bebidas alcoólicas e alimentos refinados ou sem valor alimentício (*junk food*) e tome suplementos de vitaminas do complexo B e de vitamina C, assim como zinco e magnésio. Faça exercícios regularmente.

O agnocasto é renomado por sua capacidade de equilibrar hormônios, através de sua ação sobre a pituitária ou glândula mestra.

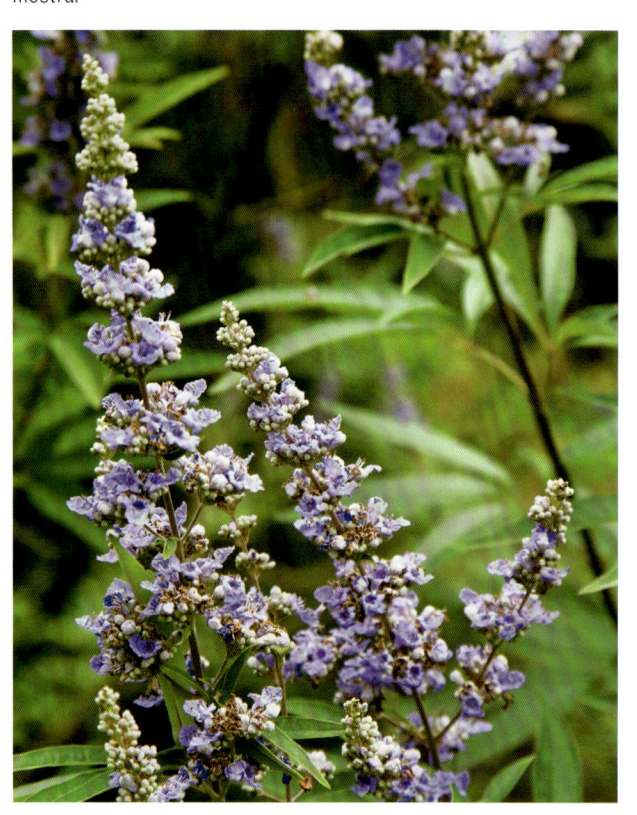

Problemas benignos da mama

A displasia mamária benigna, também conhecida como doença fibrocística da mama ou mastalgia cíclica é caracterizada por nódulos, inchaço e sensibilidade; ela flutua no decorrer do ciclo menstrual, normalmente piorando antes da menstruação. Está relacionada com os níveis de estrogênio, prolactina, hormônios da tireoide e insulina, e com a deficiência de selênio. Essa alteração é agravada pelas metilxantinas presentes no café, no chá, no chocolate e nas bebidas de cola. Os hormônios da tireoide contribuem para a degradação do estrogênio no fígado; baixos níveis de hormônios na tireoide têm ligação com altos níveis de estrogênio no sangue. Excesso de gordura na alimentação, leite e seus derivados, carboidratos refinados, constipação e stress também são fatores que contribuem para o quadro. A mastite envolve a infecção da mama, que pode ocorrer quando se está amamentando.

Tratamento Agnocasto, que equilibra os hormônios, yam mexicano, angélica chinesa, saw palmetto, shatavari e alcaçuz podem normalizar o tecido mamário. Remédios para o fígado, como bardana, dente-de-leão, cardo-santo, cardo-mariano e genciana ajudam no metabolismo de estrogênio no fígado. Aparine, raiz de dente-de-leão, íris, calêndula e fitolaca estimulam a drenagem linfática das mamas e reduzem os nódulos e a infecção. Se os seios estiverem particularmente doloridos acrescente erva-de-são-cristóvão, que é analgésica e equilibra os hormônios.

Para regular a glândula tireoide, bodelha e guggulu são recomendadas. Um suplemento de óleo de prímula-da-noite é benéfico para esse processo.

Use óleos diluídos de lavanda, funcho ou rosa, ou óleo de rícino, para massagens diárias dos seios. Reduzir a gordura da alimentação e evitar a cafeína pode contribuir para a melhora do quadro.

Outras medidas Suplementos de magnésio e vitaminas B6, B12 e E também são úteis.

Advertência É importante investigar mais a fundo quaisquer problemas que envolvam as mamas.

Infecções vaginais

O delicado ambiente de pH e flora da vagina pode ser perturbado por desequilíbrios hormonais, antibióticos, stress, alimentação inadequada, pílula anticoncepcional, gravidez, mudanças pós-menopausa e diabetes, tornando-a suscetível à inflamação e à infecção. Infecções por fungos (candidíase) são muito comuns e tendem a estar relacionadas com a disbiose intestinal. Trichomonas, gardnerella, papilomavírus humano (HPV) ou verrugas vaginais, herpes e vaginose bacteriana (comum depois da menopausa) também podem ocorrer.

Tratamento Ervas antissépticas, para combater a infecção, incluem calêndula, hidraste, tomilho, camomila, lavanda, pau-d'ar-

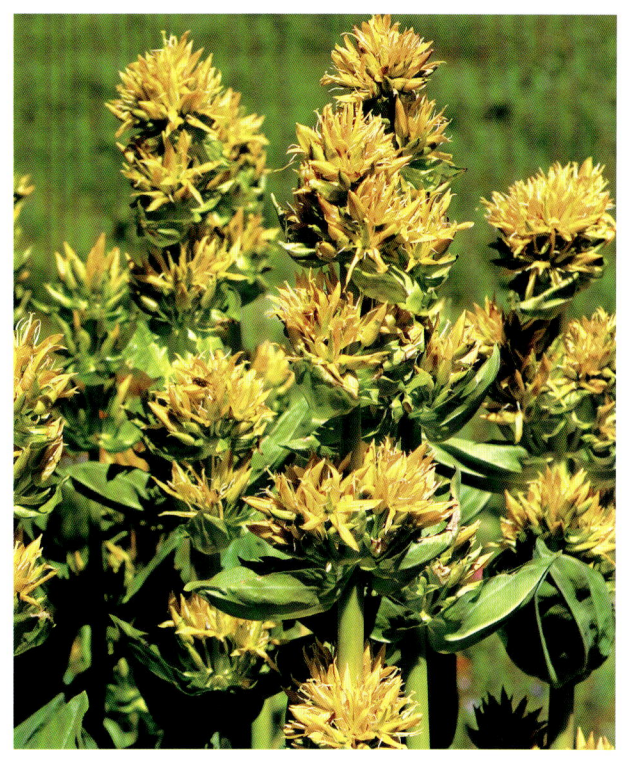

A genciana estimula a vesícula e o fígado, ajudando o fígado a processar estrogênio.

co, neem, cúrcuma, equinácea e manjerona; elas podem ser usadas internamente e em cremes, duchas e banhos de assento, além de loções; tampões podem ser embebidos nessas loções e depois inseridos na vagina por 30 minutos, pela manhã e à noite.

O alho é um grande antimicrobiano para uso interno e externo, ativo contra infecções bacterianas, virais e fúngicas, como candidíase. Descasque um dente de alho cuidadosamente sem dar nenhum talho, enrole-o em gaze limpa e insira na vagina por 6 noites consecutivas. Como opção alternativa, adicione 5 ml (1 colher de chá) de suco de alho fresco a algumas colheres de sopa de iogurte vivo, mergulhe um absorvente interno nessa mistura ou use-a como ducha 2 vezes por dia. Se a área estiver dolorida e inflamada, sentar-se numa bacia com chá de camomila traz um alívio extraordinário.

As ervas acima irão resolver a infecção vaginal e problemas mais sistêmicos de toxicidade e disbiose. Ervas estimulantes do sistema imunológico, como ashwagandha, shatavari, guduchi, amalaki e esquisandra podem ser tomadas depois de a infecção ter sido curada para prevenir futuros problemas.

Ervas que promovem o equilíbrio hormonal, como agnocasto, sálvia e yam mexicano podem ser empregadas no tratamento de infecções da pós-menopausa.

Advertência Procure ajuda médica se você suspeitar de uma infecção sexualmente transmitida.

Endometriose

Esta é o crescimento anormal de tecido, semelhante àquele que reveste internamente o útero (endométrio). A endometriose geralmente é encontrada no interior da cavidade pélvica, raramente nos pulmões, podendo ocorrer até mesmo no nariz. Ela cresce e sangra durante o ciclo menstrual, exatamente como a parede uterina. Os sintomas podem incluir dor aguda antes da menstruação e durante as relações sexuais, além de sangramento intenso. Aderências podem se formar entre o útero e o intestino, e inibir a concepção, levando à infertilidade. Suas causas incluem desequilíbrios hormonais, menstruação retrógrada, ligada ao uso de tampões higiênicos e dispositivos intrauterinos (DIUs), stress e problemas imunes, causados por poluentes que imitiam a ação do estrogênio natural, como os presentes em plásticos e pesticidas.

Tratamento Agnocasto, ashwagandha, angélica chinesa, yam mexicano, shatavari, peônia, alcaçuz e erva-de-são-cristóvão ajudam a equilibrar hormônios.

Viburno-bola-de-neve, anêmona, erva-de-são-cristóvão e flor-da-paixão contribuem para o alívio da dor e podem ser tomados em doses elevadas. A massagem, utilizando-se óleo de gergelim ou óleo de rícino com 2 gotas de lavanda, alecrim, camomila ou óleo de gengibre, em cada 5 ml (1 colher de chá), pode ser útil.

A ashwagandha aumenta a resistência ao stress e tem um efeito de equilíbrio nos hormônios.

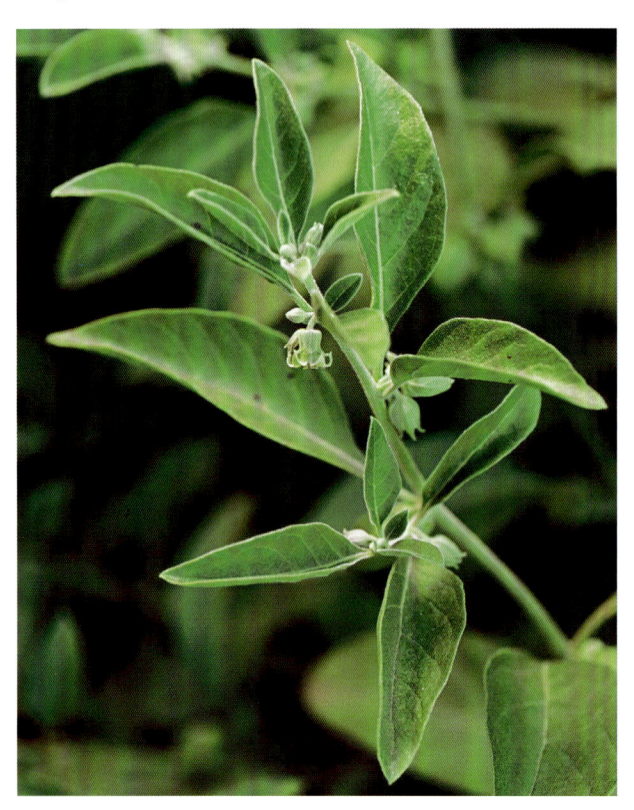

Crataegos, gengibre, gotu kola e freixo-espinhento melhoram a circulação uterina e aliviam a congestão pélvica, enquanto ashwagandha, solidéu, ginseng siberiano, shatavari e aveia-selvagem elevam a resistência ao stress.

Ervas adstringentes, como lírio-do-bosque, milefólio, congorsa, alquemila, agrimônia, dedaleira chinesa, árvore-de-cera e rosa contribuem para a redução da dismenorreia.

Com o objetivo de ajudar a degradar e a excretar hormônios, tome ervas para o fígado, como bardana, cardo-mariano, cardo-santo e dente-de-leão. Um suplemento de óleo de prímula-da-noite também é recomendado.

Outras medidas Suplementos de magnésio, vitaminas B e E, zinco e cálcio são igualmente benéficos. É importante evitar cafeína, álcool e alimentos refinados ou sem valor nutritivo (*junk foods*) e praticar exercícios regularmente.

Problemas da menopausa

Libido baixa, calores, suores noturnos, alterações de humor, "crises da meia-idade", depressão e insônia são alguns dos sintomas que podem caracterizar a menopausa, quando os níveis de estrogênio e progesterona declinam até o ponto em que a menstruação cessa. As glândulas adrenais assumem a produção de hormônios semelhantes, porém o stress e a exaustão adrenal podem prejudicar sua capacidade de cumprir esse papel adequadamente, desencadeando os sintomas familiares. Problemas subsequentes de saúde incluem um maior de risco de osteoporose e de doença cardíaca e arterial.

Tratamento Várias plantas contêm isoflavonas, semelhantes em estrutura ao estrogênio, chamadas fitoestrogênios. Estes ocorrem nas ervas shatavari, trevo-vermelho, angélica chinesa, yam mexicano, índigo-selvagem, ginseng siberiano, alcaçuz e erva-de-são-cristóvão. Elas também dão apoio às adrenais, aumentam a resistência ao stress e são muito úteis para aliviar os sintomas da menopausa.

Agnocasto, agripalma, sálvia, camomila, lúpulo, alquemila, aloe vera, crataegos, funcho, salsaparrilha e dedaleira chinesa também irão reduzir os sintomas da menopausa. Bardana, dente-de-leão, cardo-santo e cardo-mariano ajudam a metabolização de hormônios no fígado, enquanto as ervas relaxantes camomila, anêmona, agripalma, verbena, aveia-selvagem e melissa acalmam, nos casos em que a ansiedade estiver agravando os sintomas.

Suplementos de óleo de semente de borragem ou óleo de prímula-da-noite também são úteis.

Outras medidas Suplementos de vitamina E, cálcio e magnésio são recomendados.

Baixo desejo sexual/impotência

A falta de interesse sexual em homens e mulheres, e a disfunção erétil em homens estão se tornando problemas cada vez mais comuns. Desequilíbrios hormonais, stress, depressão, dor, obesidade, saúde precária, níveis reduzidos de energia, dificuldades maritais, diabetes, hipertensão, doenças circulatórias e os efeitos de medicamentos e do fumo são fatores que contribuem para essa situação. Uma diminuição da libido é frequentemente experimentada por mulheres na época da menopausa; a impotência masculina também pode estar relacionada com toxinas encontradas no meio ambiente e, particularmente, com o efeito estrogênico de plásticos, pesticidas e hormônios usados na criação de animais.

Tratamento Entre as ervas que equilibram os hormônios e aumentam a energia sexual e a performance estão ashwagandha, shatavari, astrágalo, angélica chinesa, esquisandra, alcaçuz e ginseng coreano e siberiano. Esses remédios adaptogênicos também elevam a resistência ao stress e se contrapõem aos efeitos da ansiedade e da depressão.

Aveia-selvagem, rosa, alecrim, gotu kola, verbena e solidéu são bons relaxantes.

Erva-de-são-cristóvão, yam mexicano, sálvia, agripalma e agnocasto equilibram os hormônios durante a menopausa, enquanto salsaparrilha, saw palmetto e damiana contribuem para a produção dos hormônios masculinos. Ginkgo, gengibre, canela, cratageos e gotu kola podem ser úteis se houver problemas circulatórios.

Remédios que desintoxicam, incluindo bardana, urtiga, azeda e cardo-mariano podem ser tomados para dar suporte ao fígado e eliminar efeitos colaterais de drogas farmacêuticas.

Infertilidade e baixa contagem de espermatozoides

A infertilidade está alcançando proporções epidêmicas e se relaciona, fundamentalmente, com o efeito de toxinas ambientais e de resíduos de pílulas anticoncepcionais presentes na água potável, os quais vêm causando desequilíbrios hormonais em ampla escala. Homens e mulheres são afetados; os problemas nos homens respondem por aproximadamente um terço do total. Cirurgia de hérnia, epididimite, clamídia, diabetes, fármacos, caxumba, stress, tabagismo, metais tóxicos e deficiências nutricionais são fatores que podem afetar a contagem de espermatozoides. Estes necessitam de um período de cem dias para se desenvolver e, por isso, o tratamento deverá ser mantido durante vários meses.

Tratamento Ervas que desintoxicam, como bodelha, bardana, kalmeg, alcachofra, os cogumelos shiitake e reishi, guduchi, cardo-mariano e urtiga podem ser usados para ajudar o fígado a degradar fármacos e toxinas.

Ervas que equilibram hormônios e ervas adaptogênicas, para aumentar a fertilidade, são: ashwagandha, shatavari, agnocasto, yam mexicano, astrágalo, angélica chinesa, esquisandra, alcaçuz e ginseng coreano e siberiano. Elas também melhoram a resistência ao stress e combatem os efeitos da ansiedade e da depressão.

Erva-de-são-cristóvão, agripalma, óleo de prímula-da-noite e rosa podem igualmente ser usados para problemas menstruais.

Outras medidas Suplementos de vitaminas do complexo B e de vitamina E, zinco, óleos ômega-3 e -6, além da coenzima Q10 são recomendados. Os pesticidas são desenvolvidos para destruir o ciclo reprodutivo de insetos, fungos, ou ervas daninhas que visam eliminar; por isso, coma alimentos orgânicos.

ESTUDO DE CASO **INFERTILIDADE**

PERFIL DA PACIENTE

Jenny, de 42 anos, e Peter estavam tentando ter um filho havia cinco anos – sem sucesso – e isso lhes causava considerável stress. O médico do casal tinha realizado exames exaustivos: a contagem de espermatozoides de Peter era excelente; nada podia ser encontrado nos resultados dos exames de Jenny, exceto um pequeno fibroide uterino. Jenny tinha uma constituição física bastante robusta e seu peso era um pouco acima do normal. Ela sofria de retenção de líquido e ficava com os seios doloridos antes da menstruação, além de ter uma sensação de fraqueza e de desânimo geral nos dois primeiros dias da menstruação, que tendia a ser intensa.

TRATAMENTO COM ERVAS

A prescrição de Jenny consistiu de ervas que equilibram hormônios e ervas que eliminam a congestão uterina, reduzindo fibroides. Ela incluía agnocasto, agripalma, kelp, angélica chinesa, alcaçuz, alquemila e folha de framboeseira, além de bardana e cardo-mariano como auxiliar do metabolismo de estrogênio no fígado. Eu ainda lhe recomendei que tomasse uma fórmula chamada "kanchanar guggulu", específica para fibroides.

Aconselhei Jenny a se assegurar de que sua dieta fosse excelente, com muitos alimentos nutritivos, como grãos integrais, castanhas e sementes, mas com um mínimo de frituras gordurosas; pedi-lhe que evitasse cafeína, álcool e alimentos sem valor nutritivo. Eu lhe sugeri que tomasse chás de rosa, urtiga, canela e gengibre e um pouco de café de dente-de-leão, além de suplementos de vitamina C, vitaminas do complexo B, prímula-da-noite, zinco e magnésio. Eu a lembrei da necessidade de se exercitar regularmente.

Depois de quatro meses de tratamento Jenny concebeu e, atualmente, o casal tem um menino.

Fibroides

Estes são crescimentos benignos, consistindo de tecido muscular liso, que se desenvolvem na parede uterina. Poderá haver um único fibroide ou, mais comumente, vários fibroides. Eles estão relacionados com excesso de gordura na alimentação, excesso de estrogênio, uso exagerado de pílulas anticoncepcionais, congestão uterina, excesso de peso e stress; após a menopausa eles regridem. As metilxantinas, presentes no café, também estimulam seu crescimento. Aproximadamente uma entre três mulheres tem fibroides, mas estes são tão pequenos que não provocam o aparecimento de sintomas. Fibroides de grandes dimensões causam menstruações intensas, coágulos, aumento do abdômen, sintomas de pressão na bexiga, constipação e anemia. Eles tendem a crescer durante a gravidez, podendo causar abortos espontâneos.

Tratamento As ervas que equilibram hormônios, como agnocasto, yam mexicano, agripalma, peônia, saw palmetto e alcaçuz podem normalizar os níveis de estrogênio. Remédios para o fígado, por exemplo, bardana, dente-de-leão, cardo-santo, cardo-mariano, azeda e genciana contribuem para o metabolismo de estrogênio no fígado e ajudam a reduzir tumores.

Ervas adstringentes, como lírio-do-bosque, folha de framboeseira, milefólio, congorsa, alquemila, agrimônia, uva-ursi, dedaleira chinesa, árvore-de-cera ou rosa reduzem o sangramento excessivo.

A peônia ajuda a regular os hormônios femininos, sendo muito respeitada na medicina tradicional chinesa.

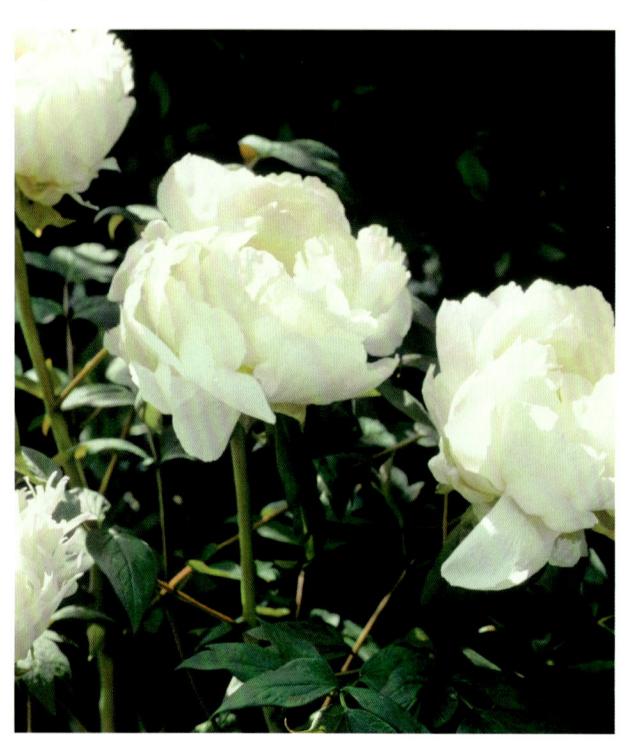

Alimentos e ervas que contêm ferro, como urtiga, folha de coentro, codonopsis, amalaki, bodelha e azeda ajudam a combater a anemia. Fitolaca e guggulu também são específicas para reduzir o crescimento de fibroides.

Ginseng siberiano, ashwagandha e esquisandra aumentam a resistência ao stress. Óleo de prímula-da-noite também é útil.

Outras medidas Evite cafeína, álcool e alimentos gordurosos, além de alimentos sem nutrientes (*junk foods*); faça exercícios regularmente. Tome suplementos de vitamina C, vitaminas do complexo B, zinco e magnésio.

Cistos ovarianos

Estes cistos são formações saculares, preenchidas por fluido, nos ovários ou perto deles. Não provocam sintomas se forem pequenos; contudo, quando os cistos ovarianos são grandes ou numerosos (ovário policístico) causam inchaço abdominal, dor durante as relações sexuais, pressão na bexiga, desequilíbrios hormonais, irregularidade ou ausência de menstruação, infertilidade e risco de aborto. A falta de fibras dietéticas, excesso de gorduras e de alimentos sem valor nutritivo, além da sobrecarga do fígado, causada por toxinas, estão relacionados com o aparecimento de cistos ovarianos. A congestão pélvica, causada pela má circulação, e a falta de exercício também estão implicados no processo. A SOP é um problema metabólico, relacionado com o excesso de testosterona, níveis de açúcar ou de insulina do sangue elevados e resistência à insulina. Ela está associada com o excesso de peso, acne, hirsutismo, uma grande vontade de comer açúcar e alterações de humor.

Tratamento Angélica chinesa, peônia, alcaçuz, agnocasto e saw palmetto, com óleo de prímula-da-noite ou óleo de semente de borragem, são recomendados para equilibrar os hormônios. Ervas para o fígado, como cardo-mariano, uva-espim, raiz de dente-de-leão, bardana, agrimônia ou cardo-santo ajudam a degradação e excreção de hormônios e no restabelecimento de níveis hormonais normais, pelo fato de aumentarem a produção de globulinas ligadoras dos hormônios sexuais (SHBGs), que se unem à testosterona livre e reduzem seus efeitos, como a acne e o hirsutismo.

Gymnema, feno-grego, neem, cúrcuma e galega ajudam a regular o açúcar do sangue e reduzem a resistência à insulina.

Outras medidas A perda de peso pode ter resultados dramáticos. Evite chá, café, além de alimentos gordurosos e refinados; suplementos de cromo, de vitaminas do complexo B, vitaminas E e C, bioflavonoides, zinco, coenzima Q10 e magnésio também são recomendados.

Advertência Os cistos podem ser malignos; por isso, procure assistência médica para confirmar o diagnóstico.

Problemas da tireoide

A glândula tireoide atua em conjunto com a glândula pituitária, que produz o hormônio estimulante da tireoide (TSH) para criar os hormônios T3 e T4; estes desempenham um papel vital no metabolismo. O hipotireoidismo, ou diminuição do funcionamento da tireoide, é mais comum após a menopausa; ele torna o metabolismo mais lento, sendo responsável também pela diminuição de energia, aumento de peso, retenção de líquido, pele e cabelo seco. O hipertireoidismo, ou excesso de atividade da glândula (comumente relacionado com doenças autoimunes, como a doença de Hashimoto, ou com um cisto da tireoide) causa o aparecimento de bócio, perda de peso, ansiedade, intolerância ao calor e palpitações. Os desequilíbrios da tireoide são complexos e estão ligados com a má alimentação, excesso de açúcar, stress,

A erva forskohlii contém forskolina, que estimula a liberação de hormônios da glândula tireoide.

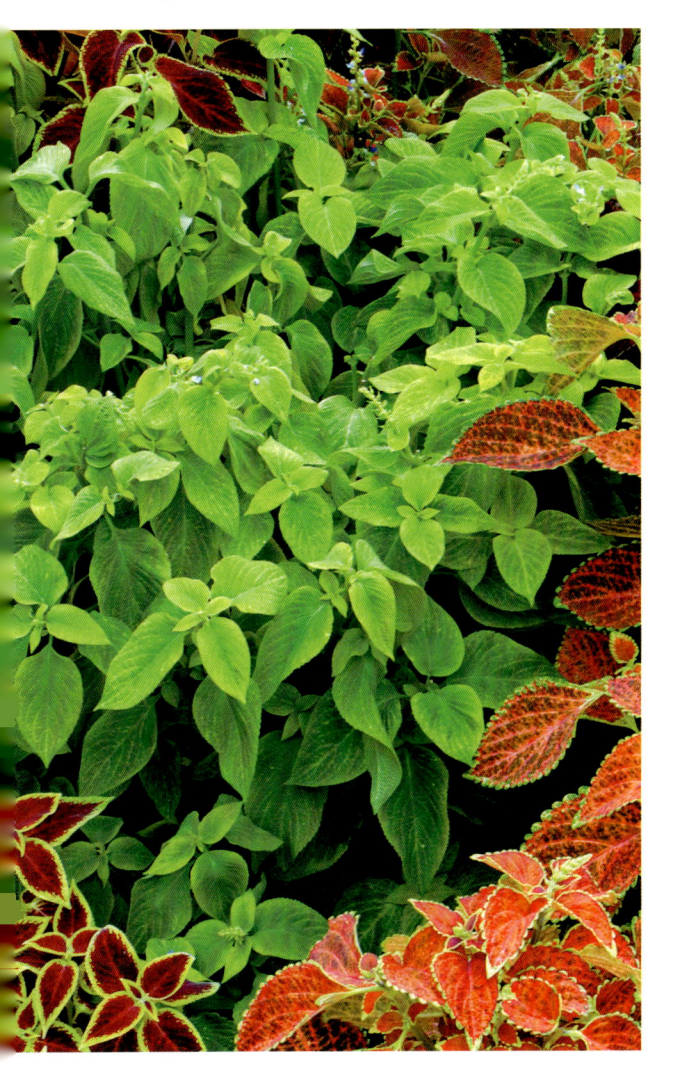

esgotamento adrenal, alterações hormonais, vírus, toxinas ambientais, alergias a alimentos e disbiose.

Tratamento Forskohlii, guggulu e bodelha aumentam a produção dos hormônios da tireoide e regulam o funcionamento da glândula. Para problemas autoimunes, ervas desintoxicantes, que ajudam o metabolismo, incluem uva-do-óregon, raiz de dente-de-leão, genciana, azeda, cavalinha e uva-espim. Estas podem ser combinadas com as ervas adaptógenas ashwagandha, bacopa, gotu kola, aveia-selvagem, ho shou wu e ginseng siberiano, que são ricas em antioxidantes, para regular a atividade da tireoide, aumentar a imunidade e a resistência ao stress. Para acalmar a tireoide hiperativa, tente tomar filipêndula, agripalma e melissa.

Outras medidas Suplementos de selênio, zinco e vitaminas E e B6 contribuem para a conversão de T4 em T3.

Diabetes

O diabetes é um problema muito comum, particularmente entre pessoas obesas; ele envolve a falta de produção de insulina pelo pâncreas ou a resistência da parede das células à insulina (conhecida como resistência à insulina); isto significa que a glicose transportada pela corrente sanguínea não consegue penetrar nas células e produzir energia. O diabetes tipo 2 pode apresentar uma grande melhora com a perda de peso, mudanças na alimentação, e com o uso de ervas e suplementos, que ajudam a equilibrar o açúcar do sangue, pelo fato de apoiarem o pâncreas e diminuírem a resistência à insulina. Eles podem ajudar a prevenir complicações, incluindo problemas circulatórios, aterosclerose, lesões nervosas, retinopatia e cataratas.

Tratamento Gymnema, cúrcuma e feno-grego podem reduzir o açúcar do sangue e a necessidade de insulina. Acredita-se que a gymnema regenera as células pancreáticas e aumenta os receptores de insulina. Outras ervas, que incluem alho, urtiga, guggulu, pau-d'arco, unha-de-gato, damiana, galega, neem, mirtilo e ginkgo, são auxiliares na prevenção de complicações por melhorarem a circulação, fortalecerem a parede dos vasos sanguíneos e evitarem lesões oxidativas.

Dente-de-leão e agrimônia promovem a função hepática, que tem um papel na manutenção de níveis normais de açúcar.

Adaptógenos, como manjericão-sagrado, alcaçuz, ginseng siberiano, amalaki e guduchi melhoram a resistência ao stress, incluindo danos causados por radicais livres, que podem contribuir para o surgimento do diabetes.

Outras medidas Recomenda-se a perda de peso, a adoção de uma dieta pobre em gorduras, a eliminação de carboidratos refinados, a prática regular de exercícios e a ingestão de suplementos de cromo, zinco, magnésio e vitaminas do complexo B.

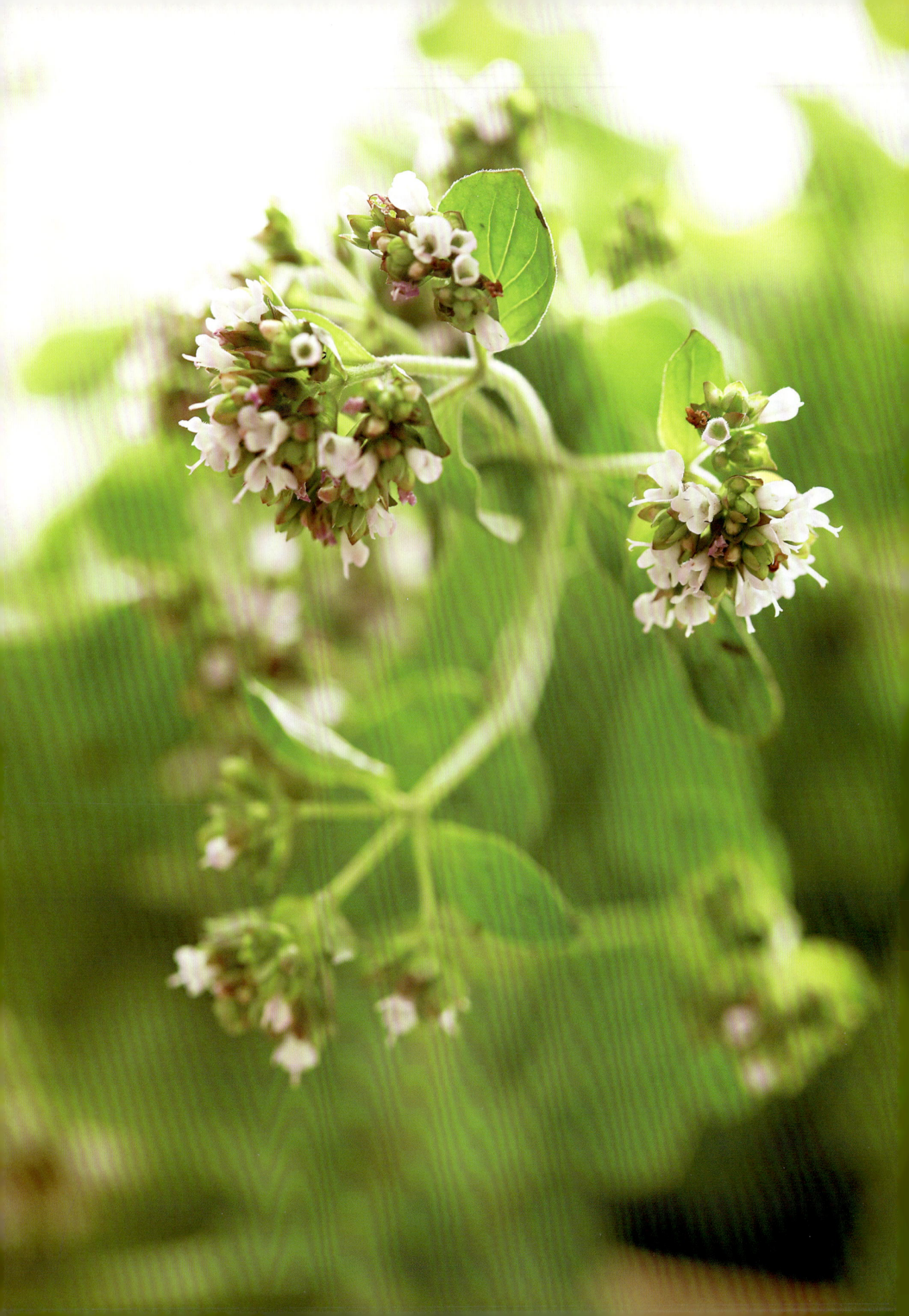

Cultivo, colheita e armazenamento das ervas

Não há melhor maneira de se assegurar da proveniência de suas ervas do que cultivá-las você mesmo; assim, terá certeza de sua identidade, de seu status orgânico e poderá colhê-las no momento em que os ingredientes ativos apresentarem sua maior potência. Muitas ervas são de fácil cultivo – na verdade, algumas são consideradas ervas daninhas invasivas por certas pessoas. Instruções quanto à preparação do solo, semeadura e propagação, colheita e conservação das ervas, visando reter o máximo de suas propriedades terapêuticas, foram incluídas neste capítulo.

Cultivo das ervas

As ervas são plantas cujo cultivo é muito compensador. Desde que disponha de solo adequado e proteção contra ventos fortes, a maior parte das ervas medicinais cresce facilmente em climas temperados, sem que haja necessidade de conhecimentos especializados ou de habilidades específicas para plantá-las. Quaisquer ervas que se originem de regiões tropicais exigirão um pouco mais de cuidado; elas só ficarão seguras ao ar livre depois do desaparecimento das últimas geadas; essas ervas precisam ser levadas para ambientes fechados no outono.

Um jardim de ervas pode ser tão grande ou tão pequeno, tão formal ou informal quanto você desejar. Qualquer espaço de que dispuser poderá ser adaptado para o cultivo de ervas. Elas podem ser entremescladas com flores e arbustos em bordas herbáceas de dimensões limitadas ou amplas, acrescentando interesse e beleza, com sua folhagem atraente e formas arquitetônicas, sem mencionar os deliciosos aromas. Uma alternativa será plantá-las em canteiros de ervas, criados especialmente para essa finalidade, em ângulos de hortas ou misturá-las com os vegetais da horta, onde podem atuar bem como suas parceiras, detendo pragas. Se você tiver menos espaço, poderá cultivar ervas em vasos no quintal ou, ainda, deixá-las nos parapeitos de janelas ou utilizar jardineiras construídas sob janelas. Tanto o planejamento quanto a disposição prática de um jardim de ervas têm o potencial de proporcionar muitas horas de prazer e satisfação.

As ervas medicinais consistem de uma combinação de plantas anuais, bienais, perenes, arbustos e até mesmo árvores. As ervas anuais incluem endro, coentro, manjericão, camomila alemã e romana, borragem e calêndula; estas podem ser facilmente cultivadas a partir de sementes. Uma vez cultivadas, elas se autossemeiam bastante livremente; podem crescer onde estão ou as mudas podem ser transplantadas na primavera para o seu local preferido no jardim. As bienais precisam de dois verões para dar flor, normalmente produzindo uma atraente roseta de folhas no primeiro ano. Entre elas estão bardana, angélica, verbasco e prímula-da-noite, que também se autossemeiam livremente. As plantas herbáceas perenes continuam de um ano para outro, morrendo no outono e reaparecendo na primavera do ano seguinte. Elas podem ser plantadas principalmente a partir de sementes, porém será mais fácil cultivá-las, usando-se outros métodos de propagação, como divisão de raízes, cortes de plantas e cultivo de pequenas plantas ou brotos que crescem na base da planta-mãe.

Muitas ervas comuns podem ser compradas em viveiros ou centros de jardinagem; ervas mais incomuns são encontradas em viveiros especializados. As ervas podem ser plantadas em vasos durante quase todo o ano; as exceções são quando a terra está congelada ou coberta de neve. Desde que estejam saudáveis, elas irão se estabelecer nos vasos sem grande dificuldade.

Tente evitar o plantio de novas ervas em vasos se o tempo estiver seco e quente. Mantenha as plantas cuidadosamente umedecidas em períodos de tempo seco até que tenham pegado bem. Assegure-se sempre de escolher plantas fortes, com aparência saudável, livres de doenças ou de insetos; evite plantas esgalhadas e aquelas cujas raízes estejam escapando pelo fundo do vaso. Certifique-se de que as plantas estejam claramente rotuladas para evitar confusões posteriores. Se você desejar que seu jardim de ervas pareça formado em pouco tempo, compre duas ou três mudas de cada erva para plantá-las em grupo. Algumas ervas perenes crescem rapidamente e talvez tenham que ser removidas para outro local por precisarem de mais espaço.

Canteiros elevados, especialmente desenhados, dão destaque a plantas perenes com formas arquitetônicas, como alcachofra e funcho.

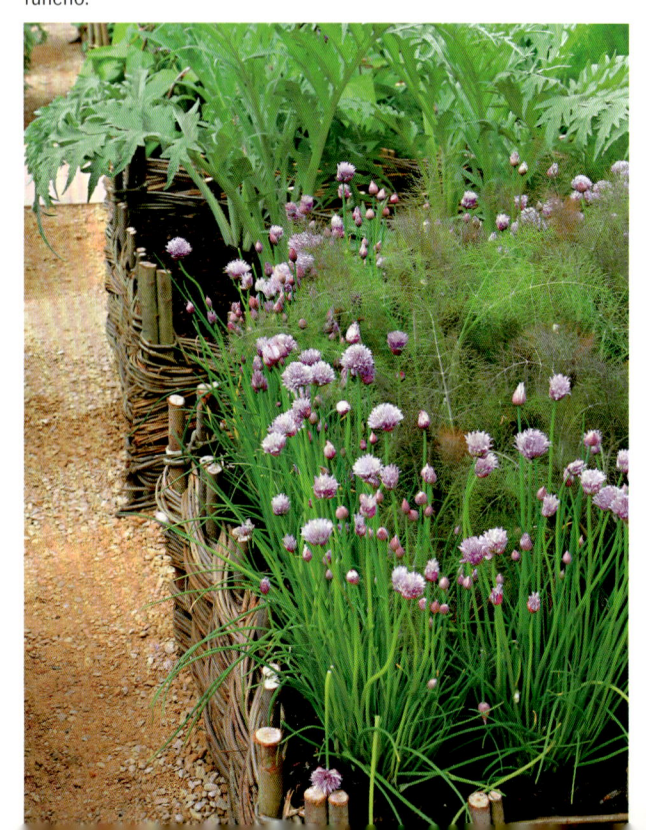

Planejamento de seu jardim de ervas

Antes de plantar suas ervas, será útil elaborar um plano esquemático para o seu jardim ou espaço de que dispõe, e um esboço do que pretende cultivar em papel, antes de abordar o lado prático do plantio. Em primeiro lugar, você precisará decidir onde irá cultivar suas ervas. Plantá-las perto da casa tem suas vantagens, uma vez que se torna fácil colhê-las e mais difícil esquecer o que você plantou, inadvertidamente deixando-as crescerem além do estágio ótimo de colheita, o que pode ser muito frustrante! Você também terá mais oportunidades de apreciar o crescimento das ervas e de sentir seus deliciosos aromas, quanto mais perto elas estiverem da casa. Também terá que levar em consideração o tipo de solo e quanta luz do sol ou sombra haverá no espaço que destinou para o seu jardim de ervas.

Condições e circunstâncias em que o solo se apresenta

É bastante fácil cultivar ervas, uma vez que, em geral, elas não são exigentes quanto ao local onde irão crescer; tolerarão a maior parte de tipos de solo e características do lugar. Se o seu solo for profundo, úmido e rico, as plantas provavelmente crescerão depressa e terão uma folhagem luxuriosa, porém seu sabor e cheiro não serão tão fortes quanto ao de ervas cultivadas em solo mais pobre e seco. Muitas de nossas ervas favoritas, como alecrim, sálvia, lavanda, manjericão e manjerona são nativas do Mediterrâneo, onde o clima é seco e o solo duro e pedregoso; por isso, elas estão acostumadas a suportar condições bastante adversas. Plantas cultivadas em solos desse tipo não têm uma aparência muito vibrante nem atraem tanto pela exuberância, mas têm gosto e aroma maravilhosos. Pelo fato de crescerem mais devagar do que aquelas cultivadas em solo rico e úmido, não podem ser colhidas com a mesma frequência. Os tipos de solo que as ervas não toleram muito bem são os pesados e argilosos, os quais não drenam com eficiência sob condições de muita água e podem ficar encharcados. Muitas ervas mediterrâneas irão apodrecer numa situação de umidade como essa. Se o seu solo for molhado e pesado, adicione bastante matéria orgânica e areia grossa para torná-lo mais leve e ajudar na drenagem. Se o seu solo for muito leve e arenoso, cave-o e misture uma pequena quantidade de matéria orgânica, como estrume bem decomposto, matérias de compostagem de lixo de cozinha ou algas marinhas para que ele possa reter mais água e nutrientes no solo.

A maioria das ervas, particularmente aquelas que se originam de climas quentes, gostam de ser cultivadas em locais de temperatura amena, protegidos e ensolarados, enquanto algumas preferem uma sombra leve; por isso, sua área de cultivo de ervas deverá idealmente incluir uma área sombreada, que com frequência é proporcionada por uma sebe ou cerca. Uma sebe ou cerca adequadamente colocada para sua proteção irá oferecer outra vantagem, isto é, permitirá que os delicados aromas das ervas aromáticas permaneçam no ar quente e não se dispersem

num local aberto, exposto ao vento. Contudo, se o seu jardim for quente e protegido, não haverá necessidade de se preocupar em demasia com a ideia de fechá-lo, e as ervas poderão ser plantadas ao ar livre.

Semeadura

Você poderá comprar sementes de ervas em fornecedores especializados ou guardar sementes do ano anterior. Para plantas precoces, coloque as sementes em vasos ou bandejas para se-

---

ERVAS PARA DIFERENTES LOCAIS E SOLOS

Sol pleno
Lavanda, Manjericão, Alecrim, Coentro, Sálvia, Hissopo, Tomilho, Manjerona

Sombra mesclada com raios de sol
Angélica, Borragem, Hortelã, Funcho, Melissa, Hera-terrestre

Sombra
Confrei, Valeriana, Violeta-de-cheiro

Solo limoso e úmido
Angélica, Ínula, Filipêndula, Confrei, Hortelã, Valeriana, Alquemila, Melissa, Solidéu, Violeta-de-cheiro

Solo limoso, bem drenado
Lavanda, Manjericão, Coentro, Manjerona, Betônica, Hissopo, Alecrim, Bardana, Tomilho, Sálvia, Endro, Funcho, Alquemila

Solo calcário
Hissopo, Lavanda, Manjerona, Agripalma, Anêmona, Alecrim

Solo leve e arenoso
Borragem, Camomila, Coentro, Prímula-da-noite, Funcho, Lavanda, Tomilho, Cenoura-selvagem, Manjerona

Solo argiloso
Bardana, Confrei, Hortelã, Losna
Se houver uma camada superior de solo adequado, com drenagem razoável e limo úmido, outras plantas irão crescer bem na argila.

Terrenos pantanosos
Cavalinha, Hortelã, Íris, Alteia, Filipêndula, Solidéu, Confrei, Valeriana, Angélica

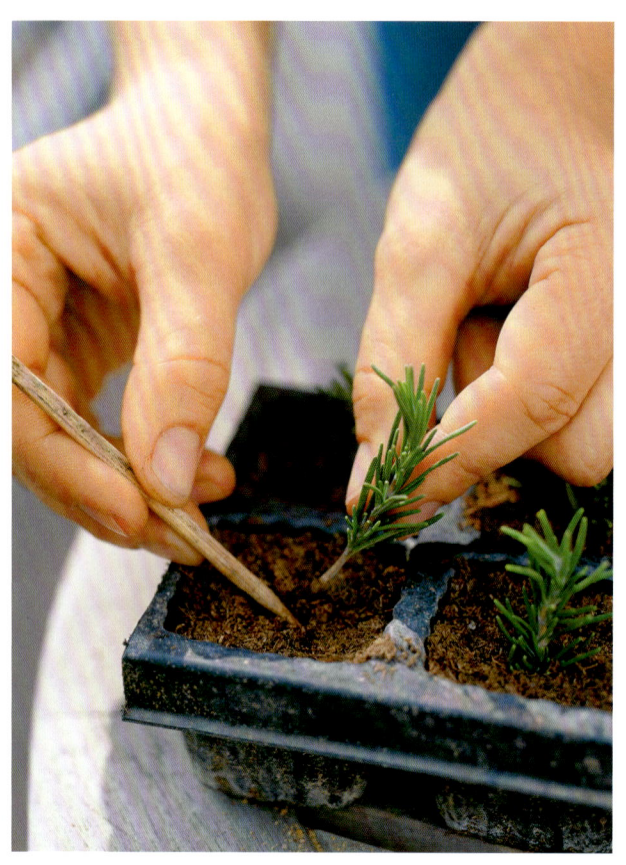

Transplante as mudas para vasos individuais, quando estas tiverem desenvolvido suas primeiras folhas verdadeiras.

mentes, usando uma estufa ou propagador, no início da primavera. Usando composto fresco para sementes, plante as sementes de forma uniforme e esparsa, espalhando-as na superfície firme do solo ou em sulcos rasos. Cubra-as levemente com uma camada fina de composto ou de areia fina e molhe-as, utilizando um crivo fino no regador. Rotule claramente. Cubra a bandeja com uma peça de vidro ou plástico, ou com uma folha de jornal. Uma vez que as sementes tenham germinado, remova o jornal; no momento em que as mudas alcançarem a cobertura de vidro ou plástico, remova-as igualmente. Quando as mudas estiverem grandes o suficiente para serem manipuladas diminua seu número ou transplante-as para vasos, com o objetivo de estimular seu crescimento. Ao se tornarem pequenas plantas robustas, estarão prontas para serem plantadas ao ar livre, no início do verão. Como alternativa, você poderá plantar as sementes diretamente num solo mais quente no final da primavera ou início do verão, quando todos os sinais de congelamento do inverno tiverem desaparecido. Cubra as sementes com solo, a profundidade do qual poderá ser medida, multiplicando-se o diâmetro das sementes por dois ou três.

O cultivo de ervas a partir de sementes é um processo que traz satisfação e é fascinante, particularmente se estiver usando sementes que você mesmo colheu. Em geral, irá descobrir que suas próprias sementes germinam com maior sucesso do que as compradas, em especial se forem frescas e forem semeadas imediatamente após estarem maduras e prontas para a dispersão. Elas poderão ser plantadas em bandejas e deixadas numa estufa ou numa estrutura própria para proteger as plantas do frio, e cobertas com vidro ou polietileno até germinarem. Talvez elas não germinem até a primavera seguinte; por isso, você precisará ser bastante paciente.

Muitas ervas se autossemeiam livremente se as flores ou frutos que contêm as sementes maduras não forem manuseados, entre elas a ínula, alquemila, camomila, coentro, calêndula e agripalma. As sementes irão germinar quando as condições forem adequadas e crescerão até se tornarem plantas fortes e saudáveis. Se elas crescerem num local não satisfatório para você, poderão ser facilmente movidas no momento correto.

Numerosos tipos de ervas variegadas e de colorido decorativo, como a sálvia púrpura e dourada, não produzirão o efeito esperado se forem cultivados a partir de sementes; por essa razão, será necessário utilizar outros métodos de propagação, como cortes de plantas ou divisão de raízes (ver abaixo).

Divisão de raízes

Ervas que formam touceiras consideráveis são excelentes candidatas à divisão de raízes; na verdade, ervas como íris, confrei, valeriana, melissa, ínula e milefólio precisam ser divididas a cada três ou quatro anos em moitas menores para se obter melhores resultados. A divisão de raízes será mais bem-sucedida se for realizada no outono ou no início da primavera. Em primeiro lugar, corte a parte superior e desenterre a planta inteira com um forcado. Cuidadosamente, divida a touceira com as mãos em várias partes, cada uma retendo um bom sistema de raízes; replante-as no local escolhido. Se a touceira for excessivamente sólida para ser dividida com as mãos, você terá que usar um forcado de jardim. Finque o forcado no meio da touceira, usando-o como alavanca, e force a moita a se separar em partes menores.

Estaquia

A preparação de estacas de plantas estabelecidas é uma maneira fácil de propagar ervas e pode ser bastante compensadora. Dependendo da planta, estacas herbáceas, semilenhosas e lenhosas são obtidas. Estacas herbáceas geralmente são bem-sucedidas no que se refere à maior parte das plantas herbáceas perenes, enquanto estaquias de caule semilenhosas e lenhosas são adequadas para arbustos e pequenas árvores. Quando fizer as estacas, lasque delicadamente um pequeno broto lateral de um caule, de maneira que ele mantenha um esporão ou corte o caule do broto logo abaixo do ponto de ligação da folha com o caule, usando uma faca afiada de 5 a 10 cm de comprimento. Remova as folhas inferiores e insira em buracos feitos com um lápis, um graveto ou uma vareta afiada na ponta em volta da borda de um recipiente de composto para enraizamento de estacas, ou

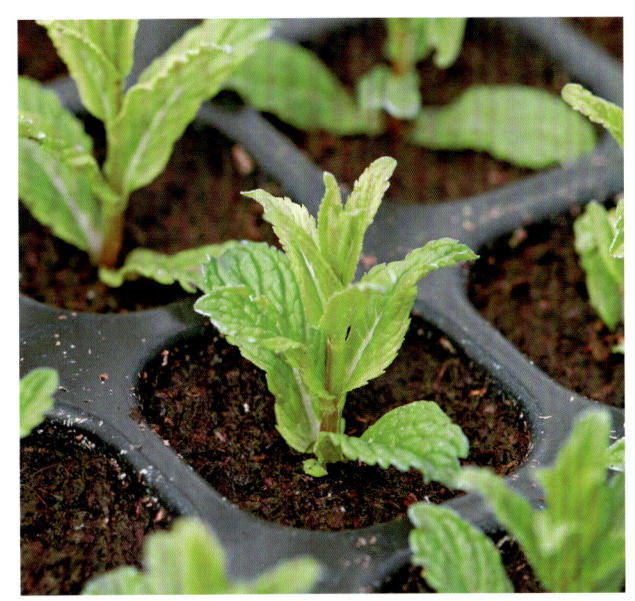

Faça as estacas herbáceas, cortando-as logo abaixo do nó da folha; remova as folhas inferiores e coloque a estaca para enraizar num composto para estaquia

numa mistura de turfa e areia. Talvez você queira mergulhar rapidamente a extremidade da estaca no hormônio de enraizamento em pó para acelerar o processo de enraizamento. Firme o solo ao redor das estacas, regando-as bem. Quando detectar sinais de um novo broto na ponta da estaca retire cada uma das estacas com os dedos ou a vareta pontiaguda, e plante-as em vasos individuais, perturbando o menos possível as novas raízes.

Estacas herbáceas

Será melhor preparar as estacas na primavera e início do verão, a partir de plantas que estejam com uma aparência saudável. Uma vez inseridas ao redor da borda do vaso ou bandeja, as estacas devem ser borrifadas com água, usando-se um borrifador, e cobertas com a tampa de plástico de um propagador, uma peça de polietileno, ou um saco plástico inflado para reter a umidade. As raízes se desenvolvem rapidamente em estacas herbáceas, em geral dentro de três a seis semanas; mas se as condições forem de calor, elas poderão se desenvolver em apenas alguns dias. O desenvolvimento de raízes estimula o crescimento das folhas; por isso, você saberá que as raízes se formaram ao observar minúsculas folhas novas brotando na extremidade. Quando o sistema de raízes se estabelecer, a estaca poderá ser retirada e plantada num vaso individual ou num canteiro dentro de um viveiro. De maneira geral, é melhor manter as estacas em vasos, numa área protegida, numa estufa ou túnel plástico, em regiões frias, quando surgirem sinais de inverno; elas deverão ser plantadas em suas posições definitivas na primavera seguinte.

Estacas semilenhosas

Estas são feitas no verão, quando os caules estão mais rijos, uma vez que estes amadurecem na base, mas continuam flexíveis. Brotos laterais são retirados do novo crescimento, separados do caule principal, de forma a se deixar um pequeno esporão da madeira mais antiga. Depois de colocar as estacas em vasos ou bandejas, e regá-las, cobri-las com plástico ou polietileno para conservar a umidade; isto, porém, não é absolutamente vital; essas estacas são mais resistentes do que as herbáceas. Mantenha os vasos numa estrutura externa sem aquecimento ou numa área protegida do jardim, longe do sol direto, até que o crescimento se inicie na primavera seguinte, já que seu enraizamento leva um tempo maior do que no caso das estacas herbáceas.

Estacas lenhosas

Estas são retiradas de ervas arbustivas ou árvores, como hamamélis, alecrim, crataegos e viburno-bola-de-neve no outono, quando a planta se torna inativa. Tire um broto lateral da parte que se desenvolveu durante o ano, com comprimento de até 30 cm, remova as folhas inferiores e insira metade de seu comprimento em solo leve no jardim, numa posição abrigada. Firme o solo ao redor da estaca e regue bem. Deixe no mesmo lugar durante cerca de um ano, até que um bom sistema de raízes tenha se formado.

Cortes de raízes ou brotos laterais

Este é o método ideal de propagação de ervas cujas raízes se espalham lateralmente ou que produzem brotos laterais ao redor da planta principal, como milefólio, camomila, confrei, ínula e hortelã. Corte as raízes "corredoras" da planta-mãe no final do verão ou início do outono. Divida a raiz em pequenos pedaços, de 5 cm de comprimento cada um, e coloque-os horizontalmente sobre composto, com um pouco de areia, numa bandeja para sementes. Cubra com saco plástico ou uma peça de plástico numa estrutura externa sem aquecimento para proteger as estacas do frio, numa estufa, túnel plástico ou numa parte protegida do jardim. Quando novos brotos aparecerem, plante as estacas.

Mergulhia

Ervas rasteiras ou arbustivas, como sálvia, tomilho, lavanda e congorsa, podem ser propagadas por mergulhia. Pegue um ramo rasteiro e fixe-o com uma cavilha ou pedra, em contato com o solo. Se você picotar a parte inferior do ramo, ele irá enraizar mais rapidamente. Uma vez que uma raiz tenha se desenvolvido, você poderá separar a planta formada e replantá-la.

Amontoa

Ervas que se espalham, como camomila, tomilho e manjerona podem ser parcialmente cobertas com terra em seu centro, fazendo com que muitas partes diferentes da planta entrem em contato com o solo. Dessa forma, quando enraizadas, numerosas novas plantas podem ser obtidas pela separação entre elas.

Colheita das ervas

Ao colher plantas que fornecem ervas medicinais, é importante estabelecer, em primeiro lugar, qual é a parte ou partes da planta de que você vai precisar – folhas, flores, raízes, rizomas ou sementes – além do melhor momento para colher a parte necessária. Escolha espécimes com a aparência mais saudável e vibrante possível, livres de doenças e de infestações.

Assegure-se de que as plantas estão crescendo em locais bem distantes de áreas que foram pulverizadas com defensivos químicos, ou poluídas pelo tráfego, indústria ou por animais. Colha somente a quantidade necessária de ervas de cada vez; caso contrário, elas facilmente se estragarão ou serão desperdiçadas. Apanhe apenas algumas folhas e flores de cada planta, para evitar ameaças à sua saúde ou sobrevivência.

Folhas e flores

É melhor colher ervas que possuem folhas aromáticas, como manjericão, tomilho, sálvia, hortelã e melissa, quando as flores estão para se abrir porque o conteúdo de óleo essencial está em seu ápice nesse período. Flores e sumidades floridas, como as da erva-de-são-joão, agrimônia, vara-dourada, milefólio, solidéu e hissopo devem ser colhidas quando estão prestes a desabrochar. Uma cesta rasa é o melhor recipiente para se colocar as ervas depois de colhidas, por ser mais fácil evitar que as folhas e flores sejam machucadas ou esmagadas. As ervas devem ser coletadas num dia seco, depois de o orvalho ter evaporado. Durante a estação de crescimento, é melhor colher e usar folhas e flores frescas; o ideal será usá-las logo que forem tiradas do jardim. Ao mesmo tempo, colha alguns exemplares a mais e deixe secar ou congele para que durem por todo o inverno, uma vez que o período de crescimento das ervas é relativamente curto. Ervas em particular que vale a pena guardar são aquelas que poderiam ser úteis para tratar resfriados e tosses de inverno, como hissopo, tomilho, manjerona, hera-terrestre e verbasco, e febre, como camomila, milefólio e flor de sabugueiro. Ervas frescas, usadas na cozinha, podem ser apanhadas durante toda a estação de crescimento: folhas de coentro, hortelã, sálvia, manjerona, alecrim, manjericão e funcho.

Sementes

Sementes, como de endro, coentro e funcho precisam ser apanhadas quando estão maduras e antes de caírem. Você poderá cortar a inflorescência inteira durante a colheita, embrulhá-la em musselina ou colocá-la num saco de papel, amarrando com barbante ou elástico e pendurá-la de cabeça para baixo num ambiente seco e bem ventilado. À medida que a flor for secando, as sementes irão convenientemente cair na musselina ou no saco. Guarde as sementes em envelopes, enrole numa folha de alumínio ou as acondicione em pequenas caixas com tampas bem ajustadas e rotule claramente, anotando o nome da erva e a data da colheita.

Raízes e rizomas

Raízes e rizomas de ervas, como valeriana, dente-de-leão, ínula e bardana, devem ser colhidos depois de as partes aéreas terem morrido, no outono, ou antes que o crescimento recomece, na primavera, uma vez que nesse período eles são mais ricos em nutrientes disponíveis.

Sumidades floridas, como as do sabugueiro, devem ser colhidas no momento em que estão para desabrochar.

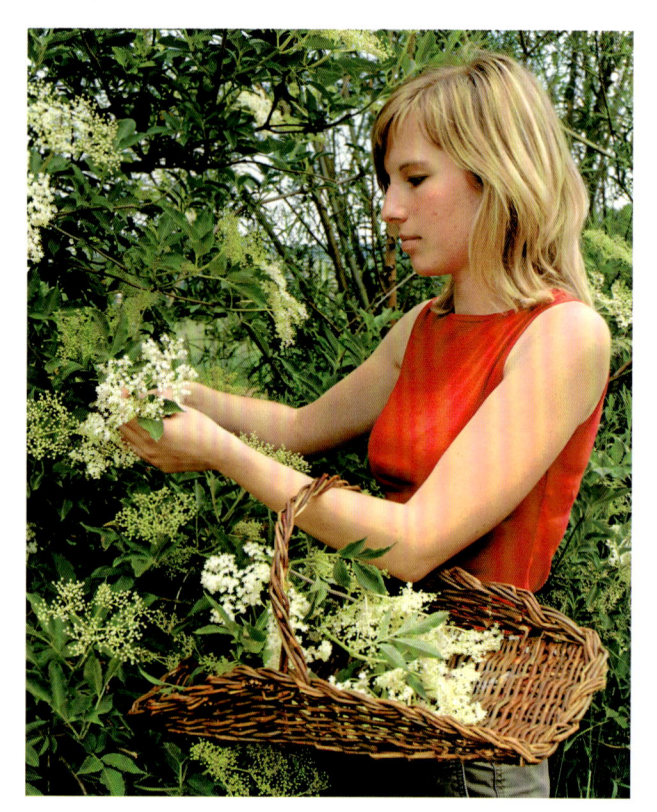

Conservação das ervas

O objetivo do processo de secagem é eliminar a umidade da erva rapidamente, antes que ela comece a se decompor, de maneira que possa ser guardada durante alguns meses sem deteriorar, retendo suas propriedades terapêuticas.

Colheita e preparação

Quando colher flores e folhas para armazenar, certifique-se de que elas estão secas, sem gotas de chuva ou de orvalho. Apanhe-as de manhã, antes que o calor do dia atinja seu ponto mais elevado. Use os dedos/mãos para tirá-las do pé, a menos que os talos (como os de agrimônia ou de milefólio) sejam muito resistentes; neste caso você precisará de uma tesoura. Faça a colheita delicadamente, tomando cuidado para não machucar a planta.

Ao desenterrar raízes, cave com um forcado de jardim, tentando não perfurar sua pele externa. Lave a terra das raízes e retire as folhas remanescentes. Pique as raízes, seccionando-as ou fatiando-as, para acelerar a secagem, e coloque-as para secar. Se a casca for necessária, como a da hamamélis ou do viburno-bola-de-neve, descasque ramos inteiros, podados; não tire a casca de galhos presos à árvore viva, pois isso poderá danificá-la.

Secagem

Desde que sejam adequadamente desidratadas, as ervas secadas em casa normalmente têm uma qualidade muito superior à das compradas em lojas especializadas, em termos de cor, sabor e propriedades medicinais. A secagem deverá ocorrer tão rápida e uniformemente quanto possível. Sombra, ar e calor constante são fatores essenciais para o processo.

Os melhores locais para secar ervas são um aposento sombreado e bem ventilado, um galpão no jardim ou celeiro, livres de umidade ou condensação. É vital evitar cozinhas, banheiros, despensas e barracões ou garagens se neles estiverem concentrados vapor ou umidade, uma vez que as ervas não irão secar de forma apropriada e começarão a deteriorar. Uma temperatura estável, de cerca de 32° C, é ideal, como num armário arejado, em cima de um forno fechado ou num forno baixo com a porta deixada aberta para permitir que a água evapore e o ar circule. Se a atmosfera for muito fria (abaixo de 22° C), as plantas irão reabsorver a umidade do ar e levar muito tempo para secar.

Você poderá fazer pequenos feixes com as partes aéreas das ervas, amarrando-os pelas hastes sem apertar e pendurá-los numa viga ou gancho dentro de casa. Em regiões de clima quente e seco, os feixes de ervas podem ser pendurados ao ar livre, na sombra, ou no teto alto de um cômodo com temperatura elevada, mantendo-se as janelas abertas. Esta pode ser uma maneira bastante imprevisível de secar ervas, uma vez que a temperatura varia consideravelmente em 24 horas. Resultados mais confiáveis podem ser obtidos, espalhando-se galhos de ervas, pedaços de casca ou raiz e sementes uniformemente sobre uma bandeja, tela de arame, tampa de caixa, fruteira, estrutura para secagem, folha de papel ou musselina. Tabuleiros específicos para secagem podem ser construídos facilmente, estendendo-se musselina ou uma rede fina sobre uma estrutura de madeira; eles são excelentes para secar ervas pois permitem a livre circulação do ar. Espalhe as ervas, de forma que haja bastante espaço entre elas e vire-as com frequência – uma ou duas vezes no primeiro dia e diariamente depois disso. Ervas com folhas largas, como borragem ou confrei irão secar mais rapidamente se os talos carnosos forem removidos das folhas e descartados. Sempre seque as ervas separadamente – nunca misture espécies.

Antes de armazenar as ervas, assegure-se de que elas realmente secaram, observando se estão quebradiças e farfalhantes, se esfarelam ou quebram com facilidade entre seus dedos. Quando as ervas são guardadas antes de estarem completamente secas, elas reabsorvem a umidade da atmosfera e deterioram. É necessário um período de aproximadamente três a sete dias para que a maioria das ervas seque.

Congelamento

Algumas ervas, particularmente aquelas com folhas delicadas, como manjerona, borragem, confrei, coentro, funcho, melissa, manjericão e hortelã, são ideais para congelar. Apanhe as folhas ou flores, lave-as e coloque-as em pequenos sacos plásticos, guardando-as no congelador.

Armazenamento

Ervas secas são armazenadas com maior sucesso em recipientes herméticos e escuros, em caixas de madeira ou de papelão, em sacos de papel ou vasilhas – o ideal é manter vasilhas de vidro em armários escuros, uma vez que a exposição à luz irá causar a degradação dos componentes medicinais das ervas. Nunca guarde ervas secas em plástico, pelo fato de este estimular a condensação. Certifique-se de ter rotulado as ervas com clareza, colocando o nome e a data da colheita. Remova os talos e os galhos finos das partes aéreas das plantas e quebre as raízes, rizomas e a casca em pequenos pedaços antes de armazenar. Empacote as sementes e guarde-as na geladeira ou em vasilhas herméticas.

Condições de plantio

Achillea millefolium
O milefólio é uma planta perene, nativa do hemisfério norte, que se desenvolve em locais de sombra parcial ou totalmente ensolarados, e de solo bem drenado.

Aesculus hippocastanum
A castanha-da-índia é nativa de florestas das montanhas e ocorre desde os Bálcãs, passando pela Ásia Ocidental, até o Himalaia. Ela prefere solo bem drenado, úmido e um ambiente com sol pleno ou parcialmente sombreado.

Agathosma/Barosma betulina
Planta perene resistente, o buchu é nativo da África do Sul, sendo amplamente cultivado nas encostas dos morros. Ele também é plantado em algumas partes da América do Sul. Seu cultivo é feito a partir de mudas, plantadas no final do verão; essa planta exige solo bem drenado e muito sol.

Agrimonia eupatoria
Nativa da Eurásia, a agrimônia cresce em todos os tipos de solo, preferindo, porém, encostas ensolaradas, terrenos arenosos e pastos com solo pobre.

Agropyron/Triticum/Elymus repens
A grama-de-ponta ou trigo-selvagem é uma erva daninha invasiva, encontrada na Europa, nas Américas, Norte da Ásia e Austrália. Ela aprecia solo pobre, jardins, campos e ribanceiras de rios.

Alchemilla vulgaris
A alquemila cresce no solo úmido de prados, pastos, terrenos cobertos de arbustos, veredas de florestas e valas, por toda a Europa.

Allium sativum
O alho é nativo da Ásia Central, sendo cultivado no mundo todo; aclimata-se em solo arenoso.

Aloe barbadensis
Aloe vera (babosa) é uma planta perene, suculenta, nativa da África tropical. Ela prefere sol direto, água em quantidades moderadas e solo fortemente drenado; se o clima for temperado, ela precisará permanecer em ambientes fechados.

Althea officinalis
A alteia é encontrada nas áreas costeiras da Europa Oriental e no Oeste da Ásia, crescendo em terrenos úmidos e pântanos de águas salgadas ou em solo argiloso.

Andrographis paniculata
Planta perene resistente, nativa do subcontinente indiano, a kalmeg cresce em bosques cerrados e florestas em todo sul da Ásia. Ela pode ser um arbusto anual ou perene.

Anemone pulsatilla
Nativa da Europa, a anêmona se desenvolve em gramados secos, nas partes Central e Norte do continente, preferindo solo calcário.

Anethum graveolens
O endro ou aneto é nativo do Sul e do Centro da Europa, e também do Sul da Ásia, crescendo em áreas agrestes e descampadas. Ele é extensamente cultivado, em especial na Inglaterra, na Alemanha e América do Norte. A planta aprecia solo fértil e bem drenado, e sol direto, mas deve ser plantada em local abrigado. Cultive-a longe da erva-doce, uma vez que a polinização cruzada se faz facilmente entre elas.

Angelica archangelica
A angélica é nativa da Síria e da Europa, e prefere solo fértil e úmido, além de sombra leve, especialmente ao lado de água corrente. As sementes se beneficiam com a exposição a temperaturas abaixo de zero.

Angelica polymorph var. sinensis
A angélica chinesa é uma planta perene, nativa de florestas das montanhas da China. Ela requer um solo profundo, úmido e fértil, além de sombra, onde raios de sol se infiltram, ou sol direto. Essa espécie não é totalmente resistente em áreas mais frias. As plantas serão seguramente perenes, desde que se impeça o desenvolvimento das sementes.

Apium graveolens
Acredita-se que o salsão-selvagem ou aipo silvestre seja nativo do Mediterrâneo, mas tenha se aclimatado em numerosas regiões. Ele prefere solo profundo, úmido e bem adubado (adubo animal), sem muito sol.

Arctium lappa
A bardana cresce em terrenos improdutivos e ao longo de estradas, cercas, linhas ferroviárias e barrancos de rios da Europa e Ásia.

Arctostaphylos uva-ursi
A uva-ursi é nativa da Ásia, Europa e América do Norte. Ela geralmente é encontrada nos bosques, em elevações de até 30 mil metros, e solo rústico e pedregoso.

Artemisia absinthium
A losna é nativa da Ásia ocidental, Europa e Norte da África, e cresce na América do Norte, onde se aclimatou. Ela exige sol pleno, porém tolera solos e condições de umidade variadas, incluindo locais áridos.

Artemisia annua
A artemísia/*Qing-hao* é nativa da Ásia e Leste Europeu, mas se disseminou pelas regiões temperadas e subtropicais do mundo todo. É uma planta de fácil cultivo, e se desenvolve bem em solo bem drenado, circumneutro ou argiloso, ligeiramente alcalino, preferindo uma posição ensolarada. A planta vive mais, fica mais resistente e aromática se cultivada em solo pobre e seco.

Asclepias tuberosa
A erva daninha de borboleta, nativa do Sul dos Estados Unidos, é uma planta perene robusta, uma erva vertical, que cresce até atingir um metro em altura e possui cachos com numerosas flores alaranjadas ou amarelas. A raiz é arrancada na primavera.

Asparagus racemosus
Shatavari é uma planta perene resistente, arbustiva, trepadeira e com espinhos; ela cresce em florestas virgens nas planícies do leste asiático, em matas e encostas de morros.

Astragalus membranaceous
Nativo da Mongólia e da China, o astrágalo cresce nas bordas de florestas, em matas abertas e áreas cobertas de grama. É uma planta perene e vertical, que se reproduz a partir de sementes, na primavera ou no outono; ela se desenvolve em solo arenoso bem drenado, com bastante sol. As raízes das plantas com quatro anos de idade são colhidas no outono.

Azadirachta indica
Nativa do Irã, Paquistão, Índia e Sri Lanka, a neem ou nim ocorre no subcontinente todo; cresce em florestas e ao longo das estradas; é plantada para fornecer sombra. Seu habitat são regiões tropicais e semiáridas.

Bacopa monnieri/Herpestis monniera
Acredita-se que a bacopa seja nativa da Índia; ela cresce em todas as regiões tropicais do mundo. A planta prefere terrenos barrentos e áreas pantanosas.

Baptisia tinctoria
O índigo-selvagem é nativo das regiões orientais da América do Norte, onde é encontrado desde a Carolina do Norte até o sul do Canadá em matas de áreas montanhosas. Essa planta perene, com flores azul-púrpura, se desenvolve em solo pobre e seco, crescendo até atingir um metro de altura.

Berberis/Mahonia aquifolium
A uva-do-óregon é uma erva robusta, de folhagem persistente, nativa da América do Norte. Ela resiste à seca e tolera até mesmo um solo pobre, além de condições de sombra ou sol.

Berberis vulgaris
Nativa da Europa, a uva-espim ou berbéris se aclimatou na América do Norte e cresce nas bordas de florestas, em cercas-vivas e em florestas abertas de pinheiros. Ela é cultivada como planta ornamental e erva medicinal. A casca é colhida na primavera e no outono, e os frutos, no outono.

Borago officinalis
A borragem é nativa da Eurásia e Norte da África. Ela se desenvolve em solo pobre, sob sol direto ou em locais de sombra parcial e, embora seja anual, se autossemeia com facilidade.

Boswellia serrata
Nativa do Norte da África, a árvore de olíbano ou franquincenso é pequena, decídua e normalmente cresce ao sol, em condições de forte calor e aridez. Ela ocorre em regiões secas e montanhosas do Centro e Norte da Índia.

Calendula officinalis
A calêndula é nativa da Eurásia, mas cresce no mundo todo. Ela prefere áreas abertas, ensolaradas e, como as dos girassóis, suas flores com frequência se colocam de frente para a trajetória do sol. Ela floresce em quase todos os tipos de solo.

Capsicum minimum/frutescens
A pimenta-caiena é nativa das Américas. Na horta, ela se beneficia do sol pleno e consegue tolerar condições de aridez.

Carduus/Cnicus benedictus
Acredita-se que o cardo-santo seja nativo da região do Mediterrâneo e da Eurásia. Planta anual, o cardo-santo cresce geralmente em solo improdutivo, seco e pedregoso, florescendo em áreas abertas.

Carduus/Silybum marianum
O cardo-mariano é nativo do Mediterrâneo e cresce como planta silvestre em toda a Europa, tendo se aclimatado extensamente na Califórnia e na Austrália. Ele se desenvolve em áreas abertas. Cultivado como planta ornamental, aprecia locais ensolarados e se autossemeia.

Cassia senna/Senna alexandrina
Nativo do Sul da Índia, Norte da África e partes do Oriente Médio, o sene cresce bem em locais de sombra parcial ou sol direto. Ele consegue tolerar a aridez mas se desenvolve melhor em solo úmido.

Centella /Hydrocotyle asiatica
A gotu kola ou centela é nativa da Índia e Sul dos Estados Unidos; ela prefere áreas pantanosas e barrancos de rios, podendo ser cultivada como planta anual em regiões de clima temperado.

Cimicifuga/Actaea racemosa
Nativa da América do Norte, a erva-de-são-cristóvão é uma planta perene resistente, que prefere ambientes florestais, úmidos ou secos.

Cinnamomum zeylanicum/cassia
Nativa do Sri Lanka, essa variedade de canela cresce melhor na areia quase pura, em países tropicais.

Codonopsis pilosula
A erva codonopsis, também conhecida como ginseng-dos-pobres, é uma trepadeira perene robusta, nativa da Ásia Central e Oriental. Sua propagação se faz através de sementes, na primavera ou no outono. A raiz é colhida no outono, quando as partes aéreas da planta já secaram.

Coleus forskohlii/Plectranthus barbatus
A forskohlii cresce nos declives secos dos prados indianos e nos contrafortes do Himalaia. Ela também é encontrada em áreas subtropicais e temperadas mais quentes, entre elas regiões do Nepal, Sri Lanka, Burma e partes da África Oriental. Ela floresce em solo bem drenado, sob sol direto ou sombra parcial. As raízes e folhas são colhidas no outono.

Commiphora molmol/myrrha
A mirra é nativa do Nordeste da África, especialmente Somália, mas também é encontrada na Etiópia, Arábia Saudita, Índia, Irã e Tailândia. Ela cresce em moitas e gosta de solo bem drenado e sol pleno.

Commiphora mukul
A erva guggulu é nativa da Ásia e da África e se desenvolve nos ambientes secos, semiáridos e desérticos do subcontinente indiano.

Coriandrum sativum
Nativo do Sul da Europa e Oeste da Ásia, o coentro é cultivado no mundo todo. Ele pode ser encontrado em terras improdutivas, solo perturbado e nos campos, necessitando de solo rico em nutrientes.

Crataegus monogyna
Conhecido como crataegos ou espinheiro comum, o *crataegus* é uma pequena árvore nativa do Norte da Ásia, Europa e regiões temperadas da América do Norte. Ele cresce perto de córregos e em campinas, florestas e espaços abertos. Prefere sol direto ou sombra parcial e solo úmido, bem drenado, mas consegue tolerar a aridez.

Curcuma longa
A cúrcuma é uma planta perene, nativa do Sul da Ásia. Ela requer um clima quente, livre de geadas, sombra leve e irrigação moderada.

Cynara scolymus
Nativa da região do Mediterrâneo, a alcachofra se desenvolve em solo fértil e climas temperados quentes.

Daucus carota
A cenoura-selvagem é nativa da Europa. Subespécies cultivadas são plantadas ao redor do mundo. A raiz é colhida no final do verão e as sementes, no final do verão ou início do outono. Ela se propaga através de sementes, que são plantadas na primavera em solo leve e arenoso, em locais ensolarados.

Dioscorea villosa
O yam mexicano é nativo das Américas Central e do Norte, mas se aclimatou nas regiões tropicais, subtropicais e temperadas do mundo todo. Ele se reproduz através de sementes na primavera, por meio de cortes dos tubérculos ou pela divisão de raízes na prima-

vera ou no outono. Desenvolve-se em locais ensolarados e de solo fértil. As raízes e os tubérculos são colhidos no outono.

Echinacea angustifolia
A equinácea é uma planta perene resistente, nativa da América do Norte. Prefere ficar exposta ao sol, exigindo pouca água e cresce em diferentes condições de solo.

Elettaria cardamomum
O cardamomo é nativo do Sul da Índia e do Sri Lanka, onde se desenvolve bem, crescendo em florestas acima do nível do mar. Ele necessita de sombra e solo fértil, úmido e bem drenado; resiste a temperaturas de até cerca de 0°C.

Eleutherococcus senticosus
O ginseng siberiano é uma planta perene resistente, nativa da Rússia oriental, China, Coreia e Japão, preferindo climas frios. Ele cresce em ambientes ensolarados, tolerando sombra leve, e precisa de solo úmido, fértil e bem drenado. Pode ser cultivado a partir das sementes, mas sua germinação é difícil.

Equisetum arvense
Nativa da Europa, Norte da África, Norte da Ásia e Américas, a cavalinha é uma planta perene robusta, preferindo solo úmido.

Eschscholzia california
A papoula-da-califórnia é nativa da região Sudoeste dos Estados Unidos e cresce como planta selvagem em locais com sol pleno. Ela é amplamente cultivada como planta anual ornamental, preferindo solo arenoso.

Eupatorium perfoliatum
O eupatório é nativo dos Estados Unidos; planta perene robusta, ela cresce em áreas baixas e úmidas. O eupatório é encontrado em prados e pântanos.

Eupatorium purpureum
A raiz de cascalho é uma planta perene robusta, nativa dos prados, regiões florestais e planícies da Europa e do Leste da América do Norte. A raiz é tirada da terra no outono.

Euphrasia officinalis
Pequena erva anual, nativa da Europa. A eufrásia é uma semiparasita, no sentido de que suas raízes se prendem às das gramíneas. Ela se desenvolve melhor em áreas abertas, como pastos.

Filipendula ulmaria
Nativa da Europa, a filipêndula é uma planta perene resistente e cresce com facilidade em locais úmidos, preferindo valas e barrancos de rios e córregos.

Foeniculum vulgare
Nativo do Mediterrâneo, o funcho ou erva-doce é uma planta perene robusta que cresce nas regiões temperadas do mundo todo. Ela prefere sol pleno e quantidades entre pequenas e moderadas de água; seu desenvolvimento é melhor em solo bem trabalhado e bem drenado.

Fucus vesiculosus
A bodelha, nativa da costa do Atlântico Norte e do Mediterrâneo ocidental, é colhida o ano inteiro. Normalmente, essa alga se prende às rochas submersas, entre as marcas deixadas pelas marés alta e baixa.

Galega officinalis
Nativa da Ásia e da Europa Continental, e aclimatada na Grã-Bretanha, a galega cresce em quase qualquer solo. Ela é colhida no verão.

Galium aparine
De ocorrência comum em toda a Europa e América do Norte, a aparine/amor-de-hortelão é encontrada em muitas outras regiões temperadas, incluindo a Austrá-

lia. Ela cresce prolificamente em jardins e ao longo das estradas, sendo colhida quando está para florir, no final da primavera.

Ganoderma lucidum
Nativo da China, o reishi é um cogumelo que cresce sobre madeiras duras em decomposição, necessitando de umidade e sombra. Atualmente, é mais provável que seja cultivado e não colhido na natureza.

Gentiana lutea
A genciana é uma planta perene robusta, nativa dos Alpes europeus. Ela prefere solo úmido e áreas soalheiras ou de sombra parcial.

Ginkgo biloba
Esta grande árvore decídua é nativa da China. As árvores de ginkgo são cultivadas em grandes plantações na China, França e Carolina do Sul. Ela prefere solo fértil e arenoso.

Glechoma/Nepeta hederacea
Nativa da Europa e Oeste da Ásia, a hera-terrestre se desenvolve nas bordas das matas, ao longo de veredas e em sebes.

Glycyrrhiza glabra
O alcaçuz é encontrado como planta silvestre no Sudeste europeu e Sudoeste da Ásia, sendo amplamente cultivado no presente. Ele prefere sol pleno ou sombra parcial, quantidades moderadas de água e solo bem drenado e arenoso. A planta fixa nitrogênio e, por isso, pode ser cultivada e depois devolvida ao solo para enriquecê-lo.

Gymnema sylvestre
A gymnema é nativa das florestas tropicais do Sul da Índia e da Índia Central, Leste da Ásia, Austrália e Oeste e Sul da África. Ela prefere solo argiloso.

Hamamelis virginiana
A hamamélis é um arbusto decíduo, nativo da América do Norte. Ela costuma crescer em matas úmidas e solo ácido, florescendo no inverno/início da primavera.

Harpagophytum procumbens
A garra-do-diabo é nativa do Sul e do Leste da África, sendo mais comumente encontrada nas savanas do Transvaal. Ela se desenvolve em solos argilosos ou arenosos, preferindo a beira de estradas e locais de solo improdutivo. A planta se multiplica através de sementes, na primavera; os tubérculos jovens são tirados da terra no outono e cortados em pedaços pequenos.

Humulus lupulus
O lúpulo é nativo da Europa e da Ásia, desenvolvendo-se em locais abandonados e nas margens de estradas. É cultivado comercialmente no Norte da Europa.

Hydrastis canadensis
A hidraste cresce como planta silvestre em bosques sombreados e úmidos de montanhas da América do Norte e tem preferência por solo coberto de folhas mortas. Ela se propaga pela divisão de raízes. Rizomas de plantas de três anos de idade são retirados da terra no outono e secados ao ar livre em cima de um tecido.

Hypericum perforatum
A erva-de-são-joão se desenvolve em regiões temperadas do mundo todo. Ela prefere locais ensolarados e solo calcário bem drenado. Pode ser cultivada a partir de sementes ou divisão de raízes.

Hyssopus officinalis
Nativo do Sul da Europa, o hissopo é uma planta perene resistente, de ocorrência espontânea. Cresce no Mediterrâneo, especialmente nos países dos Bálcãs, e na Turquia. Prefere locais secos e ensolarados, sen-

do uma erva comum de quintal. Desenvolve-se melhor sob sol pleno ou sombra parcial, exige pouca água e necessita de solo arenoso e bem drenado.

Inula helenium
A ínula, também conhecida como elecampana, é uma planta perene robusta, nativa da Europa e Norte da Ásia. Pode ser encontrada em valas e outras áreas de terrenos improdutivos.

Iris versicolor
A íris é nativa da América do Norte, preferindo regiões úmidas e pantanosas, onde cresce espontaneamente. Ela também é extensamente cultivada como planta de jardim.

Juglans regia
A nogueira é uma árvore decídua, nativa dos Bálcãs, do Sudoeste e Centro da Ásia, dos Himalaias e do Sudoeste da China. Ela é bastante cultivada em zonas temperadas. A *juglans nigra* é nativa da América do Norte. Ambas se beneficiam de uma proteção moderada e são resistentes à seca. Crescem na maioria dos solos bem drenados.

Lactuca virosa
Comum em toda a Europa, a alface-brava, também conhecida como alface silvestre ou alface do ópio, cresce em áreas abertas e ao longo de estradas. Seu desenvolvimento é melhor em solo úmido e em locais muito ensolarados.

Lavandula spp.
A lavanda ou alfazema é um arbusto pequeno, perene e resistente, nativo da região do Mediterrâneo, preferindo solo seco e áreas soalheiras.

Lentinula edodes
Nativo da China, o cogumelo shiitake tem cor de âmbar claro e lamelas serrilhadas. Ele cresce em árvores caídas, de folhas largas, como faias, castanheiros, carvalhos, bordos, nogueiras e amoreiras.

Leonurus cardiaca
A agripalma ou leonuro é uma planta perene robusta, nativa da Europa e do Oeste da Ásia. Ela prefere locais parcialmente sombreados ou com sol pleno e solo úmido, leve, arenoso, mas consegue tolerar condições adversas de terreno.

Marrubium vulgare
O marroio-branco é uma planta perene robusta, nativa da Europa, Ásia e Norte da África. Em quintais, conseguirá tolerar solo pobre, mas necessita de terreno seco e sol pleno.

Melissa officinalis
A melissa ou erva-cidreira é uma planta perene resistente, nativa da Europa, preferindo crescer em áreas tranquilas e bosques abertos. Ela necessita de luz plena ou sombra parcial, quantidades moderadas de água e solo bem drenado.

Mentha spp.
Existem cerca de vinte mentas verdadeiras. A planta necessita de sombra parcial ou sol pleno e quantidades entre moderadas e grandes de água, mas não é exigente quanto ao tipo de solo no qual irá se desenvolver. A menta é uma planta perene robusta e tende a crescer em colônias. Plante-a num local em que a sua disseminação não incomode porque ela pode ser invasiva.

Myrica cerifera
A árvore-de-cera é um arbusto perene resistente, encontrado nas regiões costeiras nas regiões Leste e Sul dos Estados Unidos, chegando, ao Oeste, até o Texas. Ela cresce em comunidades de plantas que ocorrem em solos inférteis, campos e bosques cerrados, perto de pântanos arenosos.

Myristica fragrans
Nativa das ilhas Molucas, na Indonésia, a noz-moscada é uma sempre-viva. Esta árvore se desenvolve em climas quentes e úmidos, com solo bem drenado e em locais de sombra parcial.

Ocimum sanctum
O manjericão-sagrado é nativo da Índia e de outras regiões tropicais da Ásia. Arbusto prolífico, ele prefere sol pleno e quantidades moderadas de água, podendo ser cultivado como planta anual em zonas temperadas.

Oenothera biennis
Nativa da América do Norte, a prímula-da-noite ou erva-dos-burros é comumente encontrada no presente em muitas zonas temperadas ao redor do mundo. Planta perene robusta, ela se desenvolve em áreas abertas, especialmente em dunas de areia e solo arenoso.

Olea europaea
As oliveiras são sempre-vivas, nativas da África, Sul da Europa e Oeste da Ásia. Elas necessitam de uma longa e quente estação para crescer, sol pleno e solo bem drenado, podendo sobreviver em condições de aridez.

Origanum spp.
A manjerona é uma planta perene nas regiões de climas mais quentes; nativa do Norte da África, Europa e Ásia. Cultivada no mundo todo, ela cresce em quase qualquer tipo de solo, desenvolvendo-se sob condições de seca e muito sol.

Paeonia lactiflora/officinalis/suffruticosa
As peônias são plantas ornamentais perenes e robustas, famosas por suas flores hermafroditas aromáticas. Os pés de peônia preferem solo moderadamente alcalino (seco ou úmido) e crescem em locais parcialmente sombreados ou ensolarados. Muitas peônias conseguem viver cinquenta anos ou mais.

Panax ginseng
Esta planta perene resistente cresce em florestas sombreadas, de madeira dura, da América do Norte e de regiões temperadas da Ásia. O ginseng é nativo do Nordeste da China, Leste da Rússia e da Coreia do Norte; sua ocorrência espontânea é extremamente rara nos dias atuais. O cultivo do ginseng exige grandes conhecimentos. Ele se propaga através de sementes na primavera e necessita de solo rico, úmido, mas bem drenado. A planta leva pelo menos quatro anos para se desenvolver.

Passiflora incarnata
Planta trepadeira decídua, nativa da América do Norte, o maracujá, também conhecido como flor-da-paixão, prefere solo rico e áreas soalheiras. Ele se propaga por meio de sementes na primavera, sendo bastante resistente.

Phytolacca decandra
Nativa da América do Norte, a fitolaca aclimatou-se ao Mediterrâneo e se desenvolve em matagais úmidos e áreas abertas. Ela pode ser cultivada na maioria dos solos com muita umidade e em locais de sol pleno ou sombra parcial.

Piper longum
A pimenta-longa viceja em solo rico, bem drenado e argiloso. Para seu cultivo, ela exige um clima quente e úmido, e terrenos com elevação entre cem e mil metros. Em seu hábitat essa planta se desenvolve como um subarbusto.

Plantago major/minor/lanceolata/psyllium
A tanchagem é nativa da Eurásia; seu hábitat são os gramados, os campos alqueivados e as margens de estradas. Planta perene robusta, ela aprecia a luz plena do sol e cresce em solo úmido.

Polygonum multiflorum
A ho shou wu é uma trepadeira perene resistente, crescendo até uma altura de 4,5 metros. Nativa da China, a planta cresce em solos leves, arenosos ou em solos pesados, argilosos, mas exige umidade e sombra parcial, matas com muita luz ou sol pleno.

Prunella vulgaris
A prunela é uma planta perene robusta, que se desenvolve em solo úmido; necessita da luz plena do sol ou de sombra leve. Ela ficará mais densa num ambiente de sombra parcial.

Rehmannia glutinosa
A dedaleira chinesa é uma planta perene robusta, nativa da China, e prefere solo bem drenado, embora úmido, leve (arenoso) ou médio (argiloso). Ela cresce em locais de sombra parcial ou sob luz e calor intensos do sol.

Rhodiola rosea
Também conhecida como raiz-de-ouro, esta planta perene, suculenta e robusta, cresce nas altas montanhas da Europa, Norte da Ásia e América do Norte. Ela se desenvolve em solo bem drenado, consegue tolerar a aridez depois de ter se estabelecido e necessita de muito sol.

Rosa spp.
A rosa brota livremente das raízes e ramos que estão sob a terra. Ela se desenvolve melhor sob sol pleno e não tolera muita sombra, preferindo solo médio, levemente ácido e bem drenado.

Rosmarinus officinalis
Nativo da Europa, o alecrim é uma planta perene, parcialmente resistente, e prefere solo leve e arenoso, de fertilidade média a baixa. Desde que não esteja encharcado de água ele tolerará a maioria das condições de cultivo.

Rubus idaeus
Nativa da Europa e das regiões temperadas da Ásia, a framboeseira é um arbusto resistente, que cresce em áreas soalheiras ou em locais de sombra parcial, necessitando de solo rico e bem drenado.

Rumex spp.
A azeda é encontrada no mundo todo, desenvolvendo-se nos campos, margens de estradas e terrenos baldios. Suas raízes são arrancadas no outono.

Salix alba/nigra
O salgueiro-branco cresce em condições de umidade na Europa, Norte da África e Ásia central, enquanto o salgueiro-negro é nativo do Leste da América do Norte. Os salgueiros preferem áreas soalheiras ou levemente sombreadas e toleram uma ampla gama de tipos de solo e circunstâncias ambientais.

Salvia officinalis
A sálvia é nativa do Sul da Europa e região do Mediterrâneo. Nos jardins, ela se desenvolve melhor em locais ensolarados e em solo bem drenado, com pequenas a moderadas quantidades de água.

Sambucus nigra
Planta perene robusta, nativa da Europa. Embora tolere muitas condições de crescimento, o sabugueiro se desenvolve melhor se o solo for profundo e úmido e em locais parcialmente sombreados.

Schisandra chinensis
Nativa da China, a esquisandra cresce nas matas, em solo rico e solto, preferindo climas frios.

Scutellaria baicalensis
O solidéu-de-baical é uma pequena planta perene, nativa da Sibéria, Rússia, Norte da China, Mongólia e Japão. Ela prefere solo bem drenado e sol pleno ou sombra parcial.

Scutellaria laterifolia
Nativo da América do Norte, o solidéu irá crescer em solo leve, arenoso, médio, barrento e pesado, argiloso, mas exige condições de umidade. Ele não consegue se desenvolver na sombra.

Serenoa repens
O saw palmetto é nativo da América do Norte. Ele exige solo bem drenado, mas úmido, e muito sol.

Smilax ornata
A salsaparrilha é uma planta trepadeira, encontrada nas florestas tropicais e regiões temperadas da Ásia e da Austrália.

Solidago virgaurea
Nativa da América do Norte, a vara-dourada é uma planta perene robusta; ela prefere áreas descampadas e encostas de morros. Cresce em quase qualquer lugar que receba uma quantidade adequada de luz solar, sob condições de aridez ou umidade.

Stachys betonica/Betonica officinalis
Nativa da Europa, a betônica cresce em matas sombreadas e solo calcário.

Stellaria media
A morugem é uma planta perene resistente, nativa da Eurásia, crescendo em locais de sol parcial ou pleno, e em solo argiloso ou argiloso-limoso, bastante fértil.

Symphytum officinale
O confrei é nativo da Europa e do Oeste da Ásia, desenvolvendo-se em locais úmidos e pantanosos. Cresce em matas abertas ou nas margens de riachos, e campinas. No jardim ou na horta, pode ser invasivo e difícil de erradicar.

Tabebuia impetiginosa
Nativo da América do Sul, o ipê-roxo é uma árvore que cresce bem em terrenos montanhosos. No Peru e na Argentina ele é encontrado a grandes alturas, nos Andes. Também ocorre em áreas baixas no Paraguai e no Brasil.

Tanacetum parthenium sin. Pyrethrum parthenium/Chrysanthemum parthenium
O tanaceto, originalmente nativo do Sudeste da Europa, é comumente encontrado hoje em toda a Europa. Ele requer solo bem drenado e sol.

Taraxacum officinale
O dente-de-leão cresce como planta silvestre em quase todas as partes do mundo, sendo cultivado na Alemanha e na França.

Thymus vulgaris
O tomilho é nativo do Mediterrâneo e prefere solo leve, quente, bem drenado e seco, além de sol pleno. Ele exige poucos cuidados na horta ou no jardim, mas não tolera solo úmido.

Tilia spp.
Nativa da Europa, Oeste da Ásia e América do Norte, a tília é uma árvore que se beneficia de um solo argiloso, com qualidade superior, embora cresça igualmente em solo arenoso e infértil.

Tinospora cordifolia
Guduchi é uma planta trepadeira, encontrada nas florestas da Índia. Os espécimes que crescem nas árvores neem (*Azadirachta indica*) são considerados como sendo os melhores, uma vez que a sinergia entre essas duas plantas amargas, aumenta a eficácia da guduchi.

Trifolium pratense
O trevo-vermelho ou trevo-dos-prados é uma planta silvestre, que pode ser encontrada em áreas cobertas de grama, desde relvas até beiras de estradas. O trevo-vermelho prefere locais ensolarados ou de sombra parcial e quantidades moderadas de água, desenvolvendo-se numa ampla gama de solos.

Trigonella foenum-graecum
Nativo do Mediterrâneo, Ucrânia e Índia, o feno-grego se desenvolve em solo seco e fértil. Para cultivá-lo, plante as sementes densamente na primavera, num local que irá receber muito sol. Evite solo frio e molhado para que as sementes não apodreçam antes de germinar.

Trillium erectum
O lírio-do-bosque ou benjamim-vermelho é uma planta perene robusta, nativa da América do Norte. Cresce em solo úmido, mas bem drenado, profundo, rico em matéria orgânica, e necessita de locais totalmente sombreados ou de sombra parcial.

Turnera aphrodisiaca/diffusa
A damiana é um arbusto pequeno e decíduo, nativo do Sudoeste da América do Norte, México e Índias Ocidentais. Ela se desenvolve em qualquer solo de boa qualidade se lhe for oferecido um local ensolarado.

Tussilago farfara
A tussilagem é uma planta perene, nativa da Eurásia, mas que se aclimatou em muitas regiões do mundo. Necessita de solo arenoso, rico em zinco, e cresce em terrenos baldios e nas margens de estradas.

Ulmus fulva/rubra
Planta decídua, o olmo-americano cresce em áreas descampadas, sob sol direto ou em locais de sombra parcial; necessita de solo úmido e firme.

Uncaria tomentosa
A unha-de-gato é uma planta trepadeira, nativa da Amazônia, encontrada em velhas florestas secundárias, especialmente no Peru.

Urtica dioica/urens
A urtiga consegue se adaptar a diferentes condições de luz, crescendo em áreas que variam de soalheiras a parcialmente sombreadas. Aprecia solo rico em matéria orgânica e quantidades de água entre moderadas e grandes.

Vaccinium myrtillus
O mirtilo é encontrado em solos úmidos e ácidos, ocorrendo nas regiões temperadas e subárticas do mundo todo.

Valeriana officinalis
A valeriana é nativa da Europa, Ásia e América do Norte. Nos jardins ou quintais exige solo úmido e sol pleno. Estimula a atividade das minhocas e o crescimento de plantas à sua volta.

Verbascum thapsus
O verbasco é nativo da Europa, Ásia e Norte da África. Nos jardins, ele se desenvolve em locais de sol pleno e solo bem drenado, exigindo baixas ou moderadas quantidades de água.

Verbena officinalis
A verbena é nativa da Europa, mas pode ser encontrada como planta silvestre em muitas partes do mundo. Ela requer solo úmido e áreas soalheiras ou parcialmente sombreadas.

Viburnum opulus
O viburno-bola-de-neve cresce em regiões florestais, sebes e matas da Europa e Leste da América do Norte. Ele se desenvolve melhor em solo úmido e moderadamente alcalino, embora tolere quase todos os tipos de solo.

Viburnum prunifolium
O viburno, também conhecido como espinheiro-negro, é nativo das regiões Central e Sul da América do Norte; cresce em terrenos arborizados. Prefere solo úmido e bem drenado, de fertilidade média e sol pleno, mas consegue se adaptar a solos pobres, com diferentes índices de pH, a solos úmidos, secos, áridos e à poluição.

Vinca major/minor
A congorsa-maior e a congorsa-menor estão adaptadas a climas amenos e irão tolerar uma ampla gama de tipos de solo. Elas normalmente requerem locais de sombra parcial e bastante umidade, mas suportarão sol direto se forem adequadamente irrigadas.

Viola odorata
Nativa de muitas regiões da Europa e da Ásia, a viola ou violeta-de-cheiro é uma planta comumente encontrada à beira de caminhos, ao longo das estradas e em terrenos arborizados. Prefere sombra total ou parcial, solo rico em matéria orgânica e quantidades entre moderadas e grandes de água.

Viola tricolor
O amor-perfeito-de-jardim é nativo da Europa, Norte da África e regiões temperadas da Ásia, tendo se aclimatado nas Américas. Seu hábitat pode ter características variadas — desde áreas montanhosas, cobertas de vegetação rasteira, até áreas costeiras. É cultivada em jardins como planta ornamental.

Viscum album
O visco-branco é uma planta sempre-viva, semiparasita, nativa da Europa, Ásia e Norte da África. Cresce nas macieiras e em outras árvores frutíferas, nos choupos, castanheiros, pinheiros e abetos vermelhos, etc. É colhido no outono.

Vitex agnus castus
O agnocasto é um arbusto decíduo, nativo da costa Norte da África, Oeste da Ásia e Europa. Ele é cultivado nas áreas subtropicais ao redor do mundo, tendo se aclimatado em muitas regiões. Aprecia ribanceiras de rios e terrenos úmidos.

Vitis vinifera
Trepadeira, nativa do Mediterrâneo, Europa Central e Sudoeste da Ásia, a videira cresce em áreas soalheiras ou em locais de sombra parcial e tolera diversos tipos de solo.

Withania somniferum
Nativa da Índia, a ashwagandha se desenvolve bem em solo arenoso-argiloso ou levemente vermelho, com boa drenagem, preferindo climas quentes e secos. Ela pode ser cultivada em zonas temperadas, mas precisa de abrigo durante o inverno.

Zanthoxylum americanum
O freixo-espinhento é um arbusto nativo da América do Norte. Exige solo alcalino e bem drenado, umidade moderada e sol pleno ou sombra parcial.

Zea mays
O milho-doce é nativo dos Andes e da América Central, tendo possivelmente se originado no Peru. Prefere solo levemente ácido, muito sol e umidade.

Zingiber officinale
Nativo do Sul da Ásia, o gengibre se desenvolve em locais de sombra parcial e solo fértil, úmido e bem drenado. Nos jardins e quintais de regiões temperadas, a planta precisará ser levada para um ambiente fechado no início das estações frias.

Referências

A química das ervas

1 Pengelly, A., *The Constituents of Medical Plants*, CABI Publishing, Oxon, Reino Unido, 2004.
2 *Ibid.*
3 Huang, K., *The Pharmacology of Chinese Herbs*, CRC Press, Boca Raton, Estados Unidos, 1993.
4 Pengelly, A., *The Constituents of Medical Plants*, CABI Publishing, Oxon, Reino Unido, 2004.
5 Hoffman, D., *Therapeutic Herbalism*.
6 Tillotson, A.K., Tillotson, Y. B. e Robert, A. Jr, *The One Earth Herbal Sourcebook*, Kensington Publishing Corps, Nova York, Estados Unidos, 2001.
7 Pengelly, A., *The Constituents of Medical Plants*, CABI Publishing, Oxon, Reino Unido, 2004.

Matéria médica

1 Candan, F., Unlu, M., Tepe, B., et al., "Antioxidant and antimicrobial activity of the essential oil and methanol extracts of Achillea Millefolium", *Ethno-Pharmacol*, ago.; 87(2-3): 215-20, 2003.
2 Foster, S. e Johnson, R., *Desk Reference to Nature's Medicine*, National Geographic Society, Washington DC, Estados Unidos, 2006.
3 *Ibid.*
4 Chow, J., "Probiotics and prebiotics: a brief overview", *Journal of Renal Nutrition*, abr. 2002; 12(2): 76-86.
5 Ankri, S. e Mirelman, D., "Antimicrobial properties of allicin from garlic", *Microbes and Infection*, fev. 1999; 1(2): 125-29.
6 Banerjee, S. K., Mukherjee, P. K. e Maulik, S. K., "Garlic as an antioxidant the good, the bad and the ugly", *Phytother. Res.*, fev. 2003; 17(2): 97-10676 (sic).
7 Thomson, M. e Ali, M., "Garlic, a review of its potential use as an anticancer agent", *Current Cancer Drug Targets*, fev. 2003; 3(1): 67-81.
8 Menzies-Trull, C., *Keys to Physiomedicalism Including Pharmacopoeia*, FPHM, Staffordshire, Reino Unido, 2003.
9 Kuhn, M. e Winston, D., *Herbal Therapy and Supplements*, Lippincott, Filadélfia, Estados Unidos, 2001.
10 Pole, S., *Ayurvedic Medicine*, Elsevier, Filadélfia, Estados Unidos, 2006.
11 *Ibid.*
12 Bone, K., *The Ultimate Herbal Compendium*, Phytotherapy Press, Queensland, Austrália, 2007.
13 Kuhn, M. e Winston, D., *Herbal Therapy and Supplements*, Lippincott, Filadélfia, Estados Unidos, 2001.
14 Pole, S., *Ayurvedic Medicine*, Elsevier, Filadélfia, Estados Unidos, 2006.
15 Kuhn, M. e Winston, D., *Herbal Therapy and Supplements*, Lippincott, Filadélfia, Estados Unidos, 2001.
16 Amroyan, 1999, citação em Pole, S., *Ayurvedic Medicine*, Elsevier, Filadélfia, Estados Unidos, 2006.
17 Monografia WHO, 1999, citação em Pole, S., *Ayurvedic Medicine*, Elsevier, Filadélfia, Estados Unidos, 2006.
18 Singh, G., Kapoor, I.P., Pandey, S.K., Singh, U.K. e Singh, R.K., "Studies on essential oils part 10; antibacterial activity of volatile oils of some spices", *Phytotherapy Research*, nov. 2002; 16(7): 680-82.
19 Jirovetz, L., Buchbauer, G., Stoyanova, A. S., Georgiev, E. V. e Damianova, S. T., "Composition, quality control and antimicrobial activity of the essential oil of long-time stored dill (*Anethum graveolens L*) seeds from Bulgaria", *Journal of Agriculture and Food Chemistry*, 18 jun. 2003; 51(13): 3854-857.
20 Foster, S. e Johnson, R. *Desk Reference to Nature's Medicine*, National Geographic Society, Washington, DC, Estados Unidos, 2006.
21 Skidmore-Roth, L., *Mosby's Handbook of Herbs and Natural Supplements*, Mosby, St. Louis, Estados Unidos, 2001.
22 Newall, C., Anderson, L. e David Phillipson, J., 1996, *Herbal Medicines: A Guide for Health Care Professionals*, The Pharmaceutical Press, Londres, Reino Unido, 1996.
23 Flickinger, E. A., Hatch, T. F. e Wofford, R. C., "In vitro fermentation properties of selected fructooligosaccharide-containing vegetables and in vitro colonic microbial populations are affected by the diets of healthy human infants", *Journal of Nutrition*, ago. 2002; 132(8): 2188-194.
24 Skidmore-Roth, L., *Mosby's Handbook of Herbs and Natural Supplements*, Mosby, Estados Unidos, 2001.
25 *Ibid.*
26 Menzies-Trull, C., *Keys to Physiomedicalism Including Pharmacopoeia*, FPHM, Saffordshire, Reino Unido, 2003.
27 *Ibid.*
28 Chang, H. M. e But, P. P., 1987, citação em Bone, K., *Clinical Applications of Ayurvedic and Chinese Herbs*, Phytotherapy Press, Queensland, Austrália, 1996.
29 Foster, S. e Chongxi, Y., *Herbal Emissaries*, Healing Arts Press, Vermont, Estados Unidos, 1992.
30 Foster, S. e Johnson, R., *Desk Reference to Nature's Medicine*, National Geographic Society, Washington DC, Estados Unidos, 2006.
31 Willard, T., *Textbook of Modern Herbology*, Wild Rose College of Natural Healing, Alberta, Canadá, 1993.
32 Bartram, T., *Bartram's Encyclopedia of Herbal Medicine*, Constable and Robinson, Londres, Reino Unido, 1998.
33 Chopra, D. e Simon, D., *The Chopra Centre Herbal Handbook*, Rider, Londres, Reino Unido, 2000.
34 Mandal, S. C., Nandy, A., Pal, M. e Saha, B. P., "Evaluation of antibacterial activity of *Asparagus racemosus* wild root", *Phytotherapy Research*, mar. 2000; 14(2): 118-19.
35 Chopra, D. e Simon, D., *The Chopra Centre Herbal Handbook*, Rider, Londres, Reino Unido, 2000.

36 Foster, S. e Johnson, R., *Desk Reference to Nature's Medicine*, National Geographic Society, Washington DC, Estados Unidos, 2006.

37 Barnett, R., *Tonics*, HarperCollins, Nova York, Estados Unidos, 1997.

38 Foster, S. e Johnson, R., *Desk Reference to Nature's Medicine*, National Geographic Society, Washington DC, Estados Unidos, 2006.

39 *Ibid.*

40 Upton et al., 1999, citação em Kuhn, M. e Winston, D., *Herbal Therapy and Supplements*, Lippincott, Filadélfia, Estados Unidos, 2001.

41 Skidmore-Roth, L., *Mosby's Handbook of Herbs and Natural Supplements*, Mosby, Estados Unidos, 2001.

42 Sankla, R., Singh, S. e Bhandari, C. R., "Preliminary clinical trials on antidiabetic actions of *Azadirachta indica*", 1973, *Medicine, Surgery*, 1311.

43 Fabry, W., Okemo, P. O. e Ansorg, R., "Antibacterial activity of East African medicinal plants", *Journal of Ethnopharmacol*, 1998; 6079-84 e "Fungistatic and fungicidal activity of East African medicinal plants", *Mycoses*, *Journal of Ethnopharmacol*, 1996; 3967-970.

44 Mackinnon, S., Durst, T., Arnason, J. R. et al., "Antimalarial activity of tropical Meliaceae extracts and Gedunin derivatives", *Journal of Natural Products*, 1997; 60(4): 336.

45 Skidmore-Roth, L., *Mosby's Handbook of Herbs and Natural Supplements*, Mosby, St. Louis, Estados Unidos, 2001.

46 Mars, B., *The Desktop Guide to Herbal Medicine*, Basic Health Publications, Califórnia, Estados Unidos, 2007.

47 *Ibid.*

48 *Ibid.*

49 *Ibid.*

50 Kuhn, M. e Winston, D., *Herbal Therapy and Supplements*, Lippincott, Filadélfia, Estados Unidos, 2001.

51 Skidmore-Roth, L., *Mosby's Handbook of Herbs and Natural Supplements*, Mosby, St. Louis, Estados Unidos, 2001.

52 Ryzhikova et al., *Determination of four alkaloids in Berberis plants by HPLC*, 1999.

53 Kutchan, 1996, e Leung e Foster, 1996, citação em Kuhn, M. e Winston, D., *Herbal Therapy and Supplements*, Lippincott, Filadélfia, Estados Unidos, 2001.

54 Kuhn, M. e Winston, D., *Herbal Therapy and Supplements*, Lippincott, Filadélfia, Estados Unidos, 2001.

55 *Ibid.*

56 Pole, S., *Ayurvedic Medicine*, Elsevier, Filadélfia, Estados Unidos, 2006.

57 Kuhn, M. e Winston, D., *Herbal Therapy and Supplements*, Lippincott, Filadélfia, Estados Unidos, 2001.

58 Tillotson, 2001 e Bone, 2003, citação em Pole, S., *Ayurvedic Medicine*, Elsevier, Filadélfia, Estados Unidos, 2006.

59 Foster, S. e Johnson, R., *Desk Reference to Nature's Medicine*, National Geographic Society, Washington, DC, Estados Unidos, 2006.

60 *Ibid.*

61 Kuhn, M. e Winston, D., *Herbal Therapy and Supplements*, Lippincott, Filadélfia, Estados Unidos, 2001.

62 *Ibid.*

63 Bone, K., *The Ultimate Herbal Compendium*, Phytotherapy Press, Queensland, Austrália, 2007.

64 Curi-Pedrosa, R. e Creczynski-Pasa, T. B., "Protective properties of butanolic extract of the *Calendula officinalis* L. (marigold) against lipid peroxidation of rat liver microsomes and action as free radical scavenger", *Redox Report*, 2002; 7(2): 95-102.

65 Wagner, H., "The immunestimulating polysaccharides and heteroglycans of higher plants. A preliminary communication", *Arzneimittelforschung*, 1984; 34(6): 659-61.

66 Dumenil, G., Chemli, R., Balansard, G., Guirand, H. e Lallemand, M., "Evaluation of antibacterial properties of marigold flowers and homeopathic mother tincture of *Calendula officinalis*", *Annales Pharmaceutiques Françaises*, 1980; 36(6): 493-9.

67 Boucaud-Maitre, Y. Algernon, O. e Raynaud, J., "Cytotoxic and antitumoral activity of *Calendula officinalis* extracts", *Pharmazie*, 1988; 43221-2.

68 Mars, B., *The Desktop Guide to Herbal Medicine*, Basic Health Publications, Califórnia, Estados Unidos, 2007.

69 *Ibid.*

70 Kuhn, M. e Winston, D., *Herbal Therapy and Supplements*, Lippincott, Filadélfia, Estados Unidos, 2001.

71 Foster, S., e Johnson, R., *Desk Reference to Nature's Medicine*, National Geographic Society, Washington DC, Estados Unidos, 2006.

72 Mars, B., *The Desktop Guide to Herbal Medicine*, Basic Health Publications, Califórnia, Estados Unidos, 2007.

73 Bone, K., *The Ultimate Herbal Compendium*, Phytotherapy Press, Queensland, Austrália, 2007.

74 Mars, B., *The Desktop Guide to Herbal Medicine*, Basic Health Publications, Califórnia, Estados Unidos, 2007.

75 Cesarone, M. R., Laurora, G. e De Sanctis, M. T., "The microcirculatory activity of *Centella asiatica* in venous insuficiency. A double-blind study", *Minerva Cardioangiol*, jun. 1994; 42(6): 299-304.

76 Rao, M. V. R., Srinivasan, K. e Rao, K. T., "Effect of mandukaparni on general mental ability of mentally retarded children", *Journal of Research Indian Medicine*, 1973; 8,9.

77 Sampson, J. H., Raman, A., Karlsen, G. et al., "In vitro keratinocyte antiproliferant effect of *Centella asiatica* extract and triterpenoid saponins", *Phytomedicine*, maio 2001; 8(3):230-5.

78 Tenni, R., Zanaboni, G., De Agostini, M. P. et al., "Effect of the triterpenoid fraction of *Centella asiatica* on macromolecules of the connective matrix in human skin fibroblast cultures", *Italian Journal of Biochemistry*, mar.-abr. 1988; 37(2):69-77.

79 Roberts, A. e Williams, J. M., "The effect of olfactory stimulation on fluency, vividness of imagery and associated mood a preliminary study", *British Journal of Medical Psychology*, 1992; 65(2):197-99.

80 Carle, R. e Isaac, O., *Z Phytother*, 1987; 8:67-77.

81 Foster, S. e Chongxi, Y., *Herbal Emissaries*, Healing Arts Press, Vermont, Estados Unidos, 1992.

82 Barnett, R., *Tonics*, HarperCollins, Nova York, Estados Unidos, 1997.

83 Foster, S. e Chongxi, Y., *Herbal Emissaries*, Healing Arts Press, Vermont, Estados Unidos, 1992.

84 *Ibid*.

85 *Ibid*.

86 Foster, S. e Chongxi, Y., *Herbal Emissaries*, Healing Arts Press, Vermont, Estados Unidos, 1992 e Barnett, R., *Tonics*, HarperCollins, Nova York, Estados Unidos, 1997.

87 Bone, K., *The Ultimate Herbal Compendium*, Phytotherapy Press, Queensland, Austrália, 2007.

88 Foster, S., e Chongxi, Y., *Herbal Emissaries*, Healing Arts Press, Vermont, Estados Unidos, 1992.

89 *Ibid*.

90 Bone, K., *The Ultimate Herbal Compendium*, Phytotherapy Press, Queensland, Austrália, 2007.

91 Foster, S. e Johnson, R., *Desk Reference to Nature's Medicine*, National Geographic Society, Washington DC, Estados Unidos, 2006.

92 *Ibid*.

93 Mishra, L. C., *Scientific Basis for Ayurvedic Therapies*, CRC Press, Nova York, Estados Unidos, 2003.

94 Foster, S. e Johnson, R., *Desk Reference to Nature's Medicine*, National Geographic Society, Washington DC, Estados Unidos, 2006.

95 Bone, K., *Clinical Applications of Ayurvedic and Chinese Herbs*, Phytotherapy Press, Queensland, Austrália, 1996.

96 Bone, K., *The Ultimate Herbal Compendium*, Phytotherapy Press, Queensland, Austrália, 2007.

97 Kuhn, M. e Winston, D., *Herbal Therapy and Supplements*, Lippincott, Filadélfia, Estados Unidos, 2001.

98 Foster, S. e Johnson, R., *Desk Reference to Nature's Medicine*, National Geographic Society, Washington DC, Estados Unidos, 2006.

99 Bone, K., *The Ultimate Herbal Compendium*, Phytotherapy Press, Queensland, Austrália, 2007.

100 Pole, S., *Ayurvedic Medicine*, Elsevier, Filadélfia, Estados Unidos, 2006.

101 *Ibid*.

102 Foster, S. e Johnson, R., *Desk Reference to Nature's Medicine*, National Geographic Society, Washington DC, Estados Unidos, 2006.

103 Pole, S., *Ayurvedic Medicine*, Elsevier, Filadélfia, Estados Unidos, 2006.

104 Foster, S. e Johnson, R., *Desk Reference to Nature's Medicine*, National Geographic Society, Washington DC, Estados Unidos, 2006.

105 *Ibid*.

106 Pole, S., *Ayurvedic Medicine*, Elsevier, Filadélfia, Estados Unidos, 2006.

107 Foster, S. e Johnson, R., *Desk Reference to Nature's Medicine*, National Geographic Society, Washington DC, Estados Unidos, 2006.

108 Pole, S., *Ayurvedic Medicine*, Elsevier, Filadélfia, Estados Unidos, 2006.

109 Kuhn, M. e Winston, D., *Herbal Therapy and Supplements*, Lippincott, Filadélfia, Estados Unidos, 2001.

110 Mester et al., 1979, citação em Pole, S., *Ayurvedic Medicine*, Elsevier, Filadélfia, Estados Unidos, 2006.

111 Kuhn, M. e Winston, D., *Herbal Therapy and Supplements*, Lippincott, Filadélfia, Estados Unidos, 2001.

112 Pole, S., *Ayurvedic Medicine*, Elsevier, Filadélfia, Estados Unidos, 2006.

113 *Ibid*.

114 Kuhn, M. e Winston, D., *Herbal Therapy and Supplements*, Lippincott, Filadélfia, Estados Unidos, 2001.

115 Mars, B., *The Desktop Guide to Herbal Medicine*, Basic Health Publications, Califórnia, Estados Unidos, 2007.

116 Pole, S., *Ayurvedic Medicine*, Elsevier, Filadélfia, Estados Unidos, 2006.

117 *Ibid*.

118 Kuhn, M. e Winston, D., *Herbal Therapy and Supplements*, Lippincott, Filadélfia, Estados Unidos, 2001.

119 Pole, S., *Ayurvedic Medicine*, Elsevier, Filadélfia, Estados Unidos, 2006.

120 Foster, S., *Herbal Renaissance*, Gibbs-Smith, Salt Lake City, Estados Unidos, 1993.

121 Kuhn, M. e Winston, D., *Herbal Therapy and Supplements*, Lippincott, Filadélfia, Estados Unidos, 2001.

122 Mars, B., *The Desktop Guide to Herbal Medicine*, Basic Health Publications, Califórnia, Estados Unidos, 2007.

123 Chopra, D. e Simon, D., *The Chopra Centre Herbal Handbook*, Rider, Londres, Reino Unido, 2000.

124 Srivastava, R. et al., "Prostaglandins Leukot Essent Fatty Acids", 1995; 52:223-27.

125 Kuttan, R., Sudheeran, P. C. e Joseph, C. D., "Turmeric and curcumin as topical agents in cancer therapy", *Tumori*, 1987; 73:29-31 e Nagabhusham et al., 1992.

126 Kuttan, R., Sudheeran, P.C. e Joseph, C.D., "Turmeric and curcumin as topical agents in cancer therapy", *Tumori*, 1987; 73:29-31.

127 Kuhn, M. e Winston, D., *Herbal Therapy and Supplements*, Lippincott, Filadélfia, Estados Unidos, 2001.

128 Mills e Bone, 1999, citação em Kuhn, M. e Winston, D., *Herbal Therapy and Supplements*, Lippincott, Filadélfia, Estados Unidos, 2001.

129 Kuhn, M. e Winston, D., *Herbal Therapy and Supplements*, Lippincott, Filadélfia, Estados Unidos, 2001.

130 Foster, S. e Johnson, R., *Desk Reference to Nature's Medicine*, National Geographic Society, Washington DC, Estados Unidos, 2006.

131 Chevallier, A., *Encyclopedia of Herbal Medicine*, DK Publishing, Nova York, Estados Unidos, 2000.

132 Kuhn, M. e Winston, D., *Herbal Therapy and Supplements*, Lippincott, Filadélfia, Estados Unidos, 2001.

133 *Ibid*.

134 Wildfeuer, A. e Mayerhofer, D., "The effects of plant preparations on cellular functions in body defence", *Arzneimittelforschung*, mar. 1994; 44(3):361-66 e Barrett, B., "Medicinal properties of *Echinacea*, a critical review", *Phytomedicine*, jan. 2003; 10(1):66-86.

135 Binns, S. E., Hudson, J., Merali, S, e Arnason, J. T., "Antiviral activity of characterized extracts from *Echinacea* spp. against herpes simplex virus", *Planta Medica*, set., 2002; 68(9):780-83.

136 Clifford, L. J., Nair, M.G., Rana, J. e Dewitt, D. L., "Bioactivity of alkamides isolated from *Echinacea purpurea*", *Phytomedicine*, abr., 2002; 9(3):249-53.

137 Mullins, R. J. e Heddle, R., "Adverse reactions associated with *Echinacea*: the Australian experience", *1 Annals of Allergy, Asthma and Immunology*, jan., 2002; 88(1):42-51.

138 Dixit, S. P. e Achar, M. P., "Bhringaraj in the treatment of infective hepatitis", *Current Medical Practice*, 1979; 236:237-42.

139 Chopra, D. e Simon, D., *The Chopra Centre Herbal Handbook*, Rider, Londres, Reino Unido, 2000.

140 Winston, D. e Maimes, S., *Adaptogens*, Healing Arts Press, Rochester, Vermont, Estados Unidos, 2007.

141 Mars, B., *The Desktop Guide to Herbal Medicine*, Basic Health Publications, Laguna Beach, Estados Unidos, 2007.

142 Chevallier, A., *Encyclopedia of Herbal Medicine*, DK Publishing, Nova York, Estados Unidos, 2000.

143 *Ibid*.

144 Mars, B., *The Desktop Guide to Herbal Medicine*, Basic Health Publications, Laguna Beach, Estados Unidos, 2007.

145 Chevallier, A., *Encyclopedia of Herbal Medicine*, DK Publishing, Nova York, Estados Unidos, 2000.

146 Mars, B., *The Desktop Guide to Herbal Medicine*, Basic Health Publications, Laguna Beach, Estados Unidos, 2007.

147 *Ibid*.

148 *Ibid*.

149 Williamson, P. M., *Potter's Herbal Cyclopaedia*, C. W. Daniel, Essex, Reino Unido, 2003.

150 Mars, B., *The Desktop Guide to Herbal Medicine*, Basic Health Publications, Laguna Beach, Estados Unidos, 2007.

151 *Ibid*.

152 Bone, K., *The Ultimate Herbal Compendium*, Phytotherapy Press, Queensland, Austrália, 2007.

153 Chevallier, A., *Encyclopedia of Herbal Medicine*, DK Publishing, Nova York, Estados Unidos, 2000.

154 Mars, B., *The Desktop Guide to Herbal Medicine*, Basic Health Publications, Laguna Beach, Estados Unidos, 2007.

155 Bone, K., *The Ultimate Herbal Compendium*, Phytotherapy Press, Queensland, Austrália, 2007.

156 Kuhn, M. e Winston, D., *Herbal Therapy and Supplements*, Lippincott, Filadélfia, Estados Unidos, 2001.

157 *Ibid*.

158 *Ibid*.

159 Bone, K., *The Ultimate Herbal Compendium*, Phytotherapy Press, Queensland, Austrália, 2007.

160 Mars, B., *The Desktop Guide to Herbal Medicine*, Basic Health Publications, Laguna Beach, Estados Unidos, 2007.

161 *Ibid*.

162 Williamson, P. M., *Potter's Herbal Cyclopaedia*, C.W. Daniel, Essex, Reino Unido, 2003.

163 Chevallier, A., *Encyclopedia of Herbal Medicine*, DK Publishing, Nova York, Estados Unidos, 2000.

164 Williamson, P. M., *Potter's Herbal Cyclopaedia*, C. W. Daniel, Essex, Reino Unido, 2003.

165 Chevallier, A., *Encyclopedia of Herbal Medicine*, DK Publishing, Nova York, Estados Unidos, 2000.

166 Mars, B., *The Desktop Guide to Herbal Medicine*, Basic Health Publications, Laguna Beach, Estados Unidos, 2007.

167 Bone, K., *The Ultimate Herbal Compendium*, Phytotherapy Press, Queensland, Austrália, 2007.

168 Mars, B., *The Desktop Guide to Herbal Medicine*, Basic Health Publications, Laguna Beach, Estados Unidos, 2007.

169 Yan, X. J., Chuda, Y., Suzuki, M. e Nagata, T., *Bioscience, Biotechnology and Biochemistry*, 1999; 63(3):605-07.

170 Chevallier, A., *Encyclopedia of Herbal Medicine*, DK Publishing, Nova York, Estados Unidos, 2000.

171 Moro, C. O. e Basile, G., "Obesity and medicinal plants", *Fitoterapia*, 2000; 71:S73-S82.

172 Bone, K., *The Ultimate Herbal Compendium*, Phytotherapy Press, Queensland, Austrália, 2007.

173 Mars, B., *The Desktop Guide to Herbal Medicine*, Basic Health Publications, Laguna Beach, Estados Unidos, 2007.

174 Foster, S. e Johnson, R., *Desk Reference to Nature's Medicine*, National Geographic Society, Washington DC, Estados Unidos, 2006.

175 Bone, K., *The Ultimate Herbal Compendium*, Phytotherapy Press, Queensland, Austrália, 2007.

176 Foster, S. e Johnson, R., *Desk Reference to Nature's Medicine*, National Geographic Society, Washington DC, Estados Unidos, 2006.

177 *Ibid*.

178 *Ibid*.

179 Bone, K., *The Ultimate Herbal Compendium*, Phytotherapy Press, Queensland, Austrália, 2007.

180 Kuhn, M. e Winston, D., *Herbal Therapy and Supplements*, Lippincott, Filadélfia, Estados Unidos, 2001.

181 Barnett, R., Tonics, HarperCollins, Nova York, Estados Unidos, 1997.

182 Ibid.

183 Kuhn, M. e Winston, D., *Herbal Therapy and Supplements*, Lippincott, Filadélfia, Estados Unidos, 2001.

184 Barnett, R., Tonics, HarperCollins, Nova York, Estados Unidos, 1997.

185 Kuhn, M. e Winston, D., *Herbal Therapy and Supplements*, Lippincott, Filadélfia, Estados Unidos, 2001.

186 Bone, K., *The Ultimate Herbal Compendium*, Phytotherapy Press, Queensland, Austrália, 2007.

187 Barnett, R., Tonics, HarperCollins, Nova York, Estados Unidos, 1997.

188 Kuhn, M. e Winston, D., *Herbal Therapy and Supplements*, Lippincott, Filadélfia, Estados Unidos, 2001.

189 *Ibid*.

190 Winston, D. e Maimes, S., *Adaptogens*, Healing Arts Press, Rochester, Vermont, Estados Unidos, 2007.

191 Boon, H. e Smith, M., *50 Most Common Medical Herbs*, Robert Rose, Canadá, 2004.

192 *Ibid*.

193 Bone, K., *The Ultimate Herbal Compendium*, Phytotherapy Press, Queensland, Austrália, 2007.

194 Winston, D. e Maimes, S., *Adaptogens*, Healing Arts Press, Rochester, Vermont, Estados Unidos, 2007.

195 Baker, M. E. et al., "Liquorice and enzymes other than 11 beta-hydroxysteroid dehydrogenase an evolutionary perspective", *Steroids*, fev. 1994; 59(2):136-41.

196 Tillotson, A. K. et al., *The One Earth Herbal Sourcebook*, Kensington Publishing Corps, Nova York, Estados Unidos, 2001.

197 *Ibid.*

198 Numazake, K. et al., "Effect of glycyrrhizin in children with liver dysfunction associated with cytomegalovirus infection", *The Tohoku Journal of Experimental Medicine*, fev. 1994; 172(2):147-53.

199 Pompei, R. et al., "Antiviral activity of glycyrrhizic acid", *Experimentia*, 15 mar. 1980; 36(3).

200 Mars, B., *The Desktop Guide to Herbal Medicine*, Basic Health Publications, Laguna Beach, Estados Unidos, 2007.

201 Kuhn, M. e Winston, D., *Herbal Therapy and Supplements*, Lippincott, Filadélfia, Estados Unidos, 2001.

202 *Ibid.*

203 Bone, K., *The Ultimate Herbal Compendium*, Phytotherapy Press, Queensland, Austrália, 2007.

204 *Ibid.*

205 Pole, S., Ayurvedic Medicine, Elsevier, Filadélfia, 2006.

206 *Ibid.*

207 Kuhn, M. e Winston, D., *Herbal Therapy and Supplements*, Lippincott, Filadélfia, Estados Unidos, 2001.

208 Masaki, H., Sakaki, S., Atsumi, T. e Sakurai, H., "Active-oxygen scavenging activity of plant extracts", *Biological Pharmaceutical Bulletin*, jan. 1995; 18(1):162-66.

209 Foster, S. e Johnson, R., *Desk Reference to Nature's Medicine*, National Geographic Society, Washington DC, Estados Unidos, 2006.

210 Bone, K., *The Ultimate Herbal Compendium*, Phytotherapy Press, Queensland, Austrália, 2007.

211 Foster, S. e Johnson, R., *Desk Reference to Nature's Medicine*, National Geographic Society, Washington DC, Estados Unidos, 2006.

212 Chrubasik et al., 1996, citação em

Kuhn, M. e Winston, D., *Herbal Therapy and Supplements*, Lippincott, Filadélfia, Estados Unidos, 2001.

213 Foster, S. e Johnson, R., *Desk Reference to Nature's Medicine*, National Geographic Society, Washington DC, Estados Unidos, 2006.

214 Bone, K., *The Ultimate Herbal Compendium*, Phytotherapy Press, Queensland, Austrália, 2007.

215 Foster, S. e Johnson, R., *Desk Reference to Nature's Medicine*, National Geographic Society, Washington DC, Estados Unidos, 2006.

216 Kuhn, M. e Winston, D., *Herbal Therapy and Supplements*, Lippincott, Filadélfia, Estados Unidos, 2001.

217 Chevallier, A., *Encyclopedia of Herbal Medicine*, DK Publishing, Nova York, Estados Unidos, 2000.

218 Zava et al., 1998, citação em Kuhn, M. e Winston, D., *Herbal Therapy and Supplements*, Lippincott, Filadélfia, Estados Unidos, 2001.

219 Foster, S. e Johnson, R., *Desk Reference to Nature's Medicine*, National Geographic Society, Washington DC, Estados Unidos, 2006.

220 *Ibid.*

221 *Ibid.*

222 Chevallier, A., *Encyclopedia of Herbal Medicine*, DK Publishing, Nova York, Estados Unidos, 2000.

223 Foster, S. e Johnson, R., *Desk Reference to Nature's Medicine*, National Geographic Society, Washington DC, Estados Unidos, 2006.

224 *Ibid.*

225 *Ibid.*

226 Mars, B., *The Desktop Guide to Herbal Medicine*, Basic Health Publications, Laguna Beach, Estados Unidos, 2007.

227 Mars, B., *The Desktop Guide to Herbal Medicine*, Basic Health Publications, Laguna Beach, Estados Unidos, 2007.

228 *Ibid.*

229 *Ibid.*

230 Larrondo, J.V. et al., "Antimicrobial activity of essences from labiates", *Microbios*, 1995; 82(332):171-2.

231 Holmes, C. et al., "Lavander oil as a treatment for agitated behaviour in

severe dementia; a placebo-controlled study", *International Journal of Geriatric Psychiatry*, abr. 2002; 17(4):305-08.

232 Foster, S., *Herbal Renaissance*, Gibbs-Smith, Utah, Estados Unidos, 1997; 116.

233 Cornwell, X. e Dale, A., "Lavander oil and perineal repair", *Mod Midwife*, 1995; 531-33.

234 Mars, B., *The Desktop Guide to Herbal Medicine*, Basic Health Publications, Laguna Beach, Estados Unidos, 2007.

235 *Ibid.*

236 *Ibid.*

237 Jones, 1995, citação em Kuhn, M. e Winston, D., *Herbal Therapy and Supplements*, Lippincott, Filadélfia, Estados Unidos, 2001.

238 Barnett, R., *Tonics*, HarperCollins, Nova York, 1997.

239 Kuhn, M. e Winston, D., *Herbal Therapy and Supplements*, Lippincott, Filadélfia, Estados Unidos, 2001.

240 Bone, K., *The Ultimate Herbal Compendium*, Phytotherapy Press, Queensland, Austrália, 2007.

241 Mars, B., *The Desktop Guide to Herbal Medicine*, Basic Health Publications, Laguna Beach, Estados Unidos, 2007.

242 Barnett, R., *Tonics*, HarperCollins, Nova York, 1997.

243 Kuhn, M. e Winston, D., *Herbal Therapy and Supplements*, Lippincott, Filadélfia, Estados Unidos, 2001.

244 Mars, B., *The Desktop Guide to Herbal Medicine*, Basic Health Publications, Laguna Beach, Estados Unidos, 2007.

245 Barnett, R., *Tonics*, HarperCollins, Nova York, 1997.

246 Mars, B., *The Desktop Guide to Herbal Medicine*, Basic Health Publications, Laguna Beach, Estados Unidos, 2007.

247 Kuhn, M. e Winston, D., *Herbal Therapy and Supplements*, Lippincott, Filadélfia, Estados Unidos, 2001.

248 *Ibid.*

249 *Ibid.*

250 *Ibid.*

251 Nagasawa et al., 1992, citação em Kuhn, M. e Winston, D., *Herbal Therapy* *and Supplements*, Lippincott, Filadélfia, Estados Unidos, 2001.

252 Duke, J., *Green Pharmacy*, St. Martin Press, Nova York, 1997.

253 Mars, B., *The Desktop Guide to Herbal Medicine*, Basic Health Publications, Laguna Beach, Estados Unidos, 2007.

254 Ballard, C. G., O'Brien, J. T., Reichelt, K. e Perry, E. K., "Aromatherapy as a safe and effective treatment for the management of agitation in severe dementia, the results of a double-blind, placebo-controlled trial with *Melissa*", *Journal of Clinical Psychiatry*, jul. 2002; 63(7):553-58.

255 Koytchev, R., Alken, R. G. e Dundarov, S., "Balm mint extract (LO-701) for topical treatment of recurring herpes labialis", *Phytomedicine*, out. 1999; 6(4):225-30.

256 Englberger, W., Hadding, V., Etschenberg, E. et al., "Rosmarinic acid; a new inhibitor of complement C3-convertase with anti-inflammatory activity", *International Journal of Immunopharmacology*, 1988; 10(6):729-37.

257 Imai, H., Osawa, K., Yasuda, H., Hamashima, H., Arai, T. e Sasatsu, M., "Inhibition by the essential oils of peppermint and spearmint of the growth of pathogenic bacteria", *Microbios*, 2001; 106 Supl. 131-39.

258 Inoue, T., Sugimoto, Y., Masuda, H. e Kamei, C., "Antiallergic effect of flavonoid glycosides obtained from *Mentha piperita*", *Biological and Pharmaceutical Bulletin*, fev. 2002; 25(2):256-59.

259 Kuhn, M. e Winston, D., *Herbal Therapy and Supplements*, Lippincott, Filadélfia, Estados Unidos, 2001.

260 Mars, B., *The Desktop Guide to Herbal Medicine*, Basic Health Publications, Laguna Beach, Estados Unidos, 2007.

261 *Ibid*.

262 Williamson, P.M., *Potter's Herbal Cyclopaedia*, C. W. Daniel, Essex, Reino Unido, 2003.

263 Chevallier, A., *Encyclopedia of Herbal Medicine*, DK Publishing, Nova York, Estados Unidos, 2000.

264 Williamson, P.M., *Potter's Herbal Cyclopaedia*, C. W. Daniel, Essex, Reino Unido, 2003.

265 Mars, B., *The Desktop Guide to Herbal Medicine*, Basic Health Publications, Laguna Beach, Estados Unidos, 2007.

266 Williamson, P. M., *Potter's Herbal Cyclopaedia*, C. W. Daniel, Essex, Reino Unido, 2003.

267 Bone, K., *The Ultimate Herbal Compendium*, Phytotherapy Press, Queensland, Austrália, 2007.

268 Tillotson, A. K. et al., *The One Earth Herbal Sourcebook*, Kensington Publishing Corps, Nova York, Estados Unidos, 2001.

269 Singh, R. H., Khosa, K. L. e Upadhyaya, B. B., "Antibacterial activity of some Ayurvedic drugs", *Journal of Research into Indian medicine*, 1974; 9(2):65.

270 Reddy, P., Srinivas, J., Jamil, K. et al., "Antibaterial activity of isolates from *Piper longum* and *Taxus baccata*", *Pharmaceutical Biology*, 2001; 39(3):236.

271 Gogte, V. V. M., *Ayurvedic Pharmacology and Therapeutic Uses of Medicinal Plants*, Bharatiya Vidya Bhavan, Mumbai, Índia, 2000.

272 Ebringerova, A., Kardosova, A., Hromadkova, Z. e Hri-balova, V. V., "Mitogenic and comitogenic activities of polysaccharides from some European herbaceous plants", *Fitoterapia*, fev. 2003; 74(1-2):52-61.

273 Chiang, L. C., Chiang, W., Chang, M. Y., Ng, L. T. e Lin, C. C., "Antiviral activity of *Plantago major* extracts and related compounds in vitro", *Antiviral Research*, jul. 2002; 55(1):53-62.

274 Winston, D. e Maimes, S., *Adaptogens*, Healing Arts Press, Rochester, Vermont, Estados Unidos, 2007.

275 Bone, K., *The Ultimate Herbal Compendium*, Phytotherapy Press, Queensland, Austrália, 2007.

276 *Ibid*.

277 Winston, D. e Maimes, S., *Adaptogens*, Healing Arts Press, Rochester, Vermont, Estados Unidos, 2007.

278 *Ibid*.

279 Zheng, M. "Experimental study of 472 herbs with antiviral action against the herpes simplex virus", *Zhong Xi Yi Jie He Za Zhi*, jan. 1990; 10(1):39-41, 6 e Yamasaki, K., Otake, T., Mori, H., Morimoto, M., Ueba, N., Kurokawa, Y., Shiota, K. e Yuge, T., "Screening test of crude drug extract on anti-HIV activity", *Yakugaku Zasshi*, nov. 1993; 113(11):818-24.

280 Markova, H., Sousek, J. e Ulrichova, J., "*Prunella vulgaris L.* — a rediscovered medicinal plant", *Ceska Slov Farm*, abr. 1997; 46(2):58-63.

281 Lamaison, J. L., Petitjean-Freytet, C. e Carnat, A., "Medicinal Lamiaceae with antioxidant properties, a potential source of rosmarinic acid", *Pharmaceutica Acta Helvetiae*, 1991; 66(7):185-8.

282 Lee, H., e Lin, J. Y., "Antimutagenic activity of extracts from anticancer drugs in Chinese medicine", *Mutat Res.*, fev. 1988; 204(2):229-34.

283 Foster, S. e Johnson, R., *Desk Reference to Nature's Medicine*, National Geographic Society, Washington DC, Estados Unidos, 2006.

284 Winston, D. e Maimes, S., *Adaptogens*, Healing Arts Press, Rochester, Vermont, Estados Unidos, 2007.

285 Bone, K., *Clinical Applications of Ayurvedic and Chinese Herbs*, Phytotherapy Press, Queensland, Austrália, 1996.

286 *Ibid*.

287 Bone, K., *The Ultimate Herbal Compendium*, Phytotherapy Press, Queensland, Austrália, 2007.

288 *Ibid*.

289 Foster, S. e Johnson, R., *Desk Reference to Nature's Medicine*, National Geographic Society, Washington DC, Estados Unidos, 2006.

290 *Ibid*.

291 *Ibid*.

292 *Ibid*.

293 Bone, K., *The Ultimate Herbal Compendium*, Phytotherapy Press, Queensland, Austrália, 2007.

294 *Ibid*.

295 Yesilada, E., Ustun, O., Sezik, E., Takaishi, Y., Ono, Y. e Honda, G., "Inhibitory effects of Turkish folk remedies on inflammatory cytokines interleukin-1alpha, interleukin-1beta and tumor necrosis factor alpha", *Journal of Ethnopharmacology*, set. 1997; 58(1):59-73.

296 Rossnagel, K. e Willich, S. N., "Value of complementary medicine exemplified by rose-hips", *Gesundheitswesen*, jun. 2001; 63(6):412-16.

297 Moss, M., Cook, J., Wesnes, K., Duckett, P. "Aromas of rosemary and lavender essential oils differentially affect cognition and mood in healthy adults", *International Journal of Neuroscience*, jan. 2003; 113(1):15-38.

298 Aqel, M. B., "Relaxant effect of the volatile oil of *Rosmarinus officinalis* on tracheal smooth muscle", *Journal of Ethnopharmacology*, maio-jun. 1991; 33(1-2):57-62.

299 Mangena, T. e Muyima, N. Y., "Comparative evaluation of the antimicrobial activities of essential oils of *Artemisia afra*, *Pteronia incana* and *Rosmarinus officinalis* on selected bacteria and yeast strains", *Letters in Applied Microbiology*, abr. 1999; 28(4):291-96.

300 Barnett, R., *Tonics*, HarperCollins, Nova York, 1997.

301 Barak, V., Birkenfeld, S., Halperin, T. e Kalickman, I., "The effect of herbal remedies on the production of human inflammatory and anti-inflammatory cytokines", *Israel Medical Association Journal*, nov. 2002; 4(11 Supl.):919-22.

302 Zakay-Rones, Z., Varsano, N., Zlotnik, M., Manor, O., Regev, L., Schlesinger, M. e Mumcuoglu, M., "Inhibition of several strains of influenza virus in vitro and reduction of symptoms by an elderberry extract (*Sambucus nigra L.*) during an outbreak of influenza B Panama", *Journal of Alternative and Complementary Medicine*, inverno de 1995; 1(4):361-69.

303 Kuhn, M. e Winston, D., *Herbal Therapy and Supplements*, Lippincott, Filadélfia, Estados Unidos, 2001.

304 *Ibid.*

305 Mars, B., *The Desktop Guide to Herbal Medicine*, Basic Health Publications, Laguna Beach, Estados Unidos, 2007.

306 Kuhn, M. e Winston, D., *Herbal Therapy and Supplements*, Lippincott, Filadélfia, Estados Unidos, 2001.

307 Mars, B., *The Desktop Guide to Herbal Medicine*, Basic Health Publications, Laguna Beach, Estados Unidos, 2007.

308 Kuhn, M. e Winston, D., *Herbal Therapy and Supplements*, Lippincott, Filadélfia, Estados Unidos, 2001.

309 *Ibid.*

310 *Ibid.*

311 Chevallier, A., *Encyclopedia of Herbal Medicine*, DK Publishing, Nova York, Estados Unidos, 2000.

312 *Ibid.*

313 Williamson, P.M., *Potter's Herbal Cyclopaedia*, C. W. Daniel, Essex, Reino Unido, 2003.

314 Mars, B., *The Desktop Guide to Herbal Medicine*, Basic Health Publications, Laguna Beach, Estados Unidos, 2007.

315 Bone, K., *The Ultimate Herbal Compendium*, Phytotherapy Press, Queensland, Austrália, 2007.

316 *Ibid.*

317 *Ibid.*

318 Williamson, P. M., *Potter's Herbal Cyclopaedia*, C. W. Daniel, Essex, Reino Unido, 2003.

319 Mars, B., *The Desktop Guide to Herbal Medicine*, Basic Health Publications, Laguna Beach, Estados Unidos, 2007.

320 Bone, K., *The Ultimate Herbal Compendium*, Phytotherapy Press, Queensland, Austrália, 2007.

321 Foster, S. e Johnson, R., *Desk Reference to Nature's Medicine*, National Geographic Society, Washington DC, Estados Unidos, 2006.

322 Mars, B., *The Desktop Guide to Herbal Medicine*, Basic Health Publications, Laguna Beach, Estados Unidos, 2007.

323 Kuhn, M. e Winston, D., *Herbal Therapy and Supplements*, Lippincott, Filadélfia, Estados Unidos, 2001.

324 Foster, S. e Johnson, R., *Desk Reference to Nature's Medicine*, National Geographic Society, Washington DC, Estados Unidos, 2006.

325 Mars, B., *The Desktop Guide to Herbal Medicine*, Basic Health

Publications, Laguna Beach, Estados Unidos, 2007.

326 Guiraud et al., citação em Kuhn, M. e Winston, D., *Herbal Therapy and Supplements*, Lippincott, Filadélfia, Estados Unidos, 2001.

327 Foster, S. e Johnson, R., *Desk Reference to Nature's Medicine*, National Geographic Society, Washington DC, Estados Unidos, 2006.

328 Bradley, P. (Ed.), *British Herbal Compendium*, *Vol. 1*, Dorset British Herbal Medicine Association, Reino Unido, 1992.

329 Bisset, N., *Herbal Drugs and Phytopharmaceuticals*, Scientific Publishers, Stuttgart, Alemanha, 1996.

330 Wagner, H., Wierer, M. e Bauer, R., "In vitro inhibition of prostaglandin biosynthesis by essential oils and phenolic compounds, *Planta Medica*, jun. 1986; (3):184-87.

331 Kuhn, M. e Winston, D., *Herbal Therapy and Supplements*, Lippincott, Filadélfia, Estados Unidos, 2001.

332 Kuhn, M. e Winston, D., *Herbal Therapy and Supplements*, Lippincott, Filadélfia, Estados Unidos, 2001.

333 Kuhn, M. e Winston, D., *Herbal Therapy and Supplements*, Lippincott, Filadélfia, Estados Unidos, 2001.

334 Mars, B., *The Desktop Guide to Herbal Medicine*, Basic Health Publications, Laguna Beach, Estados Unidos, 2007.

335 Kuhn, M. e Winston, D., *Herbal Therapy and Supplements*, Lippincott, Filadélfia, Estados Unidos, 2001.

336 *Ibid.*

337 Mars, B., *The Desktop Guide to Herbal Medicine*, Basic Health Publications, Laguna Beach, Estados Unidos, 2007.

338 Foster, S. e Johnson, R., *Desk Reference to Nature's Medicine*, National Geographic Society, Washington DC, Estados Unidos, 2006.

339 Bone, K., *The Ultimate Herbal Compendium*, Phytotherapy Press, Queensland, Austrália, 2007.

340 Foster, S. e Johnson, R., *Desk Reference to Nature's Medicine*, National Geographic Society, Washington DC, Estados Unidos, 2006.

341 *Ibid.*
342 *Ibid.*
343 *Ibid.*
344 Mars, B., *The Desktop Guide to Herbal Medicine*, Basic Health Publications, Laguna Beach, Estados Unidos, 2007.
345 Mabey, R., *The New Age Herbalist*, Gaia Books, Londres, Reino Unido, 2004.
346 Menzies-Trull, C., Keys to *Physiomedicalism Including Pharmacopoeia*, FPHM, Staffordshire, Reino Unido, 2003.
347 *Ibid.*
348 *Ibid.*
349 Mabey, R., *The New Age Herbalist*, Gaia Books, Londres, Reino Unido, 2004.
350 *Ibid.*
351 Menzies-Trull, C., Keys to *Physiomedicalism Including Pharmacopoeia*, FPHM, Staffordshire, Reino Unido, 2003.
352 Kuhn, M. e Winston, D., *Herbal Therapy and Supplements*, Lippincott, Filadélfia, Estados Unidos, 2001.
353 *Ibid.*
354 Foster, S. e Johnson, R., *Desk Reference to Nature's Medicine*, National Geographic Society, Washington DC, Estados Unidos, 2006.
355 Skidmore-Roth, L., *Mosby's Handbook of Herbs and Natural Supplements*, Mosby, St. Louis, Estados Unidos, 2001.
356 Mars, B., *The Desktop Guide to Herbal Medicine*, Basic Health Publications, Laguna Beach, Estados Unidos, 2007.
357 Menzies-Trull, C., Keys to *Physiomedicalism Including Pharmacopoeia*, FPHM, Staffordshire, Reino Unido, 2003.
358 *Ibid.*
359 Mars, B., *The Desktop Guide to Herbal Medicine*, Basic Health Publications, Laguna Beach, Estados Unidos, 2007.
360 *Ibid.*
361 Menzies-Trull, C., Keys to *Physiomedicalism Including Pharmacopoeia*, FPHM, Staffordshire, Reino Unido, 2003.
362 Mars, B., *The Desktop Guide to Herbal Medicine*, Basic Health

Publications, Laguna Beach, Estados Unidos, 2007.
363 *Ibid.*
364 *Ibid.*
365 Mabey, R., *The New Age Herbalist*, Gaia Books, Londres, Reino Unido, 2004.
366 Bartram, T., *Bartram's Encyclopedia of Herbal Medicine*, Constable and Robinson, Londres, 1998.
367 Skidmore-Roth, L., *Mosby's Handbook of Herbs and Natural Supplements*, Mosby, St. Louis, Estados Unidos, 2001.
368 Mabey, R., *The New Age Herbalist*, Gaia Books, Londres, Reino Unido, 2004.
369 Skidmore-Roth, L., *Mosby's Handbook of Herbs and Natural Supplements*, Mosby, St. Louis, Estados Unidos, 2001.
370 *Ibid.*
371 *Ibid.*
372 Mars, B., *The Desktop Guide to Herbal Medicine*, Basic Health Publications, Laguna Beach, Estados Unidos, 2007.
373 *Ibid.*
374 Foster, S. e Johnson, R., *Desk Reference to Nature's Medicine*, National Geographic Society, Washington DC, Estados Unidos, 2006.
375 Mars, B., *The Desktop Guide to Herbal Medicine*, Basic Health Publications, Laguna Beach, Estados Unidos, 2007.
376 *Ibid.*
377 *Ibid.*
378 Foster, S. e Johnson, R., *Desk Reference to Nature's Medicine*, National Geographic Society, Washington DC, Estados Unidos, 2006.
379 *Ibid.*
380 Mars, B., *The Desktop Guide to Herbal Medicine*, Basic Health Publications, Laguna Beach, Estados Unidos, 2007.
381 Kuhn, M. e Winston, D., *Herbal Therapy and Supplements*, Lippincott, Filadélfia, Estados Unidos, 2001.
382 *Ibid.*
383 Mars, B., *The Desktop Guide to Herbal Medicine*, Basic Health Publications, Laguna Beach, Estados Unidos, 2007.
384 *Ibid.*

385 Kuhn, M. e Winston, D., *Herbal Therapy and Supplements*, Lippincott, Filadélfia, Estados Unidos, 2001.
386 *Ibid.*
387 *Ibid.*
388 Mars, B., *The Desktop Guide to Herbal Medicine*, Basic Health Publications, Laguna Beach, Estados Unidos, 2007.

Tratamento das doenças mais comuns
1 Landis e Khalsa, 1997. 357.

Índice Remissivo

Créditos

Designer Leigh Jones
Pesquisadores de Imagens Roland e Sarah Smithies

Fotografias Especiais:
© **Octopus Publishing Group**/Ruth Jenkinson

Outras Fotografias:
Alamy/Arco Images GmbH 75 fotografia 1 (sentido horário, a partir do início da página, à esquerda), 93 fotografia 1 (sentido horário, a partir do início da página, à esquerda), 96 fotografia 3 (sentido horário, a partir do início da página, à esquerda), 238; /Peter Arnold, Inc. 228; /blickwinkel 201; /Bon Appetit 95 fotografia 2 (sentido horário, a partir do início da página, à esquerda); /Cleuna (Medicinal Plants) 84 fotografia 6 (sentido horário, a partir do início da página, à esquerda); /Adrian Davies 186; /Robert Francis 12 em cima; /Bob Gibbons 220; /Mike Goldwater 34; /Steffen Hauser/botanikfoto 197; /Interfoto 15; /Geoffrey Kidd 74 fotografia 6 (sentido horário, a partir do início da página, à esquerda), 79 fotografia 4 (sentido horário, a partir do início da página, à esquerda), 81 fotografia 4 (sentido horário, a partir do início da página, à esquerda), 98 fotografia 7 (sentido horário, a partir do início da página, à esquerda); /kpzfoto 193; /McPhoto 227; /Natural Visions 91 fotografia 2 (sentido horário, a partir do início da página, à esquerda); /Nikreates 231; /outis 81 fotografia 5 (sentido horário, a partir do início da página, à esquerda); /Photofrenetic 221; /Phototake Inc. 79 fotografia 6 (sentido horário, a partir do início da página, à esquerda); /rabh images 207; /WILDLIFE GmbH 217.
Bridgeman Art Library/National Museums of Scotland 21; /Private Collection 22; /Private Collection/The Stapleton Collection 6.
ChinaFotoPress 10.
Corbis/Paul Almasy 11; /Envision 187; /David Forman/Eye Ubiquitous 25; /Gerd Ludwig 39; /Ken Seet 33; /Keren Su 28; /Luca Tettoni 24.
DK Images 74 fotografia 5; /Andy Crawford/Steve Gorton 93 fotografia 3 (sentido horário, a partir do início da página, à esquerda), 98 fotografia 6 (sentido horário, a partir do início da página, à esquerda); /Neil Fletcher 75 fotografia 8 (sentido horário, a partir do início da página, à esquerda), 86 fotografia 2 (sentido horário, a partir do início da página, à esquerda); /Neil Fletcher/Matthew Ward 73 fotografia 4 (sentido horário, a partir do início da página, à esquerda), 82 fotografia 7 (sentido horário, a partir do início da página, à esquerda), 82 fotografia 1 (sentido horário, a partir do início da página, à esquerda), 83 fotografia 3 (sentido horário, a partir do início da página, à esquerda), 83 fotografia 4 (sentido horário, a partir do início da página, à esquerda), 89 fotografia 3 (sentido horário, a partir do início da página, à esquerda), 90 fotografia 5 (sentido horário, a partir do início da página, à esquerda), 96 fotografia 4 (sentido horário, a partir do início da página, à esquerda), 99 fotografia 2 (sentido horário, a partir do início da página, à esquerda); /Steve Gorton 73 fotografia 3 (sentido horário, a partir do início da página, à esquerda), 74 fotografia 2 (sentido horário, a partir do início da página, à esquerda), 75 fotografia 2 (sentido horário, a partir do início da página, à esquerda), 75 fotografia 7 (sentido horário, a partir do início da página, à esquerda), 82 fotografia 6 (sentido horário, a partir do início da página, à esquerda), 86 fotografia 1 (sentido horário, a partir do início da página, à esquerda), 92 fotografia 2 (sentido horário, a partir do início da página, à esquerda), 95 fotografia 4 (sentido horário, a partir do início da página, à esquerda), 96 fotografia 2 (sentido horário, a partir do início da página, à esquerda), 97 fotografia 3 (sentido horário, a partir do início da página, à esquerda), 98 fotografia 2 (sentido horário, a partir do início da página, à esquerda); /Frank Greenaway 92 fotografia 3 (sentido horário, a partir do início da página, à esquerda); /Derek Hall 99 fotografia 1 (sentido horário, a partir do início da página, à esquerda); /Dave King 73 fotografia 8 (sentido horário, a partir do início da página, à esquerda), 80 fotografia 2 (sentido horário, a partir do início da página, à esquerda), 83 fotografia 2 (sentido horário, a partir do início da página, à esquerda), 86 fotografia 4 (sentido horário, a partir do início da página, à esquerda), 96 fotografia 5 (sentido horário, a partir do início da página, à esquerda); /Roger Phillips 73 fotografia 7 (sentido horário, a partir do início da página, à esquerda); /David Murray 93 fotografia 7 (sentido horário, a partir do início da página, à esquerda); /Matthew Ward 81 fotografia 1 (sentido horário, a partir do início da página, à esquerda), 84 fotografia 5 (sentido horário, a partir do início da página, à esquerda), 85 fotografia 2 (sentido horário, a partir do início da página, à esquerda), 85 fotografia 6 (sentido horário, a partir do início da página, à esquerda).
Fotolia/adisa 199; /Martina Berg 200; /Alison Bowden 42; /Pavel Davidenko 196; /Dmitry 89 fotografia 4; /ExQuisine 92 fotografia 1 (sentido horário, a partir do início da página, à esquerda); /leafy 91 fotografia 3 (sentido horário, a partir do início da página, à esquerda); mtsyri 73 fotografia 2 (sentido horário, a partir do início da página, à esquerda); /Olga Shelego 183; /jerome whittingham 216.
GAP Photos/Heather Edwards 237; /Dianna Jazwinski 29; /Friedrich Strauss 236.
Getty Images/Dinodia Photos 89 fotografia 6 (sentido horário, a partir do início da página, à esquerda); /Neil Fletcher e Matthew Ward 89 fotografia 2 (sentido horário, a partir do início da página, à esquerda); /John Kelly 52; /Stock Montage/Hulton Archive 13; /Lew Robertson 93 fotografia 6 (sentido horário, a partir do início da página, à esquerda).
Natural Visions/Heather Angel 38.
Octopus Publishing Group 14; /Michael Boyes 180; /Philip Dorell 71 a 99 (a menos que se afirme o contrário); /William Lingwood 53; /Russell Sadur 54; /David Sarton/Design: del Buono Gazerwitz 234; /George Wright 31.
Photolibrary/Gerrit Buntrock 213; /Carole Drake 181; /Pablo Galan Cela 206; /Garden Picture Library 230; /Georgianna Lane 202; /imagebroker 93 fotografia 4 (sentido horário, a partir do início da página, à esquerda); /Andrea Jones 203; /Roel Loopers 35; /Antonio Molero 191; /Photononstop 19 à direita; /Pixtal Images 190; /Isabelle Plasschaert 40; /Radius Images 41; /Howard Rice 223; /Gerhard Schulz 12 em baixo; /Luca Invernizzi Tettoni 23; /The Print Collector 18; /Mark Turner 43, 210, 226.
Photoshot/World Illustrated 17.
Pukka Herbs Ltd. (www.pukkaherbs.com) 19 à esquerda, 71 fotografia 1 (sentido horário, a partir do início da página, à esquerda), 74 fotografia 7 (sentido horário, a partir do início da página, à esquerda), 182.
Science Photo Library/Annabella Bluesky/Acumedic 49; /Jerry Mason 81 fotografia 3 (sentido horário, a partir do início da página, à esquerda); /TH FotoWerbung 84 fotografia 1 (sentido horário, a partir do início da página, à esquerda).
Stockfood/Ottmar Diez 86 fotografia 6 (sentido horário, a partir do início da página, à esquerda), 86 fotografia 7 (sentido horário, a partir do início da página, à esquerda).
The Art Archive/Private Collection/Gianni Dagli Orti 27.
TopFoto/The Granger Collection 30.
Wellcome Library, Londres 7, 26, 48.